图书在版编目（CIP）数据

灵素探源 :《黄帝内经》的成书与中医生命观的构
建 / 顾漫著. --上海 : 中西书局，2025. -- ISBN 978-
7-5475-2416-9

Ⅰ. R221.09

中国国家版本馆 CIP 数据核字第 2025XA9720 号

本书为国家社会科学基金项目"四川成都天回镇汉墓出土医简
与《黄帝内经》比较研究"（18AZS004）成果

灵素探源
——《黄帝内经》的成书与中医生命观的构建
顾　漫　著

封面题签	刘绍刚
责任编辑	王　莹
装帧设计	意　达
责任印制	朱人杰

出版发行　上海世纪出版集团
　　　　　　®中西书局（www.zxpress.com.cn）

地　　址	上海市闵行区号景路 159 弄 B 座（邮政编码：201101）
印　　刷	上海商务联西印刷有限公司
开　　本	720 毫米×1000 毫米　1/16
印　　张	27.25
字　　数	450 000
版　　次	2025 年 5 月第 1 版　2025 年 5 月第 1 次印刷
书　　号	ISBN 978-7-5475-2416-9/R·015
定　　价	98.00 元

本书如有质量问题,请与承印厂联系。电话：021-56044193

内 容 简 介

中医经典《黄帝内经》的形成经历了一个长期的历史过程,是中国古代生命—疾病知识的一次系统总结。其学术体系的构建,渗透着当时科技(包括术数)、文化的深刻影响,体现了中华民族独特的思想方式和生命体验。

本书结合《灵枢》《素问》古传本的面貌,与其中生命知识、诊疗技术的发展历程,全面系统地考证了《黄帝内经》由成篇至成编的完整过程,认为《黄帝内经》成书之前流传着不少单篇别行的古医经,这些古医经及其阐释发挥之作构成了《内经》成篇的基础;原本《黄帝内经》当成编于两汉之际,是以李柱国校方技书的工作为基础的;今本《素问》《灵枢》很可能是以原本《黄帝内经》为纲领和骨干,收入了大量对原篇予以阐释发挥的新篇,并重加类编而成的。通过本书可以认识到,今本《黄帝内经》是一部有纲领与主线的融合之作——依托于"黄帝之学"的古代医家,融合了三世、四方的医学知识,构建了脏腑、经脉、营卫的理论体系,将他们对于生命与疾病的认知和思索记录下来,垂之典籍且传之千载,从而创造了后世称为"岐黄之术"的医学传统。

本书可作为中医院校师生教学、研读《黄帝内经》的参考书,也可供中医经典和中医基础理论、中医学史、思想史和科技史、古典文献学等领域的研究者和广大中医爱好者阅读。

目　次

上篇　《黄帝内经》的成书

下篇　中医生命观的构建

结 论 篇

附 录

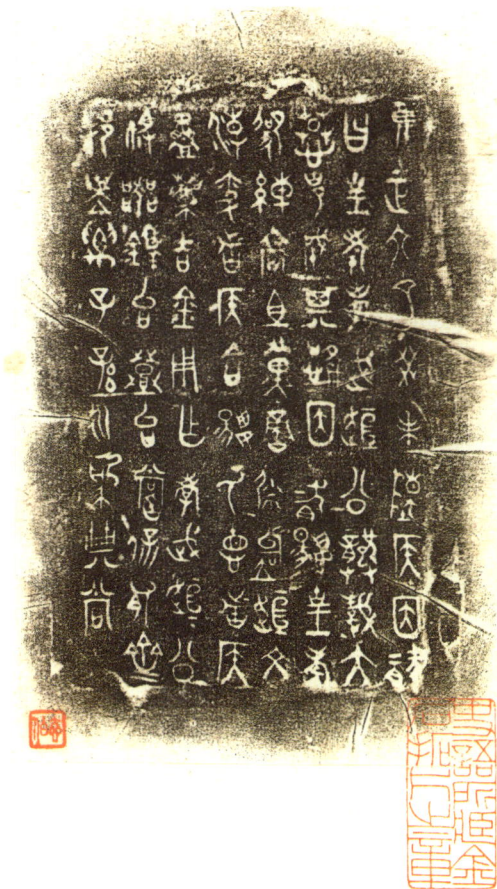

陈侯因资敦铭文拓片（台北"中央研究院历史语言研究所"藏品）

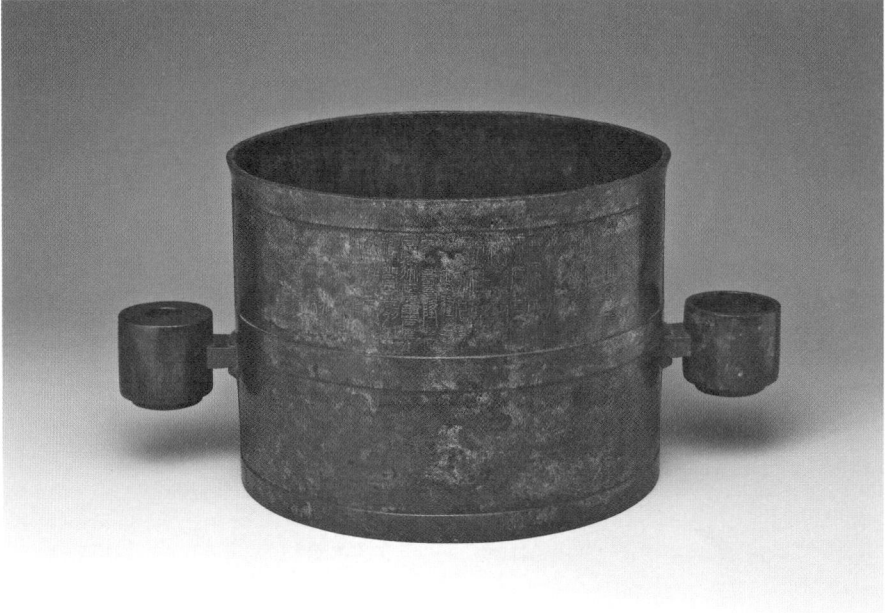

新莽铜嘉量(台北"故宫博物院"藏品)

绪　论

> 黄帝曰：夫自古通天者生之本，本于阴阳。
>
> ——《素问·生气通天论》

《黄帝内经》之名首见载于《汉书·艺文志》。《汉书·艺文志·方技略》载有"医经七家"：

《黄帝内经》十八卷。

《外经》三十七卷。

《扁鹊内经》九卷。

《外经》十二卷。

《白氏内经》三十八卷。

《外经》三十六卷。

《旁篇》二十五卷。

右医经七家，二百一十六卷。

医经者，原人血脉经落骨髓阴阳表里，以起百病之本，死生之分，而用度箴石汤火所施，调百药齐和之所宜。至齐之得，犹慈石取铁，以物相使。拙者失理，以愈为剧，以生为死。①

《汉书·艺文志》（以下简称"《汉志》"）乃是班固据刘歆所撰《七略》删定而成，而《七略》则是西汉末年宗室刘向、刘歆父子先后受命主持校定群书二十余年的整理成果。据《汉志》记述，汉成帝"诏光禄大夫刘向校经传诸子诗赋，步兵校尉任宏校兵书，太史令尹咸校数术，侍医李柱国校方技。每一书已，向辄条其篇目，撮其指意，录而奏之。会向卒，哀帝复使向子侍中奉车都尉歆卒父业。歆于是总群书而奏其《七略》，故有《辑略》，有《六艺略》，有《诸子略》，有《诗赋略》，有

---

① 〔汉〕班固《汉书·艺文志》，北京：中华书局，1962，第 1776 页。

《兵书略》，有《术数略》，有《方技略》，今删其要，以备篇籍"①。《七略》的编撰方法和体例，对于后世的校雠、目录之学有开创性的典范作用。今欲辨析先秦秦汉医学之源流，必先从理解《汉志·方技略》之体例入手。

关于《汉志》所录篇卷、家数之例，李零先生结合简帛古书的研究，做了新的梳理，认为篇、卷之分，是载体有竹简与帛书之别；所谓"家"是以人类书，家数等于书数：

> 班志所录，皆校雠之后，别写定本，不是原本。篇卷统计：篇者是就文字言，写完一篇算一篇，按内容划分；卷者是就载体言，简帛收束，以手持为便，卷成一卷算一卷，两者未必相等。目中所录，凡称篇者，都是竹书；凡称卷者，都是帛书或帛图（原注：《数术略》《方技略》全用帛书，估计图在书中）。大小计，竹书为主，率以篇计，帛书为主，率以卷计，帛图也以卷计。若兼收竹帛而统计之，则有篇卷相抵之法，一篇顶一卷。全书总计是以卷计，卷数包括帛图的卷数。
>
> 家数的统计：……班志所谓"家"，分两种，一种指人，指家法的代表人物，以一人为一家；一种指书，以一书为一家。……其他五略（笔者注：除外《六艺略》），多半是一人一家或作者不明，家数等于书数……②

李零先生还指出，《汉志》"医经"一门，实有总括"方技"四门的纲领作用："医经是理论性和综合性的医学著作，好像兵书中的兵权谋。"③《汉志·兵书略》对于"兵权谋"的概括正是："权谋者……兼形势，包阴阳，用技巧者也。"而"形势""阴阳""技巧"则与"权谋"合为"兵书"之四门。在"权谋"一门中，又以《吴孙子兵法》八十二篇"居首，犹如《黄帝内经》十八卷"在"医经"中的首席地位。何炳棣先生对《汉志》这一体例特点予以恰当的提示："班固的办法是先列举以《吴孙子兵法》为首的'兵权谋十三家'，以明示《吴孙子》时代之早及其在学派中宗师的地位。"④

---

① 〔汉〕班固《汉书·艺文志》，第 1701 页。
② 李零《兰台万卷》，北京：生活·读书·新知三联书店，2011，第 9—11 页。
③ 同上，第 204 页。
④ 何炳棣《何炳棣思想制度史论》，北京：中华书局，2017，第 235 页。

《汉志》之"医经七家",实为"七书"。其著录以《黄帝内经》《外经》居首,而以《扁鹊内经》《外经》次之,显示在两汉之际学者的心目中,显然是以"黄帝"为尊。然以卷数考之,则"扁鹊书"明显少于"黄帝书",依学术发展之一般规律,则似为"扁鹊"早于"黄帝"。关于黄帝、扁鹊两家之学,李零先生有简明扼要的论述:"《黄帝内经》,是依托黄帝君臣,以黄帝问道岐伯、少师、雷公、伯高、少俞的形式写成。古人所谓的'雷、岐之术'就是指这一派的医经。这五人,岐伯出现最多。岐伯出于岐山。此书或与周秦系统的医术有关,是西土的医经。"①"扁鹊,传说是黄帝良医。战国名医秦越人,亦号扁鹊(犹言'扁鹊再世')。《史记·扁鹊仓公列传》的扁鹊是秦越人。……司马迁说他,'为医或在齐,或在赵',可见扁鹊医经是东土医经。"②

医学有东西之分、齐秦之派,陈直先生在《玺印木简中发现的古代医学史料》一文中已着先鞭③。唯其认为扁鹊(秦越人)"可能与秦派相近",不若李零先生将之归入"东土"可信。毕竟去古未远的司马迁在《史记》中将扁鹊(秦越人)与仓公(淳于意)合为一传,认为其医学一脉相承:"扁鹊言医,为方者宗,守数精明;后世循序,弗能易也,而仓公可谓近之矣。"(《史记·太史公自序》)扁鹊行医常在齐、赵之域,仓公为临菑人并曾任西汉齐国之太仓长,故均应视为"齐医"或"东土医经"的代表。

然七家之书,除《黄帝内经》之外后皆亡佚。《黄帝内经》一书亦未以原题、原卷次流传下来。今本《黄帝内经》由《素问》和《灵枢》(又名《九卷》《针经》)各八十一篇构成,两书合称《黄帝内经》乃据晋人皇甫谧《针灸甲乙经》序之说。理解此序对于研究《黄帝内经》之成书源流至关重要,故先将相关内容具录于下,在"结语"中再作详细解读——

> 夫医道所兴,其来久矣。上古神农始尝草木而知百药。黄帝咨访岐伯、伯高、少俞之徒,内考五藏六府,外综经络血气色候,参之天地,验之人物,本性命,穷神极变,而针道生焉。其论至妙,雷公受业传之于后……按《七略》《艺文志》:《黄帝内经》十八卷。今有《针经》九卷,《素问》九卷,二九十八

---

① 李零《兰台万卷》,第202页。
② 同上,第202—203页。
③ 陈直《文史考古论丛》,天津:天津古籍出版社,1988,第298页。

卷，即《内经》也。亦有所忘失，其论退远，然称述多而切事少，有不编次。比按《仓公传》，其学皆出于《素问》，论病精微。《九卷》是原本经脉，其义深奥，不易觉也。又有《明堂孔穴针灸治要》，皆黄帝岐伯遗事也。三部同归，文多重复，错互非一。甘露中，吾病风加苦聋，百日方治，要皆浅近，乃撰集三部，使事类相从，删其浮辞，除其重复，论其精要，至为十二卷。《易》曰：观其所聚，而天地之情事见矣。况物理乎？ 事类相从，聚之义也。①

　　《素问》和《九卷》之名首见于东汉末年张仲景《伤寒杂病论》序，其内容绝大部分见录于皇甫谧所编撰之《针灸甲乙经》，二书成于东汉以前似无疑议，然上距《七略》之成已二百余年，是否如皇甫谧所云即西汉末年编集之《黄帝内经》，学界亦有质疑。清代姚际恒《古今伪书考》即不信其说："《隋志》始有《黄帝素问》九卷，唐王冰为之注。冰以《汉志》有《内经》十八卷，以《素问》九卷、《灵枢经》九卷，当《内经》十八卷，实附会也。"②而王冰此说实非自创，乃宗皇甫谧也。近之学者如余自汉、廖育群等③，均认为《汉志》所云之《黄帝内经》"十八卷"，实仅当于"十八篇"，不可能包括今传各九卷八十一篇的《素问》《灵枢》两书。

　　按皇甫谧之说虽系孤证，然后世学者苦于文献不足征，仍信从之。在目前尚缺乏确凿有力的出土文献证据的情况下，为叙述方便起见，本书仍遵循学界约定俗成的意见，将传世本《素问》和《灵枢》二书作为主要研究对象来考证《黄帝内经》。因为依古书之体例及流传规律，今本《素问》《灵枢》既依托黄帝与岐伯、雷公诸臣对答之形式，而未提及扁鹊之名，其与《汉志》之《黄帝内经》关联最为密切是合理的推断。《素问》《灵枢》至少应包含了《黄帝内经》原书之绝大部分或全部内容，极有可能是标榜"黄帝之学"的医家吸收了《汉志》中其他"医经家"著述的内容，对原本《黄帝内经》重加整理编订而形成的"增补本"。

　　以今本《素问》《灵枢》观之，《黄帝内经》一书在当时可谓一部"巨著"。书中各篇内容，又显见古近之分；其内容之积累，依一般规律当是渐次而成，非一朝一

---

①　黄龙祥校注《黄帝针灸甲乙经》（新校本），北京：中国医药科技出版社，1990，皇甫谧《〈黄帝三部针灸甲乙经〉序》。

②　黄云眉《古今伪书考补证》，济南：齐鲁书社，1980，第204页。

③　余自汉等《内经灵素考》，北京：中国中医药出版社，1992，第3—7页；廖育群《岐黄医道》，沈阳：辽宁教育出版社，1991，第53—56页。

夕之功。因此,《内经》之成书,应是在当时大量前代医学著作基础上整理而成。《黄帝内经》的内容表现出一定的层累性,今本《黄帝内经》中尚存有一部分引用的书名和引文,当为《内经》成编之前的古医籍,今天已被出土医书所证实;《内经》中还保存着一些对原始经文的训释资料,如《素问》的《离合真邪论》《针解》和《灵枢·小针解》诸篇,均包含了对《灵枢·九针十二原》内容的解说;另外,《内经》中存在着明显不同的学术观点。这些都是《内经》博采群书、融会众家的明证。中医文献学家黄龙祥先生指出:"通过对《素问》《灵枢》的深入研究,目前学术界已形成这样的共识,即此二书中各篇反映了不同时代、不同流派医学思想,也就是说此二书实际上是两本兼采百家的论文集。"①

近年来于马王堆、张家山出土的简帛本古脉书,据学者们细密考证,已判定为今本《黄帝内经》中《经脉》等篇之"祖本"②,由此也可证明在《黄帝内经》形成之前,含有其原始内容的某些医学篇章已在单独流传。余嘉锡先生曾详言古书"多无大题""单篇别行"之例:"古人著书,多单篇别行;及其编次成书,类出于门弟子或后学之手,因推本其学之所自出,以人名其书。""古之诸子,即后世之文集……既是因事为文,则其书不作于一时,其先后亦都无次第。随时所作,即以行世……迨及暮年或其身后,乃聚而编次之。其编次也,或出于手定,或出于门弟子及其子孙,甚或迟至数十百年,乃由后人收拾丛残为之定著。"③以近年来出土的简帛古书证之,余氏所论皆甚为精辟,为我们提供了一把正确认识古书体例、理解古代学术传承特点规律的钥匙。

因此,有必要从古书体例的角度分辨"成篇"与"成编"两个概念的不同,以澄清既往在《黄帝内经》成书研究中出现的一些混淆抵牾的情况。所谓《内经》的"成篇",是指《内经》所含各个具体篇章的成型和写定,各篇写作年代有早有晚,学术思想有同有异,来源于不尽相同的医学流派,经历了一个复杂漫长的历史过程。所谓《内经》的"成编",是指《汉志》著录的十八卷本《黄帝内经》或今本《素问》《灵枢》的编成,即从单篇别行到编著成书,具备一部理论著作的思想、结构和内容这一过程。

---

① 黄龙祥《中国针灸学术史大纲》,北京:华夏出版社,2001,第160页。
② 裘锡圭《中国出土简帛古籍在文献学上的重要意义》,载《中国出土古文献十讲》,上海:复旦大学出版社,2008,第89页。
③ 余嘉锡《目录学发微 古书通例》,北京:中华书局,2007,第213页、265页。

赵明山先生的《内经》研究首先注意到了"成编"与"成篇"之不同,并将《内经》全部篇章按主题分为九个部分:① 有关经脉、针法内容的篇章,② 有关诊法的篇章,③ 有关脏腑器官结构与机能的篇章,④ 有关养生及寿夭的篇章,⑤ 有关疾病发生与演变的篇章,⑥ 有关疾病及治疗的篇章,⑦ 有关阴阳五行的篇章,⑧ 有关《素问》黄帝与雷公对问七篇,⑨ 关于运气七篇和二遗篇,并逐项论定各篇编撰时间之先后。① 赵氏的"成篇"研究集前贤《内经》考证之大成,取得了更为细致精密的考证成果。遗憾的是赵氏未注意到结合《素问》《灵枢》宋以前传本的编次去研究《内经》各篇的分组,在一些具体的考证、推论上也有值得推敲之处,本书将充分吸收赵氏的研究成果,并力求在方法上和材料上有所突破和创新。

业师章培恒先生提示笔者:对《黄帝内经》作文献考证,应注意结合其思想内容,通过探索《内经》中医生命观的构建历程,推演其相关篇章所反映的时代思想背景,与《内经》的成书研究实现互证。本书的撰作受其启发,着力于通过考察《内经》篇章中理论知识的发展水平,及其思想、技术的时代特征,对《素问》《灵枢》各个篇章成篇先后及其学术归属的考察,拟通过如下指标以科学系统的方式进行:

(1) 根据中医学发展过程中不同医学理论、诊疗技术的兴替沿革,确定其中可作为成篇研究"坐标点"的医学内容,参照"坐标点"来确定成篇的先后。

(2) 根据篇文中对他篇篇名或内容的引用,确定成篇的先后:如《灵枢·经脉》引及《禁服》,《禁服》又引及《外揣》,如此可判别三篇之先后;又《灵枢·师传》引及《本藏》;及各篇之间相互引证和阐释的关系等。

(3) 根据篇章在"古传本"(《素问》全元起本、《灵枢》九卷本)中的编次,并结合各篇所依托人物的不同,大致确定其学术归属。研判其成篇年代及学术归属:"古传本"的卷次及篇第先后虽不能完全与时代先后挂钩,但同卷各篇很可能大体时代相近或学术归属相同,可结合其他指标作综合研判。

(4) 通过将《黄帝内经》与战国至秦汉典籍文献(如《管子》《吕氏春秋》《淮南子》《春秋繁露》《白虎通》等)中的医学内容进行综合对照,结合历史沿革、字义演

---

① 赵明山《〈黄帝内经〉的成书与流传》,载《中医药学高级丛书——内经》,北京:人民卫生出版社,2000,第37—53页。

变、音韵特点、语言风格等,大致确定《黄帝内经》一书成编时代的上下限。

综合运用以上指标,本书拟围绕《黄帝内经》之文献形成及其生命观的构建,按以下方面加以论述——

(1)《黄帝内经》成书时代、成书地域及与秦汉医学文献之比较:以此综述前人研究成果,并初步框定《黄帝内经》成书之时限与背景。

(2)《素问》《灵枢》在宋代以前的流传及其原始传本面貌之考证:以此理清《素问》《灵枢》之传承源流,选择最接近其原貌的早期传本作为研究依据。

(3)《素问》《灵枢》各篇错简、重出、互见、互引、互训等文献现象之举例与分析:以此考核古传本之可信性及版本价值,复原《黄帝内经》的本来面貌,依引文关系分析相关篇章成篇次序。

(4)《素问》《灵枢》所引古医经之钩沉:以此探究今本《黄帝内经》成书的理论与文献基础。

(5)《黄帝内经》所见之中医生命观与脏腑、经脉、营卫理论构建历程之研究:以此实现与《黄帝内经》成书研究的互证。

上篇

《黄帝内经》的成书

第一章
《黄帝内经》成书时代、地域之争议

一、《黄帝内经》成书时代

北宋林亿等人校正《针灸甲乙经》序中即提到："或曰:《素问》《针经》《明堂》三部之书非黄帝书,似出于战国。"①宋代学者邵雍、程颢、司马光、朱熹等多已不信《内经》为上古黄帝所作之书,视其与战国子书同类。近代以来,随着疑古思潮所带来的文本批评的深入,以及考古发现、出土文献所提供的全新证据的增多,学者们对于《黄帝内经》成书的研究也不断突破成规定式,呈现出多管齐下、百家争鸣的局面,不断推进《内经》文献与理论研究同步发展。笔者通过梳理近三十年来各家关于《内经》成书时代的意见,归纳出以下几条结论:

(一)《黄帝内经》各篇章有古近之分,历经先秦至两汉

(1) 提示《内经》成篇于西汉以前的证据

既往多数学者认为《黄帝内经》的思想体系、核心内容,当创始于战国时期。代表者如郭霭春先生,曾就《素问》成书列举出十四条理由,今扼要介绍如下:① 战国时期学术思想空前活跃,学术大气候有利于促成医学论著的形成;② "阴阳五行学说"反映了战国后期的学术水平;③ "精气学说"与战国时期齐国稷下学派的观点相一致;④ 所倡导的养生思想与老庄道家思想有许多近似之处;⑤ 所体现的科技成果与战国时期科技水平相适宜,如数不过万;⑥ 有些内容与战国时期有关著作(如《周礼》《晏子春秋》)有许多惊人的相似之处;⑦ 文体

---

① 黄龙祥校注《黄帝针灸甲乙经》(新校本),北京:中国医药科技出版社,1990,《新校正〈黄帝针灸甲乙经〉序》。

结构的问答论辩体裁，及语言风格上多韵语，与先秦子书相类；⑧ 所提到的官爵（如《素问·疏五过论》中的"封君""侯王"）与先秦时期相吻合；⑨ 有些篇章中"败君""失侯"等论述，可能是社会急剧变革，没落阶级悲观失望、及时行乐的反映；⑩ "信医不信巫"的思想与战国时期的社会背景相一致；⑪ 从医学观点和医疗水准来看，大体在扁鹊以后，淳于意（仓公）之前；⑫ 提到的一些书名与《史记》所载公乘阳庆传授仓公之书内容相近；⑬ 对针刺疗法的论述，砭石、九针并提，说明当时砭石作为治疗工具尚未汰除，反映了战国时期的阶段特点；⑭ 天文记时多用"平旦""下晡""夜半""日昳""日出""日中"等，反映出先秦时期的记时方法。①

提示《内经》成篇时代可能较早的证据，综合来看还有：

①《内经》中有将"百姓"与"民"对举，以"百姓"表示百官、贵族的用法。如《灵枢·九针十二原》："黄帝问于岐伯曰：余子万民，养百姓，而收其租税。"《灵枢·师传》："上以治民，下以治身，使百姓无病……""百姓人民，皆欲顺其志也。""百姓"一词由百官、贵族之义演变为平民之义是在春秋后半期，战国诸子的著述中的"百姓"皆指平民。《内经》中的这一用法显然是上古的孑遗②。然而，《内经》其他篇章（如《灵枢》的《五变》《贼风》《九宫八风》等篇）中的"百姓"又显然更近于平民之义，这一语义演变的现象也反映了《内经》成篇时代的复杂性。

②《素问·宝命全形论》："故针有悬布天下者五，黔首共余食，莫知之也。""黔首"一词据王念孙云"盖旧有此称，而至秦遂以为定名"③，在今本《内经》中仅此一见；而同篇"悬布天下"一语，也颇似天下安定后统一法度时的情形。

③《素问》中"木"几乎承担了表示"树木"义的全部职责，而"树"像上古一样，还是主要用于"种植""树立"义。而从战国末期开始，"木"表示"树木"义较上古时已大大缩减，到了汉代"树"表示"树木"义已很常见了。因此，不能排除《素问》某些篇章定稿于先秦④。

---

① 郭霭春《〈黄帝内经素问校注〉后记》，载《黄帝内经素问校注》（下册），北京：人民卫生出版社，1992，第1225—1229页。

② 李书田《〈黄帝内经〉中的"百姓"义考》，《中华医史杂志》2005年第7期，第177—178页。

③ 王念孙《广雅疏证》，北京：中华书局，2004，第110页下；另见：龙伯坚《黄帝内经概论》，上海：上海科学技术出版社，1980，第15页。

④ 艾贵金《从汉语史的角度论证〈素问〉成书年代的下限》，武汉大学硕士学位论文，2004，第27—33页。

④《内经》虽大量应用阴阳五行学说，但在五行生克关系方面仅在某些篇章中提及"五行相克"，而未及《淮南子》《春秋繁露》中已有明确表述的"五行相生"；且《内经》中亦不见后世中医理论常用的"元气"一词，而《春秋繁露》中却多处提及"元气"，如《天地之行》："若元气之流皮毛腠理也，百姓皆得其所。"①这些证据提示《内经》大部分篇章的形成时间，似乎应推至汉武帝之前。

⑤ 今本《内经》中某些字的讹误，如"疽"误作"丁"、"火"误作"必"、"思"误作"畏"、"之"误作"上"、"为"误作"鬲"、"忧"误作"悲"、"上""下"不分、"三""上"相混等，有学者考证其为古文形近致误，提示《内经》篇章可能有隶定之前的传抄本②。

以上诸家所举证据中，认为《内经》未及"五行相生"的说法恐不确。如《灵枢·天年》云"五十岁，肝气始衰……六十岁，心气始衰……七十岁，脾气虚……八十岁，肺气衰……九十岁，肾气焦……"，即是按照五行相生的次序；《素问·藏气法时论》更明确提出"夫邪气之客于身也，以胜相加，至其所生而愈，至其所不胜而甚，至于所生而持，自得其位而起。必先定五藏之脉，乃可言间甚之时，死生之期也"，运用五行生克来推断疾病预后。其实五脏与四时的对应即内含了五行相生之序，因此割裂五行生克作为判断时代先后之依据，是值得商榷的。

裘锡圭先生指出：《素问》中的"日中慧"正与卜辞中的"中日彗"同义。"彗"的疾愈义很可能是由扫除义引申出来的，而古书所用的"慧"则是一个假借字。在疾愈义诸字中，"彗"当与"除"为类，而不应与"知"为类。③ 此用法极少见于传世的先秦典籍，却与甲骨文的用字相通，亦可证《内经》某些篇章有很古的渊源（此得之于刘钊先生在笔者出站审核会上的提示）。

（2）提示《内经》成篇于西汉以后的证据

《内经》篇章中成于西汉以后的特征亦复不少，今综合前人所举证据，分类概括如下：

① 天文历法方面：如正月建寅（《素问·脉解》），以分计时（《灵枢·卫气行》）、十二辰计时（《灵枢·卫气行》）、二十八宿（《灵枢》之《五十营》《卫气行》）、二十四节气（《素问·六节藏象论》，《灵枢》之《九宫八风》《九针论》）等，既往学者

① 马伯英《中国医学文化史》，上海：上海人民出版社，1994，第249—259页。
② 孙非《〈黄帝内经〉年代学研究》，北京中医药大学博士论文，2007，第104—105页。
③ 裘锡圭《殷墟甲骨文"彗"字补说》，载《华学》第二辑，广州：中山大学出版社，1996，第33—38页。

一般依《内经》中这些较为成熟的天文历法知识，判定为西汉以后成书的特征①。然最近亦有人提出不同意见，认为岁首的变化与"正月建寅"并非一事，寅正在先秦已经很普及，而非始于汉武太初改历以后，以之作为断代依据是不可靠的②。

② 冶炼技术方面：如载方生铁落饮（《素问·病能论》），出现金属制造的九针（《灵枢》之《九针十二原》《九针论》），显示了铁器的使用已很普遍，冶铁、炼钢的技术达到了相当高的水平，可能是西汉以后冶炼技术显著进步的结果③。

③ 字词方面：如"豆"指豆子而非食器，"涕"指鼻涕而非眼泪④；"眼"指眼睛，"冷"为寒冷义，这些语义均后起于汉代而不同于先秦；而《四气调神论》《移精变气论》篇中"所以"作连词的用法，是魏晋以后才可能出现的⑤。

按："眼"指眼睛，文例见于《素问·风论》："眼寒饮酒中风，则为漏风。"然《太素·诸风数类 诸风状论》引此却作"眠寒"。"冷"为寒冷义，见于《素问·疟论》："寒去则外内皆热，头如破，渴欲冷饮。"然《太素·疟解》作"渴欲饮"，恰无"冷"字。"所以"作连词，有三例，一见于《素问·四气调神大论》："所以圣人春夏养阳，秋冬养阴，以从其根。"然《太素·顺养》作"是以"；另两处见于《素问·移精变气论》："所以小病必甚，大病必死，故祝由不能已也"，"所以远死而近生，生道以长，命曰圣王"。然前者《太素·知祝由》作"故所以"，后者《太素·色脉诊》作"所以远死而近生也"，皆非用为连词。⑥ 今传通行本《素问》迭经唐代王冰及宋臣的校改，而《太素》则较多保存了《素问》六朝传本的旧貌。由此看来，从汉语史的角度来考证《内经》的成书年代虽不失为一种行之有效的方法，但若因不了解《内经》版本而误用证据，则不免会得出南辕北辙的结论。

④ 音韵方面：如鱼侯合韵，真文合韵，质物合韵，鱼歌合韵，以及"行"字与耕部字相押、"风"字已具-ng尾，均是汉韵的特点⑦。

⑤ 避讳方面：如"正"作"真"（避秦始皇讳），"邦"作"国"（避汉高祖讳），"盈"

---

① 钱超尘《内经汉历考略》，《北京中医学院学报》1986年第1期，第10—12页；张灿玾《黄帝内经文献研究》，上海：上海中医药大学出版社，2005，第13—18页。

② 孙非，张其成《论寅正与〈黄帝内经〉成书年代》，《中华医史杂志》2008年第4期，第204—206页。

③ 赵明山《〈黄帝内经〉的成书与流传》，载《中医药学高级丛书——内经》，北京：人民卫生出版社，2000，第19—20页。

④ 钱超尘《〈黄帝内经〉文献新考》，北京：北京科学技术出版社，2023，第14—16页。

⑤ 艾贵金《从汉语史的角度论证〈素问〉成书年代的下限》，第58页。

⑥ 〔隋〕杨上善《黄帝内经太素》，北京：人民卫生出版社，1965，第445、9、324、274页。

⑦ 钱超尘《内经语言研究》，北京：人民卫生出版社，1990，第293—294页。

作"扬""凭"或"盛"(避汉惠帝讳),"启"作"发"(避汉景帝讳),"弗"作"不"(避汉昭帝讳)等①,显示相关篇章可能曾传写于秦汉时代。

⑥ 官制方面:《素问·灵兰秘典论》中提到"相傅之官""州都之官""中正之官"等,有学者认为"相傅之官""州都之官"出现于汉代,"中正之官"更是晚至魏晋"九品中正制"建立之后才有的官名。艾贵金核查后认为,"相傅之官""州都之官"确系汉代官职,而"中正之官"则应为"宗正之官"之误,疑经魏晋人所误改。② 笔者发现,《灵兰秘典论》中论及六腑职能的部分,可与《灵枢·本输》篇相对照,只是彼言作"府",此称为"官",而"胆者中正之官"彼处作"胆者中精之府",杨上善注云:"胆不同肠胃受传糟粕,唯藏精液于中也。"③其义更恰,唯"中精"不似官名,故后人改之。无论此处实为何字,本篇文有后人改动之痕迹似可定论。

主张《内经》创始于战国时期的学者也承认《内经》中"留下了汉人增补修订的痕迹",并将这种矛盾现象解释为:战国时代流传下来不同医家的单篇著作,经过秦汉时期医家的不断增补、修改,逐渐充实丰富,最后经过某人之手合并编辑成一部大型著作,这部"论文总集"的定型基本是在西汉末年。④

⑦ 历史地名:有学者曾指出,《大惑论》所云"清泠之台""东苑",似为某一都城的建筑,如能考出其所在,会有助于确定其撰写的时间和地点。⑤ 黄龙祥先生则对此地名进行了详细考证:"从《灵枢·大惑论》东苑清泠之台看,如果只是'东苑',很难确定它是何时何地的建筑,然而当'东苑'与'清泠之台'联系在一起时,便可精准定位了。东苑,乃西汉梁孝王于公元前153年至公元前150年间所建集亭台、离宫、湖水、奇山、花草、陵园等于一体供帝王游猎、出巡、娱乐等多功能的园囿,'清泠台'是其中的美景之一。……大约在东汉末以后,东苑便逐渐荒废了。因此《大惑论》应写于东汉之前。"⑥

⑧ 学术内容方面:有学者根据王莽时代实施人体解剖,以量度脏腑、探测经脉的记载(《汉书·王莽传中》),推断《灵枢》中有关经脉长度(《脉度》)、肠胃大小长短容量(《肠胃》)等解剖学数据,即是此次解剖实践的实测记录,并由此认为

① 张灿玾《黄帝内经文献研究》,第21—22页。
② 艾贵金《从汉语史的角度论证〈素问〉成书年代的下限》,第53—55页。
③ 〔隋〕杨上善《黄帝内经太素》卷十一《本输》,第174页。
④ 郭霭春《〈黄帝内经素问校注〉后记》,第1229页。
⑤ 赵明山《〈黄帝内经〉的成书与流传》,第48页。
⑥ 黄龙祥《〈针经〉〈素问〉编撰与流传解谜》,《中华医史杂志》2020年第2期,第67—74页。

《内经》成书的下限当不止于西汉末年《七略》之撰成。①

田树仁等则认为《素问》《灵枢》二书并非《黄帝内经》。他认为"五德终始"是秦汉时期的官方哲学,秦为水德,西汉为土德。西汉末年以前,流行"心属土"说,文献中出现的"心属火"说属于伪窜、臆改。东汉以"汉为火德"为国运,故出现了心属火说,且后来居上。五脏五行观是"心属火"的《灵枢》《素问》,只能出现在东汉,二书并非《黄帝内经》。② 王玉川先生则对此观点提出驳议,列举《史记·仓公传》淳于意诊女子竖、舍人奴伤脾以及破石伤肺的病案,发现其只能用今文五行配五脏论方可讲通,故认为古文五行配五脏说与医学无关;③并指出遍检秦汉有关五德终始论的资料,从中丝毫看不到帝王改制对当时医学理论核心的五脏五行学说产生过什么影响;而儒家五行说,从来就不同于医家五行说。④

日本学者赤堀昭对帛书《阴阳十一脉灸经》《素问》及《黄帝内经太素》中的相应部分进行了细致的对比阅读,发现《素问》的《脉解》篇、《阳明脉解》篇以及《太素》的《经脉》篇均以帛书《阴阳十一脉灸经》为依据,并认为《素问》当成书于西汉中期以后。⑤ 台湾学者杜正胜结合传世文献与出土文献,对《黄帝内经》之前的经脉体系衍变过程进行了梳理,重点考察了马王堆帛书两种《灸经》、《史记·扁鹊仓公列传》、《黄帝内经》中经脉与脏腑的联系情形,认为《黄帝内经》当成于淳于意、司马迁之后不久的某个时期。⑥

(二)《黄帝内经》与黄老道家的渊源

上古之时文字未立,《黄帝内经》之成书显然不可能早至传说中的五帝时代。《内经》中即对依托之例有所透露,如《灵枢·阴阳二十五人》篇中以五行配五音、

---

① [日]山田庆儿《中国古代的计量解剖学》,载《古代东亚哲学与科技文化》,沈阳:辽宁教育出版社,1996,第308—321页。

② 田树仁,王建中《〈灵枢〉〈素问〉并非〈黄帝内经〉——兼论〈灵枢〉〈素问〉成书于东汉》,《中华医史杂志》1991年第3期,第145—148页。

③ 王玉川《五脏配五行、五味及其他》(一),载《王玉川医学全集》(下),北京:北京科学技术出版社,2022,第1474—1480页。

④ 王玉川《帝王改制与五脏祭是医史研究的误区》,同上,第1402—1408页。

⑤ [日]赤堀昭著;尤昭玲摘译《〈阴阳十一脉灸经〉和〈素问〉——关于〈素问〉成书的考证》,载《马王堆医书研究专刊》(第二辑),长沙:湖南中医学院,1981,第98—101页。

⑥ 杜正胜《试论传统经脉体系之形成——兼论马王堆脉书的历史地位》,载《马王堆汉墓研究文集——1992年马王堆汉墓国际学术讨论会论文选》,长沙:湖南出版社,1994,第99—106页。

五帝,并云"土形之人,比于上宫,似于上古黄帝",实则已承认其书之作者并非上古黄帝。而黄帝与五行的相配,在传世文献中最早见于《孙子·行军篇》"黄帝之所以胜四帝也",并可与《墨子·贵义》"帝杀四龙于四方"之说互证。何炳棣先生以此论证"我国古代诸多部族以黄帝为共同始祖的全神庙出现于春秋最初的百年之内"①。《黄帝内经》托名黄帝是对其学术传统的一种追溯,与战国时流行于齐楚的"黄老之学"颇有渊源。

(1)《内经》依托于"黄帝"之原因

《史记·五帝本纪》:"学者多称五帝,尚矣。然《尚书》独载尧以来;而百家言黄帝,其文不雅驯,荐绅先生难言之。"可见,当史迁之时,便已是"百家言黄帝",各家学术皆然,不独中医学术如此。

百家言黄帝,是因为认黄帝为文明历史的开端、文化学术的根源。黄帝作为传说中中华民族的共同始祖,不独上古帝王、三代贵胄皆属黄帝子孙,即便华夏万民、四方夷狄亦为黄帝苗裔;黄帝又是中华文明的缔造者与文化的奠基人,举凡重要的发明制作,几乎无不归于黄帝君臣的始创之功。因此,黄帝乃是中国民族融合的象征,文化交汇的代表。早期中医学作为当时华夏四方各族不同医学体系的总结与融合,托始于岐黄,亦是传统与风气使然。

李零先生已指出,"依托"是战国秦汉时期各种实用书籍追溯其职业传统的一种特殊表达,后世辨伪学家视之为"伪造",实是不明古人"心法"。② 如李零先生所论,"依托"其实是古代数术、方技书所习用的一种特殊体例。而这一体例的用处,"除了说明医学技术授受有本以外,还进一步有建立学派谱系的功能"③。换言之,"依托"之风与学术传承有着甚为密切的联系,是应学术传承的内在要求而产生的,体现了对学术"世系"的追溯与承继。

中医学依托于黄帝,另一方面则似与道家方术有关。《素问·上古天真论》言黄帝"成而登天",为飞升成仙之第一人,故黄帝亦成为仙道的祖师,而中医学术也确实多有得于道家方术。陈寅恪先生尝言:"今所传《黄帝内经素问》,虽出后人伪造,实为中国医术古籍,而与天师道有关。……故其文中托为黄帝与天师

---

① 何炳棣《何炳棣思想制度史论》,第 204—212 页。

② 李零《数术方技与古代思想的再认识》,载《中国方术考》,北京:东方出版社,2000,第 29—31 页。

③ 李建民主编《台湾学者中国史研究论丛——生命与医疗》,北京:中国大百科全书出版社,2005,第 5 页。

问答之语,是其明证。"又云:"观陶翊(陶弘景从子)之所述(见《云笈七签》一百七《华阳隐居先生本起录》),则天师道世家皆通医药之术,尤有确证。中国儒家虽称格物致知,然其所殚精致意者,实仅人与人之关系。而道家则研究人与物之关系。故吾国之医药学术之发达出于道教之贡献为多。"①

(2)"黄老之学"范畴与源流简述

黄老之学,是以黄帝和老子之名而传播的一种学说。黄、老本非一家,黄帝之学起于齐国,老子之学起于楚国。齐楚两国在今山东、江苏之间交界,地理上的接触为两派学术的汇合提供了有利条件②;而黄老之学在知识系统上彼此接近且能互为补充——黄、老皆推崇"无为而治"、向往"长生久视",两者主张相近、声气相通;黄帝书重技术而老子书重思想,两者又可相得益彰、合则共荣——因此,黄老之学的产生体现了战国时代南北学术的交融。

《史记》载老子为楚国苦县人,按《史记索隐》:苦县本属陈,春秋时楚灭陈,而苦又属楚。巧合的是,齐国田氏的先祖陈完是在齐桓公时从陈国避难逃到了齐国。自战国初年田氏家族取代姜氏篡夺齐国政权后,追溯黄帝为先祖,以黄帝苗裔的旗号来宣扬其正统地位。齐威王即位前所铸之"陈侯因齐敦"铭文云:"其惟因齐,扬皇考,绍緟高祖黄帝。"③(彩插一)黄帝(姬姓)取代炎帝(姜姓)成为天下"共主"的传说,亦不能排除也许是为配合田氏代齐的政治图谋而造作出来并加以宣传利用的。

威王改制使齐国强盛,兴建了稷下学宫,广纳贤士,自由讲学,开启了百家争鸣和融合的一个高潮。由于稷下学宫依托于齐国,其学说自然附于始祖黄帝名下;而燕齐滨海地区本有神仙信仰之传统,黄帝乃是传说中飞升成仙的第一人,因此也是种种方术所依托的榜样。稷下学者托始于黄帝,亦犹如儒家"祖述尧舜"、墨家尊奉大禹,是当时的风气和传统使然。

黄老之学始于战国末年,成于秦汉之际,大盛于文景之时,于武帝后转衰。黄老之学本有刑名法术和养生神仙两大系统。西汉初年,黄老之学由于与张良、陈平等上层人士的渊源,以及曹参、窦太后等掌权人物的信从与推行,在政治上极为得势,其讲刑名法术的一面得到较多重视,并吸纳诸家思想之长,成为一套

---

① 陈寅恪《天师道与滨海地域之关系》,载《陈寅恪集:金明馆丛稿初编》,北京:生活·读书·新知三联书店,2001,第31、36页。

② 王树民《黄老学派的起源和形成》,载《曙庵文史杂著》,北京:中华书局,1997,第97页。

③ 马承源主编《商周青铜器铭文选》(四),北京:文物出版社,1990,第561页。

系统完备的"经世治国之学"或"君人南面之术"。汉武帝"罢黜百家,独尊儒术"之后,黄老之学在政治上的地位遭到沉重打击,日渐与现实政治脱钩,转而开始偏重于修身养生方面,加强了与神仙方术的合流,并逐渐发展为一种具有宗教性质的"黄老道"(参见《后汉书·皇甫嵩传》①),对后世道教的形成发挥了重要作用。

以《汉志》的著录来看,以黄帝及其臣子名义所著之书数量可观且包罗甚广,涉及诸子(其中有道家、阴阳家、杂家和小说家)、兵书、数术、方技各门类,尤以数术和方技类文献为其大宗(在其他类中的也多与阴阳数术相关),然遗憾的是,完整保存至今的却只有一部《黄帝内经》。

《汉志》以刘歆所作《七略》为蓝本,体现了西汉末年刘向、刘歆父子校理群书的成果。据《汉书·楚元王传》记载,刘向之父德"修黄老术",曾于武帝时治淮南狱得《枕中鸿宝苑秘书》,刘向幼诵其书而迷恋"炼金术",因此下狱险死。② 可见,刘向家族浸习于黄老之学,渊源颇深。《黄帝内经》之成编,与刘向父子及李柱国的校书活动关系甚切,其托名黄帝恐也和整理者及编集时代之风气背景不无关联。

据《汉书·王莽传》,王莽篡汉时,以王氏乃黄帝、虞舜之后为标榜,大造"尧舜禅让"的舆论(以刘氏为尧后),又掀起了一场尊黄复古的风潮。而且王莽还曾大力支持学术研究:"奏起明堂、辟雍、灵台,为学者筑舍万区,……网罗天下异能之士,至者前后千数,皆令记说廷中,将令正乖缪,壹异说云";有目的地进行人体解剖研究:"翟义党王孙庆捕得,莽使太医、尚方与巧屠共刳剥之,量度五藏,以竹筳导其脉,知所终始,云可以治病"(《汉书·王莽传》)③;"兴神仙事,以方士苏乐言,起八风台于宫中。台成万金,作乐其上,顺风作液汤"(《汉书·郊祀志》)④,"液汤"注云"《艺文志》有《液汤经》",注者想必以为是指《汤液经法》一书,为《汉志》所录"经方"之代表著作。王莽作为当权者,对医学方术竟如此感兴趣并能大力予以扶助,应能较大程度地推动当时医学的发展。

(3)《内经》、黄老与齐楚方域之关系

《素问·异法方宜论》讲述了各种中医疗法在不同地域的起源,"砭石者,亦从东方来""毒药者,亦从西方来""灸焫者,亦从北方来""九针者,亦从南方来"

---

① 〔南朝宋〕范晔《后汉书·皇甫嵩朱儁列传》,北京:中华书局,1965,第2299页。

② 〔汉〕班固《汉书·楚元王传》,北京:中华书局,1962,第1928—1929页。

③ 〔汉〕班固《汉书·王莽传》,第4069、4145—4146页。

④ 〔汉〕班固《汉书·郊祀志》,第1270页。

"导引按蹻者,亦从中央出也",并总结道"故圣人杂合以治,各得其所宜"。据此可知,中医学在其创始形成的过程中吸收、融合了天下四方的治疗实践,从而充实、完善了自己的学术体系。然以今传本《黄帝内经》的内容观之,其于治疗方法详于针而略于药,更多体现出古代"东方"、"南方"(即齐楚地域)医学的特征和传统。可见,《黄帝内经》既托名黄帝,其与流行于齐楚的"黄老之学"的关系显非偶然。

《史记·乐毅列传》载黄老之学初期诸大师的世系:"乐臣公学黄帝、老子,其本师号曰河上丈人,不知其所出。河上丈人教安期生,安期生教毛翕公,毛翕公教乐瑕公,乐瑕公教乐臣公,乐臣公教盖公。盖公教于齐高密、胶西,为曹相国师。"①《汉书·蒯通传》云:"通善齐人安其生,安其生尝干项羽,羽不能用其策。"②可见,战国晚期以至汉初黄老道家诸大师多是齐人,诚如胡适所云:"道家即是战国晚年新起来的黄老之学的别名。这个大混合的学派的活动中心是在齐国的高密、胶西一带,是道地的齐学。"③同时胡适还独具慧眼地指出:"……医经中的《黄帝内外经》,虽不知是何人所作,但《史记·仓公传》说《黄帝扁鹊之脉书》是临菑元里公乘阳庆所传授,而仓公'不知庆所师受'。扁鹊、阳庆、仓公都是齐人,故此种书也是齐学。"④陈直先生也认为:"医学分两大派。最初的是秦派,如秦医和见《左昭元年传》,秦医缓见《左成十年传》等皆是。代替的为齐派,如阳庆及淳于意等皆是。"⑤在"齐派医学"问题上与胡适所见略同。由此可知,黄老道家与中医学皆与"齐学"有着不可忽视的联系。

《黄帝内经》一书的理论框架是阴阳五行学说,正是理论体系的统摄贯通才使得整部《内经》显得连贯呼应、浑然一体。如果没有这类承载了复杂理论思维的"医经"文献作为经典依据,中医学也很难超越单纯经验、技术的层面而成为知识体系。阴阳五行的观念虽起源甚早,其学说的形成也相当复杂,但齐国的邹衍一直以来被史家视为这一学说构造过程中的关键人物。而最堪代表稷下之学的《管子》一书,其中《幼官》《水地》《四时》《五行》诸篇较多论及五行与人体五脏的对应,虽与今本《内经》颇有出入,然其涉及医学之深,于先秦诸子书中为特出。

---

① 〔汉〕司马迁《史记·乐毅列传》,北京:中华书局,1982,第 2436 页。

② 〔汉〕班固《汉书·蒯通传》,第 2167 页。

③ 胡适《中国中古思想史长编》(附《中国中古思想小史》),上海:华东师范大学出版社,1996,第 276 页。

④ 同上,第 29—30 页。

⑤ 陈直《玺印木简中发现的古代医学史料》,载《文史考古论丛》,天津:天津古籍出版社,1988,第 298—299 页。

由此亦可证得《内经》一书与齐地稷下黄老之学颇有渊源。

《内经》中也较多体现出与南方楚地的联系：首先，《内经》重视个体生命的"贵生"思想，以及在这种理念指导下探索养生、治病方法以促进医学发展的努力，应当是受到战国时期南方道家杨朱、庄子及导引养形之士的影响；其次，《素问·异法方宜论》"中央者，其地平以湿"的描述不似指中原地域，而更像是南方楚地的地域特征，结合导引术起源并盛行于楚文化圈范围之内①，显示出《异法方宜论》作者的"楚地中心观"，其成篇很可能是在楚地；再者，《内经》中多可见楚地方言（参见本章第二节"成于楚地说"）。

（4）《内经》思想与黄老道家精神主旨之一致

《黄帝内经》中部分文句与先秦子书相类，想必多为古时之常言谚语，然其中近于道家者尤多，今略举较为典型者数例，以见其同：

恬淡虚无

《素问·上古天真论》："今时之人不然也……不知持满，不时御神。"王冰注引《老子》"持而盈之，不知其已"作释；同篇又云："恬淡虚无，真气从之；精神内守，病安从来？"《老子·三十一章》："恬淡为上，胜而不美。"《庄子·刻意》："夫恬淡寂寞，虚无无为，此天地之平而道德之质也……平易恬淡，则忧患不能入，邪气不能袭，故其德全而神不亏。"同篇又云："故美其食，任其服，乐其俗，高下不相慕，其民故曰朴。"《老子·八十章》："甘其食，美其服，安其居，乐其俗。"《老子·五十七章》："我无欲而民自朴。"

《素问·阴阳应象大论》："是以圣人为无为之事，乐恬淡之能。"《老子·二章》："是以圣人处无为之事，行不言之教。"

顺应四时

《素问·阴阳应象大论》："阴阳者，天地之道也，万物之纲纪，变化之父母，生杀之本始，神明之府也。"《素问·四气调神大论》："夫四时阴阳者，万物之根本也。所以圣人春夏养阳，秋冬养阴，以从其根。"《管子·四时第四十》："阴阳者，天地之大理也；四时者，阴阳之大经也。"《十大经·观》："今始判为两，分为阴阳，离为四时。"②《经法·论约》："四时有度，天地之李（理）也。"③《淮南子·精神》：

---

① 高大伦《张家山汉简〈引书〉研究》，成都：巴蜀书社，1995，第24—26页。
② 马王堆汉墓帛书整理小组编《马王堆汉墓帛书——经法》，北京：文物出版社，1976，第48页。
③ 同上，第38页。

"是故圣人法天顺情,不拘于俗,不诱于人,以天为父,以地为母,阴阳为纲,四时为纪。"《史记·太史公自序》:"夫春生夏长,秋收冬藏,此天道之大经也,弗顺则无以为天下纲纪,故曰'四时之大顺,不可失也'。"

小则无内,大则无外,恍惚无穷

《素问·灵兰秘典论》:"恍惚之数,生于毫厘,毫厘之数,起于度量。"《老子·二十一章》:"道之为物,惟恍惟惚。"《灵枢·外揣》:"夫九针者,小之则无内,大之则无外,深不可为下,高不可为盖,恍惚无穷,流溢无极。"《管子·心术》:"道在天地之间也,其大无外,其小无内。"《庄子·天下》《淮南子·俶真》亦有相似之语。

天地合气,道无鬼神

《素问·宝命全形论》:"人生于地,悬命于天,天地合气,命之曰人。"《管子·内业》:"凡人之生也,天出其精,地出其形,合此以为人。"同篇又云:"若夫法天则地,随应而动,和之者若响,随之者若影,道无鬼神,独往独来。"《老子·六十章》:"以道莅天下,其鬼不神。"《老子·二十五章》:"有物混成,先天地生,寂兮寥兮,独立而不改,周行而不殆,可以为天地母。吾不知其名,强字之曰道。"

得一守一

《素问·移精变气论》:"治之极于一。"《素问·玉版论要》:"揆度奇恒,道在于一。"《素问·脉要精微论篇》:"得一之情,以知死生。"《灵枢·病传》:"此乃所谓守一勿失,万物毕者也。"《老子·二十二章》:"是以圣人抱一为天下式。"《老子·三十九章》:"昔之得一者,天得一以清,地得一以宁,神得一以灵,谷得一以盈,万物得一以生,侯王得一以为天下正。"《十大经·成法》:"一者,道其本也,胡为而无长? □□所失,莫能守一。一之解,察于天地。一之理,施于四海。"[1]《道原》:"一度不变,能适规(蚑)侥(蛲);鸟得而蜚(飞),鱼得而流(游),兽得而走;万物得之以生,百事得之以成。"[2]《庄子·在宥》:"我守其一,以处其和。"《庄子·天地》:"《记》曰:通于一而万事毕,无心得而鬼神服。"《庄子·刻意》:"纯素之道,唯神是守;守而勿失,与神为一;一之精通,合于天伦。"

上知天文,下知地理,中知人事

《素问·气交变大论》引《上经》:"夫道者,上知天文,下知地理,中知人事,可

---

① 马王堆汉墓帛书整理小组编《马王堆汉墓帛书——经法》,第73—74页。
② 同上,第101页。

以长久。"《十大经·前道》:"治国固有前道,上知天时,下知地利,中知人事。"①《十大经·立命》:"吾受命于天,定立(位)于地,成名于人。"②《吕氏春秋·序意》:"上揆之天,下验之地,中审之人,若此,则是非可不可无所遁矣。"

以上所举,不仅语言风格相近,精神内涵也极为一致,可见《黄帝内经》思想于先秦诸子中恐受道家之影响最著。

(三)《黄帝内经》各篇本非一时一家之说

(1)《素问》《灵枢》各篇依托人物之不同

日本学者山田庆儿先生较早注意到《内经》篇章的对话形式与学术派别之间的关系,在《黄帝内经——中国医学的形成过程》一文中总结了其对《黄帝内经》各派系谱的思考:取《内经》所见各个答者之名,名之为:黄帝派、少师派、伯高派、岐伯派、少俞派。而且依据与马王堆医书的关系,推断黄帝派最先出现,将黄帝、少师两派称之为前期二派,伯高、岐伯、少俞三派为后期三派。相对于前期二派求理论之说明的基础于阴阳说,后期三派于阴阳说之外又引入了五行说。这并不是说前期二派否定五行说,但只是将其用作分类原理,即将五脏分属五行之分配,而并未将五行说用作解说原理。至后期三派始有依据相生说及相克说的理论性解说。在这个系谱中,连接黄帝派与岐伯派的线,被视为黄帝学派的主流。由于在《黄帝内经》中,岐伯派的论文占压倒性的多数,故无论如何岐伯派为主流这一点是没有疑问的。伯高派虽属短暂,但曾居主流,开始引入五行说而使得后期黄帝学派的形成受到决定性的影响,将其置于这个位置,是基于伯高派在古代解剖学的发展中发挥了重要作用这一思考。③

山田庆儿先生反复修正后的黄帝各派系谱如下(图1-1)。其中与黄帝派同属前期派别的少师派,其依托人物少师为乐官之名,其学说与音乐、风占有联系。④

---

① 马王堆汉墓帛书整理小组编《马王堆汉墓帛书——经法》,第80页。

② 同上,第45页。

③ [日]山田庆儿《黄帝内经——中国医学的形成过程》,载《中国古代医学的形成》,台北:东大图书股份有限公司,2003,第22—24页。

④ [日]山田庆儿《九宫八风说与少师派的立场》,载《古代东亚哲学与科技文化》,第265—307页。

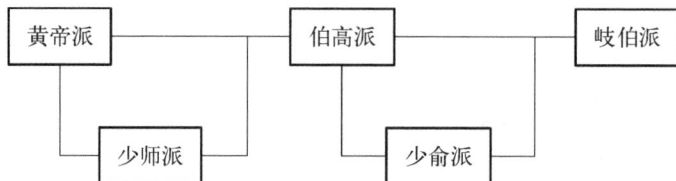

图 1-1　黄帝各派系谱

关于《黄帝内经》的成书时代，山田庆儿先生的意见是："以《素问》《灵枢》的篇数计之，《黄帝内经》收载了一百六十二篇。其中，前期二派，即黄帝派与少师派的著作不足二十篇。因而撰著于西汉时期的著作，约占现存《黄帝内经》的12%，其余则是从新朝至东汉的著作。"①

据赵洪钧先生查考，鬼臾区见于《史记·孝武本纪》《封禅书》、《汉书·郊祀志》，岐伯见于《史记·封禅书》《汉书·郊祀志》，两者虽曰为黄帝臣，均未作为医家记述，且皆出于方士之口；唯《汉书·艺文志》神仙家书名中提到《黄帝岐伯按摩》，书虽归入神仙类，但按摩仍应属于医术。"此外，《汉书·古今人表第八》也证明《内经》中的六臣子只有岐伯、鬼臾区为班固承认。这个人名表是班固'究极经传'搜集而成。其中属黄帝时的人物共二十个，注明是黄帝的老师的有三人，却没有岐伯、鬼臾区。他俩排列位次在后，鬼臾区又在岐伯前。这种情况，至少说明在班固著《汉书》时，《内经》并不被视为典要。"伯高见于《管子》、《列子》（称伯高子）。"雷公、少师、少俞的出处暂无可稽。《世本》向以载人物多著称，对这几个人也无记载。此外还有一位比黄帝、岐伯还早的僦贷季（见《素问·移精变气论》）也不见于现存汉以前文献。这些人大多在汉以后的文献中出现了。"其中较早的一种《帝王世纪》，则是《针灸甲乙经》的编者皇甫谧所编撰的。②

廖育群先生认为：《素问》《灵枢》是互不相关的两部独立著作，将其称为《汉志》所著录之"《黄帝内经》十八卷"，只是晋人皇甫谧的一种猜测。通过对《素问》《灵枢》各篇依托人物的分析，指出："雷公黄帝问对的篇节，原属一派之学，《素问》《灵枢》成书时被收入其中。黄帝与其他臣子问答的各篇也是一样，均应视为不同学派的著作……这些篇节的核心内容（按：指雷公黄帝问对的篇节）就是《汉书·艺文志》所载《黄帝内经》（甚至包括《外经》）的主要内容。《汉书·艺文志》称其为

①　［日］山田庆儿《黄帝内经——中国医学的形成过程》，载《中国古代医学的形成》，第26页。
②　赵洪钧《内经时代》，北京：学苑出版社，2012，第25—26页。

《黄帝内经》，就理应是以黄帝讲述医理的形式来写，而不是黄帝问、诸臣答的形式。"由此进而提出：《素问》《灵枢》极有可能是在博采《汉志》所著录的各种医经著作的基础上成书的。其中既包含"黄帝学派"（今本中雷公黄帝问对的篇节）的著作，又兼采"扁鹊学派"的作品（如不见任何问答形式的《素问·大奇论》），可能还收入了其他诸家"医经"的内容。① 俞世伟②、曹东义③等也提出过类似的猜测。

David Joseph Keegen 的博士论文通过分析现存《内经》版本的历史和文字，力图论证《内经》是由许多短篇的"初始文献"、经多位不同编者之手编纂而成的。某些人提出了各种各样的理论；其他人则扩展、更新和挑战了这些理论。论文的第二章介绍了在《内经》中发现"初始文献"的标准，并从比较其中一篇与马王堆发现的公元前 2 世纪的医学文集开始，证明了这些文献的存在；第五章则通过分析《史记·仓公传》，以确定汉代的医生如何运用和传播同样存在于《内经》中的"初始文献"辑本。④

对于《素问》《灵枢》是否《汉志》所载之《黄帝内经》的问题，此前已略作说明，在本书"结论篇"中将予以详细研讨。由于《内经》各篇所依托人物对于《黄帝内经》特别是《灵枢经》的成书研究关系颇大，兹将其列表如下（表1-1），以备研考——

表1-1 《内经》各篇按依托人物内容分类表⑤

依 托 人 物	所 见 篇 目	主 要 内 容 特 点
雷公—黄帝问答	《灵枢》10、48，49、73（部分）	1. "人迎—寸口"脉法； 2. 十二经脉及十五络脉之完整体系，即《灵枢·经脉》篇； 3. 五色诊。
	《素问》73—81	1. 三阴三阳理论； 2. 医工之行为规范，如"诊有三常""五过""四失"等； 3. 提及多种古医经。

① 廖育群《岐黄医道》，第 56 页、62 页、66 页。
② 俞世伟《〈黄帝内经〉与〈灵枢〉〈素问〉关系析析》，《安徽中医学院学报》1993 年第 3 期，第 58—60 页。
③ 曹东义《"医经七家"考》，载《医学求真集览》，北京：中医古籍出版社，2003，第 102—108 页。
④ David Joseph Keegen, Ph. D. The "Huang-ti Nei-ching": The structure of the compilation, the significance of the structure. University of California, Berkeley, 1988.
⑤ 廖育群《岐黄医道》，第 56—64 页；张灿玾《黄帝内经文献研究》，第 173—189 页。

续　表

依托人物	所见篇目	主要内容特点
黄帝—伯高问对	《灵枢》6、14、31、32、55、56、59、64、71、76	1. 注重脏腑与形体的关系，并论及天人相应； 2. 采用"计量解剖学"的方法； 3. 较多运用药物疗法。
黄帝—少师问对	《灵枢》6、69、72、79	1. 以阴阳学说为理论核心（但不同于"三阴三阳"理论，只有二分阴阳法；对于人格的划分，与伯高用五行不同，仍本于阴阳学说）； 2. 九宫八风理论。
黄帝—少俞问对	《灵枢》46、50、53、64	1. 提出五味各有所走的理论； 2. 论疾因多注重禀赋与形体的影响； 3. 其论五味、形体，多与伯高所论不同。
黄帝—鬼臾区问对	《素问》66、67	五运阴阳
黄帝自述	《灵枢》16	营气运行
无问对	《素问》2、10、12、23、24、32、36、41、48、49、55、59 《灵枢》3、7、9、13、20、21、22、23、24、25、26、77	其中《素问》48《大奇论》内容全部见于《脉经·扁鹊诊诸反逆死脉要诀第五》
黄帝—岐伯问对	除上述之外所有各篇	

　　由上表可见，《灵枢》与《素问》两书中，均有托名雷公—黄帝问答的篇章。有学者（如山田庆儿）认为两部分同属一派之作，然亦有学者持不同意见。如张灿玾先生指出："关于雷公问黄帝这一部分内容，（《灵枢》）与《素问》中此部分内容，有同有异。其相同处者，均为雷公向黄帝请教，且雷公多以晚辈自处，如《禁服》之自称'细子'，《五色》之自称'小子'等。此则说明《素问》与《灵枢》中之雷公与黄帝问答文，均在显示黄帝所知之医学内容也。其不同处为两书在行文方式上有很大差异。《素问》诸文大多为黄帝向雷公提问，个别亦有考问或责问之意，而《灵枢》则多以雷公直接向黄帝请问的方式行文，故两书诸篇，虽依托于同名者，然未必尽出于一家之言。"[①]笔者也认为，据其医学内容观之，《灵枢》中"雷公"文

[①]　张灿玾《黄帝内经文献研究》，第185页。

献运用"人迎—寸口"诊法;而《素问》中同名者则运用"三阴三阳"理论,并提及多种古医经。两者相较,似以《素问》者为晚出。虽大体如此,然亦不能排除《灵枢》诸篇中有经后人增补添改的晚出内容(尤其是《经脉》篇)。

(2)《内经》各专题内容中学术观点之不统一

《内经》中学术观点之不统一,亦可见于经络、脏腑等各主要专题内容中。比如:

① 经络学说:在循行线路、走向、脉数、称谓、络属脏腑、根结标本等方面均有不同说法,并有"十二脉"(《灵枢·经脉》)与"十一脉"(《灵枢·本输》及马王堆、张家山出土古脉书)两种经脉系统。

② 腧穴学说:关于经脉流注腧穴、背腧定位及椎间穴定位等,经文所述亦不尽同,非出于一家。

③ 针灸学说:九针之名、刺法之时亦各自为说,他如营卫运行,人气、八正所在等,其言非一,义不尽同。

④ 体质学说:有逆顺肥瘦(《灵枢·逆顺肥瘦》)、阴阳二十五人(《灵枢·阴阳二十五人》)、阴阳五变(《灵枢·通天》)、本藏二十五变(《灵枢·本藏》)等不同类型划分方法。

⑤ 脏腑学说:有与九野相应之"九脏"系统(《素问·六节藏象论》《三部九候论》),有占据主流地位的"五脏六腑"(十一脏)系统,以及十一脏系统加上心包络(亦称膻中、心主)的"十二脏"系统,另有"奇恒之府"之说;所涉及的五脏六腑之外候、外应及配属等,亦各有异同(如耳或配心,或配肾)。

⑥ 诊法学说:以"诊病决生死"而言,可见据真藏脉、天干之时、患病所在之时、脉象、病变传化、病情、目中赤脉等不同的预测方法,皆自成一格;以脉诊而言,则有人迎—寸口对照诊法、三部九候诊法和"独取寸口"诊法之不同。

⑦ 运气学说:有"六六之节"(《素问·六节藏象论》)、"九宫八风"(《灵枢·九宫八风论》《岁露论》)、"五运六气"(《素问》"七篇大论")等不同理论体系。

⑧ 五味学说:五味与五脏的配属,《素问·藏气法时论》与《素问·宣明五气》《灵枢·五味》等篇所载有所出入。

这些理论学说的分立,体现了《内经》时代存在着各自为说的学术流派,反映出中医学术发展中"百家争鸣"的真实面貌。

(四)《黄帝内经》全书应系统一整理之作

(1)《黄帝内经》非成于一时一家之手,但其理论体系的完整性又显示成书过程中可能经过统一的整理

构成今本《黄帝内经》的《素问》与《灵枢》二书,各篇内容尽管有明显的古近之分,且彼此之间也表现出很多学术观点上的不同,但二者的理论框架,即阴阳五行说却表现出高度的一致性。以五脏与五行的配属为例,纯是"心属火"之今文五行说,却几乎完全抹去了《管子》《吕氏春秋》《礼记》乃至《太玄》"心属土"之古文五行说的痕迹。这种统一性似乎又提示此二书为同一时代人所汇编,并根据当时的学术规范对原文作了统一处理。[①] 因此,《黄帝内经》虽然是一部"古籍整理"之作,但其整理过程一定遵循了较为严格的章法和统一的体例。以阴阳五行为框架的理论体系在《黄帝内经》中已经显得相当系统和精密,对《内经》各个篇章发挥了统摄贯通的作用,使得整部《内经》显得连贯呼应、浑然一体,犹如精神血脉之于五官九窍、四肢百骸。

(2)《黄帝内经》中不少篇文体现出其诊治对象以贵族为主

《灵枢·根结》:

> 黄帝曰:逆顺五体者,言人骨节之小大,肉之坚脆,皮之厚薄,血之清浊,气之滑涩,脉之长短,血之多少,经络之数,余已知之矣,此皆布衣匹夫之士也。夫王公大人,血食之君,身体柔脆,肌肉软弱,血气慓悍滑利,其刺之徐疾浅深多少,可得同之乎? 岐伯答曰:膏粱菽藿之味,何可同也? ……刺布衣者,深以留之;刺大人者,微以徐之,此皆因气慓悍滑利也。

以黄帝之名义提问的医者,关心的是对"王公大人,血食之君"施以针刺治疗时所需注意的事项与治疗"布衣匹夫之士"有何区别。

《灵枢·师传》:

> 黄帝曰:……且夫王公大人,血食之君,骄恣从欲,轻人而无能禁之,禁

---

① 黄龙祥《中国针灸学术史大纲》,第160页。

之则逆其志,顺之则加其病,便之奈何?治之何先?岐伯曰:人之情,莫不恶死而乐生,告之以其败,语之以其善,导之以其所便,开之以其所苦,虽有无道之人,恶有不听者乎?

　　黄帝曰:《本藏》以身形肢节䐃肉,候五藏六府之小大焉。今夫王公大人,临朝即位之君而问焉,谁可扪循之而后答乎?岐伯曰:身形肢节者,藏府之盖也,非面部之阅也。

　　这里困扰医者的是,如何令王公大人遵从医嘱,以及在其无法配合查体的情况下如何诊察病情的问题。

　　《素问·腹中论》:

　　帝曰:夫子数言热中消中,不可服高粱芳草石药,石药发瘨,芳草发狂。夫热中消中者,皆富贵人也,今禁高粱,是不合其心,禁芳草石药,是病不愈,愿闻其说。

　　由上文可知,《内经》时代的医家已经认识到"热中消中"(包括今之糖尿病)之病多发于"富贵人",以及其病因与"服高粱芳草石药"的关系,然而仍然面临如何令这些骄恣纵欲的患者配合治疗的问题。

　　《素问·著至教论》:

　　黄帝坐明堂,召雷公而问之曰:子知医之道乎?雷公对曰:诵而未能解,解而未能别,别而未能明,明而未能彰,足以治群僚,不足至侯王。

　　由问答可知,作为《内经》作者和读者的医家更关心的是如何医治"侯王"的问题。

　　《素问·疏五过论》:

　　诊有三常,必问贵贱,封君败伤,及欲侯王。故贵脱势,虽不中邪,精神内伤,身必败亡。始富后贫,虽不伤邪,皮焦筋屈,痿躄为挛。

此论提出的"诊有三常",注意到精神心理因素对发病的影响。既往论者多凭"侯王"之称及"封君败伤"一语,认为是战国时代社会变革状况的反映。然综合《内经》的时代背景特征,笔者认为反映的应是西汉实行削藩、推恩以剪灭汉初诸侯王国的历史。其实姚际恒在《古今伪书考》中已提示了这一点:"或谓此书(指《素问》)有'失侯失王'之语,秦灭六国,汉诸侯王除,始有失侯王者。"①从《史记·仓公传》可以看出,仓公行医游走于诸侯国之间,诊疗的患者多是"齐侍御史""齐王太后""阳虚侯相""济北王""齐王侍医"之类。由此推知,《内经》之作者群体很可能属于这些诸侯王侍医阶层,或是如仓公一样主要以诸侯国的君臣(封君、侯王、王公大人、血食之君)为服务对象。

(3) 古时医学传承有"禁方"之传统,《内经》的整理者势必有相当官方背景,方有条件掌握大量文献资源

《内经》各篇中经常出现诸如"非其人勿教,非其真勿授"(《素问·金匮真言论》)这类戒示慎传,以及"著之玉版,藏之金匮"(《素问·天元纪大论》)这类极言珍重的话,结合《史记·扁鹊仓公列传》中关于扁鹊受学于长桑君、仓公受学于公乘阳庆和公孙光的记载,可知古人传书之慎、得书之难。

《灵枢·禁服》中更有"割臂歃血之盟"的记载——

> 雷公问于黄帝曰:细子得受业,通于《九针》六十篇,旦暮勤服之,近者编绝,久者简垢,然尚讽诵弗置,未尽解于意矣。《外揣》言浑束为一,未知所谓也。夫大则无外,小则无内,大小无极,高下无度,束之奈何?士之才力,或有厚薄,智虑褊浅,不能博大深奥,自强于学若细子,细子恐其散于后世,绝于子孙,敢问约之奈何?黄帝曰:善乎哉问也!此先师之所禁,坐私传之也,割臂歃血之盟也,子若欲得之,何不斋乎。雷公再拜而起曰:请闻命于是也。乃斋宿三日而请曰:敢问今日正阳,细子愿以受盟。黄帝乃与俱入斋室,割臂歃血。黄帝亲祝曰:今日正阳,歃血传方,有敢背此言者,反受其殃。雷公再拜曰:细子受之。黄帝乃左握其手,右授之书,曰:慎之慎之,吾为子言之。

---

① 黄云眉《古今伪书考补证》,第204页。

《禁服》篇名中的"禁"字值得注意。李建民先生曾有专文对古代的"禁方"传统予以讨论,并附廖育群先生来信中的意见:"'战国前无私人著书'(《古史辨》罗根泽语)似属铁论,学在官府;'禁'字始终有指皇城或禁域之义。就此思之,长桑君的'禁方',是否有可能是指正统、正宗医学而言?就其时代而言,是延续了官府之学流向民间之途的。再就其所授医书看,并非狭义'方书'(药方),而是广义之'方'(医学),这也可以说是'正宗'医学吧。"①更揭出了"禁"与官学之间的关涉。

前已申论,《内经》各篇有古近之分,非一时之作,其依托人物的不一致、学术观点的不统一也显示出其书"兼采百家"的特征。由于古人传书之难,一般人能得一家之学已属不易,况以一人之力收罗、融会百家之学乎?依此推之,只有依托相当官方背景,掌握大量文献资源,能集合众人之力者,方有可能在当时的历史条件下整理、编集出像今本《黄帝内经》这样的大型著作来。这样的人、财、物力条件,恐怕一般的汉代诸侯国都很难达到,而必须仰仗中央政府之力。观《内经》中"必明为之法"(《灵枢·九针十二原》)、"悬布天下"(《素问·宝命全形论》)之类的词句,颇似医官口气,而有统一医疗规范之命意。综上可证,《黄帝内经》的成书,当是汇集了一时所有的各家医学文献,在官方支持下统一整理的产物。

(4)《黄帝内经》的初次成编约可断代于两汉之际,当与刘向父子、侍医李柱国之校书活动有关

西汉末年首次由官方组织进行了大规模校书活动,在我国历史上堪称文化盛事。此次校理活动由刘向、刘歆父子相承总其责,成果体现为刘向《别录》和刘歆《七略》的诞生(后者的主体内容被收入《汉志》)。据《汉志》序及《方技略》中所述,医书(当时总括其名曰"方技")是由侍医李柱国具体负责的。方技一类,若非专官世业,则不能胜任,可见汉代校书亦重术业之专精。当时所存之医书尚多,依例相校而除重复之后,计分为:医经七家,二百一十六卷;经方十一家,二百七十四卷;房中八家,一百八十六卷;神仙十家,二百〇五卷。

李柱国校方技书,既属于刘向等校书活动之一部分,自然亦当依统一的步骤及体例:首先合中外之本,辨其学术源流,相校而除去重复;其篇卷之多寡、次序之先后,皆出重定,与通行之本不同,故别立书名;每一书校毕,即撰叙录奏上,叙

① 李建民《生命史学——从医疗史看中国历史》,上海:复旦大学出版社,2008,第153页。

录则前列篇目，后论旨意。班固删取《七略》之要，以为《艺文志》。据其自注，较《七略》"入三家五十篇，省兵十家"，则于方技一类是全录《七略》，并无变动。故可知今《汉志》中所录医经、经方，皆《七略》所有，乃经李柱国校定之书。

余嘉锡先生指出："《汉书·艺文志》著录之书，其名往往与今本不同，亦或不与六朝、唐人所见本同，并有不与《七略》《别录》同者。其故由于一书有数名，《汉志》只著其一也。古书书名，本非作者所自题。后人既为之编次成书，知其为某家之学，则题其氏若名以为识别；无名氏者，乃约书中之意义以为之名。"①此例亦适用于《汉志》著录之医经，业师柳长华先生根据《别录》《汉志》的著录特点推论："西汉以前本无《黄帝内经》之名，至李柱国奉诏整理校定方技之书，始有其名。那么，《黄帝内经》当出于李氏手定，书名也是其新定。西汉以前，存世的书籍多是单篇别行，且不题撰者。刘向等部次群书，六略中皆称某某家，其义乃就其书以考其学术流别，并辨其出于某家之学，遂著录之。……由此可知，医经、经方的著录，即以学术的内容不同而分家，并以题名的不同而类其书，是则李柱国所整理著录之书多与实际流传之书名不合。"②

皇甫谧《针灸甲乙经》序："按《七略》《艺文志》：《黄帝内经》十八卷。今有《针经》九卷，《素问》九卷，二九十八卷，即《内经》也。"观其文义，似仅就卷数相合而下推论。然据《隋书·经籍志》著录，晋初之时《七略》《别录》等书尚存，据今日所存之佚文可知其著录远较《汉志》为详。皇甫谧《晋书》有传，为当时著名学者，既得见《七略》《别录》其书，很可能对照了《素问》《针经》与所著录《黄帝内经》之篇目，方下此断语，不可谓其无据。皇甫谧得见之书于今十有九亡，文献不足征，更难凭悬想以定其说是非。结合时代背景、古书体例、文献源流、语言风格等综合考察，我们认为将《黄帝内经》之初次成编定于刘向、李柱国校书之时，最为可取。

至此，关于《黄帝内经》的成书，我们已勾勒出大致脉络如下：经历了先秦到两汉长期的历史积累，形成了大量的医学理论类著作（《汉志》称为"医经"），这些著作写定时代不一，学术思想各异，曾在不同流派的医学团体间单篇或组合流传；其书多有篇名而无大题，且不题撰人，立言皆祖述古圣先贤，以其学术源流之分别而依托黄帝、扁鹊、神农等，采问答或直叙之形式记述。刘向、李柱国等人校

---

① 余嘉锡《目录学发微 古书通例》，第217—218页。

② 柳长华《〈汉书·艺文志〉医经著录研究》，《山东中医药大学学报》1999年第2期，第137—141页。

书时,即"以人类书",据所依托之人名而分为黄帝、扁鹊、白氏三家。当时属于"黄帝"一系的医书(托名黄帝或涉及黄帝之学者),统为一家,定著为《黄帝内经》和《黄帝外经》。今之《素问》与《灵枢》二书,各八十一篇,当为《汉志》中十八卷本《黄帝内经》之重编本或增补本,或其民间所传之别本。

(五)《黄帝内经》成书后内容又有陆续的增补累加

《黄帝内经》作为中医学最重要之经典,为医家所习读,故注之者亦众。南朝齐梁间侍郎全元起始注《素问》,成《素问训解》八卷,其书北宋时尚存,至宋南渡时亡佚,其目录尚存于宋臣整理《素问》所作之新校正中。继全元起之后,唐代又有杨上善、王冰二家为之重订、作注。

王冰根据所搜求到的不同传本,对《素问》篇章进行了大规模的改易与重编,并以师氏所藏之"第七"一卷(即今所见之"七篇大论"),补入通行八卷本中所阙之卷,这些改动使王冰注本较《素问》之原始传本,面貌大为改观。

王冰所补入之"七篇大论",宋臣校正时已疑其非《素问》原帙,林亿新校正云:"详《素问》第七卷亡已久矣。按皇甫士安,晋人也,序《甲乙经》云亦有亡失。《隋书·经籍志》载梁《七录》亦云止存八卷。全元起,隋人,所注本乃无第七。王冰,唐宝应中人,上至晋皇甫谧甘露中已六百余年,而冰自为得旧藏之卷,今窃疑之。仍观《天元纪大论》《五运行论》《六微旨论》《气交变论》《五常政论》《六元正纪论》《至真要论》七篇,居今《素问》四卷,篇卷浩大,不与《素问》前后篇卷等。又且所载之事,与《素问》余篇略不相通。窃疑此七篇乃《阴阳大论》之文,王氏取以补所亡之卷,犹《周官》亡《冬官》,以《考工记》补之之类也。"①

笔者综合古今学者考证"七篇大论"的结论,认为其确系成于东汉,依据如下:①"七篇大论"内容主要论述天时民病,事涉阴阳灾异,龙伯坚先生注意到其与《易纬·通卦验》卷下内容的相似性,提出其可能源于西汉末年以后盛行的谶纬之学②,业师柳长华先生亦主此论。笔者亦发现"七篇大论"之篇题多为三言(如"天元纪""五运行""六微旨""至真要"),与王利器先生指出的"谶纬以三言为大题"(如"乾凿度""通卦验""考灵曜""元命苞")③同例。而谶纬流行的鼎盛时

---

① 《黄帝内经素问》影印顾从德本,北京:人民卫生出版社,1956,第3页。

② 龙伯坚《黄帝内经概论》,第18页。

③ 王利器《谶纬五论》,《晓传书斋集》,上海:华东师范大学出版社,1997,第92—95页。

间,则是在汉光武帝中元元年(56 年)"宣布图谶于天下"以后的东汉年间,自西晋泰始三年(公元 267 年)之后,南北朝以至隋唐谶纬屡遭禁毁①,因此不再有适合"运气七篇"产生的思想土壤。王冰之所以将其附于《素问》以流传,为此不惜改易《素问》传本卷次,却对其来历交代得又极其模糊,很可能是由于事涉禁忌,为避嫌疑而采取的不得已之举。②"运气学说"的推演基于干支纪年,而干支古时仅用以纪日,其用以纪年始于东汉章帝元和二年。③《至真要大论》中讲到药物分上、中、下三品,提示其可能成于《神农本草经》之后,而《神农本草经》不见载于《汉志》,其药物所出郡县又多后汉时制,一般认为是东汉时期整理定型的著作。④ 从音韵方面来看,篇文中"明""行"二字入耕部韵,是东汉时期的特点(西汉以前入阳部韵)②。⑤ 从避讳方面来看,"七篇大论"以"茂"代"秀",避汉光武帝之讳,如《五常政大论》有"升明之纪……其化蕃茂""赫曦之纪,是谓蕃茂",而《素问·四气调神大论》则作"夏三月,此谓蕃秀",此亦可作为其篇传写于东汉时之一证。综上可证,"七篇大论"虽亦古医经遗文,然别有渊源,为王冰所补入,附益《内经》而行世,不应与《内经》其他篇章等量齐观。

二、《黄帝内经》成书地域

中国幅员辽阔,各地风土不同,影响往往及于思想文化。战国时即有"齐人好怪迂,秦人信神仙,楚越多巫鬼"之风俗各异。前辈学者对地域文化于思想学术之影响多有发覆,如傅斯年先生始倡"夷夏东西说",蒙文通先生亦提出古代海岱、河洛和江汉之多元文化论,思想领域则存在邹鲁、三晋和南方三个流派③。地域文化对于《黄帝内经》成书的影响,亦有学者予以留意,具体意见则有秦地、齐地、楚地之不同——

(一) 成于秦地说

陈直先生首揭春秋战国至秦汉时代,医学有"秦派"与"齐派"之分:"我国的医学,据传说的有五千余年历史。据最可靠的文献材料,及地下发掘材料来证

---

① 陈正宏、谈蓓芳《中国禁书简史》,上海:学林出版社,2004,第 22—57 页。
② 钱超尘《内经语言研究》,第 293—294 页。
③ 蒙文通《古史甄微》,载《蒙文通文集》(第五卷),成都:巴蜀书社,1999,第 42—72 页。

明,亦在三千年以上。战国玺文上的医人,与汉代木简上的医方,皆是平民的医学。与当时官府医学,是互相结合的。战国时何以无医方保留下来?因当时用药品只两三味,药由自采,汤由自合,汤药与针灸并施,所以流传甚少。木简的医方,皆是公元前保留下来的。由春秋战国至秦汉时代,医学分两大派。最初的是秦派,如秦医和见《左昭元年传》,秦医缓见《左成十年传》等皆是。代替的为齐派,如阳庆及淳于意等皆是。扁鹊渤海人,游于秦,可能与秦派相近。(扁鹊、秦越人,皆疑是别号,而不是真姓名。秦人视越是当时的俗语。)大概秦派重在针灸。齐派重在汤药。到了张机就无所谓秦派齐派。"①

李今庸先生力主《内经》成于秦国。其所举证据有:①《宝命全形论》"黔首"为秦国习用之词。②《五藏生成论》"徇蒙招尤","尤"借为"犹",乃"摇"之误;《礼记·檀弓下》"咏斯犹"郑玄注云:"犹当为摇,声之误也。摇,谓身动摇也,秦人犹、摇声相近。"③ 春秋战国时秦多良医,故《韩非子·说林下》有"秦医虽善除"之语。④ 岐伯出自岐山,乃因山得姓,亦犹炎、黄二帝因水得姓也。岐山位于今陕西省岐山县境内,乃姬周之发祥地,秦国也一度在此建都。最后总结指出:"秦国自商鞅'变法修刑',实行一系列的社会变革以后,'山东之民,无不西者'(《商君书·来民》)……扁鹊由渤海'过邯郸''过洛阳'而'入咸阳'(见《史记·扁鹊仓公列传》),表明了各国医学家也都到秦国,这就使各地医疗经验和医学理论的交流及总结整理具备了充分的条件,因而也就只有在秦国,才有可能写出《黄帝内经》这样的医学巨著来。在先秦诸子著作中,只有在秦国写成的《吕氏春秋》一书中记述的医学内容最多,也可以作为《黄帝内经》成书于秦国的一个佐证。"②

魏尧西认为《灵枢》成书于秦代,所举证据中有两条值得注意。一为"宦者":"'宦者'一词出自秦代。《灵枢·五音五味》篇出现'宦者'的称谓,考春秋战国时代,尚无此称。如《春秋左传》昭公五年:'楚子欲以羊昑为司宫,欲以宫刑。'注:'司宫奄臣,巷伯、寺人,皆掌宫中之事。'疏:'《周礼》无司宫、巷伯之官,唯有小臣、奄上士四人,掌王后之命,正其服位。'襄公九年:'令司宫、巷伯儆宫。'这是秦以前阉宦皆称为司宫、巷伯的明证。《云梦秦简·传食律》有'阉宦'一词。《史记·吕不韦列传》记毒嫪(按:当作嫪毒)时说,始皇九年'太后乃阴厚赐主腐者

① 陈直《文史考古论丛》,第298—299页。
② 李今庸《〈黄帝内经〉的成书时代和成书地点考》,载《古医书研究》,北京:中国中医药出版社,2003,第1—10页。

吏,诈论之,拔其须眉为宦者。'《五音五味》篇与《秦律》《吕传》吻合。可证,《灵枢》出自秦人之手。"一为"官针":"《灵枢·官针》篇专门介绍'官针'的优越性。《灵枢》从第一篇《九针十二原》到卷末《九针论》,已在不厌其烦地介绍这九种医疗器械的大小、长短、形状及功能、效用。足见它是官方制定推广使用的一种革新的医疗器械。这当是秦始皇时'器械一量'的产物。因此,《灵枢》显然就是秦医编写的医学著作。"①

(二) 成于齐地说

余自汉等认为黄帝与医学发生关系的地方最有可能是在齐国。其理由概括如下:① 春秋战国时期,各国的国都中,以齐国都城临菑规模最大,也最繁华。当时齐国的文化事业很发达,齐湣王时(公元前 323 年—前 298 年)稷下招集的文人学士多至数万人。由此可以测知,当时的医家士人也必然汇集于临菑。古代遗下来的零散医学文献最可能在齐国汇集、整理并命定书名。② 战国时的齐国,自世卿田和代姜姓为国君之后,从统治者到学者均尊黄帝。汇集于临菑的士人医家,要将若干流传已久的零散文献汇编成书,并命定书名,最有可能把它归属于黄帝名下。③ 古代阴阳五行学这时也由稷下学宫的邹衍发展起来。因此齐国临菑的士人医家自然最先受到影响,并将这一学说运用到医学中。由于士人医家在汇集、整理古代医学时,采用阴阳五行学,而古人认为阴阳五行之道源于黄帝,所以必然要和黄帝发生关系。②

任秀玲认为《黄帝内经》吸纳了稷下黄老道家的"天、地、人"一体观,并据此推断《黄帝内经》成书于稷下学宫中晚期至汉武帝"罢黜百家,独尊儒术"之前:"战国中末期,齐国官办的稷下学宫,容纳千余人,在长达一百四五十年的历史过程中,汇集道、法、儒、墨、名、阴阳、农、兵等各家学派,展开了面对面的学术交流、思想碰撞,进行百家争鸣(稷下争鸣),诞生了采众家之长的黄老新学。道家黄老学说(黄老新学)发展老子学说,创立了'天、地、人'一体的理论体系,形成推天道以明人事的思维方式,影响了各家思想并积淀为中华民族的传统思维方式。《黄帝内经》将'天、地、人'一体观纳入理论框架,汲取'推天道以明人事'的思维方

---

① 魏尧西《〈灵枢〉成书时代》,《中华医史杂志》1983 年第 2 期,第 88—92 页。
② 余自汉等《内经灵素考》,第 27—28 页。

式,把天文、气象、物候、地势、社会人事的客观规律变为主观规律,类推给人体的生理、病理,并据此对疾病进行诊断与治疗,进一步发现和总结出许多人体生命活动与自然规律的必然联系。另一方面又将观察到的医学现象和积累的医学经验归结为天文、地理、人事等普遍规律、普遍原理,对医学科学事实进行创造性思维并作出了理论解释,使经验上升为理论。所以《黄帝内经》与稷下争鸣、与道家黄老学说有着密切的渊源关系。据此可推断《黄帝内经》成书于稷下学宫中、晚期至西汉初汉武帝'罢黜百家,独尊儒术'之前这段时间里。"①

(三) 成于楚地说

明代学者郎瑛引述宋代聂吉甫的观点,认为《素问》之成书与淮南王刘安及其宾客有关——

> 《素问》文非上古人得知之,以为即全元起所著,犹非隋、唐文也,惟马迁、刘向近之,又无此等义语。宋聂吉甫云:既非三代以前文,又非东都以后语,断然以为淮南王之作。予意《鸿烈解》中内篇文义,实似之矣,但淮南好名之士,即欲藉岐黄以成名,特不可曰述也乎? 或者医卜未焚,当时必有岐黄问答之书,安得文之以成耳。不然,阴阳五行之理,学思固得;人身百骸之微,非圣不知;何其致疾之由,死生之故,明然纤悉? 此淮南解性命道理处,必窃《素问》,而诡异奇瑰处,乃苏飞等为之也。故宋潜溪以淮南出入儒、墨,不纯正,此是也。且《淮南》七十二候与《素问注》皆多芍药荣、五物玫;麦秋至为小暑至,较《吕氏春秋》不同,则王冰当时亦知《素问》出淮南也。岐黄之文,至于首篇曰上古,中古而曰今世,则黄帝时果末世耶? 又曰以酒为浆,以妄为常,则仪狄是生其前,而彼时人已皆伪耶?《精微论》中罗裹雄黄,《禁服》篇中歃血而受,则罗与歃血,岂当时事耶? 予故以为岐黄问答,而淮南文成之者耳。②

清代学者于鬯在《香草续校书·内经素问》中,注意到《藏气法时论》中的

---

① 任秀玲《稷下争鸣与黄帝内经》,《北京中医药大学学报》2006 年第 4 期,第 243—245 页。
② 〔明〕郎瑛《七修类稿》(卷十五),上海:中华书局上海编辑所,1959,第 228 页。

"慧"与《刺疟论》中的"知"皆楚地方言——

《藏气法时论》："肝病者,平旦慧。"

邑按:慧即当训愈。《方言·陈楚》篇云:"南楚病愈者,或谓之慧。"《广雅·释诂》云:"慧,瘉也。"瘉即愈。《说文·疒部》云:"瘉,病瘳也。"是也。《说文》无愈字,或谓即愈字之别体,则愈为瘉借字耳……慧与愈,甚与加,静与持,皆异字而同义也。

《刺疟论》："二刺则知。"

邑按:知当训愈。《方言·陈楚》篇云:"知,愈也。"南楚病愈者或谓之知,知通语也;或谓之慧。然则谓愈为知,犹《藏气法时论》谓愈为慧,皆南楚之言也……《腹中论》云:"一剂知,二剂已。"知字放(仿)此。①

李学勤先生亦指出:"《五十二病方》和其他帛书医书经常用'知'字表示病的痊可,这是楚人的方言。中医最重要的经典《内经》也常用这个词。现在我们知道,《五十二病方》卷前的医学理论文字是《内经》的来源之一。由此可见,《内经》可能有相当大的部分是楚国的作品。"②

李今庸先生虽主张《内经》成于秦国,但亦举出其中有楚地方言,与楚国有关系:"《灵枢·本神》说:'实则喘喝,胸盈仰息','盈'原作'凭'……'凭'乃楚地方言,《楚辞·离骚》说:'凭(冯)不猒(厌)乎求索'……王逸注说:'凭,满也,楚人名满曰凭。'……扬雄《方言》卷二说:'冯,怒也。楚曰冯。'"③

《黄帝内经》之成书时代与成书地域,实则为相互联系的两个问题。若定《内经》成书于战国中晚期,则以齐国稷下的可能性最大;若成于秦灭六国之后,西汉建立之前,则自然非秦莫属;若成于西汉武帝之前,则出于楚地淮南宾客之手最不可忽。况《素问·异法方宜论》云:"砭石者,亦从东方来","毒药者,亦从西方来","灸焫者,亦从北方来","九针者,亦从南方来","导引按蹻者,亦从中央出也","故圣人杂合以治,各得其所宜",已明言《内经》医学乃是杂合四方、会通百

① 〔清〕于邑《香草续校书》,北京:中华书局,1963,第 488 页、497 页。另见:史常永《素问校诂编》,载《本味集》,北京:中国中医药出版社,2007,第 712 页、722 页。

② 李学勤《简帛与楚文化》,载《中国古代文明十讲》,上海:复旦大学出版社,2003,第 177 页。

③ 李今庸《古医书研究》,第 6—7 页。

家而成。因此,《内经》各篇中可见不同地域的语言文化特征毫不足怪。《内经》之成篇与成编,是微观与宏观两个不同层面的问题,需要借助不同的思路与方法,分别进行探索,再加以整合和互证。

三、《黄帝内经》与秦汉医学文献之比较

《黄帝内经》的主要材料和中心思想,在先秦时即已成型,故其书之编撰当有若干原始"祖本",今由马王堆等处出土的简帛古医书,以及传世的《史记·扁鹊仓公列传》《难经》《脉经》诸书略可考见。今就《黄帝内经》与其他秦汉医学文献中彼此相关的内容试作比较,以考定其时代先后。

(一) 马王堆、张家山出土简帛本古脉书

近年来于马王堆、张家山出土的简帛本古脉书,以及双包山汉墓出土的针灸经脉漆木人型等,为考证中医经脉学说的早期面貌和发展脉络提供了宝贵史料,揭示出汉以前文献史料中所隐伏的线索。马王堆汉墓帛书《足臂十一脉灸经》和《阴阳十一脉灸经》甲、乙本,全面论述了人体十一条经脉的循行走向及主治病证,是我国目前发现最早的论述经脉学说的文献。张家山汉简《脉书》第二部分内容与马王堆医书《阴阳十一脉灸经》完全相符,且所保存的文字较甲本多 332 字、较乙本多 122 字①,使《阴阳十一脉灸经》在更大程度上得以复原成为可能。从马王堆出土帛书《足臂十一脉灸经》《阴阳十一脉灸经》《脉法》《阴阳脉死候》,到张家山汉简《脉书》,再到传世的《灵枢·经筋》《灵枢·经脉》等篇,文字内容呈现出明显的源流嬗替关系。

《灵枢》一书中的《经脉》篇,是中医经络学说最重要的基本文献。皇甫谧《针灸甲乙经》序:"《九卷》是原本经脉,其义深奥,不易觉也。"其"经脉"二字亦可作书名解,即是说《经脉》一篇为《灵枢》《九卷》)一书的核心,全书内容皆可推本溯源于此篇。

与出土的简帛本古脉书相较,《灵枢·经脉》篇是一部具有里程碑意义的文献,其囊括了如下几方面的理论创新:

---

① 马继兴《张家山〈脉书〉中的五种古医籍(续)》,载《马继兴医学文集》,北京:中医古籍出版社,2009,第 267 页。

（1）建立了完整的十二经脉体系，较之简帛本《脉书》的十一经脉，增加了一条心主手厥阴之脉，使得人体经脉系统与"三阴三阳"理论完全配合起来；

（2）建立了十二经脉依次衔接、周而复始的循行方式，改变了简帛本《脉书》及《内经》早期篇章中经脉多为向心性流注的循行方式；

（3）建立了经脉与脏腑之间的联系络属：马王堆出土的同期"房中"著作《十问》，开篇即云"黄帝问于天师曰"，其假托黄帝君臣问答的体例与《素问》相类（《素问》首篇《上古天真论》："昔在黄帝……乃问于天师曰"）；且文中已出现了"五臓（藏）""六府"的概念。返观马王堆、张家山出土的古脉书，却不题作者，亦无所依托，尚未记载经脉与脏腑之间完整的络属关系。这似乎提示着当时的经脉学说与脏腑学说还是各自为说，并未彼此联系。然而，到了《灵枢·经脉》篇中，十二经脉皆冠以各自络属的脏腑之名，两者之间已建立起相当固定的密切联系。经脉学说与脏腑学说在这里以"黄帝"的名义结合起来，融为一个有机的整体。中医的"经脉"，至此才真正成为一张"内属于府藏，外络于肢节"（《灵枢·海论》）、沟通上下内外、运行周身气血的大网，能够"决死生、处百病、调虚实"（《灵枢·经脉》）。经脉与脏腑关联的建立，应当是中医理论发展过程中一次质的飞跃。

（4）完善了经脉病候：《阴阳十一脉灸经》将经脉病候分为"是动病"与"所生病"两大类，较之《足臂十一脉灸经》的病候不分类已有一定进步；《经脉》篇吸收了《灵枢·禁服》关于经气盛虚的针治原则，在两大类病候之下进一步细分为"气有余"和"气不足"两小类，使得经脉病候更为完善。

值得注意的是，《素问》中有《脉解》一篇解说经脉病候，很可能针对的是帛书《阴阳十一脉灸经》（或其修订传本），而非传世本的《灵枢·经脉》篇（参见第三章第六节）。由此似可推知，《素问》《灵枢》之编集上距《经脉》之著成并不甚久，此时后者尚未替代此前流行的多种"经脉书"，确定其经典地位。

（二）《史记·仓公传》

仓公淳于意是西汉时最具代表性的医家。司马迁为其立传，记载了淳于意从齐太仓长到险遭肉刑之阶下囚，直至成为一代名医的传奇人生；并与战国时名医扁鹊（秦越人）合为一传，赞曰"扁鹊言医，为方者宗，守数精明；后世循序，弗能易也，而仓公可谓近之矣"，谓其独能传扁鹊之学。《汉志》论列方技之士，标举"汉兴有仓公"，足可证淳于意在西汉一代之宗师地位。

　　从史传记述考察,《史记·仓公传》载公乘阳庆传授给淳于意一批"黄帝扁鹊之脉书",包括《脉书·上下经》《五色诊》《奇咳①术》《揆度》《阴阳》《外变》《药论》《石神》《接阴阳》《禁书》等,今本《黄帝内经》中引用的古医籍书名有相当一部分与之重合,如《素问·疏五过论》:"《上经》、《下经》、《揆度》、《阴阳》、《奇恒》、《五中》,决以《明堂》,审于《终始》,可以横行。"皇甫谧《针灸甲乙经》序:"比按《仓公传》,其学皆出于《素问》,论病精微。"皇甫谧认为仓公之学出于《素问》,依据大概就是《仓公传》提及的这批"黄帝、扁鹊之脉书",其名亦见于《素问》。这些古医经很可能成于先秦,行于西汉,在当时被奉为权威经典,为《内经》编撰所依据。然《内经》成编后,这些书即被吸收、取代,逐渐散佚失传了。有学者已指出:既然《仓公传》所载古医经,其书目过半见于《素问》,而《黄帝内经》一书,却未被《仓公传》所称引,这说明仓公所得的医书多数为《内经》编撰者所经见,而《内经》一书却为仓公所未见者,其源流先后,于此可见一斑。② 其说可从。

　　今考《仓公传》所载之病案,论及病因病机,多有与《灵枢》《素问》内容相呼应者。略举数例如下:

　　仓公诊齐王中子诸婴儿小子病,判断"病得之忧,数忔食饮",依据是:"所以知小子之病者,诊其脉,心气也,浊躁而经也,此络阳病也……此悲心所生也,病得之忧也。"仓公认为"忧伤心"③,与《灵枢·邪气藏府病形》"愁忧恐惧则伤心"彼此理论一致。

　　仓公诊齐中尉潘满如病少腹痛,判断"病得之酒且内",依据是:"所以知潘满如病者,臣意切其脉深小弱,其卒然合合也,是脾气也";④诊齐丞相舍人奴病,判断"病得之流汗数出,灸于火而以出见大风也",依据是:"所以知奴病者,脾气周乘五藏,伤部而交,故伤脾之色也,望之杀然黄,察之如死青之兹。"⑤《灵枢·邪气藏府病形》:"有所击仆,若醉入房,汗出当风,则伤脾。"《素问·平人气象论》:"死脾脉来,锐坚如乌之喙,如鸟之距,如屋之漏,如水之流,曰脾死。"《素问·五藏生成篇》:"色见青,如草兹者死。"仓公所论,可与《灵枢》《素问》互证。

----

① 奇咳:"咳"与胲、賌、侅通假,《说文·人部》:"奇侅,非常也。"故"奇咳"当与"奇恒"同。
② 吴弥漫《从〈史记〉"仓公传"考证〈黄帝内经〉的成书年代和作者》,《广州中医药大学学报》1996年第2期,第46—53页。
③ 〔汉〕司马迁《史记·扁鹊仓公列传》,北京:中华书局,1982,第2799页。
④ 同上,第2802页。
⑤ 同上,第2807页。

仓公诊齐王后弟宋建病,判断"建病得之好持重",依据是:"所以知建病者,臣意见其色,太阳色干,肾部上及界要以下者枯四分所,故以往四五日知其发也";诊齐中御府长信病,判断"此病得之当浴流水而寒甚,已则热",依据是:"所以知信之病者,切其脉时,并阴……肾气有时间浊,在太阴脉口而希,是水气也。肾固主水,故以此知之。"①《灵枢·邪气藏府病形》:"有所用力举重,若入房过度,汗出浴水,则伤肾。"其认为持重、汗出浴水伤肾,彼此理论一致。

仓公诊齐王侍医遂病,认为其病为"中热",并指出:"论曰'中热不溲者,不可服五石'。石之为药精悍,公服之不得数溲,亟勿服。色将发臃。"②《素问·腹中论》云:"帝曰:夫子数言热中消中,不可服高粱芳草石药,石药发瘨,芳草发狂……岐伯曰:夫芳草之气美,石药之气悍,二者其气急疾坚劲,故非缓心和人,不可以服此二者。"亦提出"热中"不可服石药,理由同样是"石药之气悍"。彼此理论一致。

仓公诊安阳武都里成开方病,诊其脉得"肾反肺",引《脉法奇咳》言曰"藏气相反者死",《法》曰"三岁死"。③ "肾反肺"不合五行相克规律,令人费解。但若能参照《素问·玉机真藏论》之相关解说,则可涣然冰释。《玉机真藏论》云:"五藏相通,移皆有次,五藏有病,则各传其所胜……肾因传之心,心即复反传而行之肺,发寒热,法当三岁死,此病之次也。"正与仓公所论相合。④

然仓公所论,亦可见与《内经》不合者。如《灵枢·邪气藏府病形》云:"有所堕坠,恶血留内,若有所大怒,气上而不下,积于胁下,则伤肝。"而仓公诊齐中郎破石病,判断"破石之病,得之堕马僵石上",依据则是"所以知破石之病者,切其脉,得肺阴气,其来散,数道至而不一也。色又乘之。所以知其堕马者,切之得番阴脉。番阴脉入虚里,乘肺脉。肺脉散者,固色变也乘之"。⑤ 一云堕坠伤肝,一云伤肺,两者所论不合。再如《邪气藏府病形》云:"有所击仆,若醉入房,汗出当风,则伤脾。"仓公诊齐侍御史成头痛病,判断"病得之饮酒且内",依据是"所以知成之病者,臣意切其脉,得肝气。肝气浊而静,此内关之病也"。⑥ 仓公认为"饮

---

① 〔汉〕司马迁《史记·扁鹊仓公列传》,第2808、2800页。
② 同上,第2811页。
③ 同上,第2812页。
④ 余自汉等《内经灵素考》,第66页。
⑤ 〔汉〕司马迁《史记·扁鹊仓公列传》,第2810页。
⑥ 同上,第2797页。

酒且内"不仅是伤脾,也可以伤肝,与《灵枢》"若醉入房……则伤脾"之论亦不尽合。

《仓公传》中亦提到五脏与五行、五色、五谷的配属,如诊齐中御府长信病时提到"肾固主水"①;诊舍人奴病时提到"伤脾之色也,望之杀然黄",以及"所以至春死病者,胃气黄,黄者土气也,土不胜木,故至春死"②,其五脏与五行、五色之配属,皆同于《内经》。诊破石病时提到"所以不中期死者……其人嗜黍,黍主肺,故过期"③,其以"黍主肺",与《素问·金匮真言论》所云"心……其谷黍"不同,然同于成书时代相近之《淮南子·墬(地)形》"西方高土……〔其人〕白色主肺……其地宜黍"。

仓公与《内经》之时间先后,是判断《内经》成编年代的一项重要证据,然学界对此一直难以取得一致意见。据《仓公传》所载观之,仓公诊疗技术高超,已全面地运用脏腑、经络、阴阳五行理论诊察疾病,治病能够针药并用,其医学理论已趋成熟。有学者根据仓公在用药上较《内经》复杂而判断其晚于《内经》④,然又难以圆满解释《内经》的经脉、腧穴理论和针刺治疗水平高于仓公的现象。要之,《汉志》中医经、经方分为两家,一重针,一重药,各有授受,截然殊途,本不宜比对。且仓公治病,多用"火齐汤"(即《汉志》"经方"小序所谓之"致水火之齐"),偶亦用到"液汤"者("齐中御府长信病……臣意即为之液汤火齐逐热")。按《素问·汤液醪醴论》:"帝曰:上古圣人作汤液醪醴,为而不用,何也?……岐伯曰:当今之世,必齐毒药攻其中,镵石针艾治其外也。"其云上古、中古作"汤液"(与"液汤"同),当今之世用"必齐"(即"火齐"),故所云"当今之世"应与仓公时代接近而略晚。《汉志》"方技略"序将仓公与太古的岐伯、中世的扁鹊等名医并举,视其为西汉医学的代表人物,因此同时或略早时期恐不会有医学水平明显胜于仓公者。但就整个理论体系之完备程度而言,《内经》似较仓公更胜一筹。由此推之,《黄帝内经》之成编当在仓公之后。

(三)《后汉书·郭玉传》

司马迁在《史记》中所记仓公淳于意的事迹,依据是召问仓公的官方档案,史

---

① 〔汉〕司马迁《史记·扁鹊仓公列传》,第 2800 页。
② 同上,第 2807 页。
③ 同上,第 2810 页。
④ 龙伯坚《黄帝内经概论》,第 16—17 页。

料来源颇为信实。他首创为医家立传,显示了超迈卓绝的史识。可惜的是,后之史家并非皆能理解并秉承史迁开创的这一优良传统。班固在所撰《汉书》中即没有为医家专门立传,仅在《游侠传》中记述了成帝时外戚王氏宾客楼护,提及其本齐人,出身医学世家,少时曾诵医经、本草、方术数十万言,后官至广汉太守。① 由于史家失载,故西汉一代仓公之后医学传承的历史晻昧不明②。

至范晔撰《后汉书》,于《方术列传》中为东汉名医郭玉、华佗立传。郭玉在和帝时(公元 89—105 年)官至太医丞,当为东汉早中期最著名之医家。今就其本传所载生平事迹条辨如下,并试钩玄其中与《内经》相关涉的资料——

> 郭玉者,广汉雒人也。

此述郭玉之籍贯。按《华阳国志·广汉士女》:"郭玉,字通直,新都人也。明方术,伎妙用针。作《经方颂说》。官至太医丞。"③《汉书·地理志》:"雒,章山,雒水所出,南至新都谷入湔。"周振鹤《汉书地理志汇释》:"治今四川广汉市北。"④而新都即今四川成都市新都区,两地相距甚近,故《后汉书》与《华阳国志》对于郭玉籍贯的记载基本相合。

> 初,有老父不知何出,常渔钓于涪水,因号涪翁⑤。乞食人间,见有疾者,时下针石,辄应时而效,乃著《针经》《诊脉法》传于世。弟子程高,寻求积年,翁乃授之。高亦隐迹不仕。玉少师事高,学方诊六微之技,阴阳隐侧之术。

此述郭玉之师承渊源。涪翁之学传至郭玉,已是第三代。郭玉供职于和帝时,由此上推,涪翁当主要活动于两汉之际;所居之涪水,出广汉南,而诵习过医书的楼护亦于其时任广汉太守。两汉之际,蜀地医学似乎特别兴盛,此中原委值

① 〔汉〕班固《汉书·游侠传》,第 3706—3707 页。
② 如两汉之际随刘向负责校理医书的李柱国,其生平事迹史书即失载。
③ 刘琳《华阳国志校注》,成都:巴蜀书社,1984,第 762 页。
④ 周振鹤《汉书地理志汇释》,合肥:安徽教育出版社,2006,第 299—300 页。
⑤ 《华阳国志·梓潼士女》:"〔李〕助,字翁君,涪人也。通名方,校医术,作《经方颂说》,名齐郭玉。"(刘琳《华阳国志校注》,第 821 页)按其字号、籍贯,不排除李助与涪翁是同一人。

得探究。文中明言涪翁所著《针经》《诊脉法》两书"传于世"。廖育群先生据此认为,涪翁的著作约成于西汉末年至东汉初年,所以不可能见于《七略》。而今本《黄帝内经》一再提到的《针经》《九针》很可能就是涪翁的著作。《灵枢经》原无书名,只称《九卷》,其后才有《针经》之名,其内容很可能是在大量继承涪翁《针经》的基础上发展而成①。

> 和帝时,为太医丞,多有效应。帝奇之,仍试令嬖臣美手腕者与女子杂处帷中,使玉各诊一手,问所疾苦。玉曰:"左阳右阴,脉有男女,状若异人。臣疑其故。"帝叹息称善。

此述郭玉医术之神妙,尤以诊脉为验。从本传的记述看,郭玉诊脉之部位仅取寸口一部。然此未必能证明当时脉诊已"独取寸口",其原因更可能是如《灵枢·师传》借黄帝之口所发医家之感慨:"今夫王公大人,临朝即位之君而问焉,谁可扪循之而后答乎?"对于这类"身份尊贵"的病人,遍身扪循,三部俱察,恐有不便,故仅诊寸口,盖出于不得已。

郭玉仅凭寸口之脉象,即可辨知病人之男女,依一般人的眼光,其技近乎神,然其术于医理并非无据。古代医家早已注意到男女长幼之间,脉象有细微的差异,可诊而别之,如《脉经》卷一《平脉视人大小长短男女逆顺法第五》:"凡妇人脉常欲濡弱于丈夫……男左大为顺,女右大为顺。"凭脉象辨知男女,到后世愈发被演绎成一则关于医术的传奇,如《西游记》《封神演义》中"悬丝诊脉"的故事;甚至还远播海外,如波斯文抄本《伊利汗中国科技珍宝书》中记载了一则情节反转的故事:一位名为 Šū hin peh 的名医给 yin tsung 皇帝的厨师诊脉,通过左右手脉象的不同,发现她实际上是个女人②。

> 玉仁爱不矜,虽贫贱厮养,必尽其心力,而医疗贵人,时或不愈。帝乃令贵人羸服变处,一针即差。召玉诘问其状。对曰:"医之为言意也。腠理至微,随气用巧,针石之间,毫芒即乖。神存于心手之际,可得解而不可得

---

① 廖育群《岐黄医道》,第 74—75 页。
② 时光《〈伊利汗中国科技珍宝书〉校注》,北京:北京大学出版社,2016,第 190—191 页。

言也。"

此引述郭玉之医论。"医之为言意也",为"医者意也"观念之滥觞。"针石之间,毫芒即乖",言用针之慎,不容毫厘之失,其意可参《后汉书·郭陈列传》陈忠上安帝疏云:"故堤溃蚁孔,气泄针芒。"李贤注引《黄帝素问》佚文曰:"针头如芒,气出如筐。"①犹俗谚所云"针尖大的窟窿能漏过斗大的风"。《灵枢·九针十二原》:"神在秋毫。"其意亦近。

"神存于心手之际,可得解而不可得言也",其意见于《庄子·天道》:"不徐不疾,得之于手而应于心,口不能言,有数存焉于其间。"②《内经》中亦有类似表述,如《素问·八正神明论》:"神乎神……慧然独悟,口弗能言。"由此可见,郭玉之医论或为引经据典之言,其所据经典有与《内经》相近的文句。从《后汉书》本传的记载来看,郭玉的医术以诊脉与针刺最为卓异,盖得益于涪翁所传之书。

> "夫贵者处尊高以临臣,臣怀怖慑以承之。其为疗也,有四难焉:自用意而不任臣,一难也;将身不谨,二难也;骨节不强,不能使药,三难也;好逸恶劳,四难也。针有分寸,时有破漏,重以恐惧之心,加以裁慎之志,臣意且犹不尽,何有于病哉! 此其所为不愈也。"帝善其对。年老卒官。

按《史记·扁鹊仓公列传》有"六不治"之说:"故病有六不治:骄恣不论于理,一不治也;轻身重财,二不治也;衣食不能适,三不治也;阴阳并,藏气不定,四不治也;形羸不能服药,五不治也;信巫不信医,六不治也。有此一者,则重难治也。"③李伯聪先生据陶弘景和李时珍在引述时皆称"仓公有言"或"淳于意曰",提出"六不治"的首倡者是淳于意而非扁鹊④;并通过对比证明郭玉"四难"和仓公"六不治"所表现出的论治思想是一脉相承、前后呼应的⑤。史家著之于史册,有讽谏之意存焉,即《汉志》所谓"论病以及国,原诊以知政"是也。

---

① 〔宋〕范晔《后汉书·郭陈列传》,北京:中华书局,1965,第1559页。
② 〔清〕郭庆藩《庄子集释》,北京:中华书局,1983,第491页。
③ 〔汉〕司马迁《史记·扁鹊仓公列传》,第2794页。
④ 李伯聪《扁鹊和扁鹊学派研究》,西安:陕西科学技术出版社,1990,第109页。
⑤ 同上,第257页。

（四）《难经》

《难经》是另一部重要的早期医经类著作。全书共八十一章，以设问自答的体裁，讨论"经"文中的主要问题，因此又名《八十一难》。范行准先生曾指出："其文深入浅出，盖本训蒙而作，故风行南北。"①

此书不见载于《汉志》，然汉末张仲景《伤寒杂病论》序中便已引及。关于其书作者，唐以前文献中多托名"黄帝"（见于皇甫谧《帝王世纪》、《隋书·经籍志》等），至唐代杨玄操将《难经》归于"扁鹊"名下，唐以后多从此说。② 有学者认为其书与《汉志》中所记的《扁鹊内外经》可能有一定的传承关系③，或为东汉时期扁鹊学派的著作④。

一般认为《难经》乃是"解经之作"，当时很可能是用作学习医经的入门概论或辅导材料之类。其所解之经，盖非今本《内经》，学者多已指出。如张灿玾先生说："《难经》一书，或出于汉人佚名氏依托之作，其所解之经，并非《黄帝内经》，当是另一家言。"⑤ 马继兴先生将其所引"经"文与《黄帝内经》进行了对比统计，指出其引文"见于现存《素问》者共 9 处（分见于 7 章中）；见于现存《灵枢》者共 38 处（分见于 17 章中）。此外尚有不见于现存《黄帝内经》的引文共 17 处，这些大约都是《黄帝内经》的佚文，或包括了《黄帝内经》以外的某些古'医经'类的佚文"。⑥ 成建军研究指出：《难经》中未注明《经》言"者，如二十三难、三十七难与《灵枢·脉度》，二十四难与《灵枢·经脉》，十难、四十七难、五十六难与《灵枢·邪气藏府病形》、三十四难与《素问·金匮真言论》《灵枢·九针论》，四十三难与《灵枢·平人绝谷》，五十八难与《灵枢·寒热》，六十难与《灵枢·厥病》均为部分或全部相对应。⑦ 黄龙祥先生则认为："《难经》一书实际上是摘自多种医经，其中应包括《黄帝内经》在内的七家医经中某些内容。不认识这一点，我们就无法

① 范行准《中国医学史略》，北京：中医古籍出版社，1986，第 114 页。
② 黄龙祥《中国针灸学术史大纲》，第 162—166 页。
③ 马继兴《中医文献学》，上海：上海科学技术出版社，1990，第 102 页。
④ 李伯聪《扁鹊和扁鹊学派研究》，第 215—226 页。
⑤ 张灿玾《中医古籍文献学》，北京：人民卫生出版社，1998，第 32 页。
⑥ 马继兴《中医文献学》，第 102 页。
⑦ 成建军《〈难经〉与〈黄帝内经〉关系简考》，《山东中医药大学学报》2008 年第 3 期，第 223—225 页。

理解《难经》中那些前后矛盾、诸说并存的现象。"①业师柳长华先生指出"医经多以问答的形式记述,《难经》亦不例外,此乃古时师徒相授,学者传训诂而已",从学术渊源上断言"《难经》一书,其学应是出于《扁鹊内经》和《扁鹊外经》"②。

《难经》一书较之《黄帝内经》,表现出更为严密的系统性。如廖育群先生所指出:"《难经》与《黄帝内经》的主要区别还在于,它不像《黄帝内经》那样阴阳、五行各自为说,而是将元气、阴阳、五行学说合为一体,首尾一贯地运用于脉诊、经脉、脏腑、病候、腧穴、针法等六大方面,从而构建起脱离经验知识,但却更加完美的理论框架。"③观今本《难经》的条文编排,条理性远胜《内经》,确实也可证明其理论体系在系统完善方面更进一步(参见下表1-2)。

表1-2 《难经》内容简表(唐·杨玄操分篇)

条 目	内 容
难1—24	经脉诊候
难25—26	经络大数
难27—29	奇经八脉
难30—31	荣卫三焦
难32—37	藏府配像
难38—47	藏府度数
难48—52	虚实邪正
难53—54	藏府传病
难55—56	藏府积聚
难57—60	五泄伤寒
难61	神圣工巧
难62—68	藏府井俞
难69—81	用针补泻

---

① 黄龙祥《中国针灸学术史大纲》,第162—166页。
② 柳长华《〈黄帝八十一难经〉的编纂》,《中国典籍与文化》2001年第3期,第38—42页。
③ 廖育群《中国传统医药》,北京:五洲传播出版社,2006,第24页。

《难经》中许多理论明显是《内经》的发挥，今以其中对后世影响尤大的"脉学"理论为例略作分析：

> 一难曰：十二经皆有动脉。独取寸口，以决五藏六府死生吉凶之法，何谓也？
>
> 然。寸口者，脉之大会，手太阴之脉动也。人一呼脉行三寸，一吸脉行三寸，呼吸定息，脉行六寸。人一日一夜，凡一万三千五百息，脉行五十度，周于身，漏水下百刻，荣卫行阳二十五度，行阴亦二十五度，为一周也。故五十度复会于手太阴寸口者，五藏六府之所终始，故法取于寸口也。①

《素问·五藏别论》有关于"气口独为五藏主"的论述："帝曰：气口何以独为五藏主？岐伯曰：胃者，水谷之海，六府之大源也。五味入口，藏于胃，以养五藏气。气口亦太阴也，是以五藏六府之气味，皆出于胃，变见于气口。"指出寸口脉诊的理论依据是"五藏六府之气味，皆出于胃，变见于气口"。而《灵枢·动输》通过足阳明（胃）与手太阴（肺）的关系来解释其脉"独动不休"："胃为五藏六府之海，其清气上注于肺，肺气从太阴而行之，其行也，以息往来，故人一呼脉再动，一吸脉亦再动，呼吸不已，故动而不止。"《难经》的解释显然糅合了以上二者的论述，并吸收了《灵枢·营卫生会》诸篇中关于营卫运行的描述，使解释更为圆满成熟。

> 十难曰：一脉为十变者，何谓也？
>
> 然：五邪刚柔相逢之意也。假令心脉急甚者，肝邪干心也；心脉微急者，胆邪干小肠也。心脉大甚者，心邪自干心也；心脉微大者，小肠邪自干小肠也。心脉缓甚者，脾邪干心也；心脉微缓者，胃邪干小肠也。心脉涩甚者，肺邪干心也；心脉微涩者，大肠邪干小肠也。心脉沉甚者，肾邪干心也；心脉微沉者，膀胱邪干小肠也。五藏各有刚柔邪，故令一脉辄变为十也。②

此问难涉及《灵枢·邪气藏府病形》的相关内容："黄帝曰：请问脉之缓急、

---

① 〔明〕王九思等辑《难经集注》卷一，北京：商务印书馆，1955，第1—4页。
② 同上，第27—29页。

小大、滑涩之病形何如？岐伯曰：臣请言五藏之病变也。"以下则详言五脏脉象与病变的关系(参见下表 1 - 3)：

表 1 - 3　五脏脉象与病变关系表

脉象		心 脉	肺 脉	肝 脉	脾 脉	肾 脉
急	甚	瘛疭	癫疾	恶言	瘛疭	骨癫疾
	微	心痛引背，食不下	肺寒热，怠惰，咳唾血，引腰背胸，若鼻息肉不通	肥气，在胁下，若覆杯	膈中，食饮入而还出，后沃沫	沉厥，奔豚，足不收，不得前后
缓	甚	狂笑	多汗	善呕	痿厥	折脊
	微	伏梁，在心下，上下行，时唾血	痿瘘，偏风，头以下汗出不可止	水瘕痹	风痿，四肢不用，心慧然若无病	洞，洞者，食不化，下嗌还出
大	甚	喉吤	胫肿	内痈，善呕衄	击仆	阴痿
	微	心痹引背，善泪出	肺痹，引胸背，起恶日光	肝痹，阴缩，咳引小腹	疝气，腹里大脓血，在肠胃之外	石水，起脐以下至小腹腄腄然，上至胃脘死不治
小	甚	善哕	泄	多饮	寒热	洞泄
	微	消瘅	消瘅	消瘅	消瘅	消瘅
滑	甚	善渴	息贲，上气	癀疝	癀癃	癃㿉
	微	心疝，引脐小腹鸣	上下出血	遗溺	虫毒蛕蝎，腹热	骨痿，坐不能起，起则目无所见
涩	甚	喑	呕血	溢饮	肠癀	大痈
	微	血溢，维厥，耳鸣，颠疾	鼠瘘，在颈支腋之间，下不胜其上，其应善酸矣	瘛挛筋痹	内癀，多下脓血	不月，沉痔

《灵枢·邪气藏府病形》后文曰："病之六变者……诸急者多寒；缓者多热；大

者多气少血;小者血气皆少;滑者阳气盛,微有热;涩者多血少气,微有寒。"以寒热气血多少来解释脉象变化,并指导刺法之施行。然《难经》以脏腑相合来解释脉之甚微,以五脏五行生克来解释脉象"急、大、缓、涩、沉"的变化(为配合五行,去掉了原来"脉小"之病变,并改"脉滑"为"脉沉"),对《灵枢》原文有明显的发挥,使理论体系进一步阴阳五行化。

　　　　十六难曰:脉有三部九候,有阴阳,有轻重,有六十首,一脉变为四时。离圣久远,各自是其法。何以别之?①

　　所谓"三部九候"脉法见于《素问·三部九候论》,"阴阳"脉法见于《素问·阴阳别论》《阴阳类论》,"一脉变为四时"见于《素问·脉要精微论》《平人气象论》《玉机真藏论》诸篇,皆有明文;"轻重"脉法,《难经·五难》言之颇详,见于《素问》者则《脉要精微论》言持脉"春日浮""夏日在肤""秋日下肤""冬日在骨""知内者按而纪之,知外者终而始之"近是;"六十首"即指《素问·方盛衰论》所云"奇恒之势乃六十首"②,其义见于《难经集注·十难》丁注及《十六难》虞注。而《难经》此前从"四难"至"十五难"对上述这些脉法均有详论,显系对早期经典脉学理论的总结和发挥,可与《素问》收载者互证。

　　值得注意的是,《难经》早于《内经》就有注本流行——三国时有吴太医令吕广为之撰注(吕广其名及所作《难经注》,《脉经》皆有称引)。可证其书当时之流行,盖简要者更易行也。黄龙祥先生以此为据,考证了此书的成书年代:"既然,吴太医令已注有《难经》一书,原书至少成于汉末也。此外,汉末张仲景《伤寒论》序也提及'八十一难'之名。因此我认为《难经》成于汉代,但从该书内容分析,又不似成于汉初,首先在腧穴方面,五腧穴与五行相配,明显晚于《仓公传》,也晚于《灵枢·本输》,而与《明堂经》相同。其二,在经脉命名上,尚无'手厥阴'之名,与《易纬·通卦验》郑玄注及《明堂经》相同;而对于心与手少阴、手心主关系的认识,则与《易纬·通卦验》郑玄注更相近。其三,对于'命门'的认识与《灵枢》《素问》完全不同,而与《明堂经》相近……又《难经》穴法更较《明堂经》原始,提示《难

---

　　① 〔明〕王九思等辑《难经集注》卷二,第51—52页。

　　② 《素问·方盛衰论》:"是以圣人持诊之道,先后阴阳而持之,奇恒之势乃六十首,诊合微之事,追阴阳之变,章五中之情,其中之论,取虚实之要,定五度之事,知此乃足以诊。"

经》一书略早于《明堂经》，约成于西汉末，故《汉书·艺文志》未能著录。"①已往认为《难经》成于东汉者，多依其为解说《黄帝内经》之作立论。今既破此成说，则可推定《难经》之成书，未必在今本《素问》《灵枢》之后。

(五)《脉经》所引之古医经

魏晋年间王叔和整理的《脉经》一书，集前代脉学之大成。王叔和自序云："今撰集岐伯以来，逮于华佗，经论要决，合为十卷。百病根原，各以类例相从，声色证候，靡不该备。其王、阮、傅、戴、吴、葛、吕、张，所传异同，咸悉载录。"②可见其书广引前人著述，融会各家之学。今可大致考见者，除《素问》、《灵枢》、吕广注《难经》（即自序中所称之"吕"）、张仲景《伤寒杂病论》（即自序中所称之"张"）等传世医书之外，尚有《脉法赞》（见《脉经》卷一第七）、《扁鹊阴阳脉法》（见《脉经》卷五第二）、《扁鹊脉法》（见《脉经》卷五第三）、《扁鹊诊诸反逆死脉要诀》（见《脉经》卷五第五、《脉经》卷四第五）、《扁鹊华佗察声色要诀》（见《脉经》卷五第四）、《四时经》（见《脉经》卷三）等亡佚医书③。其中所引扁鹊脉法可能出自史志所载之《扁鹊脉经》《扁鹊脉诀》等书；华佗脉法可能出自吴普（即自序中所称之"吴"）；而所引《四时经》，日本丹波元胤指出"盖《隋志》所载《三部四时五脏辨诊色决事脉》一卷是也"④。

(1)《四时经》

《脉经》卷三引《四时经》凡五条，每条之后皆以"右《四时经》"标明出处，且附有小字注文。

日本医家森立之考证认为："王叔和《脉经》卷三·五脏部中引《四时经》凡五条，乃论五脏四时长夏应脉，及疾病虚实、阴阳升降、相生相克、草木昆虫之理，其文简，其意奥，颇仿佛《内经》，则为《汉志》以来所载《四时五脏脉经》之遗，无复疑焉。《玉函经·总例》云：'愚医不通十二经脉，不知四时之经。'《千金方》卷一·诊候第四云：'愚医不通三部九候及四时之经。'所云'四时之经'即谓此书也。如

① 黄龙祥《中国针灸学术史大纲》，第 164 页。
② 沈炎南《脉经校注》，北京：人民卫生出版社，1991，第 15 页。
③ 崔锡章《〈脉经〉引用古佚医书考》，《中国中医基础医学杂志》1999 年第 7 期，第 48—51 页。
④ ［日］丹波元胤《医籍考》，北京：学苑出版社，2007，第 114 页。

其注文,盖亦古贤所述,恐是出于华、张之辈,决非叔和之所撰也。"①

敦煌卷子医书有《五藏脉候阴阳相乘法》二种(S. 5614,S. 6245),其内容与王叔和《脉经》所引《四时经》相近,应亦为其佚文。② 与《脉经》对照,两者相似的内容有:

> 肝者,东方木。万物始生,其气来耎而弱,宽而虚,故脉为弦。
> 心者,南方火。万物洪盛,垂枝布叶,皆下垂如曲,故名曰钩。
> 肺者,西方金。万物之所终……其脉为微浮毛。
> 肾者北方水,万物之所藏……其脉为沉,沉为阴,在里。

《素问·玉机真藏论》则有如下文字:

> 春脉者,肝也,东方木也,万物之所以始生也。故其气来耎弱轻虚而滑,端直以长,故曰弦。反此者病。
> 夏脉者,心也,南方火也,万物之所以盛长也。故其气来盛去衰,故曰钩。反此者病。
> 秋脉者,肺也,西方金也,万物之所以收成也。故其气来轻虚以浮,来急去散,故曰浮。反此者病。
> 冬脉者,肾也,北方水也,万物之所以合藏也。故其气来沉以搏,故曰营。反此者病。

以上两节文字相较,显系出于同源。由是观之,《内经》中的"四时脉法"很可能吸收了《汉志》五行家"《四时五行经》"的内容。而《脉经》、敦煌卷子所见之相关内容,亦出自《四时五行经》在后世的流衍(如《隋志》所载《三部四时五藏辨诊色诀事脉》)。

(2) 扁鹊脉法

廖育群先生指出:扁鹊是中医脉学的创始人。西汉名医淳于意曾从其师公

---

① [日]森立之《素问考注(附四时经考注)》(下册),北京:学苑出版社,2002,附录第3页。
② 马继兴等《敦煌医药文献辑校》,南京:江苏古籍出版社,1998,第101—104页、146—150页。

乘阳庆处受"黄帝、扁鹊之脉书";其后向、歆父子校书,所成《七略》中载有《扁鹊内经》和《外经》,应视为确系传有渊源的扁鹊著作。至三国西晋时王叔和编撰《脉经》一书,仍能见到扁鹊著作,所以在其《脉经》中收录了扁鹊论脉诊的许多内容。而这些内容又有相当一部分见于今本《黄帝内经》之中。①

据廖育群先生所举及笔者梳理,这些内容包括——

《素问·五藏生成》篇:

> 五藏之气,故色见青如草兹者死,黄如枳实者死,黑如炲者死,赤如衃血者死,白如枯骨者死,此五色之见死也。青如翠羽者生,赤如鸡冠者生,黄如蟹腹者生,白如豕膏者生,黑如乌羽者生,此五色之见生也。生于心,如以缟裹朱;生于肺,如以缟裹红;生于肝,如以缟裹绀;生于脾,如以缟裹栝楼实;生于肾,如以缟裹紫。此五藏所生之外荣也。
>
> 凡相五色之奇脉,面黄目青,面黄目赤,面黄目白,面黄目黑者,皆不死也。面青目赤,面赤目白,面青目黑,面黑目白,面赤目青,皆死也。

以上见于《脉经》卷五《扁鹊华佗察声色要诀第四》,无"生于心"至"此五藏所生之外荣也"一段(55字),其余文字亦略有出入。

《素问·脉要精微论》:

> 赤欲如白裹朱,不欲如赭;白欲如鹅羽,不欲如盐;青欲如苍璧之泽,不欲如蓝;黄欲如罗裹雄黄,不欲如黄土;黑欲如重漆色,不欲如地苍。

以上见于《脉经》卷五《扁鹊华佗察声色要诀第四》,文字略有出入。

《素问·平人气象论》:

> 人一呼脉再动,一吸脉亦再动,呼吸定息脉五动,闰以太息,命曰平人。

---

① 廖育群《岐黄医道》,第64—67页。

平人者,不病也。常以不病调病人,医不病,故为病人平息以调之为法。人一呼脉一动,一吸脉一动,曰少气。人一呼脉三动,一吸脉三动而躁,尺热曰病温,尺不热脉滑曰病风,脉涩曰痹。人一呼脉四动以上曰死,脉绝不至曰死,乍疏乍数曰死。

以呼吸测脉率,并区分平脉和病脉之法,见于《脉经》卷五《扁鹊脉法第三》,虽然两者的定义方法有所差异,但前者显然渊源于后者,且较之表述更为严密。

《素问·至真要大论》:

> 厥阴之至其脉弦,少阴之至其脉钩,太阴之至其脉沉,少阳之至大而浮,阳明之至短而涩,太阳之至大而长。至而和则平,至而甚则病,至而反者病,至而不至者病,未至而至者病,阴阳易者危。

以上见于《脉经》卷五《扁鹊阴阳脉法第二》,但对三阴三阳脉的脉象描述出入较大;其"厥阴脉弦""少阴脉钩"等描述,显然是掺入了"四时五藏脉法"的内容,与《脉经》较为纯粹的"扁鹊阴阳脉法"属不同体系。

《灵枢·五十营》:

> 故人一呼,脉再动,气行三寸,一吸,脉亦再动,气行三寸,呼吸定息,气行六寸。十息,气行六尺,日行二分。二百七十息,气行十六丈二尺,气行交通于中,一周于身,下水二刻,日行二十五分①。五百四十息,气行再周于身,下水四刻,日行四十分。二千七百息,气行十周于身,下水二十刻,日行五宿二十分。一万三千五百息,气行五十营于身,水下百刻,日行二十八宿,漏水皆尽,脉终矣。所谓交通者,并行一数也,故五十营备,得尽天地之寿矣,凡行八百一十丈也。

---

① 二十五分:《素问·八正神明论》王注、《太素》卷十二《营五十周》并作"二十分"。《甲乙经》卷一第九作"二十分有奇"。下文有"五百四十息"而"日行四十分",故"五"字疑衍。

以上见于《脉经》卷四《诊损至脉第五》，文字虽颇有出入，但"呼吸定息，气行六寸""(一昼夜)一万三千五百息，气行五十营于身"等基本的测算依据都是一致的。而《诊损至脉》篇中相关内容为黄帝与扁鹊问答。

《灵枢·论疾诊尺》(部分文字亦见于《灵枢·寒热》)：

> 目赤色者病在心，白在肺，青在肝，黄在脾，黑在肾。黄色不可名者，病在胸中。
>
> 诊目痛，赤脉从上下者，太阳病；从下上者，阳明病；从外走内者，少阳病。
>
> 诊寒热，赤脉上下至瞳子，见一脉，一岁死；见一脉半，一岁半死；见二脉，二岁死；见二脉半，二岁半死；见三脉，三岁死。
>
> 诊龋齿痛，按其阳①之来，有过者独热，在左左热，在右右热，在上上热，在下下热。
>
> 诊血脉者，多赤多热，多青多痛，多黑为久痹，多赤、多黑、多青皆见者，寒热。身痛而色微黄，齿垢黄，爪甲上黄，黄疸也。安卧，小便黄赤，脉小而涩者，不嗜食。

以上见于《脉经》卷五《扁鹊华佗察声色要诀第四》，内容大致相同，文字略有出入。

另外《素问·大奇论》全文见于《脉经》卷五《扁鹊诊诸反逆死脉要诀第五》，《脉经》所无者仅有一条："三阳急为瘕，三阴急为疝，二阴急为痫厥，二阳急为惊。"然据新校正，全元起本此条在卷九《厥论》篇中，为王冰移易于此。由此看来，今本《内经》中确实收录了原属《扁鹊内外经》的内容，而且很可能对问答人物进行了改头换面，将扁鹊易以岐伯。

(六)《黄帝明堂经》

晋代皇甫谧编集《针灸甲乙经》，最早收录了《黄帝明堂经》的内容。据皇

---

① 阳：《甲乙经》卷十二第六其下有"明"字。疑脱。

甫谧自序,他是将《明堂经》与《素问》、《针经》(即今存《灵枢经》)视为同一学术渊源的著作:"又有《明堂孔穴针灸治要》(即《明堂经》),皆黄帝岐伯遗事也。三部同归,文多重复,错互非一。"因此才会将三书分类重编,合成《针灸甲乙经》一书。

考"明堂"一名,亦似与黄帝有关。《素问》中数言"黄帝坐(在)明堂",有学者据此例推断,古《明堂经》起首文亦或托用此语,证之古书多以起首语中某一语或某几字命名之例,《明堂经》取名之义,当本于此。① 详"明堂"之义,本指古天子议政之所。因医书多托言黄帝坐明堂以论医事,后来"明堂"竟成为人体形躯之代称。敦煌古卷子医书《明堂五脏论》(P. 3655)云:"夫万形之内,以人为贵,立身之道,以孝为先,纳阴阳而所生,成乾坤而所长,所以四大假合,五谷咨身,立形躯于世间,看《明堂》而医疗。只如明堂二字,其义不轻。明者,命也。堂者,躯也。此是轩辕之所造,岐伯之论。"② 由于中医所绘之人体形躯图及相关著作,所注重者为经脉、腧穴,而非肌肉、骨骼等,后人遂以"明堂"所指为针灸书,而不察其本义矣。

然《明堂经》未著录于《汉书·艺文志》。《隋书·经籍志》著录有"《明堂孔穴经》五卷(注:梁《明堂孔穴》二卷)"及"《明堂孔穴图》三卷(注:梁有《偃侧图》八卷,又《偃侧图》二卷)"。根据古医籍援引有关内容分析,《隋志》著录及注文引梁代诸本,极有可能即古《明堂经》的一些衍化本。新、旧《唐志》亦有相关著录。宋以后即散佚不传,《宋史·艺文志》《通志·艺文略》虽著录有相似著作,然其未必据实著录,且所著录者亦恐非古《明堂经》之传本。

唐代杨上善撰注《黄帝内经明堂》十三卷,对古《明堂经》加以整理和注释。今所存者仅序文与肺手太阴经一卷,余惜皆亡佚。据杨氏自序云:"旧制此经分为三卷,诊侯交杂,窥察难明……是以十二经脉各为一卷,奇经八脉复为一卷,合为十三卷焉。"并云"《太素》陈其宗旨,《明堂》表其形见",视此与己所撰注之《黄帝内经太素》一书相为表里。《太素》注文中引用《明堂经》内容达数十处之多,是可为证。由残卷内容观之,其经脉、腧穴及腧穴主治部分与《甲乙经》尽同,与《外台秘要》卷三十九"明堂"相关内容亦无二致,由此可知此类内容均出于

---

① 张增敏,吕霞霞《古〈明堂经〉考析》,《山东中医药大学学报》2002年第1期,第56—58页。
② 马继兴等《敦煌医药文献辑校》,第129页。

古《明堂经》。据以上诸书所引,《明堂经》内容包括：经脉及其发病,五脏重量及形象,六腑重量、长度及容量,五脏傍通诸项内容,脏腑经脉流注出入,腧穴,刺灸禁忌等。

将其内容与《内经》比较,可知其所载十二经脉内容与《灵枢》大体相同,当是源于《针经》(今《灵枢》之祖本)者,而奇经八脉内容则较《内经》为全(《内经》中仅载有任脉、督脉、冲脉、蹻脉、阴阳维脉等,尚无"奇经八脉"之总名);所载腧穴数目较《内经》为多,有关腧穴之主治亦较《内经》为详,并进一步厘定了腧穴的定位、归经与交会情况。综上观之,《明堂经》当是出于《内经》之后而对其理论内容有所丰富和发展。结合《汉志》不曾著录该书,其成书年代似应定于东汉时期为宜①。

四、本章小结

关于《黄帝内经》的成书时代,始终是中医史上各抒己见、难做定论的焦点问题。我们梳理近三十年来的各家意见,参以自己的研判,归纳出以下几条结论：(1)《黄帝内经》各篇章有古近之分,成于从上古先秦到西汉的漫长历史时期;(2)《黄帝内经》托名黄帝,显示与黄老道家有很深渊源;(3)《黄帝内经》各篇本非一时一家之说;(4)《黄帝内经》全书应系统一整理之作;(5)《黄帝内经》成书后内容又有陆续的增补累加。从《黄帝内经》理论体系具有完整性、其诊治对象以贵族为主、整理者有条件掌握大量文献资源等特征分析,今传本《黄帝内经》(即《素问》《灵枢》)当属官医所作,其成编约可断代于两汉之际,与之关联最大的历史事件仍是刘向父子、侍医李柱国之校书活动。

关于《黄帝内经》的成书地点,学者的关注虽不及前者之多,然亦可谓众说纷纭,主要者约有秦地、齐地、楚地三说。我们认为《内经》本是杂合四方医学而成,因此包含了不同地域的语言、文化特征。尽管如此,齐地、楚地之说仍值得注意,因齐国之稷下派、楚地之淮南王均与黄老道家有密切关系,而前者之"阴阳五行学说"、后者之"人与天地相参"思想,均屡见于《内经》。实况如何,则尚需结合成书时代做进一步研判。

---

① 张增敏,吕霞霞《古〈明堂经〉考析》,《山东中医药大学学报》2002年第1期,第56—58页。

　　若将《黄帝内经》之学术内容，与大致同时代之出土及传世医学文献相比较，可以发现其晚于马王堆、张家山所出土的简帛本"古脉书"以及《史记·仓公传》，却早于《难经》与《黄帝明堂经》；此外，《内经》中还出现了《脉经》中所收录之《四时经》与"扁鹊脉法"的内容。由此推论，《内经》成书之"时间段"亦在于西汉末至东汉初，略当于李柱国至郭玉之间，此与前述结论相应，并可与后文中与《淮南子》《春秋繁露》《白虎通》比较而得出之结论彼此印证。

第二章
《素问》《灵枢》原始传本面貌考

一、《素问》《灵枢》在宋代以前流传之概况

　　《素问》、《灵枢》（唐以前多以《九卷》《针经》之名流传）自两汉之际，历经魏晋南北朝而至隋唐传承不衰，无有中断。其间西晋皇甫谧首先取《素问》《九卷》与《明堂孔穴针灸治要》（即《黄帝明堂经》）三书而类编为《针灸甲乙经》；南北朝时全元起始为《素问》作注，成《素问训解》；唐代杨上善撰注《黄帝内经太素》，保存了《素问》《灵枢》之全部篇章而重加类分，予以详注。此三种皆为宋以前《内经》之古传本，《甲乙经》经宋臣校正后流传至今，全元起注本《素问》亡于北宋南渡，《太素》则幸存于东邻日本。

　　唐代王冰次注《素问》，对原本颇多改易，并补入"七篇大论"。书成后因其较全元起本似为全帙，故流行更广。北宋校正医书局校正《素问》，取王冰注本作为底本，详加校勘后刻板印行，遂成《素问》之"定本"。

　　《灵枢》于唐末五代间有所散佚，北宋嘉祐年间已不全，校正医书局亦未加校刊。哲宗时高丽遣使献来《黄帝针经》（与《灵枢》为一书之不同传本），当时即颁行于世。南宋绍兴年间史崧取家藏旧本，重加校刊，仍题名《灵枢》，得与北宋校正之《素问》并行，流传至今。

（一）皇甫谧《针灸甲乙经》对"黄帝三部"之整理

　　《针灸甲乙经》一书的编者皇甫谧（公元 215—282 年）①，字士安，自号玄晏

---

　　①　关于《针灸甲乙经》的编者是否皇甫谧，学界存有疑议。黄龙祥先生认为，明确指出《甲乙经》编者为皇甫谧者是初唐的杨上善、杨玄操，唐人将皇甫谧与《甲乙经》相联系，或依据该书序文题名，但《甲乙经》序是否出自皇甫谧之手不能无疑。（黄龙祥《〈针灸甲乙经〉考略》，载《针灸名著集成》，北京：华夏出版社，1996，第 143 页。）

先生，是西晋时的著名学者，一生著述甚多，今所传者除《甲乙经》外，尚有《帝王世纪》（原本已佚，有今人徐宗元辑本）、《高士传》等。

皇甫谧本非以医为业者，但由于体弱多病，患有风痹、耳聋诸疾，又曾服寒食散不当而中毒，故因病而习医。在研读医书的过程中，有感于同出于《黄帝内经》的医学理论著作《素问》《九卷》二书"有所亡失，其论遐远，然称述多而切事少，有不编次"，且与当时流行的实用针灸书《明堂》"三部同归，文多重复，错互非一"，因此于魏甘露年间"乃撰集三部，使事类相从，删其浮辞，除其重复，论其精要，至为十二卷"（《甲乙经》自序），编成《黄帝三部针灸甲乙经》一书。

皇甫谧编集《针灸甲乙经》，对于中医学术最重要的贡献就在于弘扬"黄帝"之学术，创造了理论与应用相结合、分类编排的体例，为针灸学提供了一部经典著作。皇甫谧于自序结尾有云："若必精要，俟其闲暇，当撰核以为教经云尔。"即存有编定此书用作教科书之念。因此，此书的编选务求简明实用，具体表现为文字浅易简省，篇题明白近旨，编排井然有序，切合临床实用而少玄理空谈。后世的医学教育也确实都很重视此书，唐宋时皆将其列为必读教材和考试科目。

关于《甲乙经》的体例特点，以下从文字、篇目、编次等方面略述之：

（1）文字：《甲乙经》与后来杨上善《太素》的体例不同，并未全取照录《素问》《九卷》的原文，而是节选摘编。在编选过程中，对文字也进行了适当加工，主要是如其自序所说的"删其浮辞，除其重复"。今本《甲乙经》中，《内经》原文中修饰铺陈之语、叙说讲论之文多不见，涉及阴阳五行、天人相应等玄理的内容亦甚少，当即皇甫谧所认为删之无碍文义之"浮辞"也；凡《素问》《九卷》《明堂》三书相互重复的文字，《甲乙经》中往往只见一处，余者亦皆依例除去也。

（2）篇目：《甲乙经》拆散了《素问》《九卷》原本的篇章，对经文加以合编、改编，并重新分篇，另拟篇题。全书内容收《灵枢》（《九卷》）篇章较《素问》为多。其所立篇名，基本上是概括全篇主旨而拟定，不似《内经》原篇命名较为随意，内容模糊。

（3）编次：《甲乙经》对于《内经》经文的编次，大多是以《灵枢》（《九卷》）居首，经常将《素问》与《灵枢》经文间隔（有时混合）排列，反映了皇甫谧在内容编排上重在针灸的思想（此书题名有"针灸"二字，可见主要为指导针灸而编）及"事类相从"的原则；对于《明堂》的经文，则集中收录于卷三腧穴及卷七至卷十二的腧穴主治部分，其腧穴之排列次序，很可能保存了古《明堂》的原始旧貌①。而卷七

---

① 张灿玾《黄帝内经文献研究》，第 298 页。

至十二腧穴主治条文的排列,黄龙祥先生已指出其顺序恰好与卷三的腧穴排列次序相同①。了解这一体例,对于今本的阅读与校勘具有重要意义,从中亦可领略到古人著述之严谨。

表 2 - 1　《甲乙经》各卷内容简表

卷 目	内 容
卷一	(脏腑、营卫、气血津液等的)生理机能
卷二	经络(包括骨度、脉度、肠胃所受等)
卷三	腧穴
卷四	诊法
卷五	针法
卷六	病因病机
卷七—十二	病证及治疗

　　《甲乙经》将属于理论类的《素问》《九卷》,与属于方法、应用类的《明堂》原书篇章统统拆散,从中摘选经文,依其内容重新组合,并加以分类编排,这在当时无疑是一项创举。若将皇甫谧的编排(参见表 2 - 1)与《素问》《九卷》原本的次序加以比照,确实显得系统化、条理化了很多。按皇甫谧所撰著作中有《帝王世纪》一种,此书乃是一部上起三皇、下迄汉魏的史书,原本亦分类为篇,务在博考。②其书虽因多采谶纬之说,而降低了其信史价值,但其能将上古纷繁错杂的传说梳理成一个清晰分明的体系,已是相当不易了。由此可见,皇甫谧作为一位出色的学者,不但学识渊博,而且思维缜密,具备很强的归纳与综合能力,善于组织材料、构建体系。③因此,其从事整理《甲乙经》的工作能够得心应手,取得超迈前代的成就,也不足为怪了。

　　《甲乙经》对于"黄帝三部"的分类合编,可以说大大激发了医学理论与应用

①　黄龙祥《〈针灸甲乙经〉考略》,载《针灸名著集成》,第 153—154 页。
②　皇甫谧《〈帝王世纪〉自序》,徐宗元《帝王世纪辑存》,北京:中华书局,1964,第 1 页。
③　安正发《皇甫谧史学成就探微——以〈帝王世纪〉为例》,《宁夏师范学院学报》2009 年第 4 期,第 57—61 页。

的交汇融合,促进了中医理论的系统化,推动了针灸学的规范化,并为其后的中医学术提供了一个典范。后世对于医经的类编,以及在其分类框架启示下理论体系的构建,其滥觞皆可谓出于《甲乙》之编集。

(二) 杨上善及其《太素》

《黄帝内经太素》为唐初杨上善奉敕所撰,带有官书性质,成于高宗年间。全书三十卷,系对《黄帝内经》全部篇章分类重编,详注而成。杨上善其人历任通直郎、太子文学及太子司议郎等职,一生著述宏富,精于老庄之学。其医著还有《黄帝内经明堂类成》十三卷(今仅存第一卷),与《太素》为姊妹篇,所谓"《太素》陈其宗旨,《明堂》表其形见"(《明堂》序)。

《太素》一书于北宋时尚存,校正医书局曾计划予以整理刊行,惜未实施。然在校定《素问》《甲乙经》《脉经》《外台秘要》诸书时,宋臣曾将《太素》作为主要校本,大量引用其经文及注文。宋室南渡之际,文物图籍尽成劫灰,《太素》亦随之佚失将尽,至南宋时仅存三卷,后来亦渐消亡。幸而其书约于唐代中叶东传日本,初颇受重视,后亦销声匿迹,直至 19 世纪 20 年代,仁和寺古卷子抄本《太素》重显于世,立即引起日本学者们的高度关注。其抄录时间为日本仁平年间,相当于我国南宋初年;而所据底本之抄录更早至日本仁和三年,相当于我国唐僖宗光启三年(887 年),实为人间重宝。据古抄本摹写之各种传抄本于 19 世纪末叶陆续回归中国,学者黄以周、萧延平均曾校勘此书。黄氏校本今仅存其序,萧延平整理校注本(兰陵堂本)则于 1924 年出版,以杨守敬从日本携归之小岛尚质抄本为底本,以《素问》《灵枢》《甲乙经》为主校本,广征博采,详加校证而成。1965 年人民卫生出版社出版了萧延平本《太素》的标点本,为现今较为通行之本。《太素》仁和寺本发现时,缺卷一、卷四、卷七、卷十六、卷十八、卷二十、卷二十一共七卷,后来在日本又陆续发现了卷十六、卷二十一全卷及所缺部分残卷。萧延平本首次出版时,这些后来发现的卷子还没有面世,因此萧延平本未能吸收这部分的内容。[①] 然则萧延平本的遗憾已由近年来出版的李克光、郑孝昌《黄帝内经太素校注》(人民卫生出版社,2005)、钱超尘、李云《黄帝内经太素新校正》(学苑出版社,2006)等新校注本所弥补。

---

① 钱超尘《黄帝内经太素研究》,北京:人民卫生出版社,1998,第 3—19 页。

　　关于杨上善及《太素》的研究,目前已有钱超尘先生的专著《黄帝内经太素研究》,张灿玾先生《黄帝内经文献研究》中有关《太素》的专篇以及李克光、郑孝昌主编的《黄帝内经太素校注》等一系列力作问世,皆探赜索隐、洋洋大观。珠玉见前,学者自可披会,无须笔者赘引。今仅就《太素》对《素问》《灵枢》篇文重加编订时所采用的分类体例,略陈管见。

　　在类分研究《内经》诸家中,杨上善虽非首创,然亦功莫大焉,诚如黄以周《儆季文钞·旧钞太素经校本叙》所云:"《太素》改编经文,各归其类,取法于皇甫谧之《甲乙经》,而无其破碎大义之失。"[1]因为其书类编《内经》经文时,基本上是按原本整篇整段地收录,故而很好地保持了《内经》旧貌,具有极高的版本价值。

　　关于杨上善《黄帝内经太素》的分类,马继兴先生认为是:① 摄生、② 阴阳、③ 人合、④ 脏腑、⑤ 经脉、⑥ 腧穴、⑦ 营卫气、⑧ 身度、⑨ 诊候、⑩ 证候、⑪ 设方、⑫（缺佚不详）、⑬ 九针、⑭ 补泻、⑮ 伤寒、⑯ 寒热、⑰ 邪论、⑱ 风论、⑲ 气论、⑳ 杂病共 20 大类(合于《汉志》"阴阳家"中《黄帝泰素》之篇数);[2]钱超尘先生认为是 18 大类(较马氏少③⑫两类,合于《汉志》中《黄帝内经》之篇数);[3]张灿玾先生则认为是 21 大类(较马氏增加"五行"类,并认为缺佚之类可补为"宜禁")。[4] 笔者据萧延平校正本篇目之按语,以及篠原孝市"《黄帝内经太素》对经表"[5],将《太素》之类目及与《素问》《灵枢》篇目的对应情况核查之后,认为似以 20 大类之说为妥。

　　杨上善《太素》所划分的大类,对《内经》的理论体系进行了高度的概括。如果将其分类与后世医家对《内经》所作分类加以比较对照的话,会发现许多不谋而合、异曲同工之处,可见其分类所反映的《内经》理论体系基本上是客观的。而对《内经》理论的分类研究,也为中医基础理论体系框架的构建开启了思路,奠定了基础。

① 詹亚园,韩伟表主编《黄以周全集》(第 10 册),上海:上海古籍出版社,2014,第 538 页。
② 马继兴《中医文献学》,第 85 页。
③ 钱超尘《黄帝内经太素研究》,第 303—308 页。
④ 张灿玾《黄帝内经文献研究》,第 376—381 页。
⑤ [日]小曽户洋《东洋医学善本丛书 8—解题·研究·索引》,东洋医学研究会,1981,第 112—127 页。

（三）王冰及其《素问注》

王冰（约 710—805 年），号启玄子。唐宝应中曾为太仆令，故又称王太仆。王冰次注《黄帝内经素问》，在中医古籍整理的历史上占有重要地位，影响深远。据王冰自序，其研读《素问》、访求善本，致力于注书尝历时十二年，成书之下限当在宝应元年（762 年）。其时上距皇甫谧编集《针灸甲乙经》已六百余年，距杨上善撰注《太素》亦已六十年左右。

王冰自云其"弱龄慕道，夙好养生"，有感于当时《素问》一书"世本纰缪，篇目重叠，前后不伦，文义悬隔，施行不易，披会亦难，岁月既淹，袭以成弊"，故"精勤博访"，搜求到诸多不同传本，包括：① 世本：即传世之通行本，可能包括了全元起《素问训解》本及其他当时所见之传本；② 师氏所藏之"第七"一卷：即今所见之"七篇大论"，王冰认为是通行八卷本中所阙之卷；③ 于郭子斋堂处所受制"张公秘本"，此本较之其余众本尤善，王冰称其"文字昭晰，义理环周，一以参辩，群疑冰释"；④ 旧藏之卷：可能为王冰平日所藏之旧卷本，也可能即指"师氏所藏之第七"一卷。

据王冰自叙体例，传世本所存在的主要问题包括："或一篇重出，而别立二名；或两论并吞，而都为一目；或问答未已，别树篇题；或脱简不书，而云世阙；重《经合①》而冠《针服》，并《方宜》而为《咳篇》，隔《虚实》而为《逆从》，合《经络》而为《论要》，节《皮部》为《经络》，退《至教》以先《针》……"针对这些情况，王冰采用如下条例进行了整理与改易：

1. 其中简脱文断，义不相接者，搜求经论所有，迁移以补其处；
2. 篇目坠缺，指事不明者，量其意趣，加字以昭其义；
3. 篇论吞并，义不相涉，阙漏名目者，区分事类，别目以冠篇首；
4. 君臣请问，礼义乖失者，考校尊卑，增益以光其意；
5. 错简碎文，前后重叠者，详其旨趣，削去繁杂，以存其要；
6. 辞理秘密，难粗论述者，别撰《玄珠》，以陈其道；
7. 凡所加字，皆朱书其文，使古今必分，字不杂糅。

将王冰次注本《素问》，与新校正中所存之全元起本旧目相比较，可见王冰对

---

① 经合：原作"合经"，据《离合真邪论》新校正改。

《素问》篇章进行了大规模的改编与调整,使其较之原始传本面貌大为改观(参见附录一)。可见,经过王冰的整理,今通行本《素问》篇章的排列变得基本整齐有序,同类内容相对集中,较之全元起本《素问》及今本《灵枢经》的系统性更强。

关于王冰对于《素问》的校勘,张灿玾先生据其注文中所存之 80 余条校语,将其体例归纳为如下 10 条(参见表 2-2):

表 2-2　王冰校勘《素问》体例①

	体　式	文　　例
1	存异文	如《生气通天论》"烦则喘喝"注:"喝,一作鸣。" 又如《宣明五气篇》"并于脾则畏"注:"一经云:饥也。"
2	断误文	如《生气通天论》"体若燔炭"注:"燔,一为燥,非也。" 又如《经脉别论》"一阴至,厥阴之治也"注:"一或作二,误也。厥阴,一阴也,上言二阴至,则当少阴治,下言厥阴治,则当一阴至也。然三坟之经,俗久沦坠,人少披习,字多传写误。"
3	补脱文	如《阴阳应象大论》"阳之气以天地之疾风名之"注:"旧经无'名之'二字,寻前类例,故加之。"
4	明错简	如《六节藏象论》"不分邪辟内生,工不能禁"注:"此上十字,文义不伦,应古人错简。次后'五治'下,乃其义也。今朱书之。"
5	解别义	如《脉要精微论》"彼秋之忿,为冬之怒"注:"忿,一为急,言秋气劲急也。"
6	明脱文	如《逆调论》"主卧与喘也"注:"寻经所解之旨,不得卧而息无音者,有得卧行而喘,有不得卧不能行而喘,此之义悉缺而末论,亦古之脱简也。"
7	识别法	如《刺疟篇》"胃疟者,令人且病,……温疟汗不出,为五十九刺"注:"自胃疟下至此,寻《黄帝中诰图经》所主,或有不与此文同,应古之别法也。"
8	详重见	如《腹中论》"此风根也"注:"此四字,此篇本有,《奇病论》中亦有之。"
9	示迁移	如《缪刺论》"嗌中肿不能内,……左刺右,右刺左"注:"此二十九字,本错简在邪客手足少阴太阴足阳明之络前,今迁于此。"
10	指佚文	如《病能论》"论在奇恒、阴阳中"注:"奇恒、阴阳,上古经篇,世本缺。"

①　张灿玾《中医古籍文献学》,第 521 页。

王冰对于《素问》的注释，广引多种古籍。据段逸山先生统计，王冰注《素问》引书目共 38 种，引文 536 条。其中医书 13 种，423 条；非医书 25 种，111 条。①所引多为《素问》《灵枢》或经书内容，其中无一为方书。

王冰所引的这 13 种医书，据题名有《灵枢经》、《针经》、《本草》、《神农》、《三世脉法》、《素问》全元起注、《明堂》、《甲乙经》、《经脉流注孔穴图经》、《中诰孔穴图经》、《真骨》、《正理论》、《三备经》。其中除《灵枢经》《甲乙经》等数种外，余者均已亡佚，新、旧《唐志》亦不曾著录。张灿玾先生指出："如《经脉流注孔穴图经》及《中诰孔穴图经》二书，在气穴论、气府论、骨空论、水热穴论、缪刺论、刺腰痛等篇注文中，引文特多，这对于考证唐以前针灸著作，有重大文献价值，并可据以对该书辑佚。"②

王冰注文中对于医理的阐发，颇见精到之处，特别是其中所体现出的"阴阳互根观"。如《四气调神大论》"春夏养阳，秋冬养阴"，王注云："阳气根于阴，阴气根于阳。无阴则阳无以生，无阳则阴无以化。"又如《至真要大论》"诸寒之而热者取之阴，热之而寒者取之阳"，王注云："其寒之不寒，责其无水。热之不热，责其无火。"又云："益火之源，以消阴翳，壮水之主，以制阳光。"阐发了"阴—水""阳—火"的对应互动关系，影响了中医学"真阴真阳"（肾水—命火）理论的建立，为后世元阳、真阴虚损的辨证论治提供了指南，至今仍为指导临床治则的名言。王注虽取得了相当成就，然亦未为尽善，林亿等在新校正中便纠正了王注的不少疏失。范行准先生指出其多用"以经解经"之法以注经文，并批评说："在注释文义上，则上善多达经旨，王冰多循文敷衍，望文生训，故为浅学所爱诵，但多失经义。"③

王冰《素问注》对中医学术的另一重要影响在于其所补入的"七篇大论"，此七篇林亿等已疑其固非《素问》所亡之篇，恐别有渊源。今其源流亦难确考，然王冰注本中保存的这一内容，成为中医运气学说的经典文献。而王冰对"运气七篇"的注释，亦为后学研习运气学说之津梁。据其自叙体例，王氏还别撰《玄珠》一书以阐发运气之奥理。然世所传者，宋臣已明其附托，可知其原本之不传久矣。

---

① 段逸山《〈素问〉王冰注引用书目条数考》，《上海中医药杂志》1991 年第 11 期，第 34—36 页。
② 张灿玾《中医古籍文献学》，第 436 页。
③ 范行准《中国医学史略》，第 114 页。

（四）北宋校正医书局与新校正本《素问》

宋代统治者重视文化事业，组织国家政府力量进行古籍整理。除了设立崇文院统一负责各种书籍的整理外，还根据书籍经史子集等不同类别，设立专门机构，进行分局整理，集中整理同类书籍。① 仁宗朝嘉祐二年（1057 年）设校正医书局，校勘整理重要医药典籍。据苏颂《本草图经序》，朝廷"诏命儒臣重校《神农本草》等凡八书"，《本草后序》则列有《神农本草》《灵枢》《太素》《甲乙经》《素问》五种医经和《广济》《千金》《外台秘要》三种方书。但从传世医著所保存的宋人校刊序可知，这次整理实际超出这个范围，上述八种之外至少还有《脉经》《金匮玉函经》《金匮要略方》《千金翼方》四种（但《灵枢》《太素》《广济方》未见刊本及著录，是否整理刊印尚不清楚），并配合新校定的《补注神农本草》，编纂了《本草图经》。这些版本不仅在当时具有权威性、影响广泛，也是以后官私翻刻的首选底本。传世的医书版本，往往或多或少地与宋代校正医书局整理颁行的本子存在渊源关系。大量重要医籍经过校正医书局的校勘之后，刻板印行并广泛流传，从而成为有影响的定本，这也可以说是宋代医学学术方面最重要的贡献之一。②

宋仁宗时政府曾先后三次组织过《素问》的校正。据《玉海》卷六三记载："天圣四年（1026 年）十月十二日乙酉，命集贤校理晁宗悫、王举正校定《黄帝内经素问》《难经》《巢氏病源候论》……景祐二年（1035 年）七月庚子，命丁度等校正《素问》。嘉祐二年（1057 年）八月辛酉，置校正医书局于编修院，命掌禹锡等五人，从韩琦之言也。琦言《灵枢》《太素》《甲乙经》《广济》《千金》《外台秘要方》之类多讹舛，《本草》编载尚有所亡，于是选官校正。"③第三次也就是校正医书局整理校刊的版本成为后世的通行本，题名为《重广补注黄帝内经素问》。其书以王冰注本《素问》为底本，"搜访中外，裒集众本，寝寻其义，正其讹舛，十得其三四，余不能具……而又采汉唐书录古医经之存于世者，得数十家，叙而考正焉。贯穿错综，磅礴会通，或端本以寻支，或溯流而讨源，定其可知，次以旧目，正缪误者六千

---

① 蔡永敏、李玉华《宋代文化与中医古籍整理研究》，《中华医史杂志》1999 年第 4 期，第 223—226 页。

② 李更《宋代馆阁校勘研究》，南京：凤凰出版社，2006，第 118—119 页。

③ 〔宋〕王应麟《玉海》（合璧本）卷六十三"天圣校定《黄帝内经素问》"条，京都：中文出版社，1977 影印，第 1249 页。

余字,增注义者二千余条"(《重广补注黄帝内经素问》高保衡、林亿等序)①,凡宋臣所加校语,皆按以"新校正云",以与王冰原注相区别,故又通称为"新校正本《素问》"(简称《新校正》)。

宋臣对《素问》所作之整理,约可分为校改、注释、辨伪、存佚四端,今略举其法如下:

(1)校改 宋臣对《素问》的校改,包括对原文的衍、讹、倒、脱等进行订正;在校勘方法上,则事实上已综合运用了对校、本校、他校、理校之法。兹据《新校正》之例列表如下(参见表2-3,2-4):

表2-3 宋臣对底本原文的校改示例②

	底 本 原 文	新 校 正 校 文
讹误	卷三《六节藏象论篇》:肺者,气之本,魄之处也,其华在毛,其充在皮,为阳中之太阴,通于秋气。	新校正云:按"太阴",《甲乙经》并《太素》作"少阴",当作"少阴",肺在十二经虽为太阴,然在阳分之中,当为少阴也。
衍文	卷一〇《刺疟篇》:疟脉满大急,刺背俞,用中针,傍伍胠俞各一,适肥瘦出其血也。(王冰注:瘦者浅刺少出血,肥者深刺多出血。背俞,谓大杼。五胠俞,谓譩譆。)疟脉小实急,灸胫少阴,刺指井(王冰注略)。疟脉满大急,刺背俞,用五胠俞、背俞各一,适行至于血也。(王冰注:谓调适肥瘦,穴度深浅,循《三备法》而行针,令至于血脉也。背俞,谓大杼。五胠俞,谓譩譆主之。)	新校正云:详此条从"疟脉满大"至此注终,文、注共五十五字,当从删削。经文与次前经文重复,王氏随而注之,别无义例,不若士安之精审,不复出也。
错简	卷五《脉要精微论》:微妙在脉,不可不察,察之有纪,从阴阳始,始之有经,从五行生,生之有度,四时为宜。补写勿失,与天地如一。得一之情,以知死生。是故声合五音,色合五行,脉合阴阳。之下有"是知阴盛则梦涉大水恐惧,阳盛则梦大火燔灼,阴阳俱盛,则梦相杀毁伤。上盛则梦飞,下盛则梦堕,甚饱则梦予,甚饥则梦取。肝气盛则梦怒,肺气盛则梦哭。短虫多则梦聚众,长虫多则梦相击毁伤"一段。	新校正于"肺气盛则梦哭"下校云:详"是知阴盛则梦涉大水恐惧"至此,乃《灵枢》之文,误置于斯,仍少"心脾肾气盛则梦",今具《甲乙经》中;于"长虫多则梦相击毁伤"下校云:详此二句,亦不当出此,应他经脱简文也。

---

① 《黄帝内经素问》影印顾从德本,第3页。
② 李更《宋代馆阁校勘研究》,第184—185页。

表 2 - 4 宋臣校勘中"四校法"的运用示例①

	底 本 原 文	新 校 正 校 文
对校	卷五《脉要精微论》：帝曰："诊得心脉而急,此为何病,病形何如?"	新校正云：详"帝曰"至"以其胜治之,愈",全元起本在《汤液篇》。
本校	卷一《金匮真言论》：帝曰："五藏应四时,各有收受乎?"岐伯曰："有。东方青色,入通于肝,开窍于目,藏精于肝。其病发惊骇。"	新校正云：详东方云"病发惊骇",余方各阙者,按《五常政大论》曰"委和之纪,其发惊骇",疑此文为衍。
他校	卷三《六节藏象论》：九分为九野,九野为九藏。王冰注：九野者,应九藏而为义也。《尔雅》曰"邑外为郊,郊外为甸,甸外为牧,牧外为林,林外为垌,垌外为野",则此之谓也。	新校正云：按今《尔雅》云："邑外谓之郊,郊外谓之牧,牧外谓之野,野外谓之林,林外谓之垌。"
理校	卷三《六节藏象论》：人迎与寸口俱盛四倍已上,为关格。关格之脉赢,不能极于天地之精气,则死矣。	新校正云：详"赢"当作"盈"。脉盛四倍以上,非赢也,乃盛极也。古文"赢"与"盈"通用。

　　(2) 注释　宋臣对《素问》的整理工作以校勘为主,然亦有一些注释,对医理、文理、典故、名物等予以训释。如《素问·生气通天论》："味过于辛,筋脉沮弛,精神乃央。"王冰注："央,久也。"新校正云："央乃殃也,古文通用,如膏粱之作高粱……盖古文简略,字多假借用者也。"新校正之说,较王注于义为是。《素问·宝命全形论》："二曰知养身。"王冰注引《阴阳应象大论》"用针者,以我知彼,用之不殆"作解;新校正引《太素》"身"作"形",及杨上善注："内外之养周备,则不求生而久生,无期寿而长寿,此则针布养形之极也。"并评曰："详王氏之注,专治神养身于用针之际,其说甚狭,不若上善之说为优。"②

　　(3) 辨伪　宋代学风,不囿成说,敢于疑古,表现在医书整理中则为宋臣对于辨伪的注意。如王冰注本《素问·本病论》与《刺法论》两篇,徒存其目而注以"亡"。当林亿等校书时,有的传本中却有此二篇。林亿等据其文辞与义理,辨其

---

① 李更《宋代馆阁校勘研究》,第 164—167 页。
② 《黄帝内经素问》影印顾从德本,第 58 页上。

为伪:"今世有《素问》亡篇及《昭明隐旨论》,以谓此三篇,仍托名王冰为注,辞理鄙陋,无足取者。"

(4)存异 宋代校正医书者主要为儒臣,故能本"多闻阙疑"之旨,对所校各本的异文予以存录。对于王冰注本《素问》,虽篇章卷次一仍王注本之旧,但又将全元起注本篇章、段落、编次上的差异不分巨细一一注明。新校正各篇篇名之下,必标注其在全元起本的篇卷次第。如"上古天真论篇第一",新校正云:"按全元起注本在第九卷,王氏重次篇第,移冠篇首。今注逐篇必具全元起本之卷第者,欲存《素问》旧第目,见今之篇次皆王氏之所移也。"

北宋校正医书局校正《素问》时,取王冰注本为底本校注整理成《重广补注黄帝内经素问》,是《素问》有"定本"之始,对后世中医学术之影响至为深远。今日所传之《素问》各版本,除杨上善《太素》为未经宋臣校改之日本传抄本,余者皆导源于宋臣校正之本(包括皇甫谧《针灸甲乙经》)。自宋以后,全元起《素问训解》及杨上善《黄帝内经太素》均先后散佚,而王冰《素问注》却由于北宋官方的校正刊行而独存。此犹唐代孔颖达作《五经正义》,《诗经》取毛传郑笺,而齐、鲁、韩三家诗义遂亡;《左传》取杜预注,而服虔注遂亡。其间颇可窥见政治于学术升降之影响。

(五)南宋时《灵枢》之复出

《灵枢》,最初时曾名《九卷》《针经》,前者见于张仲景《伤寒杂病论》序、王叔和《脉经》、皇甫谧《针灸甲乙经》序所引,后者见于皇甫谧《针灸甲乙经》所引及《隋书·经籍志》《旧唐书·经籍志》《新唐书·艺文志》《宋史·艺文志》所著录。《灵枢》首篇《九针十二原》自叙宗旨"必明为之法……先立针经",而其内容亦以针法为核心,故名《针经》;《素问》卷七早佚,唐代以前流传者为八卷本,而《灵枢》则以九卷本传世,故亦名《九卷》。

"灵枢"之名晚出,王冰《素问注》序云:"班固《汉书·艺文志》曰:《黄帝内经》十八卷。《素问》即其经之九卷也,兼《灵枢》九卷,乃其数焉。"[①]张介宾释为

---

① 王冰序下新校正云:详王氏此说盖本皇甫士安《甲乙经》之序,彼云:"《七略》《艺文志》:《黄帝内经》十八卷,今有《针经》九卷,《素问》九卷,共十八卷,即《内经》也。"故王氏遵而用之。又《素问》外九卷,汉张仲景及西晋王叔和《脉经》只为之《九卷》,皇甫士安名为《针经》,亦专名《九卷》,杨玄操云:"《黄帝内经》二帙,帙各九卷。"按《隋书·经籍志》谓之《九灵》,王冰名为《灵枢》。

"神灵之枢要",日本丹波元胤《医籍考》认为"《灵枢》之称,意出于羽流者欤",即乃道家之传本,其说可从。又有《九灵》《九墟》之名①,盖亦与《灵枢》之名同出一例。清代杭世骏因《灵枢》之名晚出,疑其书乃王冰伪造(《道古堂集·灵枢经跋》),《四库总目提要》亦袭其说,是不明《灵枢》实与《九卷》《针经》乃同出异名之传本而致误也,余嘉锡先生于《四库提要辨证》中已辨之甚详②,兹不具述。

王冰注《素问》屡引《灵枢经》之文(偶亦称《针经》),其与皇甫谧《甲乙经》所引《针经》之文基本相同,此可证两者确为一书。然北宋嘉祐年间林亿等作《新校正》时,《灵枢》已非全秩③。哲宗元祐八年(1093年)高丽遣使献来《黄帝针经》九卷,即下诏令秘书省选奏通晓医书官员校对详定,并颁行天下。④

关于《针经》《灵枢》两种传本之不同,南宋王应麟《玉海》卷六十三引《中兴馆阁书目》云:"《黄帝灵枢经》九卷,黄帝、岐伯、雷公、少俞、伯高答问之语。隋杨上善序:凡八十一篇,《针经》《九卷》大抵同,亦八十一篇,《针经》以《九针十二原》为首,《灵枢》以《精气》为首,又间有详略。"⑤所引"杨上善序",当为今已佚失之杨上善《太素》自序。

今传本之《灵枢》,则为南宋高宗绍兴二十五年(1155年)四川锦官(今成都)史崧校正本。据其书前自叙乃缘于"但恨《灵枢》不传久矣,世莫能究",于是"辄不自揣,参对诸书,再行校正家藏旧本《灵枢》九卷,共八十一篇,增修音释,附于卷末,勒为二十四卷"。然考其书以《九针十二原》为首,据编次而言实当为《针经》;内有《决气》一篇,篇首云"黄帝曰:余闻人有精、气、津、液、血、脉……",依古书撮字名篇之体例,篇名"决气"当为"精气"之误,与《玉海》所记相合。由此分析,史崧校正之书虽题名《灵枢》,可能实为北宋哲宗时所颁行之高丽进献本《针经》,史崧校正音释后改编为二十四卷(以合于宋臣校定《素问》之卷数),改袭《灵枢》之名,而与古传本《灵枢》并不尽同。清代藏书家钱熙祚指出:"盖史氏得不全

① 新、旧《唐志》著录有"灵宝注《黄帝九灵经》十二卷";林亿等校正《甲乙经》又引及《九墟》,与《宋志》所著录之《黄帝九虚内经》盖为一书。(参张灿玾《黄帝内经文献研究》,第44—47页、63—65页。)

② 余嘉锡《四库提要辨证》,昆明:云南人民出版社,2004,第533—541页。

③ 《素问·调经论》下新校正云:"按今《素问注》中引《针经》者,多《灵枢》之文。但以《灵枢》今不全,故未得尽知也。"(《黄帝内经素问》影印顾从德本,北京:人民卫生出版社,1956,第120页。)

④ 参《宋朝事实类苑》卷三十一《藏书之府》之二十,李焘《续资治通鉴长编》卷四百八十,《宋史·哲宗纪》卷十八。

⑤ 〔宋〕王应麟《玉海》(合璧本)卷六十三"《黄帝灵枢经》"条,第1243页。

之书,而厘析增益,复为八十一篇,又非林氏(指林亿)所见之本矣。"并举三例以证之:一是《素问·三部九候论》注引《灵枢经·持针纵舍论》之文,今见于《邪客》篇中;二是《素问运气入式论奥》引《灵枢》之文,今本无之;三是虞氏《难经》注引《灵枢·病总》之文,今见于《论疾诊尺》篇中。[①]　其论甚确,值得信从。

因此,今日研究《黄帝内经》之成书,需正本清源,通过文献考据的方法,恢复《素问》《灵枢》二书宋以前之原本旧貌,据此方可辨章学术,考镜源流。

二、《素问》全元起本

《隋书·经籍志》著录有"《黄帝素问》九卷(注:梁八卷)""《黄帝素问》八卷,全元起[②]注",《新唐书·艺文志》有"全元起注《黄帝素问》九卷"。由于《素问》第七卷亡佚已久,皇甫谧已言其阙,故全元起所注之《素问》亦当为八卷本,由林亿等校正《素问》序所云"时则有全元起者,始为之训解,阙'第七'一通"可以为证,依林序所引一般通称为《素问训解》,以区别于王冰《素问注》。

关于全元起的生平,正史无本传可考。唯《南史·王僧孺传》附记有全元起注《素问》事——

> 僧孺工属文,善楷隶,多识古事。侍郎全元起[③]欲注《素问》,访以砭石。僧孺答曰:"古人当以石为针,必不用铁。《说文》有此砭字,许慎云:'以石刺病也。'《东山经》:'高氏之山多针石。'郭璞云:'可以为砭针。'《春秋》:'美疢不如恶石。'服子慎注云:'石,砭石也。'季世无复佳石,故以铁代之尔。"(《南史》卷五十九·列传第四十九)[④]

考今传本《素问·宝命全形论》"四曰制砭石小大"下新校正引全元起云:"砭石者,是古外治之法,有三名,一针石,二砭石,三镵石,其实一也。古来未能铸

---

①　钱熙祚《灵枢跋》,《黄帝内经灵枢》二十四卷,清咸丰二年壬子(1852年)钱熙祚校刻守山阁本,国家图书馆藏。

②　原误作"全元越"。

③　原误作"金元起"。

④　〔唐〕李延寿《南史》,北京:中华书局,1975,第1461页。

铁,故用石为针,故名之针石,言工必砥砺锋利,制其小大之形与病相当。黄帝造九针以代镵石,上古之治者,各随方所宜,东方之人多痈肿聚结,故砭石生于东方。"其言"古来未能铸铁,故用石为针",恰与《南史·王僧孺传》所记相合,应为全元起请教王僧孺的结果。

全元起《素问训解》成书之后,一直是流行的《素问》传本之一。唐代杨上善撰注《黄帝内经太素》,所用之《素问》底本,即与林亿等所引全元起本基本相同。其书于北宋时尚存,校正医书局曾取之以校王冰《素问注》,可能亡佚于宋室南渡之时。今《太平御览》卷二十二引《素问》附有一段古注,应为全元起《素问训解》之佚文——

> **《素问》曰:岐伯曰:夏三月,此谓蕃(蕃)秀,天地气交,万物华实,夜卧蚤起,毋厌于日,使志毋怒,使英华成秀,使气得泄。若所爱在外,此夏气之应也,养生之道也。逆之则伤心,秋为痎疟,冬至重疾。**
>
> 夏三月,天地阴阳之气交合者,万物华实,故言夏生长,于万物成实者也。夜卧早起,是贪于夏气,不厌于日者也。是晚卧早起,明于阳气之盛者也。人志气毋怒,阳气成结,秀实以成,其气得泄。阳者也,万物成结,于夏受之,因此夏阳气之所应也。能合其气,则是养生之道也。逆之则伤损于心。心者夏王也,故言伤心。心伤则秋必病痎疟,故言夏伤于暑、秋病痎疟者,不从其气,则火为逆也。是故伤逆深皆损于阳气,故冬至阴盛必重病。[①]

全元起本今天虽亡佚已久,然值得庆幸的是,宋臣在校正《素问》时虽篇章卷次一仍王注本之旧,但又本"多闻阙疑"之旨,将全元起注本与底本在篇章、段落、编次上的差异一一详细注明。新校正各篇篇名之下,必标注其在全元起本的篇卷次第。如"上古天真论篇第一"篇题下,新校正即注云:"按全元起注本在第九卷,王氏重次篇第,移冠篇首。今注逐篇必具全元起本之卷第者,欲存《素问》旧第目,见今之篇次皆王氏之所移也。"

宋代儒臣对《素问》全元起本的篇目予以存录,使我们今天得以在一定程度上考见、复原《素问》早期传本的旧貌,从而更为科学地对《素问》的文本构成进行

---

① 〔宋〕李昉等撰《太平御览》卷二十二,北京:中华书局,1960,第105页下。

分析,依照原始卷次分组加以研究,从而有可能厘清《素问》一书各篇卷的不同成书年代和学术流派,复现这一经典著作编撰成书的复杂过程。

日本江户时代著名医家丹波元简根据通行本《素问》篇题下的新校正,首先辑复了全元起本卷目,载于所著《素问识》卷首。此后中日学者对全元起本的辑复研究逐渐深入,代表性的如龙伯坚、左合昌美、马继兴等。段逸山教授综合前人研究成果,于2001年出版专著《〈素问〉全元起本研究与辑复》(上海科学技术出版社),完整辑复了全元起本的全文,用力甚勤,考证精确。本书引据的全元起本,以段逸山辑复本为主,参以龙伯坚、马继兴的研究成果(参见附录一)。

以辑复的全元起本面貌观之,就其编次的系统性和可读性而论,似不如整理后的王冰注本完善,龙伯坚先生指出:"我们将全元起注本的目录和王冰注本的目录比较一下,即可以知道王冰本的系统清楚,层次分明,彻底改变了全元起本的混乱面貌,较全本向前远远地发展了一大步。"①张灿玾先生亦认为:"全元起注本……从各卷所含篇目来看,则显得有些杂乱,并无系统可言……加之篇文内容之重出等,故全元起注本之篇文,似亦非《素问》之原貌。而王冰次注本之篇次组合,则较为系统……然王冰注本之篇文组合,除有王冰整理者外,恐王冰所用之祖本中,经前人整理处,亦皆有之。故王注本之篇文组合,亦断非《素问》之原貌。"②

笔者对辑复的全元起本与通行本王冰所作改易之间的异同,逐条进行了考核,发现全元起本确实存在不少篇文内容错简、重出的问题。然而王冰之改易亦得失参半,有以不误为误者,也有原本虽误而改易仍误者。平心而论,全元起本较之王冰注本,仍是更接近《素问》原貌的古传本。证据如下:其一是全元起本的卷数保持了《素问》九卷的原始卷数,故其分卷和篇次可能也更接近原本《素问》;其二是《内经》早期注本《太素》所引的《素问》篇章,基本同于全元起本而非改易之后的王冰注本;其三是托名雷公与黄帝问对的七篇,在全元起本集中于卷八一卷,王冰注本则分为卷二十三、二十四两卷,而无依托问对的篇章,在全元起本主要集中于卷二、卷六、卷九等卷,王冰注本则散在各卷;其四是一般认为内容比较成熟、成篇年代较晚的《上古天真论》《阴阳应象大论》,可能源自扁鹊学派的《大奇论》,注解其他经脉类文献的《脉解》篇,以及带有总结性的《异法方宜论》诸

① 龙伯坚《黄帝内经概论》,第147页。
② 张灿玾《黄帝内经文献研究》,第168—169页。

篇,在全元起本皆在第九卷(末卷)中,而在王冰注本中则编次得比较分散且位置靠前。由此可见,全元起本可能更为切近地反映出《素问》的学术源流和成编过程,本书第三章关于"错简"的研究,也恰恰能证实这一点。

三、《灵枢》九卷本

《灵枢·经脉》篇首即云:"雷公问于黄帝曰:《禁脉》之言……"("禁脉"《太素》卷八作"禁服"①)考《灵枢》有《禁服》篇,其云:"雷公问于黄帝曰:细子得受业,通于《九针》六十篇,旦暮勤服之……《外揣》言'浑束为一',未知所谓也。"《灵枢》又有《外揣》篇,云:"黄帝曰:余闻《九针》九篇,余亲授其调,颇得其意。夫九针者,始于一而终于九,……然余愿杂之毫毛,浑束为一。"《素问·离合真邪论》则云:"黄帝问曰:余闻《九针》九篇,夫子乃因而九之,九九八十一篇,余尽通其意矣。"《内经》篇章中这种辗转相引、互为训释的呼应现象,显示了其文本形成的层累递进过程。就《灵枢》一书而言,可能经历了由最初的九篇原本,渐增至六十篇,最后形成八十一篇定本这样一个由简到繁的衍变。其间不断吸纳学者阐释发挥的文字,才有今日的规模。

据《针灸甲乙经》皇甫谧序、《黄帝内经素问》王冰序、《隋书·经籍志》、《郡斋读书志》、《玉海》等宋以前及宋代著录,古传本《针经》《灵枢》皆为九卷八十一篇。九卷本《针经》在史崧校正之后、金元时期尚继有传本,元代罗谦甫整理其师李杲的《东垣试效方》一书中多处引及《针经》文,均标记卷次、篇名及篇次。据张灿玾先生考证,若将今本《灵枢》分为九卷,每卷篇次按一至九为序,则与此书所引之古传本《针经》篇次基本相合。② 马继兴先生亦注意到"由于宋、金战争的南北对峙局势,在金朝方面主要保存了北宋刊行的《针经》传本一书,并一直延续流传到元代",如金代成无己《注解伤寒论》(1144年)和《伤寒明理论》(1156年),刘完素《黄帝素问宣明论方》(1182年),李杲《内外伤辨惑论》(1247年)、《脾胃论》(1249年)及《兰室秘藏》(1276年),元代王好古《此事难知》(1308年),罗谦甫《医学发明》(1315年)、《卫生宝鉴》(1343年)等,均曾广泛地引用《针经》(或《黄帝针经》)

① "禁脉"之"脉"字恐误。《素问·八正神明论》:"用针之服,必有法则。"王冰、杨上善皆注曰:"服,事也。"

② 张灿玾《黄帝内经文献研究》,第66页。

文字。① 由此可知,《针经》之原始面貌当为九卷,每卷九篇,共八十一篇(参附录二)。

今本《灵枢》第一至九篇,篇题下皆有小字副标题,分别为:

> 九针十二原第一(法天)
> 本输第二(法地)
> 小针解第三(法人)
> 邪气藏府病形第四(法时)
> 根结第五(法音)
> 寿夭刚柔第六(法律)
> 官针第七(法星)
> 本神第八(法风)
> 终始第九(法野)

副标题应系根据《灵枢·九针论》对"九针"所作之阐释所加("九针者,天地之大数也,始于一而终于九。故曰:一以法天,二以法地,三以法人,四以法时,五以法音,六以法律,七以法星,八以法风,九以法野。"),显示此九篇文献乃是全书之纲领。考其内容,则包括九针及其阐释(《九针十二原》《小针解》《官针》),根结标本(《本输》《根结》),经脉腧穴(《本输》《终始》),脏腑病形(《邪气藏府病形》),精神气血与五脏关系(《本神》),疾病、寿夭与形体关系等,基本涵盖了《灵枢》全书内容的主要方面。若按上述分卷法,此九篇恰好构成第一卷。

从第十篇《经脉》开始,至第十八篇《营卫生会》,所述内容包括十二经脉,十五络脉,十二经别,十二经水,十二经筋,涉及经脉测量的骨度、脉度,以及与经脉气血运行关系密切的营气、卫气等。若按上述分卷法,此九篇恰好构成第二卷,是一部关于经脉理论的完整文献。

从第十九篇《四时气》开始,至第二十七篇《周痹》,内容基本上是各类疾病的针刺治疗法,按上述分卷法恰好构成第三卷,亦显示出编排的条理性。此外,今本《灵枢》中无依托问答的篇章计有十二篇,若按上述分卷法重新统计,则第一卷

---

① 马继兴《中医文献学》,第 81—82 页。

有三篇,第二卷、第九卷各一篇,第三卷独得七篇,分布较为集中,也从另一个侧面证明了对分卷重加厘正的合理性。

然而,第三卷以后的篇章编排得就没有前三卷这么条理清晰了,分卷也看不出什么明显规律。而最后两卷(通行本第六十四至八十一篇)中各篇内容的错杂混乱尤为严重,显示篇章分合存在很大问题。由于《灵枢》在历代传承中曾一度濒临散失亡佚,至今对其整理校正的水平也远不及《素问》,因此通过文献考证以复原其本来面貌的难度更大。我们在具体研究中,仍采取按内容主题对《灵枢》各篇进行分组的方法,以弥补依据现存版本难以恢复《灵枢》原貌之缺憾。

四、本章小结

据汉唐著录,《素问》、《灵枢》(或《九卷》《针经》)两书一直是分别流传,未有中绝。西晋皇甫谧曾取《素问》《九卷》与《黄帝明堂经》三书选要类编,撰成《针灸甲乙经》十二卷;唐代杨上善对三书予以全面注解,复加类编,而合《素问》《灵枢》为《黄帝内经太素》三十卷,衍《明堂经》为《黄帝内经明堂》十三卷。《素问》一书,则齐梁间有全元起为之训解,唐以后王冰为之次注,至北宋嘉祐年间,校正医书局林亿等取王冰注本《素问》为底本,参以全元起本、《太素》及他书,详加校勘,刻板刊行,遂成定本。而《灵枢》一书,有《针经》《九灵》等不同传本,唐以后几近亡佚,幸北宋哲宗年间高丽献来《针经》,重予颁行,至南宋绍兴年间经史崧刊行后始有定本。今通行本之《素问》《灵枢》,皆为宋以后所传者。

然《素问》一书,经王冰改易,已失全元起本旧貌;而《灵枢》之校勘,远不及《素问》之善,篇卷划分皆大有问题。而欲考察《内经》之成书,若无较为接近原貌的版本作依据,则不可为也。幸宋臣校《素问》时,逐篇具录全元起本之卷次,经后世学者反复钩稽,渐能恢复全元起本旧观,故本书考证《素问》即取全元起本之辑本为据。而《灵枢》原本九卷,为汉唐以来所经见;每卷九篇之体例,亦见于《素问》之内证[①],故依此重划《灵枢》八十一篇为九卷,力求复其原貌,然终不能如

---

① 《素问·离合真邪论》:"黄帝问曰:余闻《九针》九篇,夫子乃因而九之,九九八十一篇,余尽通其意矣。"

《素问》之确有古本可为资凭。此外,皇甫谧之《甲乙经》、杨上善之《太素》皆为《内经》之古传本,特别是后者全录《素问》《灵枢》之文,训诂甚精,今天日本所存之古卷子抄本虽非全帙,然缺失不多,且保存了唐宋时的旧貌,弥足珍贵,故本书引用《内经》原文时,多依《甲乙经》《太素》加以校勘,以保证研究的可信度。

第三章
《素问》《灵枢》文本综合分析

东汉蔡伦发明造纸术以前,古书多著于竹帛,传写既久之后,简编亏替在所难免。《灵枢·禁服》篇首托雷公之口感叹道:"细子得受业,通于《九针》六十篇,旦暮勤服之,近者编绝,久者简垢。"①《内经》著作时代古籍即遭蒙垢脱简之命运,《内经》在流传过程中亦难逃此劫。今传本《素问》《灵枢》虽经历代注家之整理、校正,然其中篇卷分合及错简、重出之误仍为数不少;又由于各篇成篇早晚不同,后出者往往对先在者有所征引和训释,故存在着大量文本互见、互引、互训情况。对这些文献现象细加核查,对于复原《黄帝内经》的本来面貌,考证其成书过程不无助益。

一、分篇误例

《灵枢》之传承曾几近断绝,失于详细校理,历代研治者亦不及《素问》之众,因此所存在之衍讹倒错诸问题,较之《素问》尤甚。如《灵枢》中凡不同依托人物共处一篇者(如《寿夭刚柔》篇少师与伯高并见,《邪客》伯高与岐伯并见,《岁露论》岐伯与少师并见等),多有篇文误合之问题。此外,若细审文义,尚能发现其他一些分篇不合理的蛛丝马迹。

(1)《灵枢·淫邪发梦》实从《病传》篇中析出

《灵枢·病传第四十二》中有如下文字(不同篇章文本可资对照的内容,以着重号标出)——

---

① 近者编绝,久者简垢:《太素》卷十四《人迎脉口诊》"久"作"远"。杨注:"其简之书,远年者,编有断绝,其近年者,简生尘垢。"疑"近"与"久"上下误倒。

黄帝曰：余受九针于夫子，而私览于诸方，或有导引行气、乔摩、灸、熨、刺、焫、饮药之一者，可独守耶，将尽行之乎？岐伯曰：诸方者，众人之方也，非一人之所尽行也。

黄帝曰：此乃所谓守一勿失，万物毕者也。今余已闻阴阳之要，虚实之理，倾移之过，可治之属，愿闻病之变化，淫传绝败而不可治者，可得闻乎？岐伯曰：要乎哉问！道，昭乎其如旦①醒，窘乎其如夜瞑，能被而服之，神与俱成，毕将服之，神自得之，生神之理，可著于竹帛，不可传于子孙。

黄帝曰：何谓旦醒？岐伯曰：明于阴阳，如惑之解，如醉之醒。黄帝曰：何谓夜瞑？岐伯曰：喑乎其无声，漠乎其无形，折毛发理，正气横倾，淫邪泮衍，血脉传溜，大气入藏，腹痛下淫，可以致死，不可以致生。

文中提到"旦醒""夜瞑""淫邪泮衍""大气入藏"等，然下文仅释"大气入藏奈何"，而不及"淫邪泮衍"。考其内容则见于次篇《灵枢·淫邪发梦第四十三》中——

黄帝曰：愿闻淫邪泮衍奈何？岐伯曰：正邪从外袭内，而未有定舍，反淫于藏，不得定处，与营卫俱行，而与魂魄飞扬，使人卧不得安而喜梦。气淫于府，则有余于外，不足于内；气淫于藏，则有余于内，不足于外。

其言"淫邪泮衍"而致"魂魄飞扬，使人卧不得安而喜梦"，则正与上篇中"夜瞑"相应，可知《淫邪发梦》与《病传》本为一篇完整论文，为后人编辑时析出而别立篇题。今本《太素》亡此篇，而今本《甲乙经》亦分入卷六《正邪袭内生梦大论第八》和《五藏传病大论第十》两篇之中，提示皇甫谧所见之本此两篇即已分开。

（2）《灵枢·五邪》当与《四时气》篇相接续

《灵枢·五邪第二十》记述了"邪在五藏"之病状（原文疑有脱文，据《甲乙经》《太素》可补者，以方括号标出所补之文字）：

---

① 旦：原作"日"，据《甲乙经》卷六第十改。下同。

邪在肺,则病皮肤痛,[发]寒热,上气喘,汗出,咳动肩背。取之膺中外腧,背三节五藏①(一本作五顀②又五节)之傍,以手疾按之,快然,乃刺之,取之缺盆中以越之。

邪在肝,则两胁中痛,寒中,恶血在内,行善掣,节时脚肿③。取之行间以引胁下,补三里以温胃中,取血脉以散恶血,取耳间青脉,以去其掣。

邪在脾胃,则病肌肉痛。阳气有余,阴气不足,则热中善饥;阳气不足,阴气有余,则寒中肠鸣腹痛。阴阳俱有余,若俱不足,则有寒有热,皆调于三里。

邪在肾,则病骨痛阴痹。阴痹者,按之而不得,腹胀腰痛,大便难,肩背颈项[强]痛,时眩。取之涌泉、昆仑,视有血者尽取之。

邪在心,则病心痛喜悲,时眩仆。视有余不足而调之其输也。

其中除"脾胃"合论外,未及"邪在六府"之病状,而相关内容出现于前篇《灵枢·四时气第十九》之中:

腹中常鸣,气上冲胸,喘不能久立,邪在大肠,刺肓④之原、巨虚上廉、三里。

小腹控睾,引腰脊,上冲心,邪在[小肠也。]小肠者,连睾系,属于脊,贯肝肺,络心系。气盛则厥逆,上冲肠胃,动(熏)肝[肺],散于肓,结于脐。故取之肓原以散之,刺太阴以予之,取厥阴以下之,取巨虚下廉以去之,按其所过之经以调之。

善呕,呕有苦,长太息,心中憺憺,恐人将捕之,邪在胆,逆在胃,胆液泄则口苦,胃气逆则呕苦,故曰呕胆。取三里以下胃气逆,则刺少阳血络以闭胆逆,却调其虚实,以去其邪。

饮食不下,膈塞不通,邪在胃脘。在上脘,则刺⑤抑而下之,在下脘,则

① 三节五藏:《甲乙经》卷九第三作"三椎"。《太素》卷二十二《五藏刺》作"三椎五椎"。

② 顀:原作"颧",据篇末史崧《音释》改。

③ 行善掣,节时脚肿:《甲乙经》卷九第四作"胻节时肿,善瘛"。

④ 肓:原作"盲",据《甲乙经》卷九第七改。下同。

⑤ 刺:《甲乙经》卷九第七无此。

散而去之。

小腹痛肿，不得小便，邪在三焦约，取之[足]太阳大络，视其络脉与厥阴小络结而血者，肿上及胃脘，取三里。

此部分"邪在六府"（缺膀胱）之描述，从内容到体例均与《灵枢·五邪》篇具有一致性，而《灵枢·四时气》篇末"睹其色，察其目①"至"气口候阴，人迎候阳也"一段，是对《灵枢·九针十二原》"睹其色，察其目，知其散复。一其形，听其动静，知其邪正"经文的注解，显系错简之文，由此可见《灵枢·五邪》当与上篇《四时气》相接续。

今本《太素》中，《四时气》全篇照录于卷二十三《九针之三》，篇名更作《杂刺》，显示本篇之面貌很早就固化为今本所见之形态了。但在《甲乙经》中，则将《五邪》与《四时气》中"邪在五藏"和"邪在六藏"的内容，分别编入卷九论述五脏六腑受病各篇之中；且将发病症状相关之脏腑多归入同一篇（如《邪在心胆及诸藏府发悲恐太息口苦及惊第五》《脾胃大肠受病发腹胀满肠中鸣短气第七》《肾小肠受病发腹胀腰痛引背少腹控睪第八》等），均同时收录《五邪》与《四时气》两篇的经文，由此亦可证此两篇内容关联之紧密。

（3）《灵枢·肠胃》当与《平人绝谷》合为一篇

《灵枢》中《肠胃第三十一》与《平人绝谷第三十二》两篇，前后相接，皆为黄帝与伯高之问答。前篇讨论"肠胃之小大长短，受谷之多少"，后篇则研究"平人不食饮七日而死"的原理。其方法是先根据前篇测量的长度、容积数据（参见表3-1），计算出"肠胃所受水谷之数"，即胃、小肠（指十二指肠和空肠）、回肠（指回肠和结肠上段）、广肠（指乙状结肠和直肠）相加所得之消化道总容积；然后推算"平人"（健康的成人）肠胃中留存水谷的常量为三斗五升②，而每天的排泄量为五升，两者之比为7∶1，这一数值合于"平人不食饮七日而死者，水谷精气津液皆尽故也"的认识，为其提供了解剖学上的依据。

---

①　目：原作"以"，据《太素》卷二十三《杂刺》改。

②　《灵枢·平人绝谷》："故肠胃之中，常留谷二斗，水一斗五升。"《太素》卷二十三《肠度》作"谷二斗四升，水一斗一升"。此常量约当于经文所载胃的容量，因肠胃之间保持着"胃满则肠虚，肠满则胃虚，更满更虚"的平衡，故正常情况下胃肠容量不可能是全部填满的，否则就"气不能上下"而失去受纳功能了。

表 3-1　肠胃长度及容积数据表(单位: 尺/升)

	长(尺)	大(尺)	广/径(尺)	大容(升)
唇至齿	九分(0.09)		二寸半(0.25)	
齿以后至会厌	三寸半(0.35)			五合(0.5)
咽门至胃	一尺六寸(1.6)		二寸半①(0.25)	
胃	二尺六寸(2.6)	一尺五寸(1.5)	五寸(0.5)	三斗五升:谷二斗,水一斗五升(35)
小肠	三丈二尺(32)	二寸半(0.25)	八分分之少半(0.083)	谷二斗四升,水六升三合合之大半(30.36)
回肠	二丈一尺(21)	四寸(0.4)	一寸寸之少半(0.13)	谷一斗,水七升半(17.5)
广肠	二尺八寸(2.8)	八寸(0.8)	二寸寸之大半(0.27)	谷九升三合八分合之一(9.312 5)
肠胃合计	五丈八尺四寸(58.4)			九斗二升一合合之大半(92.172 5)
总计	六丈四寸四分(60.44)			

从这两篇内容来看,其所引用的数据及计量标准皆完全一致,且论述在逻辑上是连贯的,因此其原本当为完整的一篇。今本《太素》此两篇皆在卷十三《身度》中,且合为一篇名为《肠度》;而在《甲乙经》中亦同属卷三,合入《骨度肠度肠胃所受第七》篇中。从以上古传本的情况来看,《灵枢·肠胃》与《平人绝谷》在当时所见之本中或尚未分为两篇;即使已经分开了,其内容仍被整理者认为是连贯的。

(4)《灵枢·根结》为不同来源的文本杂合成篇

今本《灵枢·根结》篇明显由三部分来源不同的内容杂合而成。第一部分从篇首"岐伯曰"起,至"此所谓十二经者,盛络皆当取之",体例上无黄帝设问之辞,

---

① 二寸半:《灵枢》赵府本作"一寸半",据明无名氏本、元本改。

内容是关于经脉"根结"之所在,然其中又有三阴三阳脉根结(不言手足)及手足三阳脉根结(不言阴脉)之别,内容上不似同一时代的产物。前者涉及三阴三阳之"关阖枢",与首段"折关败枢,开阖而走"呼应;后者提及手足三阳脉之根、溜、注、入诸穴,内容与《本输》篇相类而略有出入,且此言与六腑相络属之三阳脉而不言属五脏之三阴脉,恰可与《本输》篇中"六府皆出足之三阳,上合于手者也"的论述连贯起来。

第二部分从"一日一夜五十营"到"予之短期者,乍数乍疏也",本节内容是根据脉搏节律来推知五脏之死期,提出诊察寸口脉搏时以五十动为限,若动无歇止,则为"五藏皆受气"之常脉;若不足五十动即有一次歇止,则代表至少"一藏无气",随其歇止频次的增多而示病情之加重。其与第一部分唯一的共同点,是两部分中皆提及"终始"——前云"九针之玄,要在终始",后云"予之短期,要在终始"。

第三部分从"黄帝曰《逆顺五体》者"到篇末,有黄帝、岐伯之问对,讨论的是根据病人体质不同,以及形气逆顺、邪正盛衰,当因人制宜施以不同刺法,提出"用针之要,在于知调……合形与气,使神内藏"的治法原则。本节明引《逆顺五体》",刘衡如指出即《灵枢》第三十八篇,今本篇名作"《逆顺肥瘦》"。① 按《逆顺肥瘦》篇中所举肥人、瘦人、常人、壮士、婴儿五种人之刺法,恰合于"五体"之数。本节所讨论的"形气逆顺"问题,则似承下篇《寿夭刚柔》黄帝与伯高关于"形气"之问对而来。

如上所述,本篇中各部分从体例到内容都有较为显著的差异,是将不同来源的零散文本误合成篇之典型例证。类编《内经》诸家早已有见于此,如以上三部分在《甲乙经》中,分别置于卷二《经脉根结第五》、卷一《气息周身五十营四时日分漏刻第九》和卷五《针道自然逆顺第六》三篇之中;在《太素》中,亦分在卷十《经脉根结》、卷十一《人迎寸口诊》及卷二十二《刺法》等不同篇章,可为佐证。

(5)《素问》雷公与黄帝问对诸篇的分篇问题

今本《素问》中雷公与黄帝问对的篇章共七篇,分别是《著至教论篇第七十五》《示从容论篇第七十六》《疏五过论篇第七十七》《征四失论篇第七十八》《阴阳

---

① 刘衡如《灵枢经》(校勘本),北京:人民卫生出版社,1964,第29页。

类论篇第七十九》《方盛衰论篇第八十》《解精微论篇第八十一》,集中在卷第二十三、第二十四中(最末两卷);在全元起本亦同样为七篇(篇名和分篇略有不同),在第八卷中。

然由今本诸篇内容观之,《疏五过论》篇首云:

> 黄帝曰:鸣呼远哉!闵闵乎若视深渊,若迎浮云,视深渊尚可测,迎浮云莫知其际。圣人之术,为万民式,论裁志意,必有法则,循经守数,按循医事,为万民副,故事有五过四德,汝知之乎?

文意似为承接上文,而非开启新篇;且所问有"五过四德",而本篇中仅言"五过"而不及"四德",似非完篇。

同样问题亦出现于《方盛衰论》,篇首云:"雷公请问:气之多少,何者为逆?何者为从?"也像是承上文而问。据新校正所云,今本《著至教论》篇末"雷公曰阳言不别,阴言不理"至"从容不出,人事不殷"一段,"全元起本别为一篇,名《方盛衰》也"。按此,则《方盛衰论》似当与今本《著至教论》相接续。然全元起本亦不存《著至教论》这一篇目,其内容又附于《四时病类论》篇末。而今本《素问》则无《四时病类论》这一篇目,幸而今本《太素》卷十六《脉论》篇中完整收录了《阴阳类论》《著至教论》《示从容论》三篇的内容,仍保留了王冰整理之前的旧貌;再参以新校正,可知全元起本所谓《四时病类论》即是今本《阴阳类论》末尾"雷公曰请问短期"至"期在盛水"一段(论四时病之短期),加上《著至教论》除去末段这两部分内容的组合。

细绎雷公诸篇之文例,会发现各篇多以"黄帝燕坐"或"黄帝坐明堂"之文句开篇;而仔细查考下来,这样标示性的文句在七篇中仅出现了五处,而今本《疏五过论》与《方盛衰论》两篇中刚好有缺失。不由使人怀疑,原本雷公之篇数当为五篇,后人不顾文例、强加拆分而成今本之七篇。诸篇之中,以《阴阳类论》起首"孟春始至,黄帝燕坐,临观八极,正八风之气,而问雷公曰"一句,文字最长,叙述缘起,似可列为全卷之首。兹据辑复之全元起本,并依文例重新划分篇章,与今本对照列表于下(表3-2):

表 3-2 《素问》雷公黄帝问对诸篇重新分篇表

		起 止 文 句	全元起本篇目	今本篇目
篇一	起	孟春始至,黄帝燕坐,临观八极,正八风之气,而问雷公曰	《阴阳类论》	《阴阳类论》
	止	上合昭昭,下合冥冥,诊决死生之期,遂合岁首。		
	起	雷公曰:请问短期。黄帝不应。雷公复问。	《四时病类论》	
	止	二阴①独至,期在盛水也。		
篇二	起	黄帝坐明堂,召雷公问曰:子知医之道乎?		《著至教论》
	止	且以知天下,何以别阴阳,应四时,合之五行。		
	起	雷公曰:阳言不别,阴言不理,请起受解,以为至道。	《方盛衰论》	
	止	肾且绝,惋惋日暮,从容不出,人事不殷。		
	起	雷公请问:气之多少,何者为逆?何者为从?		《方盛衰论》
	止	不知此道,失经绝理,亡言妄期,此谓失道。		
篇三	起	黄帝燕坐,召雷公而问之曰:汝受术诵书,若能览观杂学,及于《比类》……	《从容别白黑》	《示从容论》
	止	明引《比类》《从容》,是以名曰《诊经②》,是谓至道也。		
篇四	起	黄帝在明堂,雷公侍坐。黄帝曰:夫子所通书受事众多矣,试言得失之意……	《方论得失明著》	《征四失论》
	止	汝不知道之谕,受以明为晦。		
	起	黄帝曰:呜呼远哉!闵闵乎若视深渊,若迎浮云……	《论过失》	《疏五过论》
	止	决以《明堂》,审于《终始》,可以横行。		
篇五	起	黄帝坐③明堂,雷公请曰:臣受业传之,行教以经论④……	《方论解》	《解精微论》
	止	有以比之,夫火疾风生,乃能雨⑤,此之类也⑥。		

① 二阴:《太素》卷十六《脉论》同。新校正云:"按全元起本'二阴'作'三阴'。"

② 经:原作"轻",据《太素》卷十六《脉论》改。新校正云:"按《太素》'轻'作'经'。"与今本合。

③ 坐:原作"在",据《太素》卷二十九《水论》改。

④ 《太素》卷二十九《水论》作"臣受业,传之以教,皆以经论"。

⑤ 夫火疾风生,乃能雨:新校正云:"按《甲乙经》无'火'字,《太素》云:'天之疾风乃能雨。'无'生'字。"均与今本合。以《太素》最为文通义顺,当从。

⑥ 此之类也:《太素》卷二十九《水论》作"此其类"。

为何《素问》《灵枢》诸篇中存在如此多的分合之误，甚至到了截断首尾、割裂文义的程度？笔者认为，其中少部分是由于缀合残文而成篇（如《灵枢·根结》例），大部分则是今传本编者为使篇目牵合"八十一"之数，随意对原篇进行拆分重组的结果。八十一，乃九九之数。迄今出土发现的古代九九乘法表，皆以"九九八十一"为始①；而中国古代的数学典籍非常重视"九九之数"，视其为"数之所生"。《九章算术序》："昔在包牺氏始画八卦，以通神明之德，以类万物之情，作九九之术，以合六爻之变。"②《周髀算经》载周公问于商高曰："请问古者包牺立周天历度，夫天不可阶而升，地不可得尺寸而度。请问数安从出？"商高曰："数之法出于方圆。圆出于方，方出于矩，矩出于九九八十一……故禹之所以治天下者，此数之所生也。"③古人还发明了"三分损益法"，用以制定音律④，取"八十一"为基准数，称为"黄钟之数"。《淮南子·天文》："道曰规，始于一，一而不生，故分而为阴阳，阴阳合和而万物生。故曰'一生二，二生三，三生万物'。天地三月而为一时……以三参物，三三如九，故黄钟之律九寸而宫音调。因而九之，九九八十一，故黄钟之数立焉。"⑤刘歆为王莽篡汉称帝而设计并监制的度量衡标准器——"新莽铜嘉量"（彩插二），其主体斛量正面器壁上所铭刻的诏文恰好为八十一字，而分体之一的龠量上面则铭刻着"积八百一十分，容如黄钟"⑥。古人出于对数字神秘性的信仰，欲使著作从内容到形式皆"和于术数"，故《素问》《灵枢》的编者才会为了追求数字上的完美，不惜破坏篇章结构和内容的完整性，或一分为二，或化整为零，最终编定为"八十一篇"以足成其数。

二、错简例

《素问》经过唐代王冰的整理、宋代林亿等的校正，其中错简多有所指正，观今本之王注、林校可知。然由于王冰对原书编次改动甚大，复造成不少新的错

---

① 王焕林《里耶秦简九九表初探》，《吉首大学学报（社会科学版）》2006年第1期，第46—51页。

② 郭书春译注《九章算术》，沈阳：辽宁教育出版社，1998，第196页。

③ 江晓原，谢筠译注《周髀算经》，沈阳：辽宁教育出版社，1996，第75—76页。

④ 《史记·律书》："律数：九九八十一以为宫。三分去一，五十四以为徵。三分益一，七十二以为商。三分去一，四十八以为羽。三分益一，六十四以为角。"（〔汉〕司马迁《史记》，第1249页。）

⑤ 刘文典撰《淮南鸿烈集解》（上册），北京：中华书局，1989，第112页。

⑥ 丘光明《精美的度量衡标准器——新莽铜嘉量》，《中国计量》2012年第7期，第62—64页。

简,今依辑复之全元起本可以发现。以下略举数例,并作分析。

(1)《素问·生气通天论》文字窜入《阴阳别论》,王冰误移入《痹论》篇中

《太素》卷三《阴阳杂说》后半篇(相当于通行本《素问·阴阳别论》篇)"阴阳相过曰弹"以下,"岐伯曰所谓生阳死阴者,肝之心谓之生阳"以上,有一大段文字①:

> 凡痹之客五藏者,肺痹者,烦则满喘而欧。心痹者不通,烦则下鼓,暴上气而喘,嗌干喜噫,厥气上则恐。肝痹者,夜卧则惊,多饮数小便,上为演坏。肾痹者善胀,尻以伐踵,脊以伐项。脾痹者,四肢懈惰,发咳欧汁,上为大寒。大肠痹者,数饮出而不得,中气喘争,时发飧泄。胞痹者,少腹膀胱,按之两髀若沃以汤,涩于小便,上为清涕。阴气者,静则神藏,躁则消亡。饮食自倍,肠胃乃伤。淫气喘息,痹聚在肺;淫气忧思,痹聚在心;淫气欧唾,痹病在肾;淫气渴乏,痹聚在肝;淫气饥绝,痹聚在胃。淫气雍塞,痹聚在脾。
>
> 阴争于内,阳扰于外,魄汗未藏,四逆而起,起则动肺,使人喘喝。阴之所生,和本曰味。是故刚与刚,阳气破散,阴气乃消亡;淖则刚柔不和,经气乃绝②。

此段文字王冰以为系错简至此,故依所述内容将"凡痹之客五藏者"至"痹聚在脾",移入《痹论》篇中,插在"所谓痹者,各以其时重感于风寒湿之气也"及"诸痹不已,亦益内也。其风气胜者,其人易已也"之间,而将"阴争于内"至"经气乃绝"一段仍留在《阴阳别论》篇中。为了与《痹论》前文"肌痹不已……内舍于脾"呼应,删去了"痹聚在胃""淫气雍塞"两句,使之成为"淫气肌绝(改"饥"为"肌"),痹聚在脾"。实则细绎《痹论》原文,虽亦提及痹症"内舍五藏六府",然其所论之重点仍在于"所谓痹者,各以其时重感于风寒湿之气也",与下文之"其风气胜者,其人易已也"显然一气贯通,文义完备,插入如此一大段文字实属画蛇添足。

虽然如此,王冰的判断还是不错的,此段文字确实与《阴阳别论》上下文义殊

<hr/>

① 〔隋〕杨上善《黄帝内经太素》,第49—51页。
② 《太素》卷三《调阴阳》萧延平按:《素问》此段下有"死阴之属,不过三日而死;生阳之属,不过四日而死"数句,本书在后。

不相属。若能注意到"阴气者,静则神藏,躁则消亡"一句与《生气通天论》中"阳气者,精则养神,柔则养筋"几成对仗,而"阴之所生,和本曰味"一句又恰与同篇"阴之所生,本在五味"文字相近,就可以发现此段文字正应移入《生气通天论》中。且《阴阳别论》与《生气通天论》在全元起本《素问》中同在第四卷中,较之远在第九卷中的《痹论》,发生错简的可能更大。王冰重编时过于注重内容的整齐,却忽略了体例之考核,可谓是"舍近求远"之举。今将此段错简纠正,恢复《生气通天论》原貌之后,发现此篇实为一篇古经文,其中还可见经传杂糅的情况,笔者试加厘正,全文引录于下(从他篇移入的文字,以下划线标示;疑为注文混入正文者,以圆括号标示;疑本非原文而后人添加者,以方鱼尾标示;韵脚处用"下标"标注韵部,韵部主要依据唐作藩《上古音手册》)——

生气通天论(校正本)

【黄帝曰:】①夫自古通天者,生之本,本于阴阳。天地之间,六合之内物,其气九州(九窍)、五藏、十二节质,皆通乎天气物。其生五,其气三,此寿命之本文也②。数犯此者,则邪气伤人真。苍天之气,清净则志意治,顺之则阳气固鱼,虽有贼邪鱼,弗能害也,此因时之序鱼。故圣人传③精神,服天气,而通神明阳。失之则内闭九窍药,外壅肌肉,卫气散解,此谓自伤,气之削药也。

阳气者若天与日,失其所则折寿而不彰阳,故天运当以日光明阳,是故阳因而上阳(卫外者也。)因于寒,志④欲如连枢侯⑤,起居如惊,神气乃浮幽。因于暑,汗烦则喘喝月,静则多言元,体若燔炭元,(汗出而散元。)因于湿,首如裹(湿热)不攘阳⑥,大筋緛短,小筋弛长阳。(緛短为拘,弛长为痿。)因于气,□□□⑦为肿,四维相代,阳气乃竭月。

---

① 黄帝曰:《太素》卷三《调阴阳》作"黄帝问于岐伯曰",均于体例不谐,当删;下文"岐伯曰"同例。

② 此寿命之本也:原在"则邪气伤人"下,据沈祖緜说移此。

③ 传:《太素》卷三《调阴阳》作"抟"。

④ 志:通行本《生气通天论》无,据《太素》卷三《调阴阳》补。

⑤ 连枢:通行本《生气通天论》作"运枢",据新校正引全元起本及《太素》卷三《调阴阳》改正。

⑥ 首如裹(湿热)不攘:通行本《生气通天论》一般读作"首如裹,湿热不攘",《太素》卷三《调阴阳》作"首如裹攘",依上下文例,当依通行本补入"不"字,"湿热"二字当为后人注文窜入正文者。

⑦ □□□:依上下文例,此处当脱三字,然通行本、《太素》皆无以据补,故阙疑。

　　阳气者,烦劳则筋①张精绝_月,辟积于夏,使人煎厥_月。目盲不可以视,耳闭不可以听,溃溃乎若坏都,汩汩乎不可止②。阳气者,大怒则形气绝_月,而血菀于上,使人薄厥_月。有伤于筋纵_东,其若不容_东;汗出偏沮③,使人偏枯_鱼;汗出见湿,乃生痤痱;膏④梁之变,足生大丁,受如持虚_鱼。【劳汗当风,寒薄为皶_鱼,郁乃痤。】⑤

　　阳气者,精则养神_真,柔则养筋_文。开阖不得_职,寒气从之之,乃生大偻_侯,陷脉为瘘_侯,留连肉腠_屋,俞气化薄_铎,传为善畏,乃⑥为惊骇_之。营气不从_东,逆于肉理,乃生痈肿_东。魄汗未尽,形弱而气烁_药,穴俞以闭,发为风疟_药。(故风者,百病之始也,清静则肉腠闭拒_鱼,虽有大风苛毒,弗之能害,此因时之序_鱼也。)故病久则传化_歌,上下不并,良医弗为_歌,(故阳蓄积,病死,而阳气当隔,隔者当泻。)不亟正治,粗乃败_月之。故阳气者,一日而主外_月,平旦人气生,日中而阳气隆,日西而阳气已虚,气门乃闭_质。是故暮而收拒_鱼,无扰筋骨,无见雾露_铎,反此三时,形乃困薄_铎。

　　【岐伯曰:】阴者,藏精而起亟⑦也;阳者,卫外而为固_鱼也。阴不胜其阳_阳,则其脉流薄,疾并乃狂_阳⑧。阳不胜其阴,则五藏气争,九窍不通_东。是以圣人陈阴阳,筋脉和同_东,骨髓坚固,气血皆从_东。如是则内外调和_歌,邪不能害_月,耳目聪明,气立如故_鱼。

　　风客淫气,精乃亡,邪伤肝也。因而饱食_职,筋脉横解,肠澼为痔_之。因而大饮,则气逆⑨。因而强力,肾气乃伤,高骨乃坏。凡阴阳之要_宵,阴秘阳固_鱼⑩,两者不和,若春无秋_幽,若冬无夏_鱼,因而和之,是谓圣度_铎。阳强不

---

　　① 筋:原脱。俞樾云:"张字之上夺筋字。筋张、精绝两文相对,今夺筋字则义不明。王注曰:'筋脉䐜张,精气竭绝。'是其所据本未夺也。"俞说是,故据补。
　　② 汩汩乎不可止:《太素》卷三《调阴阳》作"滑滑不止"。
　　③ 沮:《太素》卷三《调阴阳》作"阻"。
　　④ 膏,通行本《生气通天论》作"高",据《太素》卷三《调阴阳》改。
　　⑤ 此十一字,《太素》卷三《调阴阳》无,疑后人所补。
　　⑥ 乃:通行本《生气通天论》作"及",据《太素》卷三《调阴阳》改。
　　⑦ 起亟:《太素》卷三《调阴阳》作"极起"。
　　⑧ 则其脉流薄,疾并乃狂:通行本《生气通天论》作"则脉流薄疾,并乃狂",据《太素》卷三《调阴阳》改,以合上下文例。
　　⑨ 气逆:《太素》卷三《调阴阳》作"逆气"。
　　⑩ 阴秘阳固:通行本《生气通天论》作"阳密乃固",据《太素》卷三《调阴阳》改。

能密质①,阴气乃绝月。【阴平阳秘质,精神乃治,阴阳离决月,精气乃绝月。】②因于露风,乃生寒热月。是以春伤于风,邪气留连,乃为洞泄月。夏伤于暑,秋为痎疟。秋伤于湿,上逆而咳,发为痿厥月。冬伤于寒,春必病热月③。(四时之气争,伤五藏也④。)

阴气者,静则神藏阳,躁则消亡阳。饮食自倍,肠胃乃伤阳。淫气喘息,痹聚在肺;淫气忧思,痹聚在心;淫气遗溺⑤,痹病在肾;淫气乏竭⑥,痹聚在肝;淫气饥绝⑦,痹聚在胃。淫气雍塞⑧,痹聚在脾。(凡痹之客五藏者,肺痹者,烦满喘而呕。心痹者,脉不通,烦则心下鼓,暴上气而喘,嗌干善噫,厥气上则恐。肝痹者,夜卧则惊,多饮数小便,上为引如怀⑨。肾痹者,善胀,尻以代踵,脊以代头。脾痹者,四肢解惰,发咳呕汁,上为大塞⑩。肠痹者,数饮而出不得,中气喘争,时发飧泄。胞痹者,少腹膀胱,按之两髀⑪若沃以汤,涩于小便,上为清涕。)

阴争于内,阳扰于外月,魄汗未藏,四逆而起,起则动肺月,使人喘喝月⑫。阴之所生,和本曰味⑬,是故刚与刚阳,阳气破散,阴气乃消亡阳。淖则刚柔不和歌,经气乃绝月。阴之五宫,伤在五味⑭。是故味过于酸元,肝气以津真,脾⑮

---

① 阳强不能密:《太素》卷三《调阴阳》作"故强不能"。杨注云:"阴气衰者,可以补阴,更强入房泻其阴,故阴气绝也。"

② 《太素》卷三《调阴阳》此处无此十六字,而"阴阳离决,精气乃绝"八字见于下文"发为痿厥"之下。

③ 病热:通行本《生气通天论》作"温病",据《太素》卷三《调阴阳》改。

④ 四时之气争,伤五藏也:通行本《生气通天论》作"四时之气,更伤五藏",据《太素》卷三《调阴阳》改。

⑤ 遗溺:《太素》卷三《阴阳杂说》作"欧唾"。

⑥ 乏竭:《太素》卷三《阴阳杂说》作"渴乏"。

⑦ 饥绝:通行本《痹论》作"肌绝",据《太素》卷三《阴阳杂说》改。

⑧ 痹聚在胃。淫气雍塞:通行本《痹论》删去,据《太素》卷三《阴阳杂说》补。

⑨ 引如怀:《太素》卷三《阴阳杂说》作"演坏"。杨注云:"演当涎,谓涎流坏中心也。"

⑩ 大塞:《太素》卷三《阴阳杂说》作"寒"。

⑪ 两髀:通行本《痹论》作"内痛"。新校正云:按全元起"内痛"二字作"两髀";《太素》卷三《阴阳杂说》亦作"两髀",据改。

⑫ 起则动肺,使人喘喝:通行本《阴阳别论》作"熏则动肺,使人喘鸣",据《太素》卷三《阴阳杂说》改。

⑬ 和本曰味:通行本《生气通天论》作"本在五味",通行本《阴阳别论》作"和本曰和",据《太素》卷三《阴阳杂说》改。

⑭ 阴之五宫,伤在五味:《太素》卷三《调阴阳》作"阴之五宫,阳在五味"。

⑮ 脾:《太素》卷三《调阴阳》作"肺"。

气乃绝^月。味过于咸,大骨气劳,短肌心①气抑。味过于甘②,心气喘满,(色黑)肾气不衡^阳③。味过于苦^鱼④,脾气不⑤濡^侯,胃气乃厚^侯。味过于辛,筋脉沮弛,精神乃央^阳⑥。是故谨和五味,骨正筋柔^幽,气血以流^幽,腠理以密,如是则气骨⑦以精^耕。谨道如法,长有天命^耕。

如此调整之后,则经传不杂,前后相贯,古韵铿锵,文义焕然。《素问·病能论》引述古医经旨意,云"《上经》者,言气之通天也"。而此篇经文开篇即云"夫自古通天者生之本",正是言气之通天也,或即《上经》之遗文(《上经》之名,亦见于《史记·扁鹊仓公列传》)。考本篇之体例,多四言韵语;而其思想内容,主和主静。证之先秦诸子,笔者以为颇近于《管子·内业》诸篇。

(2)《素问·玉版论要》实从《汤液醪醴论》篇中析出,且窜入《玉机真藏论》之文字

《素问·玉版论要》以下一段文字,与《玉机真藏论》相重——

> 黄帝问曰:余闻揆度奇恒,所指不同,用之奈何? 岐伯对曰:揆度者,度病之浅深也。奇恒者,言奇病也。谓(请)言道之至数,五色脉变,揆度奇恒,道在于一。神转不回,回则不转,乃失其机,至数之要,迫近以微,著之玉版,命曰合玉机。

《素问·玉机真藏论》:

> 帝瞿然而起,再拜而稽首曰:善。吾得脉之大要,天下至数,五色脉变,揆度奇恒,道在于一,神转不回,回则不转,乃失其机,至数之要,迫近以微,著之玉版,藏之藏府,每旦读之,名曰《玉机》。

---

① 心:《太素》卷三《调阴阳》无。
② 甘:《太素》卷三《调阴阳》作"苦"。
③ 肾气不衡:《太素》卷三《调阴阳》作"肾不卫"。
④ 苦:《太素》卷三《调阴阳》作"甘"。
⑤ 不:《太素》卷三《调阴阳》无。
⑥ 央:《太素》卷三《调阴阳》作"英"。
⑦ 气骨:《素问》顾从德本作"骨气",明赵府本及《太素》卷三《调阴阳》均作"气骨",据改。

今本《素问》之《玉版论要》篇幅较短,且文义似有未足。考其与《玉机真藏论》重复之段落,通行本"请言道之至数"依林校"请"字原本作"谓",恐因王冰整理时,觉"谓言"于义不通,故改为"请",如此则掩盖了此段文字实系错简的痕迹,因"谓"字本与下文"客(通行本作"容")色见上下左右,各在其要"相接续,所言乃释"揆度""奇恒"之旨。而其间与《玉机真藏论》相重的文字,实由彼篇窜入。细绎此篇文义,实当与通行本上篇《汤液醪醴论》合为一篇①,两篇之间尚需补入王冰误移入《脉要精微论》的一段文字,乃得文义完足、首尾呼应(错简已删,加脚注说明;从他篇移入者,以下划线标示)——

汤液醪醴论(校正)

黄帝问曰:为五谷汤液及醪醴,奈何? 岐伯对曰:必以稻米,炊之稻薪,稻米者完,稻薪者坚。帝曰:何以然? 岐伯曰:此得天地之和、高下之宜,故能至完;伐取得时,故能至坚也。帝曰:上古圣人作汤液醪醴,为而不用,何也? 岐伯曰:自古圣人之作汤液醪醴者,以为备耳,夫上古作汤液,故为而弗服也。中古之世,道德稍衰,邪气时至,服之万全。

帝曰:今之世不必已,何也? 岐伯曰:当今之世,必齐毒药攻其中,镵石针艾治其外也。帝曰:形弊血尽而功不立者何? 岐伯曰:神不使也。帝曰:何谓神不使? 岐伯曰:针石,道也。精神不进,志意不治②,故病不可愈。今精坏神去,荣卫不可复收。何者? 嗜欲无穷,而忧患不止,精气弛坏,荣泣卫除,故神去之而病不愈也。

帝曰:夫病之始生也,极微极精,必先入结于皮肤。今良工皆称曰病成,名曰逆,则针石不能治,良药不能及也。今良工皆得其法,守其数,亲戚兄弟远近音声日闻于耳,五色日见于目,而病不愈者,亦何暇③不早乎? 岐伯曰:病为本,工为标,标本不得,邪气不服④,此之谓也。

帝曰:其有不从毫毛而生,五藏阳以竭也,津液充郭,其魄独居,孤精于内,气耗于外,形不可与衣相保,此四极急而动中,是气拒于内,而形施于外,

---

① 通行本《汤液醪醴论》为卷四第十四,《玉版论要》为卷四第十五。
② 精神不进,志意不治:《太素》卷十九《知古今》作"精神越,志意散"。
③ 何暇:《太素》卷十九《知汤液》作"何谓"。
④ 标本不得,邪气不服:按《移精变气论》曰:"标本已得,邪气乃服。"

治之奈何？岐伯曰：平治于权衡，去宛陈莝，微动四极，温衣，缪刺其处，以复其形。开鬼门，洁净府，精以时服，五阳已布，疏涤五藏，故精自生，形自盛，骨肉相保，巨气乃平。

帝曰：善。① 诊得心脉而急，此为何病？病形何如？岐伯曰：病名心疝，少腹当有形也。帝曰：何以言之？岐伯曰：心为牡藏，小肠为之使，故曰少腹当有形也。帝曰：诊得胃脉，病形何如？岐伯曰：胃脉实则胀，虚则泄。

帝曰：病成而变，何谓？岐伯曰：风成为寒热，瘅成为消中，厥成为巅疾，久风为飧泄，脉风成为疠，病之变化，不可胜数。帝曰：诸痈肿筋挛骨痛，此皆安生？岐伯曰：此寒气之肿，八风之变也。帝曰：治之奈何？岐伯曰：此四时之病，以其胜治之愈也。

黄帝问曰：余闻《揆度》《奇恒》，所指不同，用之奈何？岐伯对曰：《揆度》者，度病之浅深也。《奇恒者》，言奇病也。谓②客③色见上下左右，各在其要。其色见浅者，汤液主治，十日已。其见深者，必齐主治，二十一日已。其见大深者，醪酒主治，百日已。色夭面脱，不治，百日尽已。脉短气绝死，病温虚甚死。色见上下左右，各在其要。上为逆，下为从。女子右为逆，左为从；男子左为逆，右为从。易，重阳死，重阴死。阴阳反他④，治在权衡相夺，《奇恒》事也⑤，《揆度》事也。搏脉痹躄，寒热之交。脉孤为消气，虚泄为夺血。孤为逆，虚为从。行《奇恒》之法，以太阴始。行所不胜曰逆，逆则死；行所胜曰从，从则活。八风四时之胜，终而复始，逆行一过，不复可数，论要⑥毕矣。

校理之后可以发现，王冰所移入他篇的文句，其问答体例（以"何"字起问）实与上文类同，本当属同篇之文。而合入的《玉版论要》篇文，其言"汤液""必齐"

---

① 通行本《汤液醪醴论》至此而止，以下至"以其胜治之愈也"通行本在《脉要精微论》篇中，依新校正及《太素》卷十九《知汤药》移置于此。（段逸山《〈素问〉全元起本研究与辑复》，第122页。校记6。）

② 谓，通行本作"请"，新校正云：按全元起本"请"作"谓"，当从。通行本此下有"言道之至数，五色脉变，揆度奇恒，道在于一。神转不回，回则不转，乃失其机，至数之要，迫近以微，著之玉版，命曰合玉机"46字，当系《玉机真藏论》篇中窜入。

③ 客：通行本作"容"，据《太素》卷十五《色脉诊》改正。

④ 阴阳反他：新校正云："按《阴阳应象大论》云'阴阳反作'。"可据改。

⑤ 《奇恒》事也：此下《太素》卷十五《色脉诊》"阴阳反他"四字重出。

⑥ 论要：《太素》卷十五《色脉诊》作"诊要"，义胜。

"醪酒",与《汤液醪醴论》前文呼应;而言"八风四时之胜",则与移入内容相合,实乃一篇之义。

复原后之《汤液醪醴论》,应从《玉版论要》在全元起本之次序,归入第二卷中,与《移精变气论》相近①。然依林校,《玉版论要》与《汤液醪醴论》在全元起本中即已分置于第二、第五两卷之中,可见此两篇之离析久矣。而唐代王冰所见之全元起本,或与宋代林亿等所见者不同,故反而将《移精变气论》《汤液醪醴论》《玉版论要》编次为同一卷中相邻接的三篇。

(3)《素问·水热穴论》中文字窜入《刺齐论》,王冰误移入《骨空论》篇中

今本《素问·骨空论》中有一段叙述"灸寒热之法"的文字——

灸寒热之法,先灸项大椎,以年为壮数,次灸橛骨,以年为壮数。视背俞陷者灸之,举臂肩上陷者灸之,两季胁之间灸之,外踝上绝骨之端灸之,足小指次指间灸之,腨下陷脉灸之,外踝后灸之,缺盆骨上切之坚痛如筋者灸之,膺中陷骨间灸之。掌束骨下灸之,脐下关元三寸灸之,毛际动脉灸之,膝下三寸分间灸之,足阳明跗上动脉灸之,巅上一灸之,犬所啮之处灸之三壮,即以犬伤病法灸之,凡当灸二十九处。伤食灸之,不已者,必视其经之过于阳者,数刺其俞而药之。

依林校,此段文字本在全元起本卷六《刺齐论》中,王冰以为错简,移入此篇。考《刺齐论》所论乃针刺浅深之分寸限度(针刺之"剂量"),此段文字与之内容不相涉,王冰指为错简实不误;然移入《骨空论》则似欠考量,以其置于彼处文义仍不相属也。今考全元起本《刺齐论》在第六卷,故此段文字当为从与之相近的篇卷中错简而来,方合规律。笔者发现全元起本第八卷《水热穴论》(通行本第六十一篇)结尾云——

帝曰:人伤于寒而传为热,何也? 岐伯曰:夫寒盛,则生热也。

岐伯之答语,过于简略,当有所脱失。而上述无归属之段落所言恰为寒热病

① 段逸山《〈素问〉全元起本研究与辑复》,第80页。

之治法,与此问答若合符节,正好补齐此篇之阙文。且《素问》第七卷久已佚失,全元起本第六卷与第八卷正相接续,彼此发生错简极有可能。

(4)疑为《素问·脉要精微论》中文字析出为《四时刺逆从论》,王冰误合入同名篇中

全元起本卷六《四时刺逆从论》与卷一重出者,虽篇题相同,实内容各异。兹引卷六全篇内容如下——

> 厥阴有余病阴痹,不足病生热痹,滑则病狐疝风,涩则病少腹积气。少阴有余病皮痹隐轸,不足病肺痹,滑则病肺风疝,涩则病积溲血。太阴有余病肉痹寒中,不足病脾痹,滑则病脾风疝,涩则病积心腹时满。阳明有余病脉痹身时热,不足病心痹,滑则病心风疝,涩则病积时善惊。太阳有余病骨痹身重,不足病肾痹,滑则病肾风疝,涩则病积善时巅疾。少阳有余病筋痹胁满,不足病肝痹,滑则病肝风疝,涩则病积时筋急目痛。①

考其所论为诊三阴三阳脉以察五脏五体诸病,与《四时刺逆从论》之篇题名实不符。王冰以两篇重名,而误合为一篇,实属失察。笔者疑其本为全元起本卷六《脉要精微论》之文,因简编亏替,不知所出,而被附于卷六之末;《四时刺逆从论》本与其他刺法诸篇合编于卷六,后被改编入卷一,然删汰未尽,卷六仍空余其目,后人不察,遂以此段文字为其篇文,而相沿成误也。

由以上数例可见,由全元起本与通行本比照,可发现《素问》中许多相沿已久的错简之讹,纠正王冰许多误改之处,尽可能复原《素问》篇文的本来面貌。

三、重出例

所谓重出,指一篇中之整段文字,又重复出现于他篇中。且其重见并无引述之意义,纯为编辑整理时或除重复未尽、或为保存异文而致。前人对此多有所举

---

① 段逸山《〈素问〉全元起本研究与辑复》,第158页。

例①,今略作梳理,并指出其与《内经》成书之关系。

(1)《素问·标本病传论》与《灵枢》之《病本》《病传》篇

《素问·标本病传论》与《灵枢》之《病本》《病传》有大量内容的重复,文字仅略有出入,实为后两篇合成者也。列表如下(见表3-3,表格中各篇之间的异文,以粗体字标示):

表 3-3 《素问·标本病传论》与《灵枢·病本》内容对照表

《素问·标本病传论》	《灵枢·病本》
先病而后逆者治其本。先逆而后病者治其本。先寒而后生病者治其本。先病而后生寒者治其本。先热而后生病者治其本,**先热而后生中满者治其标**。先病而后泄者治其本,先泄而后生他病者治其本,必且调之,乃治其他病。先病而后生中满者治其标,先中满而后烦心者治其本。人有客气有同气,小大不利治其标,**小大利治其本**。病发而有余,本而标之,先治其本,后治其标。病发而不足,标而本之,先治其标,后治其本。谨察间甚,以意调之,间者并行,甚者独行。先小大不利而后生病者治其本。	先病而后逆者治其本。先逆而后病者治其本。先寒而后生病者治其本。先病而后生寒者治其本。先热而后生病者治其本。先泄而后生他病者治其本,必且调之,乃治其他病。先病而后中满者治其标。先病后泄者治其本。先中满而后烦心者治其本。有客气有同气,**大小便不利**治其标,**大小便利**治其本。病发而有余,本而标之,先治其本,后治其标。病发而不足,标而本之,先治其标,后治其本。谨**详**察间甚,以意调之,间者并行,甚**为**独行。先小大便不利而后生**他**病者治其本**也**。

表 3-4 《素问·标本病传论》与《灵枢·病传》内容对照表
(括号中"肺""肝""脾"等文字为笔者加注)

《素问·标本病传论》	《灵枢·病传》
夫病传者,心病先心痛,一日而咳(肺),三日胁支痛(肝),五日闭塞不通,身痛体重(脾),三日不已,死,冬夜半,夏日中。	[黄帝曰:大气入藏奈何? 岐伯曰:]病先发于心,一日而之肺,三日而之肝,五日而之脾,三日不已,死,冬夜半,夏日中。
肺病喘咳,三日而胁支满痛(肝),一日身重体痛(脾),五日而胀(胃),十日不已,死,冬日入,夏日出。	病先发于肺,三日而之肝,一日而之脾,五日而之胃,十日不已,死,冬日入,夏日出。
肝病头目眩,胁支满,三日体重身痛(脾),五日而胀(胃),三日腰脊少腹痛,胫痠(肾),三日不已,死,冬日入,夏早食。	病先发于肝,三日而之脾,五日而之胃,三日而之肾,三日不已,死,冬日入,夏蚤食。

① 张灿玾《黄帝内经文献研究》,第192—200页。

续　表

《素问·标本病传论》	《灵枢·病传》
脾病身痛体重,一日而胀(胃),二日少腹腰脊痛,胫痠(肾),三日背胎筋痛,小便闭(膀胱),十日不已,死,冬人定,夏晏食。	病先发于脾,一日而之胃,二日而之肾,三日而之膂膀胱,十日不已,死,冬人定,夏晏食。
胃病胀满,五日少腹腰脊痛,胻痠(肾),三日背胎筋痛,小便闭(膀胱),五日身体重(脾),六日不已,死,冬夜半后,夏日昳。	病先发于胃,五日而之肾,三日而之膂膀胱,五日而上之心,二日不已,死,冬夜半,夏日昳。
肾病少腹腰脊痛,胻痠,三日背胎筋痛,小便闭(膀胱),三日腹胀(胃),三日两胁支痛(肝),三日不已,死,冬大晨,夏晏晡。	病先发于肾,三日而之膂膀胱,三日而上之心,三日而之小肠,三日不已,死,冬大晨,夏早晡。
膀胱病小便闭,五日少腹胀,腰脊痛,胻痠(肾),一日腹胀(胃),一日身体痛,二日不已,死,冬鸡鸣,夏下晡。	病先发于膀胱,五日而之肾,一日而之小肠,一日而之心,二日不已,死,冬鸡鸣,夏下晡。
诸病以次相传,如是者,皆有死期,不可刺。间一藏止,及至三四藏者,乃可刺也。	诸病以次相传,如是者,皆有死期,不可刺也,间一藏及二三四藏者,乃可刺也。

《素问·标本病传论》与《灵枢·病传》的比较显示,前者虽未明确提及病变所传之脏腑,而是代之以出现的症状,然其症状描述都是程式化的,实可与后者提到之脏腑一一对应。所不同者,则为《素问·标本病传论》缺少了《灵枢·病传》中黄帝与岐伯对答的"文学性"叙述内容,而是直入主题,并在篇首添加了一段对于"病有标本,刺有逆从"的阐发,提出"凡刺之方,必别阴阳,前后相应,逆从得施,标本相移"的理论性概括,显示《素问》此篇可能是在《灵枢》相关素材基础上重作理论加工、补充症候表现而成。

《甲乙经》卷六《逆顺病本末方宜形志大论第二》全引《素问·标本病传论》论"标本"一节;同卷《五脏传病大论第十》则兼采《灵枢·病传》与《素问·标本病传论》之文,经过整理加工,使之文义连贯、融为一体。正如新校正所评:"详《素问》言其病,《灵枢》言其藏,《甲乙经》及并《素问》《灵枢》二经之文,而病与藏兼举之。"①

(2)《灵枢·九针论》与《素问》之《血气形志篇》《宣明五气论》

今本《灵枢·九针论》包括四个方面的内容:一者为九针形制、功用之描述,

---

① 《黄帝内经素问》影印顾从德本,第129页上。

似为对《灵枢·九针十二原》的注解和阐发；二者论身形之应九野，颇合《九宫八风论》中"太一行九宫"之术数；三者论人之形志苦乐，及三阴三阳经脉气血多少与表里配合；四者综述五脏与五行等各项配属，似为各篇中相关内容之总结，在原篇中这部分则插入到以上第三部分两项内容之间。

通过下表比较可知，《灵枢·九针论》中论形志苦乐及经脉气血的内容，实与《素问·血气形志篇》重复，唯编排次序和部分文字稍有差异（表3-5）：

表3-5 《灵枢·九针论》与《素问·血气形志篇》内容对照表

《灵枢·九针论》	《素问·血气形志篇》
形乐志苦，病生于脉，治之以灸刺。形苦志乐，病生于筋，治之以熨引。形乐志乐，病生于肉，治之以针石。形苦志苦，病生于**咽喝**，治之以**甘药**。形数惊恐，**筋脉**不通，病生于不仁，治之以按摩醪药。是谓**形**。 …… 阳明多血多气，太阳多血少气，少阳多气少血，太阴多血少气，厥阴多血少气，少阴多气少血，故曰刺阳明出血气，刺太阳出血恶气，刺少阳出气恶血，刺太阴出血恶气，刺厥阴出血恶气，刺少阴出气恶血也。 足阳明太阴为表里，少阳厥阴为表里，太阴少阴为表里，是谓足之阴阳也。手阳明太阴为表里，少阳心主为表里，太阴少阴为表里，是谓手之阴阳也。	**夫人之常数**，太阳常多血少气，少阳常少血多气，阳明常多气多血，少阴常少血多气，厥阴常多血少气，太阴常多气少血，**此天之常数**。 足太阳与少阴为表里，少阳与厥阴为表里，阳明与太阴为表里，是为足阴阳也。手太阳与少阴为表里，少阳与心主为表里，阳明与太阴为表里，是为手之阴阳也。**今知手足阴阳所苦，凡治病必先去其血，乃去其所苦，伺之所欲，然后写有余，补不足。** 形乐志苦，病生于脉，治之以灸刺。形乐志乐，病生于肉，治之以针石。形苦志乐，病生于筋，治之以熨引。形苦志苦，病生于**咽嗌**，治之以**百药**。形数惊恐，**经络**不通，病生于不仁，治之以按摩醪药。是谓**五形志**也。 刺阳明出血气，刺太阳出血恶气，刺少阳出气恶血，刺太阴出血恶气，刺少阴出气恶血，刺厥阴出血恶气也。

而《灵枢·九针论》关于五脏配属的内容则同于《素问·宣明五气论》——

表3-6 《素问·宣明五气论》与《灵枢·九针论》中之五行配属

五脏	五味所入	五气为病	五精所并	五脏所恶	五脏化液	五脏所藏	五脏所主	五劳所伤	五脉应象
心	苦	噫	喜	热	汗	神	脉	久视伤血	钩
肺	辛	咳	悲	寒	涕	魄	皮	久卧伤气	毛

续 表

五脏	五味所入	五气为病	五精所并	五脏所恶	五脏化液	五脏所藏	五脏所主	五劳所伤	五脉应象
肝	酸	语	忧	风	泪	魂	筋	久行伤筋	弦
脾	甘	吞	畏	湿	涎	意	肉	久坐伤肉	代
肾	咸	欠,嚏	恐	燥	唾	志	骨	久立伤骨	石

其实,与《素问》重复的这两部分内容,本与《九针论》之名实不符、主旨无涉,当为插入的内容。考全元起本《素问》,《血气形志篇》本合入《宣明五气论》中,在第一卷,今本分为两篇系王冰所改。笔者由此推测,古本之《素问》《灵枢》本首尾相衔(《素问》之首附于《灵枢》之尾),故《素问》卷一之文窜入《灵枢》卷九,而成今本《九针论》之混杂格局(参见第十章第二节)。

(3)《素问·诊要经终论》与《素问·四时刺逆从论》《灵枢·终始》重出

今本《素问·诊要经终论》包括"诊要"与"经终"两方面的内容:前者主要是讲针刺的禁忌,一是针刺须知十二月人气所在,《灵枢·阴阳系日月》中有相似内容,而所论不同;二是刺法需顺四时而避五脏。后者则记述十二经脉气终败绝之候。

此篇中"四时刺法顺逆"的内容,与《素问·四时刺逆从论》大旨相同,但文字颇有出入,可相互校读(表3-7、表3-8):

表3-7 从(顺)四时而刺

	《素问·诊要经终论》	《素问·四时刺逆从论》
春	故春刺散俞,及与分理,血出而止,甚者传气,间者环也。	春者,天气始开,地气始泄,冻解冰释,水行经通,故人气在脉。
夏	夏刺络俞,见血而止,尽气闭环,痛病必下。	夏者,经满气溢,入孙络受血,皮肤充实。长夏者,经络皆盛,内溢肌中。
秋	秋刺皮肤,循理,上下同法,神变而止。	秋者,天气始收,腠理闭塞,皮肤引急。
冬	冬刺俞窍于分理,甚者直下,间者散下。	冬者,盖藏血气在中,内著骨髓,通于五藏。

《诊要经终论》篇新校正逐句引证《四时刺逆从论》,互相发明。指出春刺之"散俞",即"经脉之俞";夏刺之"络俞",即"孙络之俞";冬刺之"俞窍"即"骨髓之俞窍",从而将两篇所述内容统一起来。

表 3-8　逆四时而刺

	《素问·诊要经终论》	《素问·四时刺逆从论》
春	春刺夏分,脉乱气微,入淫骨髓,病不能愈,令人不嗜食,又且少气。	春刺络脉,血气外溢,令人少气;
	春刺秋分,筋挛,逆气环为咳嗽,病不愈,令人时惊,又且哭。	春刺肌肉,血气环逆,令人上气;
	春刺冬分,邪气着藏,令人胀,病不愈,又且欲言语。	春刺筋骨,血气内着,令人腹胀。
夏	夏刺春分,病不愈,令人解惰。	夏刺经脉,血气乃竭,令人解㑊;
	夏刺秋分,病不愈,令人心中欲无言,惕惕如人将捕之。	夏刺肌肉,血气内却,令人善恐;
	夏刺冬分,病不愈,令人少气,时欲怒。	夏刺筋骨,血气上逆,令人善怒。
秋	秋刺春分,病不已,令人惕然欲有所为,起而忘之。	秋刺经脉,血气上逆,令人善忘;
	秋刺夏分,病不已,令人益嗜卧,又且善梦。	秋刺络脉,气不外行,令人卧不欲动;
	秋刺冬分,病不已,令人洒洒时寒。	秋刺筋骨,血气内散,令人寒栗。
冬	冬刺春分,病不已,令人欲卧不能眠,眠而有见。	冬刺经脉,血气皆脱,令人目不明;
	冬刺夏分,病不愈,气上,发为诸痹。	冬刺络脉,内气外泄,留为大痹;
	冬刺秋分,病不已,令人善渴。	冬刺肌肉,阳气竭绝,令人善忘(新校正引作"善渴")。

如果将上表左栏的"夏分"替换为"络脉","秋分"替换为"肌肉","冬分"替换为"筋骨","春分"替换为"经脉",则与右栏的内容基本可以对应。唯以秋应"肌肉",似与本篇及全书中多处以秋应"皮肤"不同(《灵枢·终始》云"秋气在分肉",与此同)。

关于"刺中五脏"之预后判断(死之日数),除《诊要经终论》与《四时刺逆从论》两篇外,还见于《刺禁论》。后两篇所载之日数,与《诊要经终论》有出入;此外还有关于死时所见体征(其动)的描述(表3-9)。

表3-9 刺中五脏

《素问·诊要经终论》	《素问·四时刺逆从论》	《素问·刺禁论》
凡刺胸腹者,必避五藏。中心者环①死,中脾者五日死,中肾者七日死,中肺者五日死。中膈者,皆为伤中,其病虽愈,不过一岁必死。刺避五藏者,知逆从也。	刺五藏,中心一日死,其动为噫。 中肝五日死,其动为语。 中肺三日死,其动为咳。 中肾六日死,其动为嚏欠②。 中脾十日死,其动为吞。	刺中心,一日死,其动为噫。 刺中肝,五日死,其动为语③。 刺中肾,六日④死,其动为嚏。 刺中肺,三日死,其动为咳。 刺中脾,十日⑤死,其动为吞。 刺中胆,一日半死,其动为呕。

关于十二经脉气绝表现的内容,本篇所见基本同于《灵枢·终始》,应系同出(表3-10),而与《灵枢·经脉》所述差异较大。此部分内容亦见载于马王堆、张家山之简帛脉书,其内容可见明显发展嬗变之痕迹。由上可知,《诊要经终论》诚如其名,是对刺法、经脉某些重要学术内容的重点归纳、反复申说。

表3-10 《素问·诊要经终论》与《灵枢·终始》内容对照表

	《素问·诊要经终论》	《灵枢·终始》
太阳	太阳之脉,其终也、戴眼、反折、瘛疭,其色白,**绝汗乃出**,出则死矣。	太阳之脉,其终也,戴眼、反折、瘛疭,其色白,**绝皮乃绝汗,绝汗则终矣**。
少阳	少阳终者,耳聋,百节皆纵,**目睘绝系**,**绝系一日半死**,其死也,色**先青白乃死矣**。	少阳终者,耳聋,百节尽纵,**目系绝**,**目系绝一日半则死矣**,其死也,色青白乃死。
阳明	阳明终者,口目动作,**善惊妄言**,色黄,其上下经盛,**不仁则终矣**。	阳明终者,口目动作,**喜惊妄言**,色黄,其上下之经盛**而不行则终矣**。

---

① 环:读为"旋"。《甲乙经》卷五第一作"一日"。

② 欠:《甲乙经》无。

③ 语:新校正云:按全元起本并《甲乙经》"语"作"欠",元起云:"肾伤则欠,子母相感也。"王氏改"欠"作"语"。

④ 六日:新校正云:按全元起本及《甲乙经》"六日"作"三日"。

⑤ 十日:新校正云:按全元起本及《甲乙经》"十日"作"十五日"。刺中五藏,与《诊要经终论》并《四时刺逆从论》相重。此叙五藏相次之法,以所生为次。《甲乙经》以心肺肝脾肾为次,是以所克为次。全元起本旧文,则错乱无次矣。

续　表

	《素问·诊要经终论》	《灵枢·终始》
少阴	少阴终者，面黑齿长而垢，腹胀闭，上下不通而终矣。	少阴终者，面黑齿长而垢，腹胀闭塞，上下不通而终矣。
太阴	太阴终者，腹胀闭不得息，善噫善呕，呕则逆，逆则面赤，不逆则上下不通，不通则面黑皮毛焦而终矣。	太阴终者，腹胀闭不得息，气噫善呕，呕则逆，逆则面赤，不逆则上下不通，上下不通则面黑皮毛燋而终矣。
厥阴	厥阴终者，中热嗌干，善溺心烦，甚则舌卷卵上缩而终矣。	厥阴终者，中热嗌干，喜溺心烦，甚则舌卷卵上缩而终矣。

　　按刘向校书有"删除重复"之例，余嘉锡先生在《古书通例·叙刘向之校雠编次》篇中，据今存刘向所撰之《晏子》《孙卿》《列子》《邓析》《管子》诸篇书录，考之甚详。如所校《晏子》"凡中外书三十篇，为八百三十八章。除复重二十二篇，六百三十八章。定著八篇二百一十五章"[①]，可见其体例之谨严。然刘向"删除重复"之例，多用于其所主持诸子书之编次，经书即不用；而他人所校之书，是否严守其例，亦未可知。且传世之古书，多是民间相传之本，非刘向所校定、藏于中秘之书。李茂如先生亦指出："《班志》医经、经方诸家书目，乃别取总括之名，而非实际行世之书名。"[②]故今本《黄帝内经》之多见重复，是其未必循刘向校书之例也。

四、互见例

　　所谓互见，虽亦为内容之重复，其例则不同于重出。其彼此略同者，多为引述一共同祖本；其互有差异者，则多为关于同一主题之不同学术观点。要之，互见者，多篇章之著者所为；而重出者，则文集之编者所为也。

（一）引述内容基本相同例

（1）百病始生

　　《灵枢·口问》：夫百病之始生也，皆生于风雨寒暑，阴阳喜怒，饮食

①　余嘉锡《目录学发微 古书通例》，第 273—274 页。
②　李茂如，胡天福，李若钧《历代史志书目著录医籍汇考》，北京：人民卫生出版社，1994，第 21 页。

居处。

《灵枢·百病始生》：夫百病之始生也，皆生于风雨寒暑，清湿喜怒。喜怒不节则伤藏，风雨则伤上，清湿则伤下，三部之气所伤异类。

《素问·调经论》：夫邪之生也，或生于阴，或生于阳。其生于阳者，得之风雨寒暑；其生于阴者，得之饮食居处、阴阳喜怒。

以上引文，除《百病始生》篇"阴阳"作"清湿"而略显不同外，基本意旨并无大异，而"清湿"亦恐"阴阳"涉下而误也。"六气"致病之说由来久矣，《左传·昭公元年》秦医和答晋侯问病曰："天有六气，降生五味，发为五色，徵为五声，淫生六疾。六气曰阴、阳、风、雨、晦、明也，分为四时，序为五节。过则为菑：阴淫寒疾，阳淫热疾，风淫末疾，雨淫腹疾，晦淫惑疾，明淫心疾。"[1]其所谓"阴阳"，则同于《内经》所云之"寒暑"；"风雨"二者皆同，不必作释；而所谓"晦明"，按杜预注云："晦，夜也。为宴寝过节，则心惑乱"；"明，昼也。思虑烦多，心劳生疾"。其义实同于昼夜。故医和所谓之"六气"，对应四时晨昏，实含天地六合之义。《素问·调经论》杨上善注云："阴，五藏也；阳，六府也。风雨寒暑外邪，从外先至六府，故曰生于阳也。饮食起居，男女喜怒，内邪生于五藏，故曰生于阴也。"[2]训解经文时径以"男女"而代"阴阳"，其义可知系指房中，医和以"晦"隐喻之。《左传》下文则云："女，阳物而晦时，淫则生内热惑蛊之疾"；《史记·仓公传》辨析病因，屡言及"病得之内"，均可与此互证也。由此可见，早先的"六气"致病理论是包括了外因和内因两方面的，而后来由"七篇大论"所提出的"六淫"——风、寒、暑、湿、燥、火，则纯然为致病之外因，与"六气"形似而实异，乃是不同时代的产物。

（2）风者百病之长（始）

《素问·生气通天论》：故风者百病之始也，清静则肉腠闭拒，虽有大风苛毒，弗之能害，此因时之序也。

《素问·玉机真藏论》：是故风者百病之长也，今风寒客于人，使人毫毛毕直，皮肤闭而为热，当是之时，可汗而发也；或痹不仁肿痛，当是之时，可汤

---

[1] 〔清〕阮元校刻《十三经注疏·春秋左传正义》，北京：中华书局，1980，第2024页。
[2] 〔隋〕杨上善《黄帝内经太素》卷二十四《虚实所生》，第417页。

熨及火灸刺而去之。

《素问·风论》：故风者百病之长也，至其变化，乃为他病也，无常方，然致①有风气也。

《素问·骨空论》：黄帝问曰：余闻风者百病之始也，以针治之，奈何？岐伯对曰：风从外入，令人振寒，汗出头痛，身重恶寒，治在风府，调其阴阳，不足则补，有余则泻。

《灵枢·五色》：雷公曰：小子闻风者百病之始也；厥逆者，寒湿之起也。别之奈何？黄帝曰：常候阙中，薄泽为风，冲浊为痹，在地为厥，此其常也，各以其色言其病。

众所周知，中国气候的显著特点之一便是深受季风的影响，一年当中风向随季节变化有规律地改变，对整个中国地区的天气变化、自然物候、农业生产等各方面影响都是很大的。因此，中国传统文化对"风"有着特殊的重视。甲骨文中即可见到"四方风名"，《诗经》则有"风雅颂"之别，宋玉亦有《风赋》之作。在医学领域中，即表现为上述"风者百病之长（始）"的概括，以及更具理论性的《灵枢》"九宫八风"等学说。

（3）治未病

《灵枢·逆顺》：黄帝曰：候其可刺奈何？伯高曰：上工，刺其未生者也。其次，刺其未盛者也。其次，刺其已衰者也。下工，刺其方袭者也，与其形之盛者也，与其病之与脉相逆者也。故曰，方其盛也，勿敢毁伤，刺其已衰，事必大昌。故曰：上工治未病，不治已病，此之谓也。

《素问·四气调神大论》：是故圣人不治已病治未病，不治已乱治未乱，此之谓也。夫病已成而后药之，乱已成而后治之，譬犹渴而穿井，斗而铸锥，不亦晚乎！

《素问·刺热论》：肝热病者，左颊先赤。心热病者，颜先赤。脾热病者，鼻先赤。肺热病者，右颊先赤。肾热病者，颐先赤。病虽未发，见赤色者刺之，名曰治未病。

---

① 致：《甲乙经》卷十节二上、《太素》卷二十八《诸风数类》均作"放"。

"治未病"的理念是中医学术思想的精华,《内经》中屡言之,而所指各不同。上述三例,一就刺法言之,一就养生言之,一就诊法言之,然其要一也。

（4）非其人勿教

《灵枢·官能》：黄帝问于岐伯曰：余闻九针于夫子众多矣,不可胜数。余推而论之,以为一纪,余司诵之,子听其理,非则语余,请正其道①,令可久传,后世无患,得其人乃传,非其人勿言。岐伯稽首再拜曰：请听圣王之道。

……雷公问于黄帝曰：《针论》曰：得其人乃传,非其人勿言。何以知其可传？黄帝曰：各得其人,任之其能,故能明其事……故曰：得其人乃言,非其人勿传,此之谓也。

《素问·金匮真言论》：故善为脉者,谨察五藏六府,一逆一从,阴阳、表里、雌雄之纪,藏之心意,合心于精。非其人勿教,非其真勿授,是谓得道。

《素问·气交变大论》：帝曰：余闻得其人不教,是谓失道,传非其人,慢泄天宝。

"非其人勿教(言,传)"一语,《内经》中反复申说,以示传授之慎。古时从师受学不易,西汉经师各守家法,门户森严,至东汉后始松懈。《内经》中"歃血而盟"之"禁方"传统,或系西汉经学之风气影响及于医学者;而在仪式上,则具有春秋时代以降盟誓的色彩。

（5）金匮/玉版

《素问·玉机真藏论》：至数之要,迫近以微,著之玉版,藏之藏府,每旦读之,名曰《玉机》。

《素问·气穴论》：帝乃辟左右而起,再拜曰：今日发蒙解惑,藏之金匮,不敢复出。乃藏之金兰之室,署曰《气穴所在》。

《素问·天元纪大论》：帝曰：光乎哉道！明乎哉论！请著之玉版,藏之金匮,署曰《天元纪》。

《灵枢·五乱》：黄帝曰：允乎哉道,明乎哉论,请著之玉版,命曰治乱也。

---

① 请正其道：原作"请其正道",据文义乙正。

《灵枢·玉版》：黄帝曰：善乎方，明哉道，请著之玉版，以为重宝，传之后世，以为刺禁，令民勿敢犯也。

《灵枢·阴阳二十五人》：余愿得而明之，金匮藏之，不敢扬之。

《灵枢·岁露论》：黄帝曰：善乎哉论！明乎哉道！请藏之金匮，命曰三实，然此一夫之论也。

"金匮""玉版"二语常见于《内经》。考其义，前者指藏书之所，后者为刻书之版。以金玉名之，言其珍重也。"金匮"一词，或源自《尚书·金縢》。《大戴礼记·保傅》："胎教之道，书之玉板，藏之金匮，置之宗庙，以为后世戒。"[①]贾谊《新书》："书之玉版，藏之金柜，置之宗庙，以为后世戒。"[②]与以上引文句式、文法相类，恐为西汉时习用之语也。

(6) 阴阳者，数之可十，推之可百，数之可千，推之可万

《灵枢·阴阳系日月》：黄帝曰：五行以东方为甲乙木王春，春者苍色主肝，肝者足厥阴也。今乃以甲为左手之少阳，不合于数，何也？岐伯曰：此天地之阴阳也，非四时五行之以次行也。且夫阴阳者，有名而无形，故数之可十，离之可百，散之可千，推之可万，此之谓也。

《素问·阴阴离合论》：黄帝问曰：余闻天为阳，地为阴，日为阳，月为阴，大小月三百六十日成一岁，人亦应之。今三阴三阳，不应阴阳，其故何也？岐伯对曰：阴阳者，数之可十，推之可百，数之可千，推之可万，万之大不可胜数，然其要一也。

《素问·五运行大论》：鬼臾区曰：土主甲己，金主乙庚，水主丙辛，木主丁壬，火主戊癸。子午之上，少阴主之；丑未之上，太阴主之；寅申之上，少阳主之；卯酉之上，阳明主之；辰戌之上，太阳主之；巳亥之上，厥阴主之。不合阴阳，其故何也？岐伯曰：是明道也，此天地之阴阳也。夫数之可数者，人中之阴阳也，然所合，数之可得者也。夫阴阳者，数之可十，推之可百，数之可千，推之可万。天地阴阳者，不以数推，以象之谓也。

---

① 〔清〕王聘珍《大戴礼记解诂》，北京：中华书局，1983，第59页。
② 〔汉〕贾谊撰；阎振益，钟夏校注《新书校注》，北京：中华书局，2000，第390页。

观以上文义可知,所谓阴阳之可百、可千,实因当时医家所提出的"三阴三阳""五运六气"等理论,与传统阴阳学说之二分、四分、八分法(两仪、四象、八卦)难以兼容,有人提出质疑,故引此语以塞彼之口也。由此可见,《内经》中的阴阳学说有一个发展的历程,其间经历了不少学术争论。

以上诸篇引文相同之例,多为著者所引述当时之常言谚语,颇可见一时之风气。

(二) 引述内容互有出入例

(1) 十二经之根结标本

"根结"与"标本"概念相近,"根""本"皆指四肢末端,"结""标"多在头面、躯干部。中医经脉学说的形成,就是从发现"标"与"本"之间病变与治疗之间的联系而产生灵感的。因此,"根结标本"是经脉学说的重要内容。《内经》多篇皆有涉及,所记则略有出入(见表 3 - 11)。

表 3 - 11　六经根结标本对照表

	《灵枢·根结》	《素问·阴阳离合论》	《灵枢·卫气行》
太阳	太阳根于至阴,结于命门,命门者目也。	太阳根起于至阴,结于命门,名曰阴中之阳。	足太阳之本,在跟以上五寸中;标在两络命门,命门者,目也。
阳明	阳明根于厉兑,结于颡大,颡大者钳耳也。	阳明根起于厉兑,名曰阴中之阳。	足阳明之本,在厉兑;标在人迎颊挟颃颡也。
少阳	少阳根于窍阴,结于窗笼,窗笼者耳中也。	少阳根起于窍阴,名曰阴中之少阳。	足少阳之本,在窍阴之间;标在窗笼之前,窗笼者,耳也。
太阴	太阴根于隐白,结于太仓。	太阴根起于隐白,名曰阴中之阴。	足太阴之本,在中封前上四寸之中;标在背俞与舌本也。
少阴	少阴根于涌泉,结于廉泉。	少阴根起于涌泉,名曰阴中之少阴。	足少阴之本,在内踝下上三寸中;标在背腧与舌下两脉也。

续　表

	《灵枢·根结》	《素问·阴阳离合论》	《灵枢·卫气行》
厥阴	厥阴根于大敦,结于玉英,络于膻中。	厥阴根起于大敦,阴之绝阳,名曰阴之绝阴。	足厥阴之本,在行间上五寸所;标在背腧也。

由上表可见,《灵枢·根结》与《素问·阴阳离合论》所言三阴三阳皆未称手、足(当为足经,简帛脉书同此例),内容亦相近,当为一家之言;《阴阳离合论》除太阳经外,皆仅言"根"而不言"结",恐有脱文。而《卫气行》所言之"标",已不似以上两篇所言之"结"仅限于头、面、颈部,而包括了背腧穴,当系较前说有所发展之新学说。

此外,《卫气行》除足六经之标本外,尚言及手六经之标本,理论更为成熟完善。不过有趣的是,今本《根结》篇下文中亦提及六阳经之根、溜、注、入,近于后世的"五腧穴"理论,较《卫气行》之描述似又有完善、发展。可见,《根结》一篇当包含了先后不同的文献,后人在原篇基础上复有增补(见表3-12)。

表3-12　《灵枢·根结》与《卫气行》六阳经"根""本"对照表

《灵枢·根结》	《灵枢·卫气行》
足太阳根于至阴,溜于京骨,注于昆仑,入于天柱、飞扬也。	足太阳之本,在跟以上五寸中;标在两络命门,命门者,目也。
足少阳根于窍阴,溜于丘墟,注于阳辅,入于天容、光明也。	足少阳之本,在窍阴之间;标在窗笼之前,窗笼者,耳也。
足阳明根于厉兑,溜于冲阳,注于下陵,入于人迎、丰隆也。	足阳明之本,在厉兑;标在人迎颊挟颃颡也。
手太阳根于少泽,溜于阳谷,注于少海,入于天窗、支正也。	手太阳之本,在外踝之后,标在命门之上一寸也。
手少阳根于关冲,溜于阳池,注于支沟,入于天牖、外关也。	手少阳之本,在小指次指之间上二寸,标在耳后上角下外眦也。
手阳明根于商阳,溜于合谷,注于阳溪,入于扶突、偏历也。	手阳明之本,在肘骨中,上至别阳,标在颜下合钳上也。

(2) 三阴三阳经脉气血多少

《灵枢·经水》云:"十二经之多血少气,与其少血多气,与其皆多血气,与其皆少血气,皆有大数。"虽云十二经,而各篇中关于经脉气血多少的记述,则只限于三阴三阳六经,而非十二经,或以为每经即合手足而言之。各篇所记亦略有出入(见表 3 - 13):

表 3 - 13　三阴三阳经脉气血多少对照表

	《灵枢·五音五味》	《灵枢·九针论》	《素问·血气形志篇》
太阳	多血少气	多血少气	多血少气
少阳	多气少血	多气少血	少血多气
阳明	多血多气	多血多气	多气多血
少阴	多气少血	多气少血	少血多气
厥阴	**多气少血**	多血少气	多血少气
太阴	多血少气	多血少气	**多气少血**

　　《素问·血气形志篇》与《灵枢·九针论》内容系重出,前已论及。《五音五味》与《九针论》所述之不同,则似应以《九针论》为准。因《九针论》尚述及其在针刺实践中之应用:"故曰刺阳明出血气,刺太阳出血恶气,刺少阳出气恶血,刺太阴出血恶气,刺厥阴出血恶气,刺少阴出气恶血也。"既云"刺厥阴出血恶气",则厥阴当"多血少气"也。由此观之,其说之不同或系传写之讹,而非学术意见差异。

　　(3) 四时病

　　四时为病不同之说,见于《周礼·天官·疾医》:"四时皆有疠疾:春时有痟首疾,夏时有痒疥疾,秋时有疟寒疾,冬时有嗽上气疾。"[①]《内经》所述"四时病"虽春夏之病与《周礼》不同(见表 3 - 14),但同样认为"秋生痎疟""冬生咳嗽",似一脉相承而来。唯《内经》所言,更注重四时为病之间的内在联系,认为春生之病为冬时受邪,伏而后发,即所谓"伏气为病"。其原理如《素问·脉要精微论》所云:"天地之变,阴阳之应,彼春之暖,为夏之暑,彼秋之忿,为冬之怒。"较《周礼》之说,理论上更有进益。

---

① 〔清〕阮元校刻《十三经注疏·周礼注疏》,第 667 页。

表 3 - 14 《内经》各篇所见四时伏气为病对照表

篇　目	四时伏气为病
《灵枢·论疾诊尺》	四时之变,寒暑之胜,重阴必阳,重阳必阴,故阴主寒,阳主热。故寒甚则热,热甚则寒。故曰:寒生热,热生寒,此阴阳之变也。故曰:**冬伤于寒,春生瘅热。春伤于风,夏生飧①泄肠澼。夏伤于暑,秋生痎疟。秋伤于湿,冬生咳嗽。**是谓四时之序也。
《素问·生气通天论》	是以**春伤于风,**邪气留连,乃为洞泄。**夏伤于暑,秋为痎疟。秋伤于湿,**上逆而咳,发为痿厥。**冬伤于寒,春必温病。**四时之气,更伤五藏。
《素问·金匮真言论》	故春善病鼽衄,仲夏善病胸胁,长夏善病洞泄寒中,秋善病风疟,冬善病痹厥。故冬不按蹻,春不鼽衄。春不病颈项,仲夏不病胸胁,长夏不病洞泄、寒中,秋不病风疟,冬不病痹厥、飧泄,而汗出也。夫精者,身之本也。故藏于精者,春不病温;夏暑汗不出者,秋成风疟。此平人脉法也。
《素问·阴阳应象大论》	故重阴必阳,重阳必阴。故曰:**冬伤于寒,春必温病;春伤于风,夏生飧泄;夏伤于暑,秋必痎疟;秋伤于湿,冬生咳嗽。**

成书于西汉的《春秋繁露》,亦可见四时民病的记载:"木者春……民病疥搔,温体,足胻痛";"火者夏……民病血,壅肿,目不明";"土者夏中……民病心腹宛黄,舌烂痛";"金者秋……民病喉咳嗽,筋挛,鼻鼽塞";"水者冬……民病流肿,水张,痿痹,孔窍不通"(《五行顺逆第六十》)②。其将四时与五行对应,并增加了"土者夏中",实已变"四时"为"五时";所述民病的特征,与五行的关系也更为显著。此类疾病与时令关系的认识,成为中医"五运六气"学说之滥觞。

(4) 四时脉象

与"四时病"有联系的,《内经》中还有脉象应四时之说,即《素问·脉要精微论》所云"四变之动,脉与之上下,以春应中规,夏应中矩,秋应中衡,冬应中权",其说与《脉经》所引古医书《四时经》相类,与上述"四时病"学说同为深受"阴阳四时"理论影响者(见表 3 - 15)。

---

① 飧:原作"后",据《太素》卷三十《四时之变》改。

② 苏舆《春秋繁露义证》,北京:中华书局,1992,第 371—381 页。

表 3-15　四时脉象变化对照表

脉象变化		《素问·脉要精微论》	《素问·平人气象论》	《素问·玉机真藏论篇》
春	平脉	春日浮,如鱼之游在波。	平肝脉来,厌弱招招,如揭长竿末梢,曰肝平。春以胃气为本。	春脉者,肝也,东方木也,万物之所以始生也。故其气来厌弱轻虚而滑,端直以长,故曰弦。反此者病。
	病脉	肝脉搏坚而长,色不青,当病坠若搏,因血在胁下,令人喘逆。其厌而散,色泽者,当病溢饮,溢饮者,渴暴多饮,而易入肌皮肠胃之外也。	病肝脉来,盈实而滑,如循长竿,曰肝病。死肝脉来,急益劲,如新张弓弦,曰肝死。	其气来实而强,此谓太过,病在外;其气来不实而微,此谓不及,病在中。太过则令人善忘,忽忽眩冒而巅疾;其不及则令人胸痛引背,下则两胁胠满。
夏	平脉	夏日在肤,泛泛乎万物有余。	夫平心脉来,累累如连珠,如循琅玕,曰心平。夏以胃气为本。	夏脉者,心也,南方火也,万物之所以盛长也。故其气来盛去衰,故曰钩。反此者病。
	病脉	心脉搏坚而长,当病舌卷不能言。其厌而散者,当消环自已。	病心脉来,喘喘连属,其中微曲,曰心病。死心脉来,前曲后居,如操带钩,曰心死。	其气来盛去亦盛,此谓太过,病在外;其气来不盛去反盛,此谓不及,病在中。太过则令人身热而肤痛,为浸淫;其不及则令人烦心,上见咳唾,下为气泄。
长夏/四季	平脉		平脾脉来,和柔相离,如鸡践地,曰脾平。长夏以胃气为本。	脾脉者,土也,孤藏以灌四傍者也。
	病脉	胃脉搏坚而长,其色赤,当病折髀。其厌而散者,当病食痹。脾脉搏坚而长,其色黄,当病少气。其厌而散,色不泽者,当病足胻肿若水状也。	病脾脉来,实而盈数,如鸡举足,曰脾病。死脾脉来,锐坚如乌之喙。如鸟之距,如屋之漏,如水之流,曰脾死。	其来如水之流者,此谓太过,病在外;如鸟之喙者,此谓不及,病在中。太过则令人四支不举;其不及则令人九窍不通,名曰重强。
秋	平脉	秋日下肤,蛰虫将去。	平肺脉来,厌厌聂聂,如落榆荚,曰肺平。秋以胃气为本。	秋脉者,肺也,西方金也,万物之所以收成也。故其气来轻虚以浮,来急去散,故曰浮。反此者病。

续 表

脉象变化		《素问·脉要精微论》	《素问·平人气象论》	《素问·玉机真藏论篇》
秋	病脉	肺脉搏坚而长,当病唾血。其耎而散者,当病灌汗,至今不复散发也。	病肺脉来,不上不下,如循鸡羽,曰肺病。死肺脉来,如物之浮,如风吹毛,曰肺死。	其气来毛而中央坚两傍虚,此谓太过,病在外,其气来毛而微,此谓不及,病在中。太过则令人逆气,而背痛、愠愠然;其不及则令人喘,呼吸少气而咳,上气,见血,下闻病音。
冬	平脉	冬日在骨,蛰虫周密,君子居室。	平肾脉来,喘喘累累如钩,按之而坚,曰肾平。冬以胃气为本。	冬脉者,肾也,北方水也,万物之所以合藏也。故其气来沉以搏,故曰营。反此者病。
	病脉	肾脉搏坚而长,其色黄而赤者,当病折腰。其耎而散者,当病少血,至今不复也。	病肾脉来,如引葛,按之益坚,曰肾病。死肾脉来,发如夺索,辟辟如弹石,曰肾死。	其气来如弹石者,此谓太过,病在外;其去如数者,此谓不及,病在中。太过则令人解㑊,脊脉痛而少气不欲言;其不及则令人心悬,如病饥,䏚中清,脊中痛,少腹满,小便变。

(5) 四(五)时刺法

此与以上"四时病""四时脉"两项同例,彼言疾病、诊断,此言治疗也,皆阴阳四时理论影响下之产物。因《内经》一书治疗上以针灸为主,故相关内容所见亦多,今将散见诸篇之文列表如下(见表 3-16):

表 3-16　四(五)时刺法所宜表

篇　目	四(五)时刺法				
	春	夏	长夏	秋	冬
灵枢·本输	春取络脉诸荥大经分肉之间,甚者深取之,间者浅取之。	夏取诸腧孙络肌肉皮肤之上。		秋取诸合,余如春法。	冬取诸井诸腧之分,欲深而留之。
灵枢·终始	春气在毛	夏气在皮肤		秋气在分肉	冬气在筋骨

续　表

篇　目	四(五)时刺法				
	春	夏	长夏	秋	冬
灵枢·四时气	春取经血脉分肉之间,甚者深刺之,间者浅刺之。	夏取盛经孙络,取分间绝皮肤。		秋取经腧,邪在腑,取之合。	冬取井荥,必深以留之。
灵枢·寒热病	春取络脉…络脉治皮肤	夏取分腠…分腠治肌肉		秋取气口…气口治筋脉	冬取经输…经输治骨髓、五脏
灵枢·顺气一日分为四时	色主春,春刺荥。	时主夏,夏刺输。	音主长夏,长夏刺经。	味主秋,秋刺合。	藏主冬,冬刺井。
素问·诊要经终论	故春刺散俞,及与分理,血出而止,甚者传气,间者环也。	夏刺络俞,见血而止,尽气闭环,痛病必下。		秋刺皮肤,循理,上下同法,神变而止。	冬刺俞窍于分理,甚者直下,间者散下。
素问·通评虚实论	春亟治经络	夏亟治经俞		秋亟治六府	冬则闭塞。闭塞者,用药而少针石也。
素问·水热穴论	春取络脉分肉	夏取盛经分腠		秋取经俞	冬取井荥
素问·四时刺逆从论	春气在经脉	夏气在孙络	长夏气在肌肉	秋气在皮肤	冬气在骨髓中

　　由上表观之,多数篇章所述虽略有出入,应系同源。唯《素问》之《诊要经终论》与《四时刺逆从论》认为"秋刺皮肤",则与他篇"春夏表浅,秋冬渐深"之次序不同,显然受到"四时—五脏"配属以肺应秋合于皮毛的理论影响,恐为晚出之说;另外,其他诸篇皆仅言四时,而《素问·四时刺逆从论》《灵枢·顺气一日分为四时》提到"长夏"之"五时",则是在五行学说发展至与阴阳学说合流,需要解决四时—五行对应所产生之矛盾而出现的折中方案(更成熟的发展则是土应四季),由此可推知此两篇应较他篇为晚出。

值得注意的是,《灵枢·顺气一日分为四时》在《灵枢·本输》《四时气》及《素问·水热穴论》基础上,运用了成熟的"五腧穴"理论,更当属晚出或经后人增补,与《灵枢·寒热病》早期形态的与"气口"对举的"经输"概念有显著不同。

"冬刺井"的刺法原则,一方面与冬气深沉伏藏之四时节律有关,另一方面可能也受到古代"五祀"之俗的影响。所谓五祀,古时说法不一,此指祭祀住宅内外的五种神,包括门、户、井、灶、中室等。《淮南子·时则》:"孟冬之月……其祀井",高诱注云:"井水给人,故祀也。'井'或作'行',行,门内地。冬守在内,故祀也。"①《礼记·月令》郑玄注:"冬,阴盛,寒于水,祀之于井,从辟除之类也。"根据"冬属水"之五行思想,故井祀行于冬令。井穴为人经脉所出之处,合于井泉之象,故名。② 由此看来,无论是"冬刺井",还是"冬祀井",其背后的行为逻辑是一致的,皆是"天人合一"思想在汉代生活中的体现。

(6)六腑病候及刺法

《灵枢·邪气藏府病形》是《灵枢》全书中结构最为完整、体例最为谨严的一篇,篇中黄帝与岐伯的问答前后呼应,且环环相扣,逻辑清晰,不似其他很多篇中答非所问,徒具形式。然本篇论及"五脏病"与"六腑病",体例颇为不同:其论五脏之病,以五脏"脉口"为候,并以"缓急、小大、滑涩"六种脉象(即所谓"脉之六变")为纲,构建分类体系(参见表1-3);论六腑之病,则主要以心腹症状及经脉病候进行分类,而尤为强调六腑与足胫部"下合穴"的关联。两者相较,五脏病的理论体系明显比六腑病更为成熟、周密。而六腑病候及刺法的内容,亦见于《灵枢·四时气》(与之相关的五脏病内容在《五邪》篇,论见前),两相比照,《四时气》篇的内容似较原始,可能接近于《邪气藏府病形》篇所取素材未经加工之面貌(见表3-17)。

---

① 刘文典《淮南鸿烈集解》,第179页。冯时先生指出:"冬日祀井之俗,于先秦时代本为祀行。不仅《吕氏春秋》十二月纪及《礼记·月令》于其时之祀皆作祀行,而且今见先秦之竹书文献如湖北云梦睡虎地秦简、包山楚简、望山楚简、九店楚简,以及河南新蔡葛陵楚简,皆见行神之祀,却未有祀井之文。知行神之祀早于井神。包山楚墓更出土有五祀木主,也见祀行本为五祀之内容,至汉才据冬属水之五行理论一变为祀井。"(冯时《文明以止:上古的天文、思想与制度》,北京:中国社会科学出版社,2018,第640页)据此,则可为《内经》成书于汉代添一证也。

② 《太素》卷十一《本输》"肺出少商……为井"杨上善注:"井者,古者以泉源出水之处为井也,掘地得水之后,仍以本为名,故曰井也。人之血气出于四肢,故脉出处以为井也。"(〔隋〕杨上善《黄帝内经太素》,第166页)

表 3-17 《灵枢·邪气藏府病形》与《四时气》内容对照表

	《灵枢·邪气藏府病形》	《灵枢·四时气》
大肠	大肠病者,**肠中切痛,而鸣濯濯**,冬日重感于寒即泄,当脐而痛,不能久立,与胃同候,取巨虚上廉。	**腹中常鸣**,气上冲胸,喘不能久立,邪在大肠,刺肓之原、巨虚上廉、三里。
胃	胃病者,腹膜胀,胃脘当心而痛,上交①两胁,膈咽不通,食饮不下,取之三里也。	饮食不下,膈塞不通,邪在胃脘。在上脘,则刺抑而下之;在下脘,则散而去之。
小肠	小肠病者,**小腹痛,腰脊控睾**②而痛,时窘之后,当耳前热,若寒甚,若独肩③上热甚,及手小指次指之间热,若脉陷者,此其候也。手太阳病也,取之巨虚下廉。	**小腹控睾,引腰脊**,上冲心,邪在[小肠也。]小肠者,连睾系,属于脊,贯肝肺,络心系。气盛则厥逆,上冲肠胃,动(熏)肝[肺],散于肓,结于脐。故取之肓原以散之,刺太阴以予之,取厥阴以下之,取巨虚下廉以去之,按其所过之经以调之。
三焦	三焦病者,腹[胀]气满,**小腹尤坚**,不得小便,窘急,溢则[为]水,留即为胀,候在**足太阳之外大络**,大络在太阳少阳之间,赤④见于脉,取委阳。	**小腹痛肿**,不得小便,邪在三焦约,取之[足]**太阳大络**,视其络脉与厥阴小络结而血者,肿上及胃脘,取三里。
膀胱	膀胱病者,小腹偏肿而痛,以手按之,即欲小便而不得,肩上热,若脉陷,及足小指外廉及胫踝后皆热,若脉陷,取委中央。	
胆	胆病者,善太息,口苦,呕宿汁,**心下澹澹恐**,[如]人将捕之,嗌中吩吩然,数[咳]唾,[候]**在足少阳之本末**,亦视其脉之陷下者灸之,其寒热者取阳陵泉。	善呕,呕有苦,长太息,**心中憺憺,恐人将捕之**,邪在胆,逆在胃,胆液泄则口苦,胃气逆则呕苦,故曰呕胆。取三里以下胃气逆,则**刺少阳血络**以闭胆逆,却调其虚实,以去其邪。

（7）大输五部

颈项之间的人迎、扶突、天牖、天柱、天府五个腧穴,《灵枢·寒热病》篇中称为"大输五部"。类似内容亦见于《灵枢·本输》,然所述各有侧重——

① 交:原作"肢",据《太素》卷十一《府病合输》、《素问·至真要大论》新校正引《甲乙经》改。《脉经》卷六第六、《千金》卷十六第一并作"支"。

② 睾:《太素》卷十一《府病合输》作"尻"。

③ 肩:《太素》卷十一《府病合输》作"眉"。

④ 赤:原作"亦",据《脉经》卷六第十一改。

《灵枢·本输》：

> 缺盆之中，任脉也，名曰天突。（一）次任脉侧之动脉，足阳明也，名曰人迎；（二）次脉手阳明也，名曰扶突；（三）次脉手太阳也，名曰天窗；（四）次脉足少阳也，名曰天容；（五）次脉手少阳也，名曰天牖；（六）次脉足太阳也，名曰天柱；（七）次脉颈①中央之脉，督脉也，名曰风府。腋内动脉，手太阴也，名曰天府。腋下三寸，手心主也，名曰天池。

《灵枢·寒热病》：

> 颈侧之动脉人迎。人迎，足阳明也，在婴筋之前。婴筋之后，手阳明也，名曰扶突。次脉，手②少阳脉也，名曰天牖。次脉，足太阳也，名曰天柱。腋下动脉，臂太阴也，名曰天府。阳逆（迎）头痛，胸满不得息，取之人迎。暴瘖气鞕③，取扶突与舌本出血。暴聋气蒙，耳目不明，取天牖。暴挛痫眩，足不任身，取天柱。暴瘅内逆，肝肺相搏④，血溢鼻口，取天府。此为大牖⑤五部。

杨上善在注文中指出"五部"为何仅包括了足、手阳明，手少阳，足太阳，臂太阴五脉，而不及其余，并分析了其与《本输》篇之异同："唯手、足阳明谷气强盛，手少阳三焦之气（原注：有本为足少阳，检例误耳），足太阳诸阳之长，所以此之四脉，并手太阴，入于五部大输之数也。与彼《本输》之中脉次多少不同，彼中十二经脉之中，唯无足之三阴、手之少阴，手足诸阳皆悉□，□（原阙，萧延平据文义补"具、于"二字）奇经八脉之中有任、有督，以为脉次。此中唯取五大要输，以为差别。"⑥

（8）疾病传变

疾病进入人体以后的传变次序，也是《内经》重点关注的内容，可见于以下

---

① 颈：《太素》卷十一《本输》作"项"。

② 手：原作"足"，据本书《本输》及《太素》卷二十六《寒热杂说》改。

③ 鞕：原作"鞕"。明赵府本作"鞕"，《太素》卷二十六《寒热杂说》作"鲠"。

④ 搏：明赵府本作"抟"。《太素》卷二十六《寒热杂说》、《甲乙经》卷九第七作"薄"。

⑤ 大牖：元本同，明赵府本作"天"。《太素》卷二十六《寒热杂说》作"大输"。《甲乙经》卷十二第七及校语引《灵枢》文作"胃之大输"。

⑥ 〔隋〕杨上善《黄帝内经太素》，第477—478页。

诸篇——

《灵枢·百病始生》：

其传变次序为：皮肤腠理→络脉→经(脉)→伏冲之脉→肠胃→募原

《素问·举痛论》：

其传变次序为：脉外→经脉→侠脊之脉→冲脉→肠胃/小肠→厥阴之脉→五脏→募原(详见表3-18)

表3-18　《灵枢·百病始生》《素问·举痛论》疾病传变对照表

《灵枢·百病始生》	《素问·举痛论》
是故虚邪之中人也，**始于皮肤，皮肤缓则腠理开**，开则邪从毛发入，入则抵深，深则毛发立，毛发立则淅然，故皮肤痛。	寒气**客于脉外**则脉寒，脉寒则缩踡，缩踡则脉绌急②则外引小络，故卒然而痛，得炅则痛立止，因重中于寒，则痛久矣。
留而不去，则**传舍于络脉**，在络之时，痛于肌肉，其痛之时息①，大经乃代。	
留而不去，**传舍于经**，在经之时，洒淅喜惊。	寒气**客于经脉之中**，与炅气相薄则脉满，满则痛而不可按也，寒气稽留，炅气从上，则脉充大而血气乱，故痛甚不可按也。
	寒气客于**侠脊之脉**，则深按之不能及，故按之无益也。
留而不去，**传舍于输**，在输之时，六经不通，四肢则肢节痛，腰脊乃强。	寒气客于**背俞之脉**，则脉泣，脉泣则血虚，血虚则痛，其俞注于心，故相引而痛，按之则热气至，热气至则痛止矣。
留而不去，**传舍于伏冲之脉**，在伏冲之时，体重身痛。	寒气**客于冲脉**，冲脉起于关元，随腹直上，寒气客则脉不通，脉不通则气因之，故喘动应手矣。
留而不去，**传舍于肠胃**，在肠胃之时，贲响腹胀，多寒则肠鸣飧泄，食不化，多热则溏出糜。	寒气**客于肠胃**，厥逆上出，故痛而呕也。寒气**客于小肠**，小肠不得成聚，故后泄腹痛矣；热气留于小肠，肠中痛，瘅热焦渴则坚干不得出，故痛而闭不通矣。
	寒气**客于厥阴之脉**，厥阴之脉者，络阴器系于肝，寒气客于脉中，则血泣脉急，故胁肋与少腹相引痛矣。厥气客于阴股，寒气上及少腹，血泣在下相引，故腹痛引阴股。

---

① 其痛之时息：《太素》卷二十七《邪传》作"其痛之时"；《甲乙经》卷八第二作"其病时痛时息"。

② 第二个"绌急"原脱，据《太素》卷二十七《邪客》补。

续　表

《灵枢·百病始生》	《素问·举痛论》
	寒气**客于五藏**,厥逆上泄,阴气竭,阳气未入,故卒然痛死不知人,气复反则生矣。
留而不去,**传舍于肠胃之外、募原之间**,留著于脉,稽留而不去,息而成积。	寒气**客于肠胃之间,膜原之下**,血不得散,小络急引故痛,按之则血气散,故按之痛止。 寒气**客于小肠膜原之间**,**络血之中**,血泣不得注于大经,血气稽留不得行,故宿昔而成积矣。

《素问·皮部论》:

　　凡十二经络脉者,皮之部也。是故百病之始生也,必先于皮毛,邪中之则腠理开,开则入客于络脉,留而不去,传入于经,留而不去,传入于府,廪于肠胃。邪之始入于皮也,泝然起毫毛,开腠理;其入于络也,则络脉盛色变;其入客于经也,则感虚乃陷下;其留于筋骨之间,寒多则筋挛骨痛,热多则筋弛骨消,肉烁䐃破,毛直而败。

其传变次序为:皮毛腠理→络脉→经(脉)→肠胃(腑)→?

《素问·缪刺论》:

　　夫邪之客于形也,必先舍于皮毛,留而不去,入舍于孙脉,留而不去,入舍于络脉,留而不去,入舍于经脉,内连五藏,散于肠胃,阴阳俱感,五藏乃伤,此邪之从皮毛而入,极于五藏之次也,如此则治其经焉。

其传变次序为:皮毛→孙脉→络脉→经脉→肠胃→五脏

《素问·阴阳应象大论》:

　　故邪风之至,疾如风雨,故善治者治皮毛,其次治肌肤,其次治筋脉,其次治六府,其次治五藏。治五藏者,半死半生也。

其传变次序为:皮毛→肌肤→筋脉→六腑→五脏

以上所述虽繁简各异,然其次序则大致相同,应系同源;而《阴阳应象大论》易"肠胃"为"六府",体现出较高的概括性。

可与之对照的,有《史记·扁鹊仓公列传》的相关记载——

> 扁鹊曰:"疾之居腠理也,汤熨之所及也;在血脉,针石之所及也;其在肠胃,酒醪之所及也;其在骨髓,虽司命无奈之何。今在骨髓,臣是以无请也。"

其传变次序为:腠理→血脉→肠胃→骨髓

与《内经》相较,虽次序皆为由表及里,然最终之归宿,则有"骨髓""募原""五藏"之不同。笔者以为,募原之义,似略同于《左传》所云之"膏肓";《扁鹊传》云"肠胃""骨髓",恰可证《素问·五藏别论》"余闻方士,或以脑髓为藏,或以肠胃为藏"之问实为有的放矢,反映出古时中医学说之丰富多彩。

五、互引例

《素问》《灵枢》各篇非一时所成,彼此间有时代之早晚、次序之先后,由各篇间的相互引述可以察见。

(一) 一篇提及他篇篇题例(明引)

《素问》《灵枢》某篇明确提及另一篇的篇题及内容,且所引述之内容彼此可资印证。其例如下:

(1)《灵枢·经脉》引《禁服》,《禁服》引《外揣》

《灵枢·经脉》云:

> 雷公问于黄帝曰:《禁脉①》之言,凡刺之理,经脉为始,营其所行,制②其度量,内次五藏,外别六府③,愿尽闻其道。

① 脉:按《灵枢》有《禁服》篇,当即此处所引。
② 制:《禁服》、《太素》卷十四《人迎脉口诊》并作"知"。
③ 内次五藏,外别六府:《禁服》"次""别"均作"刺"。

考《灵枢》有《禁服》一篇，而此段引文亦见于该篇，文字略有出入："凡刺之理，经脉为始，营其所行，知其度量，内刺五藏，外刺六府。"《禁服》篇亦托名雷公与黄帝问答，体例与《经脉》篇同。且篇中论及人迎一寸口脉法，并引《大数》之针灸治疗原则："盛则徒泻之，虚则徒补之，紧则灸刺且饮药，陷下则徒灸之，不盛不虚，以经取之。"以上内容皆为《经脉》所引。由此可证，《禁服》当成于《经脉》之先。篇中记述黄帝与雷公歃血为盟，而后传授"禁方书"的仪式，故其篇以"禁服"为名。

《灵枢·禁服》云：

雷公问于黄帝曰：细子得受业，通于《九针》六十篇，旦暮勤服之，近者编绝，久者简垢①，然尚讽诵弗置，未尽解于意矣。《外揣》言浑束为一，未知所谓也。夫大则无外，小则无内，大小无极，高下无度，束之奈何？士之才力，或有厚薄，智虑褊浅，不能博大深奥，自强于学若细子，细子恐其散于后世，绝于子孙，敢问约之奈何？

篇中引述《外揣》内容进行讨论，而《外揣》亦见于《灵枢》中，篇文有：

黄帝曰：余闻《九针》九篇，余亲授②其调，颇得其意。夫九针者，始于一而终于九，然未得其要道也。夫九针者，小之则无内，大之则无外，深不可为下，高不可为盖，恍惚无穷，流溢无极，余知其合于天道人事四时之变也，然余愿杂之毫毛，浑束为一，可乎？岐伯曰：明乎哉问也！非独针道焉，夫治国亦然。

恰可见《禁服》所引之文句，由此可证《外揣》又早于《禁服》也。

（2）《灵枢·师传》引《本藏》

《灵枢·师传》云：

---

① 近者编绝，久者简垢：《太素》卷十四《人迎脉口诊》"久"作"远"。杨注："其简之书，远年者，编有断绝，其近年者，简生尘垢。"疑"近"与"久"上下误倒。

② 授：《太素》卷十九《知要道》作"受"。

黄帝曰:《本藏》以身形、肢节、䐃肉,候五藏六府之小大焉。今夫王公大人、临朝即位之君而问焉,谁可扪循之而后答乎?

《本藏》篇见于《灵枢》,而其主要内容也正是《师传》所云之"身形、肢节、䐃肉,候五藏六府之小大"。今将其中文字可与《师传》对照者,列表如下(表 3-19):

表 3-19 《灵枢·本藏》与《师传》内容对照表

《灵枢·本藏》	《灵枢·师传》
无**䯏骭**者心高,䯏骭小短举者心下。䯏骭长者心坚,䯏骭弱小以薄者心脆。䯏骭直下不举者心端正,䯏骭倚一方者心偏倾也。	五藏六府,**心为之主**,缺盆为之道,骺骨有余,以候**䯏骭**。
巨肩反膺**陷喉**者肺高,合腋张胁者肺下。好肩背厚者肺坚,肩背薄者肺脆。背膺厚者肺端正,胁偏疏者肺偏倾也。	五藏六府者,**肺为之盖,巨肩陷咽**,候见其外。
广胸反骹者肝高,合胁兔骹者肝下。胸胁好者肝坚,胁骨弱者肝脆。膺腹好相得者肝端正,胁骨偏举者肝偏倾也。	**肝者主为将**,使之候外,欲知坚固,视目小大。
揭**唇**者脾高,唇下纵者脾下。唇坚者脾坚,唇大而不坚者脾脆。唇上下好者脾端正,唇偏举者脾偏倾也。	**脾者主为卫**,使之迎粮,视**唇舌**好恶,以知吉凶。
高**耳**者肾高,耳后陷者肾下。耳坚者肾坚,耳薄不坚者肾脆。耳好前居牙车者肾端正,耳偏高者肾偏倾也。	**肾者主为外**,使之远听,视**耳**好恶,以知其性。

(䯏骭,《太素》卷六《五藏命分》引作"䯏骬"。杨上善注云:"胸前蔽骨,蔽心神也。"即今解剖学所谓之胸骨剑突。)

由上表可知,《师传》篇应系在《本藏》基础上创作的,对其内容有所总结和发展。

(3)《灵枢·邪客》引《本输》

《灵枢·邪客》云:

故《本输》者,皆因其气之虚实,疾徐以取之,是谓因冲而泻,因衰而补。如是者邪气得去,真气坚固,是谓因天之序。

考《灵枢·本输》篇中虽不见与《邪客》所引完全相同的文字,却提到:

> 春取络脉、诸荥、大经、分肉之间,甚者深取之,间者浅取之;夏取诸腧、孙络、肌肉、皮肤之上;秋取诸合,余如春法;冬取诸井、诸腧之分,欲深而留之。此四时之序,气之所处,病之所舍,藏之所宜。

篇文中的"四时之序",当与《邪客》所谓"因天之序"义同;而且,《邪客》篇中"手少阴之脉独无腧,何也"之问,正是针对《本输》而发的——《本输》篇云"心出于中冲……手少阴也",虽名为"手少阴",实则"出于中冲"者当为"手心主",而真正的手少阴脉在本篇中是失载的,故有此"无腧"之问;此外,《本输》篇中也提到"实则闭癃,虚则遗溺,遗溺则补之,闭癃则泻之"之类的针刺补泻内容。由上所述,可知《邪客》所引者确实应为《本输》。

(4)《素问·评热病论》引《灵枢·热病》

《素问·评热病论》云:

> 且夫《热论》曰:汗出而脉尚躁盛者死。今脉不与汗相应,此不胜其病也,其死明矣。

篇文明引《热论》之文,今本《素问》有《热论》篇,但不见此段文字。而《灵枢·热病》篇中则有:

> 热病已得汗出,而脉尚躁,喘且复热,勿刺肤①,喘甚者死。

当为《评热病论》所引之文。可知《素问》所引《热论》实为《灵枢·热病》,由此可证《热病》必早于《评热病论》,且很可能也先于《素问·热论》。

(二) 一篇述及他篇内容例(暗引)

除以上少数几例外,《素问》《灵枢》某篇在引证他篇内容时,多未能指明出

---

① 勿刺肤:《太素》卷二十五《热病说》、《甲乙经》卷七第一中并作"勿庸刺",即不用刺。

处,仅可通过两篇近似的内容推断其引用关系。其例如下:

(1)《灵枢·官针》引《终始》

《灵枢·终始》云:

> 凡刺之属,三刺至谷气。邪僻妄合,阴阳易居,逆顺相反,沉浮异处,四时不得,稽留淫泆,须针而去。故一刺则阳邪出,再刺则阴邪出,三刺则谷气至,谷气至而止。所谓谷气至者,已补而实,已泻而虚,故以知谷气至也。邪气独去者,阴与阳未能调,而病知愈也。故曰补则实,泻则虚,痛虽不随针①,病必衰去矣。

《灵枢·官针》与之可以对照的内容则有:

> 所谓三刺则谷气出者,先浅刺绝皮,以出阳邪;再刺则阴邪出者,少益深,绝皮致肌肉,未入分肉间也;已入分肉之间,则谷气出。故《刺法》曰:始刺浅之,以逐邪气而来血气;后刺深之,以致阴气之邪;最后刺极深之,以下谷气。此之谓也。故用针者,不知年之所加,气之盛衰,虚实之所起,不可以为工也。

《终始》言"三刺至谷气",然后予以解释;而《官针》则云"所谓三刺则谷气出者",显然是对已有的经文加以注解的口气。虽不能排除两篇有共引文献的可能,然据一般规律推断,两者中《官针》一篇应是较为晚出者。

(2)《灵枢·五阅五使》引《五色》

《灵枢·五色》:

> 雷公问于黄帝曰:五色独决于明堂乎? 小子未知其所谓也。黄帝曰:明堂者鼻也,阙者眉间也,庭者颜也,蕃者颊侧也,蔽者耳门也,其间欲方大,去之十步,皆见于外,如是者,寿必中百岁。

---

① 针:《太素》卷二十二《三刺》、《甲乙经》卷五第五其下有"减"字,当从。

《灵枢·五阅五使》：

> 帝曰：善。五色独决于明堂乎？岐伯曰：五官已辨，阙庭必张，乃立明堂。明堂广大，蕃蔽见外，方壁高基，引垂居外，五色乃治，平博广大，寿中百岁。

两节相较，前者语言较为古朴，后者则凝练流畅，显然对前者的语言进行了加工。再比较两篇的其他内容，虽皆论面部望诊为主，而有古近之不同：《五色》篇纯讲色诊，而《五阅五使》篇则倡言"色脉合参""五色应五时"；而关于"五官"所指，前篇云："雷公曰：官五色奈何？黄帝曰：青黑为痛，黄赤为热，白为寒，是谓五官。"似为古义；而后篇则云："五官者，五藏之阅也。""黄帝曰：愿闻五官。岐伯曰：鼻者，肺之官也；目者，肝之官也；口唇者，脾之官也；舌者，心之官也；耳者，肾之官也。"则同于后世之义。由是观之，《五阅五使》当出于《五色》之后，而袭用前文。

（3）《灵枢·本藏》引《本神》

《灵枢·本神》云：

> 黄帝问于岐伯曰：凡刺之法，先必①本于神。血、脉、营、气、精、神，此五藏之所藏也，至其淫泆离藏则精失，魂魄飞扬，志意恍乱②，智虑去身者，何因而然乎？天之罪与？人之过乎？何谓德气生精神魂魄心意志思智虑？请问其故。岐伯答曰：……故智者之养生也，必顺四时而适寒暑，和喜怒而安居处，节阴阳而调刚柔，如是则僻邪不至，长生久视。

《灵枢·本藏》则云：

> 黄帝问于岐伯曰：人之血气精神者，所以奉生而周于性命者也。经脉者，所以行血气而营阴阳，濡筋骨，利关节者也。卫气者，所以温分肉，充皮

---

① 先必：《甲乙经》卷一第一作"必先"，当从。
② 恍乱：史崧《音释》出"悦乱"一词，当从。

肤,肥腠理,司关①合者也。志意者,所以御精神,收魂魄,适寒温,和喜怒者也。是故血和则经脉流行,营复阴阳,筋骨劲强,关节清②利矣。卫气和则分肉解利,皮肤调柔,腠理致密矣。志意和则精神专直,魂魄不散,悔怒不起,五藏不受邪矣。寒温和则六府化谷,风痹不作,经脉通利,肢节得安矣。此人之常平也。五藏者,所以藏精神血气魂魄者也。六府者,所以化水谷而行津液者也。此人之所以具受于天也,无愚智贤不肖,无以相倚也。

两节文字均论及人之"血气精神"概念。《本藏》篇所云"志意者,所以御精神,收魂魄,适寒温,和喜怒者也",显然是对《本神》篇中"故智者之养生也,必顺四时而适寒暑,和喜怒而安居处,节阴阳而调刚柔"一节文字的发挥;而《本神》中"肝藏血,血舍魂""脾藏营,营舍意""心藏脉,脉舍神""肺藏气,气舍魄""肾藏精,精舍志"之论述,《本藏》篇则直接概括为"五藏者,所以藏精神血气魂魄者也",并进一步阐发了六腑、经脉、卫气等定义。两篇间引证关系清楚,体现了学术的发展。

(4)《灵枢·天年》引《寿夭刚柔》

《灵枢·寿夭刚柔》:

黄帝问于伯高曰:余闻形有缓急,气有盛衰,骨有大小,肉有坚脆,皮有厚薄,其以立寿夭奈何? 伯高答曰:形与气相任则寿,不相任则夭。皮与肉相果则寿,不相果则夭。血气经络,胜形则寿,不胜形则夭。
……黄帝曰:余闻寿夭,无以度之。伯高答曰:墙基卑,高不及其地者,不满三十而死;其有因加疾者,不及二十而死也。

《灵枢·天年》:

黄帝曰:人之寿夭各不同,或夭寿,或卒死,或病久,愿闻其道。岐伯曰:五藏坚固,血脉和调,肌肉解利,皮肤致密,营卫之行,不失其常,呼吸微徐,气以度行,六府化谷,津液布扬,各如其常,故能长久。

---

① 关:《素问·生气通天论》《阴阳应象大论》王注引《灵枢》文作"开",当从。
② 清:《太素》卷六《五藏命分》作"滑"。

> 黄帝曰：人之寿百岁而死，何以致之？岐伯曰：使道隧以长，基墙高以方①，通调营卫，三部三里起，骨高肉满，百岁乃得终。

《寿夭刚柔》篇讨论人之形体与寿命的关系，涉及形气、皮肉、血气经络等关系，并提出"墙基卑，高不及其地者，不满三十而死"；《天年》篇亦提及寿命与血脉、肌肉、皮肤等之间的关系，而"使道隧以长，基墙高以方……百岁乃得终"的说法应是对《寿夭刚柔》的引用发挥。

（5）《灵枢·阴阳二十五人》引《通天》

《灵枢·阴阳二十五人》：

> 黄帝曰：余闻阴阳之人何如？伯高②曰：天地之间，六合之内，不离于五，人亦应之。故五五二十五人之政③，而阴阳之人不与焉，其态又不合于众者五，余已知之矣。愿闻二十五人之形，血气之所生，别而以候，从外知内何如？岐伯曰：悉乎哉问也，此先师之秘也，虽伯高④犹不能明之也……先立五形金木水火土，别其五色，异其五形之人，而二十五人具矣。

按此篇所云，是欲将阴阳与五行学说结合起来，综合运用于人的体质划分，而弥补"少师派"单纯运用阴阳分类之不足。这一构想显然是受到了托名少师的《灵枢·通天》篇以太少阴阳划分体质之法的影响和启发，由此可知"岐伯"亦应晚于"少师"。由是可知，《内经》中托名岐伯之派别后起于托名少师之派别，并对后者的学说有所批判。

（6）《素问·玉机真藏论》引《阴阳别论》

《素问·阴阳别论》：

> 别于阳者，知病处也；别于阴者，知死生之期。

---

① 使道隧以长，基墙高以方：杨上善《太素》卷二《寿限》注云："使道，谓是鼻空使气之道；隧以长，出气不壅。为寿一也。鼻之明堂，墙基高大方正，为寿二也。"

② 伯高：《甲乙经》卷一第十六作"少师"，与《灵枢·通天》所论合，当从。

③ 政：《甲乙经》卷一第十六作"形"。似是。下文有"愿闻二十五人之形"与之相应。

④ 伯高：当据上文改为"少师"。

《素问·玉机真藏论》：

> 黄帝曰：五藏相通，移皆有次，五藏有病，则各传其所胜。不治，法三月若六月，若三日若六日，传五藏而当死，是顺传所胜之次。故曰：别于阳者，知病从来；别于阴者，知死生之期。言知至其所困而死。

两节相较，下文出现与上文近似文句时，以"故曰"引出，已表明是所引证的内容。可知《阴阳别论》当先出，为《玉机真藏论》编撰者所依据。

(7)《素问·脉要精微论》引《灵枢·五禁》

《灵枢·五禁》：

> 黄帝曰：何谓五逆？岐伯曰：热病脉静，汗已出，脉盛躁，是一逆也；病泄，脉洪大，是二逆也……

《素问·脉要精微论》：

> 病热脉静，泄而脉大，脱血而脉实，病在中脉实坚，病在外脉不实坚者，皆难治。

两节相较，上言"热病脉静""病泄，脉洪大"为逆，下言"病热脉静，泄而脉大"难治，文义相同，而后者似为对前者的引用和概括。

(8)《素问·藏气法时论》引《灵枢·顺气一日分为四时》

《灵枢·顺气一日分为四时》提出百病"旦慧昼安，夕加夜甚"的变化规律，并阐明其原理在于一日之阴阳与四时阴阳的对应：

> 夫百病者，多以旦慧昼安，夕加夜甚，何也？岐伯曰：四时之气使然。黄帝曰：愿闻四时之气。岐伯曰：春生夏长，秋收冬藏，是气之常也，人亦应之。以一日分为四时，朝则为春，日中为夏，日入为秋，夜半为冬。朝则人气始生，病气衰，故旦慧。日中人气长，长则胜邪，故安。夕则人气始衰，邪气始生，故加。夜半人气入藏，邪气独居于身，故甚也。

《素问·藏气法时论》则云(括号中文字为笔者补注):

肝病者,平旦(春—木)慧,下晡(秋—金)甚,夜半(冬—水)静。

心病者,日中(夏—火)慧,夜半(冬—水)甚,平旦(春—木)静。

脾病者,日昳(土)慧,日出①(春—木)甚,下晡(秋—金)静。

肺病者,下晡(秋—金)慧,日中(夏—火)甚,夜半(冬—水)静。

肾病者,夜半(冬—水)慧,日乘②四季(土)甚,下晡(秋—金)静。

《藏气法时论》虽仍讨论疾病一日内之变化规律,然融入了五行与五脏的对应,也不一例都是表现为"旦慧昼安,夕加夜甚";且《藏气法时论》中的计时概念亦似较《顺气一日分为四时》复杂。

再看两篇中出现的五脏配属——

表 3-20 《灵枢·顺气一日分为四时》五脏配属

五 脏	牝 牡	四 时	日 干	五 音	五 味
肝	牡	春	甲乙	角	甘
心	牡	夏	丙丁	徵	酸
脾	牡	长夏	戊己	宫	咸
肺	牝	秋	庚辛	商	苦
肾	牝	冬	壬癸	羽	辛

表 3-21 《素问·藏气法时论》五脏配属

五脏	五季	经 脉	日干	五色	五味所宜	五谷	五果	五畜	五菜
肝	春	足厥阴、少阳	甲乙	青	甘	粳米	枣	牛	葵
心	夏	手少阴、太阳	丙丁	赤	酸	小豆	李	犬	韭

---

① 新校正云:按《甲乙经》"日出"作"平旦",虽日出与平旦时等,按前文言木王之时,皆云平旦而不云日出,盖日出于冬夏之期,有早晚,不若平旦之为得也。

② 日乘:原无,据《甲乙经》卷六第十补。

续 表

五脏	五季	经 脉	日干	五色	五味所宜	五谷	五果	五畜	五菜
脾	长夏	足太阴、阳明	戊己	黄	咸	大豆	栗	豕	藿
肺	秋	手太阴、阳明	庚辛	白	苦	麦	杏	羊	薤
肾	冬	足少阴、太阳	壬癸	黑	辛	黄黍	桃	鸡	葱

两相比较,后者出现了手、足三阴三阳经脉的概念,并已经与脏腑相联系;而前者关于五脏牝牡的记述,《内经》各篇中所见不多,后世医著亦鲜有涉及,应系阴阳学说在脏腑理论中较早期的应用。可见,《藏气法时论》很可能出于《顺气一日分为四时》之后,受到了后者的理论启发并有所发展。

(9)《素问·灵兰秘典论》引《灵枢·本输》《五癃津液别》

《素问·灵兰秘典论》中"十二脏"之说颇为独特,其将人体脏腑以官制相比附,根据生理功能排成"十二官"的等级体系,成为一个具体而微的"小朝廷"。并指出:"凡此十二官者,不得相失也。故主明则下安,以此养生则寿,殁世不殆,以为天下则大昌。主不明则十二官危,使道闭塞而不通,形乃大伤,以此养生则殃;以为天下者,其宗大危。"然其对于脏腑功能的概括在《内经》中并非孤例,可与《灵枢》之《本输》《五癃津液别》篇中内容对照:

表3-22 《素问·灵兰秘典论》与《灵枢·本输》《五癃津液别》脏腑功能对照表

《素问·灵兰秘典论》	《灵枢·本输》	《灵枢·五癃津液别》
心者,君主之官也,神明出焉。		五藏六府,心为之主……
肺者,相傅之官,治节出焉。		肺为之相
肝者,将军之官,谋虑出焉。		肝为之将
胆者,中正之官,决断出焉。	肝合胆,胆者中精之府。	
膻中者,臣使之官,喜乐出焉。		
脾胃者,仓廪之官,五味出焉。	脾合胃,胃者五谷之府。	脾为之卫
大肠者,传道之官,变化出焉。	肺合大肠,大肠者传道之府。	

灵素探源——《黄帝内经》的成书与中医生命观的构建

续　表

《素问·灵兰秘典论》	《灵枢·本输》	《灵枢·五癃津液别》
小肠者,**受盛**之官,化物出焉。	心合小肠,小肠者**受盛**之府。	
肾者,作强之官,伎巧出焉。		肾为之主外
三焦者,**决渎**之官,**水道**出焉。	三焦者,**中渎**之府也,**水道**出焉,属膀胱,是孤之府也。	
膀胱者,**州都**之官,**津液**藏焉,气化则能出矣。	肾合膀胱,膀胱者**精液**之府也。少阳属肾,肾上连肺,故将两藏。	

由上表可见,《灵兰秘典论》较之《灵枢》两篇,增加了"膻中"一脏,应是十二经脉理论定型以后,为配合"手厥阴心包经"而设。膻中即心包,如《胀论》云"膻中者,心主之宫城也";所谓"喜乐出焉",亦缘于"心在志为喜"。而《灵兰秘典论》将《本输》所云之"府",统一改为"官",并出现了"相傅""中正""州都"等较晚出之官名(《灵枢》两篇中未有)。综上所述,《灵兰秘典论》是对《内经》其他篇章中有关脏腑功能内容之加工总结,应属后起之篇章,且不排除成篇后到后世又经改易。

(10)《素问·举痛论》诸篇引《灵枢·五色》

《灵枢·五色》:

> 雷公曰:官五色奈何? 黄帝曰:青黑为痛,黄赤为热,白为寒,是谓五官。
> ……沉浊为内,浮泽①为外,黄赤为风,青黑为痛,白为寒,黄而膏润为脓,赤甚者为血,痛甚为挛,寒甚为皮不仁。五色各见其部,察其浮沉,以知浅深,察其泽夭,以观成败,察其散抟,以知远近,视色上下,以知病处,积神于心,以知往今。

《素问·举痛论》:

> 帝曰:所谓言而可知者也,视而可见奈何? 岐伯曰:五藏六府固尽有

---

① 泽:《甲乙经》卷一第十五作"清"。

部,视其五色,黄赤为热,白为寒,青黑为痛,此所谓视而可见者也。

《素问·皮部论》:

阳明之阳,名曰害蜚,上下同法,视其部中有浮络者,皆阳明之络也,其色多青则痛,多黑则痹,黄赤则热,多白则寒,五色皆见,则寒热也,络盛则入客于经,阳主外,阴主内。

《素问·经络论》:

黄帝问曰:夫络脉之见也,其五色各异,青黄赤白黑不同,其故何也?岐伯对曰:经有常色而络无常变也。帝曰:经之常色何如?岐伯曰:心赤,肺白,肝青,脾黄,肾黑,皆亦应其经脉之色也。帝曰:络之阴阳,亦应其经乎?岐伯曰:阴络之色应其经,阳络之色变无常,随四时而行也。寒多则凝泣,凝泣则青黑,热多则淖泽,淖泽则黄赤,此皆常色,谓之无病。五色具见者,谓之寒热。

对比以上诸篇,皆涉及五色诊法,"青黑为痛,黄赤为热,白为寒"乃其纲领。其中《灵枢·五色》为论述五色诊病的专篇,内容最为系统;其他诸篇各有主旨,仅是在涉及色诊时,引述相关内容。由此可定《五色》当在其他诸篇之先。

(11)《素问·调经论》引《灵枢·本神》

《灵枢·本神》:

肝藏血,血舍魂,肝气虚则恐,实则怒。脾藏营,营舍意,脾气虚则四肢不用,五藏不安,实则腹胀,经①溲不利。心藏脉,脉舍神,心气虚则悲,实则笑不休。肺藏气,气舍魄,肺气虚则鼻塞不利②少气,实则喘喝胸盈仰息。肾藏精,精舍志,肾气虚则厥,实则胀,五藏不安。必审五藏之病形,以知其

---

① 经:《甲乙经》卷一第一、《素问·调经论》王注引《针经》并作"泾"。
② 鼻塞不利:《太素》卷六首篇作"息利"。《甲乙经》卷一第一作"鼻息不利"。《素问·调经论》王注引《针经》作"鼻息利"。

气之虚实,谨而调之也。

《素问·调经论》:

　　夫心藏神,肺藏气,肝藏血,脾藏肉,肾藏志,而此成形①。志意通,内连骨髓,而成身形五藏。五藏之道,皆出于经隧,以行血气,血气不和,百病乃变化而生,是故守经隧焉……神有余则笑不休,神不足则悲……气有余则喘咳上气,不足则息利少气……血有余则怒,不足则恐……形有余则腹胀泾溲不利,不足则四肢不用……志有余则腹胀飧泄,不足则厥。

如将《本神》所云五脏虚实与《调经论》所云"五有余、五不足"的内容列成对照表,可以清楚发现两者的继承关系——

表3-23　《灵枢·本神》与《素问·调经论》内容对照表

《灵枢·本神》	《素问·调经论》
心气虚则悲,实则笑不休。	神有余则笑不休,神不足则悲。
肺气虚则鼻塞不利②,少气,实则喘喝胸盈仰息。	气有余则喘咳上气,不足则息利少气。
肝气虚则恐,实则怒。	血有余则怒,不足则恐。
脾气虚则四肢不用,五藏不安,实则腹胀,泾溲不利。	形有余则腹胀泾溲不利,不足则四肢不用。
肾气虚则厥,实则胀,五藏不安。	志有余则腹胀飧泄,不足则厥。

　　不难发现,如果将左栏中的"心、肺、肝、脾、肾"一一对应"神、气、血、形、志","虚"对应"不足","实"对应"有余",则成为右栏中的内容。实际上,"心、肺、肝、脾、肾"与"神、气、血、形、志"之对应,亦源自《本神》"肝藏血""脾藏营""心藏脉,脉舍神""肺藏气""肾藏精,精舍志"的理论表述,只不过有"所藏"与"所舍"去取之不同,并将"营"换作了"形"。可见,《调经论》显然吸收了《本神》的内容,来构

① 而此成形:《甲乙经》卷六第三无。
② 鼻塞不利:《太素》卷六首篇作"息利"。《甲乙》卷一第一作"鼻息不利"。《素问·调经论》王注引《针经》作"鼻息利"。

建以"神气血形志"为核心的新理论体系,试图取代传统上五脏的核心地位。且《调经论》篇幅很大,针对《本神》未及治法之不足,充实了关于补泻刺法的论述,显然是后出转精之成熟篇章。

(12)《素问·缪刺》引《灵枢·官针》

《灵枢·官针》论及"巨刺"的方法是"左取右,右取左":

凡刺有九,以①应九变……八曰巨刺,巨刺者,左取右,右取左。

《素问·缪刺论》倡导"缪刺法"并加以详论,特别提及与巨刺法的区别:

帝曰:愿闻缪刺,以左取右、以右取左奈何? 其与巨刺何以别之? 岐伯曰:邪客于经,左盛则右病,右盛则左病,亦有移易②者,左痛未已而右脉先病,如此者,必巨刺之,必中其经,非络脉也。故络病者,其痛与经脉缪处,故命曰缪刺。

从上文可知,由于缪刺与巨刺皆是"以左取右,以右取左",在施术方法上有所类同,故需要加以鉴别。这说明应当是巨刺法刺经,产生在先;缪刺法刺络,起于其后。

(13)《素问·宝命全形论》《六元正纪大论》《至真要大论》引《灵枢·九针十二原》

《灵枢·九针十二原》提出的针刺治疗原则是:

凡用针者,虚则实之,满则泄之,宛陈则除之,邪胜则虚之。

《素问·宝命全形论》则云:

今末世之刺也,虚者实之,满者泄之,此皆众工所共知也。若夫法天则

① 以:原作"日",据《甲乙经》卷五第二改。
② 亦有移易:《甲乙经》卷五第三作"病易且移"。

地,随应而动,和之者若响,随之者若影,道无鬼神,独来独往。

后文引及前文"虚则实之,满则泄之"的原则,并认为此已为"众工所共知",其欲标新立异之情跃然纸上,由此可定两篇之先后。

"七篇大论"本非原本《素问》之内容,较他篇更为晚出,本书不将其作为主要研究对象。然"七篇大论"中多引《灵枢》《素问》之文,可见其成书确实受到《黄帝内经》传统之影响,而较《灵枢》《素问》为晚出也。

《灵枢·九针十二原》:

> 节之交,三百六十五会,知其要者,一言而终,不知其要,流散无穷。

《素问·六元正纪大论》:

> 凡此定期之纪,胜复正化,皆有常数,不可不察。故知其要者,一言而终,不知其要,流散无穷,此之谓也。

《素问·至真要大论》:

> 帝曰:尺候何如? 岐伯曰:北政之岁,三阴在下,则寸不应;三阴在上,则尺不应。南政之岁,三阴在天,则寸不应;三阴在泉,则尺不应。左右同。故曰:知其要者,一言而终,不知其要,流散无穷。此之谓也。

《素问》两篇在述及《九针十二原》文句时,均出现了表示引述的"此之谓也",可见此时其文已存,并为"七篇大论"的编撰者所依据。

《灵枢·九针十二原》:

> 凡用针者,虚则实之,满则泄之,宛陈则除之,邪胜则虚之。
> ……夫善用针者,取其疾也,犹拔刺也,犹雪污也,犹解结也,犹决闭也。疾虽久,犹可毕也。言不可治者,未得其术也。

《素问·至真要大论》：

> 《经》言：盛者泻之，虚者补之。余锡以方士，而方士用之尚未能十全，余欲令要道必行，桴鼓相应，犹拔刺雪污，工巧神圣，可得闻乎？岐伯曰：审察病机，无失气宜，此之谓也。

《至真要大论》引《九针十二原》文句时称"《经》言"，可见后者此时已确立了其经典地位。而《内经》各篇中涉及《九针十二原》的注解之多，也可证实其为早出之重要篇章。

(三) 一篇与他篇之重文可确定引用关系例

(1)《灵枢·岁露论》与《素问·疟论》

今本《灵枢·岁露论》自"黄帝问于少师曰"至篇末皆依托黄帝与少师问答，所论为九宫八风之类。而篇首一节则依托黄帝与岐伯问答，体例、文义皆与下文不相涉。考其所论，以卫气之行释"疟之发以时"，与《卫气》篇文义相属，疑系错简于此，篇中"岐伯"恐亦为"伯高"之误。然此段文字于今本《太素》已亡佚，文献不足征，其内容亦重见于《素问·疟论》中，今列表如下以资对照：

表 3－24　《灵枢·岁露论》与《素问·疟论》内容对照表

《灵枢·岁露论》	《素问·疟论》
黄帝曰：卫气每至于风府，腠理乃发，发则邪入焉。其卫气日下一节①，则不当风府，奈何？岐伯曰：风府无常②，卫气之所应，必开其腠理，气之所舍节，则其府也。	帝曰：**夫子言**卫气，每至于风府，腠理乃发，发则邪气入，**入则病作**，今卫气日下一节，**其气之发也**，不当风府，**其日作者**，奈何？岐伯曰：此邪气客于头项，循膂而下者也。故虚实不同，邪中异所，则不得当其风府也。故邪中于头项者，气至头项而病；中于背者，气至背而病；中于腰脊者，气至腰脊而病；中于手足者，气至手足而病。卫气之所在与邪气相合则病作，**故风无常府**，卫气之所**发**，必开其腠理，**邪气之所合**，则其府也。

---

① 节：《素问·疟论》《太素》卷二十五《疟解》《甲乙经》卷七第五其下并有"其气之发也"五字。

② 风府无常：《素问·疟论》《太素》卷二十五《疟解》《甲乙经》卷七第五并作"风无常府"。

续　表

《灵枢·岁露论》	《素问·疟论》
黄帝问于岐伯曰：经言夏日伤暑，秋病疟，**疟之发以时，其故何也？** 岐伯对曰：邪客于风府，**病循膂而下**，卫气一日一夜，**常大会于风府**，其明日，日下一节，故其日**作晏**。此其先客于脊背也。**故每至于风府则腠理开**，腠理开则邪气入，邪气入则病作，**此所以日作尚晏也**。**卫气之行风府**①，日下一节，二十一日，下至**尾底**，二十二日，入脊内，注入伏冲之脉，其行九日，出于缺盆之中，其气上行，故**其病稍益至**②。其内**持于**五藏，横连募原，其道远，其气深，其行迟，不能**日作**，故**次日乃稽积而作焉**。	帝曰：善。**其作日晏与其日早者，何气使然？** 岐伯曰：邪气客于风府，循膂而下。卫气一日一夜大会于风府，其明日，日下一节，故其作**也晏**，此先客于脊背也。每至于风府则腠理开，腠理开则邪气入，邪气入则病作，**以此日作稍益晏也**。**其出于**风府，日下一节，二十五日下至**骶骨**，二十六日入于脊内，注**于伏膂**之脉。其气上行九日，出于缺盆之中，其气**日高，故作日益早也**。其间日发者，**由邪气内薄于五府，横连募原也**。其道远，其气深，其行迟，不能**与卫气俱行，不得皆出**，故间日乃作**也**。
黄帝曰：善。夫风之与疟也，相与同类，而风常在，而疟**特以时休**，何也？ 岐伯曰：风气留其处，疟气随经络沉以内**搏**，故卫气应乃作也。	帝曰：善。夫风之与疟也，相似同类，而风**独**常在，疟**得有时而休者**，何也？ 岐伯曰：风气留其处，**故常在**，疟气随经络沉以内**薄**，故卫气应乃作。

　　由上表可知，《疟论》调换了《岁露论》前两段的次序，除此以外文字变化不大。由两篇内容分析，《岁露论》原文主旨是论述卫气之运行，因涉及与疟病"发作以时"症候表现的关系，而附带提及。《疟论》则为论述疟病之专篇，其引述此段文字在于论述疟病之病机，两者文字虽同而所论各有侧重，当非重出，而《疟论》似在后。观《疟论》亦引及《刺法》，其内容同见于《灵枢·逆顺》，以此推之，仍以《疟论》引述《岁露论》的可能性为大。

　　（2）《素问·天元纪大论》与《阴阳应象大论》

　　《素问·阴阳应象大论》是《内经》中集中论述阴阳五行理论的经典篇章，而其核心内容亦重见于"七篇大论"之一的《天元纪大论》中，文字大致相同，次序上则有所调整。但在文字上有一处重要改动：《阴阳应象大论》中"天地之道也，万物之纲纪，变化之父母，生杀之本始，神明之府也"的主语是"阴阳"，而在《天元纪大论》中则被加上两个字替换成了"五运阴阳"。两个字的变动，体现了由"阴阳五行"学说向"五运六气"学说的发展过渡，也显示出两篇之间孰先孰后的引证关系。

---

　　①　卫气之行风府：《素问·疟论》、《太素》卷二十五《疟解》、《甲乙经》卷七第五并作"其出于风府"。

　　②　至：《素问·疟论》、《太素》卷二十五《疟解》、《甲乙经》卷七第五并作"早"，当从。

表 3－25　《素问·天元纪大论》与《阴阳应象大论》内容对照表

《素问·天元纪大论》	《素问·阴阳应象大论》
黄帝问曰：天有五行，御五位，以生寒暑燥湿风，人有五藏，化五气，以生喜怒思忧恐，论言五运相袭而皆治之，终期之日，周而复始，余已知之矣，愿闻其与三阴三阳之候奈何合之？ 鬼臾区稽首再拜对曰：昭乎哉问也。夫五运阴阳者，天地之道也，万物之纲纪，变化之父母，生杀之本始，神明之府也，可不通乎！故物生谓之化，物极谓之变，阴阳不测谓之神，神用无方谓之圣。	阴阳者，天地之道也，万物之纲纪，变化之父母，生杀之本始，神明之府也，治病必求于本。故积阳为天，积阴为地。阴静阳躁，阳生阴长，阳杀阴藏。阳化气，阴成形……天有四时五行，以生长收藏，以生寒暑燥湿风。人有五藏，化五气，以生喜怒悲忧恐。故喜怒伤气，寒暑伤形。暴怒伤阴，暴喜伤阳……
夫变化之为用也，在天为玄，在人为道，在地为化。化生五味，道生智，玄生神。神在天为风，在地为木，在天为热，在地为火，在天为湿，在地为土，在天为燥，在地为金，在天为寒，在地为水，故在天为气，在地成形，形气相感而化生万物矣。	……东方生风，风生木，木生酸，酸生肝，肝生筋，筋生心，肝主目。其在天为玄，在人为道，在地为化。化生五味，道生智，玄生神。神在天为风，在地为木…… 其在天为热，在地为火…… 其在天为湿，在地为土…… 其在天为燥，在地为金…… 其在天为寒，在地为水……
然天地者，万物之上下也；左右者，阴阳之道路也；水火者，阴阳之征兆也；金木者，生成之终始也。气有多少，形有盛衰，上下相召而损益彰矣。	故曰：天地者，万物之上下也；阴阳者，血气之男女也；左右者，阴阳之道路也；水火者，阴阳之征兆也；阴阳者，万物之能始也。故曰：阴在内，阳之守也；阳在外，阴之使也。

　　今本《阴阳应象大论》中"肝主目"与"神在天为风"之间有一段文字："其在天为玄，在人为道，在地为化。化生五味，道生智，玄生神。"亦见于《天元纪大论》中。然与下文文例明显不合，因为下文论及心、脾、肺等，皆在"其"字后面直接接续"在天为热""在天为湿""在天为燥"等，而在《天元纪大论》中则无问题。疑此段系王冰据《天元纪大论》插入此篇者，然新校正未指出此一改动，故尚难定论。

　　至于《阴阳应象大论》中的"喜怒悲忧恐"，《天元纪大论》作"喜怒思忧恐"。新校正予以解说云："按《天元纪大论》'悲'作'思'，又本篇下文'肝在志为怒，心在志为喜，脾在志为思，肺在志为忧，肾在志为恐'，《玉机真藏论》作'悲'。诸论不同，皇甫士安《甲乙经·精神五藏》篇具有其说。盖言悲者，以悲能胜怒，取五志迭相胜而为言也；举思者，以思为脾之志也。各举一则，义俱不足，两见之则互相成义也。"可见各有道理,可两存之。

(四) 一篇涉及其他多篇内容例

(1)《灵枢·经水》

《灵枢·经水》云:

> 若夫八尺之士,皮肉在此,外可度量切循而得之,其死可解剖而视之,其藏之坚脆,府之大小,谷之多少,脉之长短,血之清浊,气之多少,十二经之多血少气,与其少血多气,与其皆多血气,与其皆少血气,皆有大数。
>
> ……黄帝曰:夫经脉之小大,血之多少,肤之厚薄,肉之坚脆,及腘之大小,其可为量度乎?岐伯答曰:其可为量度者,取其中度也,不甚脱肉而血气不衰也。若失度之人,痟瘦而形肉脱者,恶可以量度刺乎?审切循扪按,视其寒温盛衰而调之,是谓因适而为之真也。

此节内容涉及《灵枢》多个篇章,今列表如下:

表 3 - 26 《经水》与《灵枢》诸篇内容对照表

本 篇 内 容	与之对应的他篇内容
藏之坚脆	《灵枢·本藏》 五藏者,固有小大、高下、坚脆、端正、偏倾者;六府亦有小大、长短、厚薄、结直、缓急。凡此二十五者各不同,或善或恶,或吉或凶,请言其方。
	《灵枢·师传》 黄帝曰:《本藏》以身形、肢节、腘肉,候五藏六府之小大焉。
府之大小,谷之多少	《灵枢·肠胃》 黄帝问于伯高曰:余愿闻六府传谷者,肠胃之小大长短,受谷之多少奈何?
	《灵枢·平人绝谷》 肠胃之长,凡五丈八尺四寸,受水谷九斗二升一合合之大半,此肠胃所受水谷之数也……故肠胃之中,当留谷二斗,水一斗五升,故平人日再后,后二升半,一日中五升,七日五七三斗五升,而留水谷尽矣。故平人不食饮七日而死者,水谷、精气、津液皆尽故也。

续　表

本 篇 内 容	与之对应的他篇内容
脉之长短	《灵枢·骨度》 黄帝问于伯高曰：脉度言经脉之长短，何以立之？伯高曰：先度其骨节之大小广狭长短，而脉度定矣。黄帝曰：愿闻众人之度，人长七尺五寸者，其骨节之大小长短各几何？ ……此众人骨之度也，所以立经脉之长短也。是故视其经脉之在于身也，其见浮而坚，其见明而大者，多血；细而沉者，多气也。
	《灵枢·脉度》 黄帝曰：愿闻脉度。岐伯答曰：手之六阳，从手至头，长五尺，五六三丈。手之六阴，从手至胸中，三尺五寸，三六一丈八尺，五六三尺，合二丈一尺。足之六阳，从足上至头八尺，六八四丈八尺。足之六阴，从足至胸中，六尺五寸，六六三丈六尺，五六三尺，合三丈九尺。蹻脉从足至目，七尺五寸，二七一丈四尺，二五一尺，合一丈五尺。督脉、任脉各四尺五寸，二四八尺，二五一尺，合九尺。凡都合一十六丈二尺，此气之大经隧也。经脉为里，支而横者为络，络之别者为孙，盛而血者疾诛之，盛者泻之，虚者饮药以补之。
血之清浊，气之多少	《灵枢·逆顺肥瘦》 黄帝曰：愿闻自然奈何？岐伯曰：临深决水，不用功力，而水可竭也；循掘决冲，而经可通也。此言气之滑涩，血之清浊，行之逆顺也……黄帝曰：临深决水奈何？岐伯曰：血清气浊，疾泻之，则气竭焉。黄帝曰：循掘决冲奈何？岐伯曰：血浊气涩，疾泻之，则经可通也。
	《灵枢·阴阳清浊》 黄帝曰：余闻十二经脉，以应十二经水者，其五色各异，清浊不同，人之血气若一，应之奈何？……黄帝曰：愿闻人气之清浊。岐伯曰：受谷者浊，受气者清。清者注阴，浊者注阳。浊而清者，上出于咽。清而浊者，则下行。清浊相干，命曰乱气。
	《灵枢·卫气失常》 伯高曰：必先别其三形，血之多少，气之清浊，而后调之。治无失常经。是故膏人纵腹垂腴，肉人者，上下容大，脂人者，虽脂不能大也①。
十二经之多血少气，与其少血多气，与其皆多血气，与其皆少血气	《灵枢·五音五味》 《灵枢·九针论》 《素问·血气形志》 （参见表3-5及表3-13）

———————

① 也：明赵府本作"者"，据明无名氏本改。

由上表可知,《经水》篇当成于以上诸篇内容具备之后,方可综述、讨论这些问题,应属《灵枢》中较晚出之篇章。而《素问·方盛衰论》亦提到"诊有十度,度人脉度、藏度、肉度、筋度、俞度",亦为其篇晚出之证据。

(2)《灵枢·卫气》

《灵枢·卫气》云:

> 黄帝曰:五藏者,所以藏精神魂魄者也。六府者,所以受水谷而行化物者也。其气内干五藏,而外络肢节。其浮气之不循经者,为卫气。其精气之行于经者,为营气。阴阳相随,外内相贯,如环之无端,亭亭淳淳乎,孰能穷之。然其分别阴阳,皆有标本虚实所离之处。能别阴阳十二经者,知病之所生。候①虚实之所在者,能得病之高下。知六府之气街者,能知解结契绍于门户。能知虚石②之坚软者,知补泻之所在。能知六经标本者,可以无惑于天下。

表3-27 《卫气》与《灵枢》诸篇内容对照表

本 篇 内 容	与之对应的他篇内容
五藏者,所以藏精神魂魄者也。六府者,所以受水谷而行化物者也。	《灵枢·本神》 肝藏血,血舍魂……脾藏营,营舍意……心藏脉,脉舍神……肺藏气,气舍魄……肾藏精,精舍志……
	《灵枢·本藏》 五藏者,所以藏精神血气魂魄者也。六府者,所以化水谷而行津液者也。
	《灵枢·肠胃》 黄帝问于伯高曰:余愿闻六府传谷者,肠胃之小大长短,受谷之多少奈何?
其浮气之不循经者,为卫气。其精气之行于经者,为营气。阴阳相随,外内相贯,如环之无端。	《灵枢·营卫生会》 黄帝问于岐伯曰:人焉受气?阴阳焉会?何气为营?何气为卫?营安从生?卫于焉会?老壮不同气,阴阳异位,愿闻其会。岐伯答曰:人受气于谷,谷入于胃,以传于肺,五藏六府,皆以受气。其清者为营,浊者为卫,营在脉中,卫在脉外,营周不休,五十而复大会。阴阳相贯,如环无端。

---

① 候:《太素》卷十《经脉标本》其上有"知"字。

② 石:《太素》卷十《经脉标本》、《甲乙经》卷二第四并作"实",当从。

续　表

本篇内容	与之对应的他篇内容
能别阴阳十二经者,知病之所生。	《灵枢·经脉》 黄帝曰:经脉者,所以能决死生,处百病,调虚实,不可不通。
(知)候虚实之所在者,能得病之高下。	《灵枢·邪气藏府病形》 黄帝问于岐伯曰:邪气之中人也奈何? 岐伯答曰:邪气之中人高也。黄帝曰:高下有度乎? 岐伯曰:身半已上者,邪中之也;身半已下者,湿中之也。故曰:邪之中人也,无有常,中于阴则溜①于府,中于阳则溜于经。
知六府之气街者,能知解结契绍于门户。	本篇(《灵枢·卫气》)下文
能知虚石之坚软者,知补泻之所在。	《灵枢·本藏》 五藏者,所以参天地,副阴阳,而连四时,化五节者也。五藏者,固有小大、高下、坚脆、端正、偏倾者;六府亦有小大、长短、厚薄、结直、缓急。凡此二十五者,各不同,或善或恶,或吉或凶,请言其方。
能知六经标本者,可以无惑于天下。	本篇(《灵枢·卫气》)下文

由上表可知,《卫气》实为一篇综合性文献,成于《本神》《本藏》诸篇之后;而其所新增的内容,则主要对经脉的标本理论有所贡献。

(3)《灵枢·邪客》

《灵枢·邪客》云:

黄帝曰:持针纵舍奈何? 岐伯曰:必先明知十二经脉之本末,皮肤之寒热,脉之盛衰滑涩。其脉滑而盛者,病日进;虚而细者,久以持;大以涩者,为痛痹;阴阳如一者,病难治;其本末尚热者,病尚在;其热已衰者,其病亦去矣。持其尺,察其肉之坚脆、小大、滑涩、寒温、燥湿。因视目之五色,以知五藏而决死生;视其血脉察其色,以知其寒热痛痹。

---

① 溜:《甲乙经》卷四第二上作"留"。下同。

灵素探源——《黄帝内经》的成书与中医生命观的构建

表 3-28　《邪客》与《灵枢》诸篇内容对照表

本 篇 内 容	与之对应的他篇内容
必先明知十二经脉之本末，皮肤之寒热，脉之盛衰滑涩。	《灵枢·禁服》 盛则为热，虚则为寒，紧则为痛痹，代则乍甚乍间……必审按其本末，察其寒热，以验其藏府之病。
其脉滑而盛者，病日进；虚而细者，久以持；大以涩者，为痛痹；阴阳如一者，病难治；其本末尚热者，病尚在；其热已衰者，其病亦去矣。	《灵枢·论疾诊尺》 尺肤热甚，脉盛躁者，病温也；其脉盛而滑者，病且出也。尺肤寒，其脉小者，泄少气。尺肤炬然，先热后寒者，寒热也。尺肤先寒，久大①之而热者，亦寒热也。 ……人病，其寸口之脉，与人迎②之脉小大等，及其浮沉等者，病难已也。
	《灵枢·阴阳二十五人》 按其寸口人迎，以调阴阳，切循其经络之凝涩，结而不通者，此于身皆为痛痹，甚则不行，故凝涩。
持其尺，察其肉之坚脆、小大、滑涩、寒温、燥湿。	《灵枢·论疾诊尺》 黄帝问于岐伯曰：余欲无视色持脉，独调其尺，以言其病，从外知内，为之奈何？岐伯曰：审其尺之缓急、小大、滑涩，肉之坚脆，而病形定矣。
因视目之五色，以知五藏而决死生；	《灵枢·论疾诊尺》 目赤色者病在心，白在肺，青在肝，黄在脾，黑在肾。黄色不可名者，病在胸中。
视其血脉察其色，以知其寒热痛痹。	《灵枢·论疾诊尺》 诊血脉者，多赤多热，多青多痛，多黑为久痹，多赤、多黑、多青皆见者，寒热。身痛而色微黄，齿垢黄，爪甲上黄，黄疸也。安卧，小便黄赤，脉小而涩者，不嗜食。

　　以上表考之，《邪客》所论多是引证《论疾诊尺》的内容，必成于此篇之后；涉及《禁服》《阴阳二十五人》之内容，或确实出于彼篇，或引自其更早祖本亦未可知。

----

① 大：《太素》卷十五《尺诊》、《甲乙经》卷四第二上并作"持"。
② 迎：原作"近"，据《太素》卷十四《人迎脉口诊》改。

（4）全元起本《素问·上古天真论》（今本《阴阳应象大论》）

篇中借黄帝之口问曰：

帝曰：余闻上古圣人，论理人形，列别藏府，端络经脉，会通六合，各从其经，气穴所发，各有处名，溪谷属骨，皆有所起，分部逆从，各有条理，四时阴阳，尽有经纪，外内之应，皆有表里，其信然乎？

岐伯对曰：夫上古圣人之教下也①……

以上一节文字至"岐伯对曰"，通行本《素问》在《阴阳应象大论》中，后文接"东方生风，风生木"等一大段论述五行—五脏配属的内容。依林亿等新校正所云，此节本为《上古天真论》中的文字，为王冰移易于此。在《上古天真论》中，此段文字应插入到"故半百而衰也"与"夫上古圣人之教下也"之间，使上下文义更为贯通，可知全元起原本不误，王冰所改非是。故仍作《上古天真论》篇文处理。

表 3-29 《素问·上古天真论》（今本《阴阳应象大论》）与《内经》诸篇内容对照表

本 篇 内 容	与之对应的他篇内容
论理人形，列别藏府，端络经脉	《灵枢》中《本藏》《经脉》等篇
会通六合，各从其经	《灵枢·经别》 黄帝问于岐伯曰：余闻人之合于天道也，……十二经脉者，此五藏六府之所以应天道。夫十二经脉者，人之所以生，病之所以成；人之所以治，病之所以起；学之所始，工之所止也；粗之所易，上之所难。请问其离合出入奈何？ 岐伯稽首再拜曰：…… 足少阴之正……合于太阳，此为一合。成以诸阴之别，皆为正也。 足厥阴之正……合于少阳，与别俱行，此为二合也。 足太阴之正……合于阳明，与别俱行，上结于咽，贯舌中，此为三合也。 手少阴之正……合目内眦，此为四合也。 手心主之正……合少阳完骨之下，此为五合也。 手太阴之正……复合阳明，此六合也。

① 上古圣人之教下也：《太素》作"上古圣人之教也，下皆为之"。

续　表

本 篇 内 容	与之对应的他篇内容
气穴所发,各有处名	《素问·气穴论》 黄帝问曰:余闻气穴三百六十五以应一岁,未知其所,愿卒闻之……岐伯再拜而起曰:臣请言之……藏俞五十穴,府俞七十二穴,热俞五十九穴,水俞五十七穴,头上五行行五,五五二十五穴,中胪两傍各五,凡十穴,大椎上两傍各一,凡二穴,目瞳子浮白二穴,两髀厌分中二穴,犊鼻二穴,耳中多所闻二穴,眉本二穴,完骨二穴,项①中央一穴,枕骨二穴,上关二穴,大迎二穴,下关二穴,天柱二穴,巨虚上下廉四穴,曲牙二穴,天突一穴,天府二穴,天牖二穴,扶突二穴,天窗二穴,肩解二穴,关元一穴,委阳二穴,肩贞二穴,喑门一穴,脐一穴,胸俞十二穴,背俞二穴,膺俞十二穴,分肉二穴,踝上横二穴,阴阳蹻四穴,水俞在诸分,热俞在气穴,寒热俞在两骸厌中二穴,大禁二十五,在天府下五寸,凡三百六十五穴,针之所由行也。
	《素问·气府论》 ×××脉气所发者×××穴
溪谷属骨,皆有所起	《素问·气穴论》 帝曰:善。愿闻溪谷之会也。岐伯曰:肉之大会为谷,肉之小会为溪,肉分之间,溪谷之会,以行荣卫,以会②大气……溪谷三百六十五穴会,亦应一岁。
分部逆从,各有条理	《素问·皮部论》 黄帝问曰:余闻皮有分部,脉有经纪,筋有结络,骨有度量,其所生病各异,别其分部,左右上下,阴阳所在,病之始终,愿闻其道。 岐伯对曰:欲知皮部以经脉为纪者,诸经皆然。
	《素问·四时刺逆从论》 是故春气在经脉,夏气在孙络,长夏气在肌肉,秋气在皮肤,冬气在骨髓中。帝曰:余愿闻其故。岐伯曰:……是故邪气者,常随四时之气血而入客也,至其变化不可为度,然必从其经气,辟除其邪,除其邪则乱气不生。帝曰:逆四时而生乱气奈何? 岐伯曰:……凡此四时刺者,大逆之病,不可不从也,反之,则生乱气相淫病焉。故刺不知四时之经,病之所生,以从为逆,正气内乱,与精相薄,必审九候,正气不乱,精气不转。

---

① 项:原作"顶",据《太素》卷十一《气穴》改,与《气府论》督脉气所发"项中央二"合。

② 会:新校正云:按《甲乙经》作"舍"。

续 表

本 篇 内 容	与之对应的他篇内容
四时阴阳,尽有经纪	《素问·脉要精微论》 帝曰:脉其四时动奈何……岐伯曰:请言其与天运转大也。万物之外,六合之内,天地之变,阴阳之应,彼春之暖,为夏之暑,彼秋之忿,为冬之怒,四变之动,脉与之上下,以春应中规,夏应中矩,秋应中衡,冬应中权。 《素问·平人气象论》 脉从阴阳,病易已;脉逆阴阳,病难已。脉得四时之顺,曰病无他;脉反四时及不间藏,曰难已。 《素问·玉机真藏论》 凡治病,察其形气色泽,脉之盛衰,病之新故,乃治之无后其时。形气相得,谓之可治……脉从四时,谓之可治……形气相失,谓之难治……脉逆四时,为不可治。必察四难,而明告之。所谓"逆四时"者,春得肺脉,夏得肾脉,秋得心脉,冬得脾脉,其至皆悬绝沉濇者,命曰逆四时。"未有藏形",于春夏而脉沉濇,秋冬而脉浮大,名曰逆四时也。
外内之应,皆有表里	《素问·血气形志篇》 足太阳与少阴为表里,少阳与厥阴为表里,阳明与太阴为表里,是为足阴阳也。手太阳与少阴为表里,少阳与心主为表里,阳明与太阴为表里,是为手之阴阳也。 《素问·调经论》 五藏者,故得六府与为表里,经络支节,各生虚实,其病所居,随而调之。

按《上古天真论》在全元起本第九卷(最后一卷)中,结合其所引证内容之丰富,涉及《内经》他篇之多,可证其为《素问》中最为后起之成熟篇章。

(5)《素问·至真要大论》

今本《素问》中的《至真要大论》,独占一卷之篇幅(第二十二卷),有八千余字,远远超过《内经》其他各篇,而仅次于《六元正纪大论》(亦为"七篇大论"之一)。其内容涉及阴阳五行、五运六气、病机治法等,篇中多精辟之论述,称为"至真要"实不为过,至今仍是中医学的经典文献。依学术发展之一般规律,往往是前修未密,后出转精,最为成熟的理论也最为晚出。从文献学的角度看,理论最为成熟的著作通常是综合吸收了在其以前大量文献的内容。以《至真要大论》的内容考之,其引述文献之丰富在《内经》中也堪为翘楚。

如《素问·至真要大论》云:

> 岐伯曰：谨察阴阳所在而调之，以平为期，正者正治，反者反治。帝曰：夫子言察阴阳所在而调之，论言人迎与寸口相应，若引绳小大齐等，命曰平，阴之所在寸口何如？岐伯曰：视岁南北，可知之矣。

其所引"论言"，见于《灵枢·禁服》：

> 黄帝曰：寸口主中，人迎主外，两者相应，俱往俱来，若引绳大小齐等，春夏人迎微大，秋冬寸口微大，如是者名曰平人。

《素问·至真要大论》又云：

> 调气之方，必别阴阳，定其中外，各守其乡，内者内治，外者外治，微者调之，其次平之，盛者夺之，汗之下之，寒热温凉，衰之以属，随其攸利，谨道如法，万举万全，气血正平，长有天命。

篇末的结语则是仿效了《素问·生气通天论》（此篇亦为古经遗文，分析见前），有意于向经典看齐：

> 是故谨和五味，骨正筋柔，气血以流，腠理以密，如是则骨气以精，谨道如法，长有天命。

另外一节文字则密集引用了《大要》、《脉要》及《生气通天论》的内容，可与《素问》之《脉要精微论》《生气通天论》两篇互参。列表对照如下：

表 3-30 《素问·至真要大论》与《脉要精微论》《生气通天论》内容对照表

《素问·至真要大论》	《素问·脉要精微论》	《素问·生气通天论》
故《大要》曰：**彼春之暖，为夏之暑，彼秋之忿，为冬之怒**，谨按四维，斥候皆归，其终可见，其始可知。此之谓也。	帝曰：脉其四时动奈何？知病之所在奈何？知病之所变奈何？知病乍在内奈何？知病乍在外奈何？请问此五者，可得闻乎？	

续　表

《素问·至真要大论》	《素问·脉要精微论》	《素问·生气通天论》
《脉要》曰：春不沉，夏不弦，冬不涩，秋不数，是谓四塞。沉甚曰病，弦甚曰病，涩甚曰病，数甚曰病，参见曰病，复见曰病，未去而去曰病，去而不去曰病，反者死。故曰：**气之相守司也**，如权衡之不得相失也。	岐伯曰：请言其与天运转大也。万物之外，六合之内，天地之变，阴阳之应，**彼春之暖，为夏之暑，彼秋之忿，为冬之怒**，四变之动，脉与之上下，**以春应中规，夏应中矩，秋应中衡**，冬应中权。	
夫阴阳之气，**清静则生化治**，动则苛疾起，此之谓也。		故风者，百病之始也，**清静则肉腠闭拒**，虽有大风苛毒，弗之能害，此因时之序也。

　　由此可见，以《至真要大论》而言，确系成于《素问》大多数篇章成篇之后。依此推之，"七篇大论"整体上的时间似应晚于《素问》之成编。

六、互训例

（一）不同篇章之间互为经传例

　　古书多有经传并存、自为注解之例，如《墨子》有《经上》《经下》，有《经说》；《管子·心术》等篇也自为注解。《素问》《灵枢》中亦多此例，如《素问》之《离合真邪论》《针解》，与《灵枢》之《小针解》《九针论》诸篇，均包含了对《灵枢·九针十二原》内容的解说；《素问》之《脉解》《阳明脉解》篇，则与《灵枢·经脉》及更早的古脉书有关。前人对此多已经发现并指出，如宋代林亿等在校正《素问·针解篇》时屡屡提示："详自篇首至此，与《太素·九针解》篇经同而解异，二经互相发明也"；"详自篇首至此文出《灵枢经》，《素问》解之互相发明也"。明代《灵枢》注家马莳则径引《小针解》篇，为《九针十二原》作注，深得"以经解经"之妙。

　　然笔者发现《灵枢》中不仅是《九针十二原》篇，其他如《终始》《邪客》等篇中皆存在与他篇互为引证、解说的情况，证实了在《灵枢经》成书之前，确实存在古《九针》文献，为《内经》各篇的编撰者所共同奉为经典，加以引用和论说（相关资料的辑录参见附录四）。

（1）《素问·八正神明论》与《灵枢·官能》《岁露论》

日本学者山田庆儿先生注意到《素问·八正神明论》对《灵枢》之《官能》《岁露论》的引用，并由此揭示出"三部九候派"与"九针派""九宫八风派"之间的关系问题。①

今将相关篇章的内容列表对照如下——

表 3-31　《素问·八正神明论》与《灵枢·官能》内容对照表

《素问·八正神明论》	《灵枢·官能》
黄帝问曰：**用针之服必有法则**焉，今何法何则？岐伯对曰：法天则地，合以**天光**。……凡刺之法必候日月星辰，四时**八正之气**，气定乃刺之……**故曰天忌不可不知也。**	**用针之服，必有法则**，上视天光，下司八正，以辟奇邪，而观百姓，审于虚实，无犯其邪，是得天之露，遇岁之虚，救而不胜，反受其殃。故曰**必知天忌**，乃言针意。
……**法往古者**，先知《针经》也。**验于来今者**，先知日之寒温，月之虚盛，以候气之浮沉而调之于身，观其立有验也。**观其冥冥者**，言形气。荣卫之不形于外，而工独知之。以日之寒温，月之虚盛，四时气之浮沉，参伍相合而调之，工常先见之，然而不形于外，故曰观于冥冥焉。**通于无穷者**，可以传于后世也。**是故工之所以异也。**然而不形见于外，故**俱不能见也。**视之无形，尝之无味，故谓冥冥，**若神仿佛。**	**法于往古，验于来今，观于窈冥，通于无穷，粗之所不见，良工之所贵，莫知其形，若神仿佛。**
虚邪者，八正之虚邪气也。**正邪者**，身形若用力，汗出腠理开，逢虚风，其中人也微，故**莫知其情，莫见其形。**	邪气之中人也，洒淅动形，**正邪之中人也微**，先见于色，不知于其身，若在若无，若亡若存，**有形无形，莫知其情。**
上工救其萌芽，必先见②三部九候之气，尽调不败而救之，故曰上工。**下工救其已成，救已败**③。救其已成者，言不知三部九候之相失，因病而败之也。**知其所在者**，知诊三部九候之病脉，处而治之，故曰**守其门户焉**。莫知其情而见邪形也。	是故上工之取气，乃救其萌芽，下工守其已成，因败其形。是故工之用针也，**知气之所在，而守其门户**，明于调气，补泻所在，徐疾之意，所取之处。

———————

① ［日］山田庆儿《三部九候论与古代医学形成的模式》，载《中国古代医学的形成》，第 439—474 页。
② 《太素》卷二十四《本神论》作"知"。
③ 救其已成，救其已败：《太素》卷二十四《本神论》无此八字。

续　表

《素问·八正神明论》	《灵枢·官能》
……**泻必用方**。方者,以气方盛也,以月方满也,以日方温也,以身方定也,以息方吸而内针,乃复候其方吸而转针,乃复候其方呼而徐引针,故曰泻必用方,其气而行焉。**补必用员**。员者,行也,行者,移也。刺必中其荣,复以吸排针也。故员与方非①针也。故养神者,必知形之肥瘦,荣卫血气之盛衰。**血气者,人之神,不可不谨养。**	**泻必用员**,切而转之,其气乃行,疾而徐出,邪气乃出,伸而迎之,遥②大其穴,气出乃疾。**补必用方**,外引其皮,令当其门,左引其枢,右推其肤,微旋而徐推之,必端以正,安以静,坚心无解,欲微以留,气下而疾出之,推其皮,盖其外门,真气乃存,**用针之要,无忘其神。**

由上表可见,《素问·八正神明论》实为《灵枢·官能》的阐释和发挥,而且并未遵循"注不破经"的传统,最为重要的区别就是将原文"泻必用员""补必用方",篡改为"泻必用方""补必用员";在对"方"的注释中,不似原文纯以针刺手法作解,而是强调了天时的变化。这是对针刺补泻理论的重要发展。

《灵枢·岁露论》:

黄帝问于少师曰:余闻四时八风之中人也,故有寒暑,寒则皮肤急而腠理闭,暑则皮肤缓而腠理开,贼风邪气因得以入乎? 将必须八正虚邪,乃能伤人乎? 少师答曰:不然。贼风邪气之中人也,不得以时。然必因其开也,其入深,其内极病,其病人也卒暴;因其闭也,其入浅以留,其病也徐以迟。

黄帝曰:有寒温和适,腠理不开,然有卒病者,其故何也? 少师答曰:帝弗知邪入乎? 虽平居,其腠理开闭缓急,其故常有时也。黄帝曰:可得闻乎? 少师曰:人与天地相参也,与日月相应也。故月满则海水西盛,人血气积,肌肉充,皮肤致,毛发坚,腠理郄,烟垢著。当是之时,虽遇贼风,其入浅不深。至其月郭空,则海水东盛,人气血虚,其卫气去,形独居,肌肉减,皮肤纵,腠理开,毛发残,膲理薄,烟垢落,当是之时,遇贼风则其入深,其病人也卒暴。

---

① 《太素》卷二十四《本神论》作"排",当从。
② 遥:《太素》卷十九《知官能》、《甲乙经》卷五第四并作"摇"。

《素问·八正神明论》：

　　岐伯曰：凡刺之法，必候日月星辰，四时八正之气，气定乃刺之。是故天温日明，则人血淖液而卫气浮，故血易泻，气易行；天寒日阴，则人血凝泣而卫气沉。月始生，则血气始精，卫气始行；月郭满，则血气实，肌肉坚；月郭空，则肌肉减，经络虚，卫气去，形独居。是以因天时而调血气也。是以天寒无刺，天温无疑①。月生无泻，月满无补，月郭空无治，是谓得时而调之。因天之序，盛虚之时，移光定位，正立而待之。故日月生而泻，是谓藏虚。月满而补，血气扬溢，络有留血，命日重实。月郭空而治，是谓乱经。阴阳相错，真邪不别，沉以留止，外虚内乱，淫邪乃起。

　　帝曰：星辰八正何候？岐伯曰：星辰者，所以制日月之行也。八正者，所以候八风之虚邪，以时至者也。四时者，所以分春秋冬夏之气所在，以时调之也。八正之虚邪，而避之勿犯也。以身之虚而逢天之虚，两虚相感，其气至骨，入则伤五藏。工候救之，弗能伤也。故日天忌不可不知也。

　　《岁露论》篇中所见的"九宫八风"理论，是运用"太一行九宫"之术数以占测天时民病。其与"七篇大论"之"五运六气"立意相近，而所用术数体系不同。笔者颇疑《岁露论》与《九宫八风论》本系一篇，为《灵枢》编者所误分为二。比较以上两节文字，可以看出《八正神明论》在四时八风虚邪致病、月郭之空满与人血气虚实的关系等方面都明显受到《岁露论》理论的影响，并据此对《官能》篇的针刺补泻理论进行了重新阐释。

　　(2)《素问·脉解篇》与《阴阳十一脉灸经》及《灵枢·经脉》

　　《脉解篇》是《素问》中较为特异的一篇。从篇题和篇中经脉病候的内容大概看上去，一般都会以为是对《灵枢·经脉》的注解。然王冰作注时已注意到："此一篇殊与前后经文不相连接，别释经脉发病之源，与《灵枢经》流注略同，所指殊异。"新校正却又弥缝云："详此篇所解多《甲乙经》是动、所生之病，虽复少有异处，大概则不殊矣。"②历代注家虽仍以此篇为《经脉》篇之注解，却总难以弥合两

---

① 疑：《甲乙经》卷五第一上作"凝"，义胜。
② 《黄帝内经素问》影印顾从德本，第99页上。

者所描述经脉病候的歧异之处。因此,《素问注释汇粹》认为本篇还注解了《内经》其他篇中的经脉病候,除《经脉》篇外,列举了《灵枢》之《经筋》《水胀》,《素问》之《六元正纪大论》《大奇论》《热论》《腹中论》《逆调论》《调经论》等篇中相关的经脉病候与之对照。① 而且此篇解说足三阴三阳脉候,引用汉代象数易"卦气说"为释,与《易纬·通卦验》相类。②

马王堆帛书《阴阳十一脉灸经》与张家山汉简《脉书》出土后,学者们惊奇地发现《脉解》所解的经脉病候与《灵枢·经脉》内容不同者,却能在《阴阳十一脉灸经》中找到对应,由此勘破了此篇晚于《经脉》篇成书的定论。而将这几种经脉文献对照,可以发现《灵枢·经脉》是怎样在整理以前经脉文献基础上修订成篇的,对于研究中医经脉学说的源流不无小补。

表3-32　《素问·脉解篇》《阴阳十一脉灸经》《灵枢·经脉篇》病候对照表

	《素问·脉解篇》	《阴阳十一脉灸经》	《灵枢·经脉篇》
太阳	太阳所谓**肿腰椎痛**者,正月太阳寅,寅太阳也,正月阳气出在上而阴气盛,阳未得自次也,故肿腰椎痛也。**病偏虚为跛**者,正月阳气冻解地气而出也,所谓偏虚者,冬寒颇有不足者,故偏虚为跛也。所谓**强上引背**者,阳气大上而争,故强上也。所谓**耳鸣**者,阳气万物盛上而跃,故耳鸣也。所谓**甚则狂颠疾**者,阳尽在上而阴气从下,下虚上实,故狂颠疾也。所谓**浮为聋**者,皆在气也。所谓**入中为喑**者,阳盛已衰,故为喑也。内夺而厥,则为喑俳,此肾虚也,少阴不至者,厥也。	是动则病:**冲头痛,目似脱,项似伐,胸痛,腰似折**,髀不可以运,腘如结,腨如裂,此为踵厥,是钜阳脉主治。其所产病:**头痛,耳聋**,项痛,耳强,疟,背痛,腰痛,尻痛,痔,郄痛,腨痛,足小指痹,为十二病。	是动则**病冲头痛,目似脱,项如拔,脊痛腰似折**,髀不可以曲,腘如结,踹如裂,是为踝厥。是主筋所生病者,痔,疟,**狂癫疾**,头囟项痛,目黄泪出鼽衄,项背腰尻腘踹脚皆痛,小指不用。

――――――――

① 程士德《素问注释汇粹》(上册),北京:人民卫生出版社,1982,第710—712页。

② 黄龙祥《中国针灸学术史大纲》,第486—489页。

续 表

	《素问·脉解篇》	《阴阳十一脉灸经》	《灵枢·经脉篇》
少阳	少阳所谓**心胁痛**者,言少阳盛①也,盛者心之所表也,九月阳气尽而阴气盛,故心胁痛也。所谓**不可反侧**者,阴气藏物也,物藏则不动,故不可反侧也。所谓**甚则跃**者,九月万物尽衰,草木毕落而堕,则气去阳而之阴,气盛而阳之下长,故谓跃。	是动则病:**心与胁痛,不可以反侧,甚则无膏,足外反**,此为阳厥,是少阳脉主治。其所产病:□痛,项痛,头颈痛,胁痛,疟,汗出,节尽痛,髀外廉痛,□痛,鱼股痛,膝外廉痛,振寒,足中指踝〈痹〉,为十二病。	是动则病口苦,善太息,**心胁痛不能转侧,甚则**面微有尘,体无膏泽,**足外反热**,是为阳厥。是主骨所生病者,头痛颔痛,目锐眦痛,缺盆中肿痛,腋下肿,马刀侠瘿,汗出振寒,疟,胸胁肋髀膝外至胫绝骨外踝前及诸节皆痛,小指次指不用。
阳明	阳明所谓**洒洒振寒**者,阳明者午也,五月盛阳之阴也,阳盛而阴气加之,故洒洒振寒也。所谓**胫肿而股不收**者,是五月盛阳之阴也,阳者衰于五月,而一阴气上,与阳始争,故胫肿而股不收也。所谓**上喘而为水**者,阴气下而复上,上则邪客于藏府间,故为水也。所谓**胸痛少气**者,水气在藏府也,水者阴气也,阴气在中,故胸痛少气也。所谓**甚则厥,恶人与火,闻木音则惕然而惊**者,阳气与阴气相薄,水火相恶,故惕然而惊也。所谓**欲独闭户牖而处**者,阴阳相薄也,阳尽而阴盛,故欲独闭户牖而居。所谓**病至则欲乘高而歌,弃衣而走**者,阴阳复争,而外并于阳,故使之弃衣而走也。所谓**客孙脉则头痛鼻衄腹肿**者,阳明并于上,上者则其孙络太阴也,故头痛鼻衄腹肿也。	是动则病:**洒洒病寒**,喜龙〈伸〉,数欠,颜黑,病肿,病至则恶人与火,**闻木音则惕然惊,心肠**〈惕〉,**欲独闭户牖而处,病甚则欲登高而歌,弃衣而走**,此为骭厥,是阳明脉主治。其所产病:**颜痛,鼻衄**,领〈颔〉颈痛,乳痛,心与胠痛,**腹外肿**,肠痛,膝跳,跗上痹,为十病。	是动则病**洒洒振寒**,善呻②数欠,颜黑,**病至则恶人与火,闻木声则惕然而惊,心欲动,独闭户塞牖而处,甚则欲上高而歌,弃衣而走**,贲响腹胀,是为骭厥。是主血所生病者,狂疟温淫汗出,**鼽衄**,口㖞唇胗,颈肿喉痹,**大腹水肿**,膝膑肿痛,循膺、乳、气街、股、伏兔、骭外廉、足跗上皆痛,中指不用。气盛则身以前皆热,其有余于胃,则消谷善饥,溺色黄。气不足则身以前皆寒栗,胃中寒则胀满。

---

① 盛:《太素》卷八《经脉病解》作"戌",当从。
② 呻:《太素》卷八《经脉连环》、《甲乙经》卷二第一上并作"伸"。

	《素问·脉解篇》	《阴阳十一脉灸经》	《灵枢·经脉篇》
太阴	太阴所谓**病胀**者，太阴子也，十一月万物气皆藏于中，故曰病胀。所谓**上走心为噫**者，阴盛而上走于阳明，阳明络属心，故曰上走心为噫。所谓**食则呕**者，物盛满而上溢，故呕也。所谓**得后与气则快然如衰**者，十二月①阴气下衰，而阳气且出，故曰得后与气则快然如衰也。	是动则病：**上〔当〕走心，使腹胀，善噫，食欲呕，得后与气则怏然衰**，是钜阴脉主治。其所产病：病独心烦，死；心痛与腹胀，死；不能食，不能卧，强欠，三者同则死；溏泄，死；水与闭同则死，为十病。	是动则病舌本强，食则呕，胃脘痛，**腹胀善噫，得后与气则快然如衰**，身体皆重。是主脾所生病者，舌本痛，体不能动摇，食不下，烦心，心下急痛，溏，瘕泄，水闭，黄疸，不能卧，强立股膝内肿厥，足大指不用。
厥阴	厥阴所谓**癞疝，妇人少腹肿**者，厥阴者辰也，三月阳中之阴，邪在中，故曰癞疝少腹肿也。所谓**腰脊痛不可以俯仰**者，三月一振荣华，万物一俯而不仰也。所谓**癞癃疝肤胀**者，曰阴亦盛而脉胀不通，故曰癞癃疝也。所谓**甚则嗌干热中**者，阴阳相薄而热，故嗌干也。	是动则病：**丈夫癞疝，妇人则少腹肿，腰痛不可以仰，甚则嗌干，面疵**，是厥阴脉主治。其所产病：**热中**，癃，癞，偏疝，为五病。五病有而心烦，死，勿治也。有阳脉与之俱病，可治也。	是动则病腰痛不可以俯仰，**丈夫癞疝，妇人少腹肿，甚则嗌干**，面尘脱色。是②肝所生病者，胸满呕逆飧泄，狐疝遗溺闭癃。
少阴	少阴所谓**腰痛**者，少阴者肾也，十月③万物阳气皆伤，故腰痛也。所谓**呕咳上气喘**者，阴气在下，阳气在上，诸阳气浮，无所依从，故呕咳上气喘也。所谓**色色④不能久立，久坐起则目䀮䀮无所见**者，万物阴阳不定未有主也，秋气始至，微霜始下，而方杀万物，阴阳内夺，故目䀮䀮无所见也。所谓**少气善怒**者，阳气不治，阳气不治则阳气不得出，肝气当治而未得，故善怒，善怒者名曰煎厥。所谓**恐如人将捕之**者，秋气万物未有毕去，阴气少，阳气入，阴阳相薄，故恐也。所谓**恶闻食臭**者，胃无气，故恶闻食臭也。所谓**面黑如地色**者，秋气内夺，故变于色也。所谓**咳则有血**者，阳脉伤也，阳气未盛于上而脉满，满则咳，故血见于鼻也。	是动则病：**悒悒如喘，坐而起则目䀮如毋见，心如悬，病饥，气不足，善怒，心肠〈惕〉，恐人将捕之，不欲食，面黕（黯）若灺色，欬则有血**，此为骨厥，是少阴脉主治。其所产病：□热，舌坼，嗌干，上气，噎，嗌中痛，瘅，嗜卧，欬，瘖，为十病。少阴之脉，灸则强食产肉，缓带，被发，大杖，重履而步，灸几息则病已矣。	是动则病饥不欲食，**面如漆柴**，咳唾则有血，喝喝而喘，坐而欲起，目䀮䀮如无所见，心如悬若饥状，**气不足则善恐，心惕惕如人将捕之**，是为骨厥。是主肾所生病者，口热舌干，咽肿上气，嗌干及痛，烦心心痛，黄疸肠澼，脊股内后廉痛，痿厥嗜卧，足下热而痛……灸则强食生肉，缓带披发，大杖重履而步。

①　十二月：《太素》卷八《经脉病解》作"十一月"，与上文同，当从。

②　是：原脱"肝"字，据《太素》卷八《经脉连环》、《甲乙》卷二第一上补。

③　十月：《太素》卷八《经脉病解》作"七月"，当从。

④　色色：《太素》卷八《经脉病解》作"邑邑"。

(二) 一篇自为注释而注文混入正文例

古书原篇正文旁多附有小字注文或后人批校之语,传抄日久以后,注文往往混入正文,致使经传相杂。《内经》自然也难脱此例,如《灵枢·口问》:

黄帝曰:人之欠者,何气使然?岐伯答曰:卫气昼日行于阳,夜半则行于阴,阴者主夜,夜者卧。阳者主上,阴者主下,故阴气积于下,阳气未尽,阳引而上,阴引而下,阴阳相引,故数欠。阳气尽,阴气盛,则目瞑;阴气尽而阳气盛,则寤矣。泻足少阴,补足太阳。

黄帝曰:人之哕者,何气使然?岐伯曰:⋯⋯补手太阴,泻足少阴。

黄帝曰:人之唏者,何气使然?岐伯曰:⋯⋯补足太阳,泻足少阴。

黄帝曰:人之振寒者,何气使然?岐伯曰:⋯⋯补诸阳。

黄帝曰:人之噫者,何气使然?岐伯曰:⋯⋯补足太阴、阳明。一曰补眉本也①。

黄帝曰:人之嚏者,何气使然?岐伯曰:⋯⋯补足太阳荣②、眉本。一曰眉上也③。

黄帝曰:人之𤺺④者,何气使然?岐伯曰:⋯⋯因其所在,补分肉间。

黄帝曰:人之哀而泣涕出者,何气使然?岐伯曰:⋯⋯补天柱经侠颈⑤。

黄帝曰:人之太息者,何气使然?岐伯曰:⋯⋯补手少阴、心主、足少阳留之也。

黄帝曰:人之涎下者,何气使然?岐伯曰:⋯⋯补足少阴。

黄帝曰:人之耳中鸣者,何气使然?岐伯曰:⋯⋯补客主人、手大指爪甲上与肉交者也。

黄帝曰:人之自啮舌者,何气使然?岐伯曰⑥:⋯⋯视主病者则补之。

---

① 一曰补眉本也:《甲乙经》卷十二第一无此六字。
② 荣:《太素》卷二十七《十二邪》杨注"荣"应作"荥"。
③ 一曰眉上也:《甲乙经》卷十二第一无此五字。
④ 𤺺:《太素》卷二十七《十二邪》作"掸"。杨注"掸、痿、厥同为一病"。
⑤ 侠颈:《太素》卷二十七《十二邪》"颈"作"项"。
⑥ 岐伯曰:原脱,据《太素》卷二十七《十二邪》补,与上下文例合。

凡此十二邪者,皆奇邪之走空窍者也。故邪之所在,皆为不足。故上气不足,脑为之不满,耳为之苦鸣,头为之苦倾,目为之眩;中气不足,溲便为之变,肠为之苦鸣;下气不足,则乃为痿厥心悗①。补足外踝下留之。

黄帝曰:治之奈何?岐伯曰:肾主为欠,取足少阴。肺主为哕,取手太阴、足少阴。唏者,阴与②阳绝,故补足太阳、泻足少阴。振寒者,补诸阳。噫者,补足太阴、阳明。嚏者,补足太阳眉本。䏝,因其所在,补分肉间。泣出,补天柱经侠颈,侠颈者,头中分也。太息,补手少阴、心主,足少阳留之。涎下,补足少阴。耳鸣,补客主人、手大指爪甲上与肉交者。自啮舌,视主病者则补之。目眩头倾,补足外踝下留之。痿厥心悗,刺足大指间上二寸留之,一曰足外踝下留之。

考原篇前文中所问皆为"何气使然",并未问及治法如何;而后文又问"治之奈何",故于对答中详言治法。可知前文中出现的"补……,泻……"之治法内容,当为后人据答语中所言之治法,以注文形式补入前文者。文中尚可见"一曰"云云,更可证其本为注文而混入正文也。

再如《素问·骨空论》:

大风颈项痛,刺风府,风府在上椎。大风汗出,灸譩譆。譩譆在背下侠脊傍三寸所,厌之令病者呼譩譆,譩譆应手。从风憎风,刺眉头。失枕,在肩上横骨间,折使榆臂齐肘正,灸脊中。䏚络季胁引少腹而痛胀,刺譩譆。腰痛不可以转摇,急引阴卵,刺八髎与痛上。八髎在腰尻分间。

蹇膝伸不屈,治其楗。坐而膝痛,治其机。立而暑解,治其骸关。膝痛,痛及拇指治其腘。坐而膝痛如物隐者,治其关。膝痛不可屈伸,治其背内。连骺若折,治阳明中俞髎,若别,治巨阳少阴荥。淫泺胫酸,不能久立,治少阳之维,在外上五寸。辅骨上横骨下为楗,侠髋为机,膝解为骸关,侠膝之骨为连骸,骸下为辅,辅上为腘,腘上为关,头横骨为枕。

---

① 则乃为痿厥心悗:《太素》卷二十七《十二邪》无"乃"字,"心"作"足"字。
② 与:《甲乙经》卷十二第一作"盛"。

上一段在灸刺的穴位下,对穴位的具体部位及取穴方法加以描述,似为原篇中小字夹注混入正文者。下一段前文标举"治其楗""治其机""治其骸关""治其腘""治其关"诸名目,后文则对上述名词所指之具体部位加以解说。这些注释有可能是作者自注或记述"师说",从体例上看表现出"经传杂糅"的特点。

再如全元起本《素问》卷五诸篇:

《素问·评热病论》:病名曰风水。论在《刺法》中。

《素问·腹中论》:病名曰伏梁。……此久病也,难治。居脐上为逆,居脐下为从,勿动亟夺。论在《刺法》中。

《素问·病能论》:肺者,藏之盖也,肺气盛则脉大,脉大则不得偃卧。论在《奇恒》《阴阳》中。

《素问·奇病论》:病名曰胆瘅,……治之以胆募俞。治在《阴阳十二官相使》中。

以上凡"论在……中""治在……中"等,依文例皆为注文混入正文中者,校点时宜加括号以别之。

七、本章小结

今本《素问》《灵枢》中错乱、重复等文本问题,为数不少,历代注家虽略有校正,然所改得失参半,所余错讹仍多。究其原因,实由医家多重实用,改易原文往往出于臆断;且整理之法,亦不重校勘文字、考定篇目,而是截取经文,以类相从。此法皇甫谧已启其端,杨上善亦踵随之,其后代不乏人,遂成《内经》注家之一大宗。其好处在于编者不费周章,学者览观便易;弊端则是割裂原文,断章取义,使原篇卷倒错之讹、分合之误均难得以纠正。笔者通过《素问》《灵枢》通行本与古传本的比较,发现了不少前人未予指出的错简情况,已在本章中举例说明,由此可证实古传本的真实性及其版本价值,故本书研究《内经》原本之卷次和篇第,皆以《素问》全元起本与《灵枢》九卷本为依据。

今本《素问》《灵枢》中重复出现之内容,有一节文字为编者(包括后来之整理者)所误植、重置者,亦有内容精当而为各篇反复引述者,其中各有异同之处,则或因各家观点之分歧,或为不同时代之发展,理清其脉络对于研讨《内经》之成篇大有裨益。

《素问》《灵枢》各篇成篇早晚不同,后出者往往对先在者有所征引和训释,故存在着大量文本互引、互训的情况,本章就所见之例一一加以核查,发现以下几条规律:

(1)《素问》与《灵枢》两者之间相互引用、阐释者,几乎全部可证是《素问》引《灵枢》之文,未见《灵枢》引《素问》者;

(2)《灵枢》内各篇互引者,托名雷公、伯高者,多为托名岐伯者所引用和讨论(亦有反例,如《禁服》引《外揣》);

(3)《素问》"七篇大论"多引及他篇之文;

(4)对于《灵枢·九针十二原》中"九针"部分的训解尤多,既有集中于专篇者(如《灵枢·小针解》《九针论》与《素问·针解》),又有散见于各篇者。

以上几条似可证明:《灵枢》之成编先于《素问》;《灵枢》中托名岐伯诸篇晚于托名他人之篇,并对后者颇有吸收和改易;"七篇大论"最为晚出;《九针》是最早形成的经典,为《灵枢》成书之基础与核心。

不过,笔者虽不惮繁琐,务求穷举,然亦恐爬梳未尽,挂一漏万,或有举例不当者,或有合例而未及者。今之管窥锥指,权作引玉之探,俟有方家指正,当改易前非也。

第四章
《素问》《灵枢》所引古医经考

《史记·仓公传》记载了仓公曾受阳庆所传"黄帝、扁鹊之脉书",并以其书授徒——

庆有古先道遗传黄帝、扁鹊之脉书,五色诊病,知人生死,决嫌疑,定可治,及药论书,甚精。……受其脉书上下经、五色诊、奇咳术、揆度、阴阳、外变、药论、石神、接阴阳、禁书,受读解验之。

临菑人宋邑。邑学,臣意教以五诊,岁余。

济北王遣太医高期、王禹学,臣意教以经脉高下及奇络结,当论俞所居,及气当上下出入邪〔正〕逆顺,以宜镵石,定砭灸处,岁余。

菑川王时遣太仓马长冯信正方,臣意教以案法逆顺,论药法,定五味及和齐汤法。

高永侯家丞杜信,喜脉,来学,臣意教以上下经脉五诊,二岁余。

临菑召里唐安来学,臣意教以五诊上下经脉,奇咳,四时应阴阳重,未成,除为齐王侍医。①

仓公所传之古医经,部分书名亦见于今本《素问》中。故皇甫谧据此断言:"比按《仓公传》,其学皆出于《素问》,论病精微。"如《素问·病能论》:

《上经》者,言气之通天也。《下经》者,言病之变化也。《金匮》者,决死生也。《揆度》者,切度之也。《奇恒》者,言奇病也。所谓奇者,使奇病不得

---

① 〔汉〕司马迁《史记·扁鹊仓公列传》,第2796页、第2816—2817页。

以四时死也。恒者,得以四时死也。所谓揆者,方切求之也,言切求其脉理也。度者,得其病处,以四时度之也。

以上提到《上经》《下经》《揆度》,皆见于《仓公传》;《奇恒》应即为《仓公传》所谓之"奇咳术"①。此段经文下王冰注云:"凡言所谓者,皆释未了义。今此所谓寻前后经文,悉不与此篇义相接;似今数句少成文义者,终是别释经文,世本既阙第七二篇,应彼阙经错简文也。古文断裂缪续于此。"②认为此系"遗篇"文字,错简至此。细察文例,此虽与原篇文义不相络属,但恐亦非错简,而是注文混入正文者。无论此节文字原出何处,然其保存了《上经》《下经》《金匮》《揆度》《奇恒》五部古医经的题解,使我们今天还可以揣测到这些医经的大概内容。

再如《素问·玉机真藏论》:

> 帝瞿然而起,再拜而稽首曰:善。吾得脉之大要,天下至数,《五色》《脉变》《揆度》《奇恒》,道在于一,神转不回,回则不转,乃失其机,至数之要,迫近以微,著之玉版,藏之藏府,每旦读之,名曰《玉机》。

其中提到的《五色》,应与《仓公传》之《五色诊》为同一书;而《脉变》疑即《仓公传》所谓之"《外变》"③。

较多提及这些古医经名称的还有通行本《素问》之《疏五过论》《方盛衰论》《阴阳类论》等篇,其托名雷公与黄帝问答,均在全元起本第八卷中。《病能论》所提及之五种古医书除《金匮》外,其名称皆见于《疏五过论》中。此外《疏五过论》又提到《比类》《从容》《阴阳》《五中》《明堂》《终始》六种与诊法相关的古医书,其中《阴阳》一书亦为《仓公传》所提及——

《素问·疏五过论》:

> 善为脉者,必以《比类》《奇恒》《从容》知之,为工而不知道,此诊之不足

---

① 恒,古音匣母蒸部;咳,匣母之部。声母相同,韵部阴阳对转。

② 《黄帝内经素问》影印顾从德本,第94页上。

③ 《素问·移精变气论》:"色以应日,脉以应月。"按"日""月"即内、外(参见:郁亚馨、赵芳整理《陆宗达文字学讲义》,北京:北京师范大学出版社,2014,第143页),故"脉变"亦可作"外变"。

贵,此治之三过也。

　　凡诊者,必知《终始》,有知余绪。……诊病不审,是谓失常,谨守此治,与经相明,《上经》《下经》,《揆度》《阴阳》,《奇恒》《五中》,决以《明堂》,审于《终始》,可以横行。

《素问·方盛衰论》:

　　是以圣人持诊之道,先后阴阳而持之,《奇恒之势》乃六十首,诊合微之事,追《阴阳》之变,章《五中》之情,其中之论,取虚实之要,定五度之事,知此乃足以诊。

《素问·阴阳类论》:

　　帝曰:却念《上下经》《阴阳》《从容》,子所言贵,最其下也。

　　《疏五过论》王冰注云:"所谓《上经》者,言气之通天也。《下经》者,言病之变化也。言此二经揆度阴阳之气,奇恒五中,皆决于明堂之部分也。揆度者,度病之深浅也。奇恒者,言奇病也。五中者,谓五藏之气色也。夫明堂者,所以视万物,别白黑,审长短,故曰决以明堂也。审于终始者,谓审察五色囚王,终而复始也,夫道循如是,应用不穷,目牛无全,万举万当,由斯高远,故可以横行于世间矣。"①马莳注云:"古经中有《比类》《奇恒》《从容》,皆至道之要,如前《示从容论》者,其大略也。""然《上经》《下经》中,有《揆度》《阴阳》《奇恒》《五中》诸篇,无不悉知大义。"②指出《比类》《奇恒》《从容》《揆度》《阴阳》《五中》等皆为古经篇名。虽则马莳认为其皆属于《上经》《下经》的说法值得商榷,然其抉剔发隐之功不可没也。

　　后来中医学者如龙伯坚、任应秋、余自汉、马继兴、张灿玾、山田庆儿等③,无

---

　　①　《黄帝内经素问》影印顾从德本,第196—197页。

　　②　〔明〕马莳《黄帝内经素问注证发微》,北京:人民卫生出版社,1998,第647页、648页。

　　③　龙伯坚《黄帝内经概论》,第79—89页;任应秋《〈黄帝内经〉研究十讲》,载《内经研究论丛》,第20—26页;余自汉等《内经灵素考》,第31—38页;马继兴《中医文献学》,第63—65页;张灿玾《黄帝内经文献研究》,第85—103页;[日]山田庆儿《诊断诸法与"虚"的病理学》,载《中国古代医学的形成》,第478—503页。

不对《内经》所征引之古医书非常重视,对其内容加以钩沉探微,所获良多。因为这些书可能才是真正的先秦古医书,也是构成今本《黄帝内经》之核心内容。本章对前人研究的成果进行了梳理和总结,并略陈管见,具述如下——

一、《上经》《下经》

《素问·示从容论》篇中雷公以学生的口吻发问:"臣请诵《脉经·上下篇》,甚众多矣,别异《比类》,犹未能以十全,又安足以明之。"《素问·阴阳类论》篇中黄帝则以师长的口吻,教训受学弟子雷公:"却念《上下经》《阴阳》《从容》,子所言贵,最其下也。"由此处互文可知,所谓"《脉经·上下篇》"即《上下经》,与《仓公传》之《脉书·上下经》当为同一书。由此可进而推知,仓公所传"扁鹊脉书"当包括《上经》与《下经》,而其内容则当如《素问·病能论》所述:"《上经》者,言气之通天也。《下经》者,言病之变化也。"

《素问·气交变大论》引用了《上经》的内容——

> 《上经》曰:夫道者,上知天文,下知地理,中知人事,可以长久。此之谓也。

虽仅为只言片语,但证之《病能论》"《上经》者,言气之通天也",可知其内容当为"天人相应"之论。马王堆帛书《十大经·前道》云:"治国固有前道:上知天时,下知地利,中知人事。"①李学勤先生已注意到这段话为《黄帝内经·素问》两次引用,指出《上经》年代颇早,其文字类于《黄帝书》,正说明《黄帝书》对于黄老之学来说,和《老子》一样具有经的地位。② 虎溪山汉墓出土竹简《阎昭》亦引《红图之论》曰:"上彻天文,下知地理,中知安国教道利民……"③盖此为古人论道之常语。

《气交变大论》所引之《上经》内容,亦见于《素问·著至教论》——

---

① 马王堆汉墓帛书整理小组编《马王堆汉墓帛书——经法》,第80页。
② 李学勤《简帛佚籍与学术史》,南昌:江西教育出版社,2001,第336页。
③ 湖南文物考古研究所《沅陵虎溪山一号汉墓》(上),北京:文物出版社,2020,第123页。

此皆阴阳、表里、上下、雌雄相输应也,而道上知天文,下知地理,中知人事,可以长久,以教众庶,亦不疑殆,医道论篇,可传后世,可以为宝。

高士宗解曰:"黄帝上通神农,神农上通伏羲,故曰'拟于二皇'。盖伏羲知天,神农知地,黄帝知人,三才之道,一脉相传,故曰'而道,上知天文,下知地理,中知人事'。"①指出此乃"伏羲—神农—黄帝"三皇一脉相传之道。本篇虽未注明出处,但据"道上知天文,下知地理,中知人事"出自《上经》,可知"阴阳表里上下雌雄相输应"一语也有可能是《上经》之内容,此亦合于《汉志》所云"原人血脉、经落、骨髓、阴阳、表里"之医经序录。而此"阴阳、表里、上下、雌雄相输应"的内容,则另见于《素问·金匮真言论》:

故背为阳,阳中之阳心也;背为阳,阳中之阴肺也。腹为阴,阴中之阴肾也;腹为阴,阴中之阳肝也;腹为阴,阴中之至阴脾也。此皆阴阳、表里、内外、雌雄相输应也,故以应天之阴阳也。

……故善为脉者,谨察五藏六府,一逆一从,阴阳、表里、雌雄之纪,藏之心意,合心于精,非其人勿教,非其真勿授,是谓得道。

《金匮真言论》言人身有表里、内外、雌雄之阴阳,与天之四时、昼夜阴阳相应,所论正合于"天人相应"之旨,故本篇中应存有不少古《上经》之要义。其中"故善为脉者,谨察五藏六府,一逆一从,阴阳、表里、雌雄之纪,藏之心意,合心于精"一节,若与《史记·仓公传》载淳于意所云"意治病人,必先切其脉,乃治之。败逆者不可治,其顺者乃治之。心不精脉,所期死生视可治,时时失之,臣意不能全也"对照:所谓"一逆一从"即"败逆者不可治,其顺者乃治之","藏之心意,合心于精"与"心不精脉"恰相对言,而"非其人勿教,非其真勿授"则与淳于意对其师公孙光"死不敢妄传人"的承诺一致。可见,《金匮真言论》很可能承袭了仓公所传古医经的内容。

任应秋先生认为,《素问·生气通天论》的内容当与《上经》接近。②考《生气

---

① 〔清〕高士宗《黄帝内经直解》,北京:科学技术文献出版社,1982,第691页。
② 任应秋《〈黄帝内经〉研究十讲》,载《内经研究论丛》,第22页。

通天论》云："夫自古通天者生之本,本于阴阳。天地之间,六合之内,其气九州九窍、五藏、十二节,皆通乎天气。"确与以上诸篇所引《上经》主旨相合;且本篇语言精练,通篇用韵,并可见杂入正文之注文,很可能为古经遗文。从编次体例上看,《生气通天论》和《金匮真言论》这两篇在全元起本《素问》皆在第四卷中,在今本亦前后相邻;全元起本《素问》第四卷还有《阴阳别论》,前已论说其中有从《生气通天论》篇中窜入的文句(参见第三章第二节)。由此推知,《素问》上述篇章中可能保存了较多对古医经《上经》条文的引证和解说。

《素问》中有四处明引《下经》文句——

《素问·逆调论》:

《下经》①曰:"胃不和则卧不安。"此之谓也。

《素问·痿论》:

故《下经》曰:筋痿者,生于肝②使内也。
故《下经》曰:肉痿者,得之湿地也。
故《下经》曰:骨痿者,生于大热也。

结合《素问·病能论》所云"《下经》者,言病之变化也",可知《下经》为论述病因病机的专著。

考《史记·仓公传》仓公分析病因,所云"病得之饮酒且内""病得之饮酒大醉""病得之流汗""病得之好持重""病得之饱食而疾走"等,与以上所引《下经》文例相近,且内容亦为"言病之变化也",或为对《下经》之引证发挥。

《素问》另有一些篇章的内容提到"病之变化",如《脉要精微论》:"风成为寒热,瘅成为消中,厥成为巅疾,久风为飧泄,脉风成为疠。病之变化,不可胜数。"《风论》:"故风者,百病之长也,至其变化,乃为他病也,无常方,然致有风气也。"《四时刺逆从论》:"是故邪气者,常随四时之气血而入客也,至其变化不可为度。"

---

① 下经:《太素》卷三十《卧息喘逆》作"上经"。杨上善注云:"上经,前所说经也。"
② 于肝:《太素》卷二十五《五藏痿》无此二字,疑衍。

此类内容或是对《下经》之暗引及阐发。

二、《阴阳》《五中》

《素问·疏五过论》：“诊病不审，是谓失常，谨守此治，与经相明，《上经》《下经》，《揆度》《阴阳》，《奇恒》《五中》，决以《明堂》，审于《终始》，可以横行。”（四字一句，押阳部韵）《素问·方盛衰论》：“是以圣人持诊之道，先后阴阳而持之，《奇恒之势》乃六十首，诊合微之事，追《阴阳》之变，章《五中》之情，其中之论，取虚实之要，定五度之事，知此乃足以诊。”《素问·阴阳类论》：“决以度，察以心，合之《阴阳》之论。”由此观之，《阴阳》《五中》显然不是泛论阴阳、五行（或五脏）之书，而是事关诊法。

《难经·四难》：“脉有阴阳之法，何谓也？”其所云“阴阳脉法”，恐最近于古医经《阴阳》之义。考《脉经》卷五引《扁鹊阴阳脉法》云：“脉平旦曰太阳，日中曰阳明，晡时曰少阳，黄昏曰少阴，夜半曰太阴，鸡鸣曰厥阴，是三阴三阳时也。”其分三阴三阳以论脉，所言太阳、阳明、少阳、少阴、太阴、厥阴之脉象见于《素问·至真要大论》，而文字颇有出入。《素问·阴阳别论》则云：“所谓阴阳者，去者为阴，至者为阳；静者为阴，动者为阳；迟者为阴，数者为阳。”其说与扁鹊不同，然亦分三阴三阳以论脉，如“二阳之病发心脾，有不得隐曲，女子不月”“三阳三阴发病，为偏枯痿易，四肢不举”“一阴一阳结谓之喉痹”等。而《难经·四难》云：“浮者，阳也；沉者，阴也，故曰阴阳也。”又是一家言也。其说虽各不同，然称阴阳、分六脉则一也，故皆可导源于古医经《阴阳》。

《素问·疏五过论》王冰注云：“五中者，谓五藏之气色也。”而《素问·征四失论》云：“治数之道，从容之葆，坐持寸口，诊不中五脉，百病所起，始以自怨，遗师其咎。”可见王冰释“五中”为“五藏之气色”有误，“五中”亦当同《阴阳》之例，为论脉之书。

《素问·阴阳类论》：“黄帝燕坐……而问雷公曰：阴阳之类，经脉之道，五中所主，何藏最贵？雷公对曰：春甲乙青，中主肝，治七十二日，是脉之主时，臣以其藏最贵。帝曰：却念《上下经》《阴阳》《从容》，子所言贵，最其下也。”其云“五中所主，何藏最贵”，“中”与“藏”并举，可知“五中”即指五脏，《素问·脉要精微论》“五藏者，中之守也”，正释此义。由此可知，《五中》一书当系以论五脏之脉为主,或兼及藏象。之所以名为"五中",恐因脉在外而脏在中,中外相应。《史记·仓公传》记仓公所传之书有"《外变》",而《素问·玉机真藏论》作"《脉变》",亦可为证。

《素问·五藏生成篇》又有"五决":"诊病之始,五决为纪,欲得其始,先建其母。所谓五决者,五脉也。"杨上善注:"诊五藏之脉,以知其病,故为其母。母,本也。"①此"五决"之义,亦与"五中"相去不远。可知《阴阳》《五中》,皆为主要论脉诊之书,其一以三阴三阳分,一以五脏分。

三、《揆度》《奇恒》

除前文所举诸篇外,《揆度》《奇恒》之名亦见于《素问·玉版论要》,并对其内容有所阐述——

> 黄帝问曰:余闻《揆度》《奇恒》,所指不同,用之奈何? 岐伯对曰:《揆度》者,度病之浅深也。《奇恒》者,言奇病也。谓客色见上下左右,各在其要。其色见浅者,汤液主治,十日已。其见深者,必齐主治,二十一日已。其见大深者,醪酒主治,百日已。色夭面脱,不治,百日尽已。脉短气绝死,病温虚甚死。色见上下左右,各在其要。上为逆,下为从。女子右为逆,左为从;男子左为逆,右为从。易,重阳死,重阴死。阴阳反他,治在权衡相夺,《奇恒》事也,《揆度》事也。搏脉痹躄,寒热之交。脉孤为消气,虚泄为夺血。孤为逆,虚为从。行《奇恒》之法,以太阴始。行所不胜曰逆,逆则死;行所胜曰从,从则活。八风四时之胜,终而复始,逆行一过,不复可数,论要毕矣。(此处引文乃据前文所校,参见第三章第二节。)

《素问·经脉别论》中亦出现"揆度"一语,然不能确定是否为书名——

> 饮入于胃,游溢精气,上输于脾。脾气散精,上归于肺,通调水道,下输膀胱。水精四布,五经并行,合于四时五藏阴阳,揆度以为常也。

---

① 〔隋〕杨上善《黄帝内经太素》卷十五《色脉诊》,第 277 页。

揆，《尔雅·释言》："度也。"与"度"同义。"揆"字从"癸"，陆宗达先生认为"癸"是"揆"的古字："从'癶'，像两脚。古人以手足为测量深、长的标准……测土地用步、跬，所以从'癶'之字有测量义。"[①]《素问·病能论》云："所谓揆者，方切求之也，言切求其脉理也。度者，得其病处，以四时度之也。"《玉版论要》云："《揆度》者，度病之浅深也。"所谓"度病之浅深"，正合下文依望色之诊以量度疾病之浅深，选用汤液、必齐、醪酒等不同剂型治疗。由此观之，《揆度》为论述诊断方法（特别是色脉诊）之书，与《奇恒》为密切关联之两书。《揆度》之切求脉理与四时变化结合，有似于《素问·脉要精微论》等篇中所论之"四时脉法"。

《管子》有《揆度》篇，其中提出"事名二，正名五，而天下治"，所谓"事名二"，是指"天策，阳也"和"壤策，阴也"，即天地阴阳；所谓"正名五"，是指"权也、衡也、规也、矩也、准也"，并指出"其在色者，青、黄、白、黑、赤也。其在声者，宫、商、羽、徵、角也。其在味者，酸、辛、咸、苦、甘也"，将"五正"与五色、五声、五味相配。本篇将"事名二，正名五"合称"二五"，认为"此国之至机也，谓之国机"[②]，体现了阴阳与五行合流的思想。另《管子·轻重乙》篇中有"武王问于癸度"，《轻重丁》篇有"癸度居人之国"，则"癸度"乃是人名。《管子》一书被认为是稷下齐地之学的代表作[③]，"揆度"这一术语很可能出自稷下之学。值得注意的是，《内经》中的"四时脉法"正是与"规矩权衡"相配，其与《管子·揆度》篇中"五正"之相合恐非偶然，反映出彼此间暗流相通的学术渊源。

马王堆汉墓帛书《黄帝书》之《十大经》有《五正》篇，惜篇中对"五正"的含义未予阐述；帛书《周易经传》之《要》篇中亦云"又（有）君道焉，五官、六府不足尽称之，五正之事不足以产（生？）之"[④]。有学者考证认为，"五正"的具体内容是指"规、矩、绳、权、衡"五政，或曰五法，这是渊源颇为久远的"黄帝五法"。此黄帝五法的古义，还保留在《礼记》所记的古代深衣制度中；五法以规、矩、绳、权、衡喻代礼法数度，为刑名法术之学奠定了最基本的话语体系；且在运用传习过程中，又

① 陆宗达，王宁《训诂与训诂学》，太原：山西教育出版社，1994，第 202 页。

② 黎翔凤《管子校注》（下册），北京：中华书局，2004，第 1373 页。

③ 白奚《稷下学研究：中国古代的思想自由与百家争鸣》，北京：生活·读书·新知三联书店，1998，第 216—221 页。

④ 湖南省博物馆，复旦大学出土文献与古文字研究中心编纂；裘锡圭主编《长沙马王堆汉墓简帛集成》（三），北京：中华书局，2014，第 119 页。

逐渐渗入了阴阳家的学说。① 按《礼记·深衣》及《淮南子·天文》中皆称"规、矩、绳、权、衡"，与《管子·揆度》"五正"为"权、衡、规、矩、准"有一字之别，但《淮南子·时则》中则以"绳、准、规、衡、矩、权"与天地四时相配，称为"六度"，体现了对以上两说的糅合。

《淮南子·要略》："夫作为书论者，所以纪纲道德，经纬人事，上考之天，下揆之地，中通诸理……观天地之象，通古今之事，权事而立制，度形而施宜……以统天下，理万物，应变化，通殊类，非循一迹之路，守一隅之指。"②其云"上考之天，下揆之地"，即切求之义；其云"度形而施宜"，则有揣度、量度之义，且包含了"刑名"的思想。医家所言之"揆度"，其义与之相去不远。

《玉版论要》"客色见上下左右，各在其要"，是古五色诊分部之法，其法可参见《素问·刺热篇》："肝热病者，左颊先赤；心热病者，颜先赤；脾热病者，鼻先赤；肺热病者，右颊先赤；肾热病者，颐先赤。病虽未发，见赤色者刺之，名曰治未病。"观察面部之上下左右各处，候其气色之变，知其病位及预后情况。如本篇所云"上为逆，下为从。女子右为逆，左为从；男子左为逆，右为从"，则为判断病情逆顺（预后）之法。"阴阳反他"，当依《新校正》改为"阴阳反作"，田晋藩认为"作"读为"祚"，祚，位也，"阴阳反祚"指阴阳反其位③。其说可从，与下文"治在权衡相夺"文义相接。"权衡规矩"恰可与"春夏秋冬""上下左右"相配，此为《管子·揆度》"黄帝五正"之法，故云"《揆度》事也"（参见表4-1、图4-2）。

"脉孤为消气，虚泄为夺血。孤为逆，虚为从"，此段历来注家未有善解，究其原因是未能正确理解"孤虚"的含义。随着越来越多数术类文献的出土，我们认识到应从数术角度来理解本段文字中"孤虚"乃至"揆度""奇恒"的含义。"孤虚"是古代的一种选择术，用干支推算时日、方位，用来占卜择吉，汉以后在军事占卜中尤为常用。近来学者根据周家台秦简出土资料等，对其术的操作及应用方法进行了很好的还原。④ 参考前人的研究成果，我们推断《玉版论要》篇所运用的是一种数术化的诊法，原篇或配有图示（参见图4-1），待下文讨论完"奇恒"之

① 魏启鹏《帛书黄帝五正考释》，载《华学》（第三辑），北京：紫禁城出版社，1998，第177—180页。

② 刘文典《淮南鸿烈集解》（下册），第700页。

③ 〔清〕田晋藩《内经素问校证》，北京：中国中医药出版社，2015，第80页。

④ 刘乐贤《从周家台秦简看古代的孤虚术》，载《出土文献研究》（第七辑），上海：上海古籍出版社，2005，第50—56页；龙永芳《古代孤虚术小议——兼论周家台秦简中的孤虚法》，《荆门职业技术学院学报》2007年第2期，第85—89页。

后再一并复原。

《玉版论要》"行《奇恒》之法,以太阴始。行所不胜曰逆,逆则死;行所胜曰从,从则活",对于"奇恒之法"仅言其大概,而未详其术。奇恒,犹"奇正"也。① "奇"与"正"是一组对立统一的概念。《老子·五十七章》:"以正治国,以奇用兵。"《孙子兵法·势篇》:"凡战者,以正合,以奇胜……战势不过奇正,奇正之变,不可胜穷也。奇正相生,如〔循〕环之无端,孰能穷之?"② 银雀山汉墓竹简中则出现了名为"奇正"的兵书专篇(亦被编入《孙膑兵法》下编),对"奇正"的概念与关系给出更为明确的阐释,强调奇正之间变化无穷,并运用"以异为奇"的原则克敌制胜:"刑(形)以应刑(形),正也;无刑(形)而裂(制)刑(形),奇也。奇正无穷,分也。分之以奇数,裂(制)之以五行……分定则有刑(形)矣,刑(形)定则有名【矣】……同不足以相胜也,故以异为奇。是以静为动奇,失(佚)为劳奇,饱为饥奇,治为乱奇,众为寡奇。发而为正,其未发者奇也。奇发而不报,则胜矣。"③《汉志》"五行家"著录有《五音奇胲用兵》《五音奇胲刑德》,而"兵权谋"之小序云:"权谋者,以正守国,以奇用兵,先计而后战,兼形势,包阴阳,用技巧者也"④,由此推知"奇恒"或"奇正"与兵法和阴阳五行存在联系,是借自兵家的术语;此外,《灵枢》中时常出现的"如环无端"之语,亦显见有《孙子》"奇正相生"思想直接或间接的影响。

由于《汉志》所著录的兵书、数术之书多已亡佚,既往学界对于"奇恒""刑德"一类与兵法相关的术数知之不详,但马王堆帛书《五行》《刑德》等篇的出土改变了这一局面,使我们可以根据这些出土文献的内容去考证古人如何"行《奇恒》之法"。据学者研究,马王堆帛书《刑德》是为数不多记录"奇正"的"兵阴阳"文献(笔者按:即《汉志》"兵权谋"小序"包阴阳"之所指),其核心思想是冀求通过数术手段将变化无常的"奇"固定下来,以便在军事实践中快速应用,因此帛书将"奇正"融合在刑德术中,并可借助式盘辅助推演,其所用"太一九宫"类的式盘则

---

① 如贺璐璐指出,"奇侅"和"奇正"表达相似,一字指非常,一字指常规,所强调的是非常之术;侅、賮、咳、该、胲诸字均从"亥"得声,与从"亘"之字声母皆属牙喉音,韵母为之蒸对转。马王堆帛书《老子》甲本"木强则恒",北大汉简母作"木强则核"。因此,"奇侅"当即奇恒。(贺璐璐《马王堆帛书〈刑德〉"奇正"探析》,载《出土文献综合研究集刊》第十七辑,成都:巴蜀书社,2023,第132—141页。)

② 杨丙安《十一家注孙子校理》,北京:中华书局,1999,第89—90页。

③ 银雀山汉墓竹简整理小组编《银雀山汉墓竹简》(贰),北京:文物出版社,2010,第154—155页。

④ 〔汉〕班固《汉书》卷三十,第1769、1758页。

源于对古代军阵的模拟,从帛书《刑德》中可以窥探当时兵家和术士对"奇正"的理解与运用。① 由此可见,兵家之"出奇制胜"并非纯抽象的理念,而是包含了具象化的数术运作方法。

太阴,是"太一"的别名,与"太岁"、北极和北斗亦有复杂的纠葛。《淮南子·天文》:"天神之贵者,莫贵于青龙,或曰天一,或曰太阴。太阴所居,不可背而可乡。北斗所击,不可与敌。"②古代的"太阴纪年",是一种通过太阴"岁徙一辰"的周期运动来标示年份的纪年方法,是后世干支纪年的早期形式。③ 从"太阴"与"太一"所指相同,不难联想到《灵枢·九宫八风》篇中记述的"太一行九宫"推算之法。李学勤先生已恰当指出,本篇所述"太一"的运动有"大周期"和"小周期"之分,前者是按四时八节周游于除中宫外的"八宫",后者则是从冬至日开始逐日移居于九宫,并据此还原了1977年出土于安徽阜阳双古堆一号墓之"九宫式盘"的使用方法。④

"刑德"之说见于《尉缭子·天官》,亦托于黄帝。其由刑罚与恩赏之义引申而来,用指阴杀与阳生之气,并发展为一套推算吉凶的术数,与"孤虚术"一样流行于兵家占算之中,被归入"兵阴阳"之类。《汉志》"兵阴阳"小序云:"阴阳者,顺时而发,推刑德,随斗击,因五胜,假鬼神而为助者也。"⑤即言此也。《淮南子·兵略》云:"明于星辰日月之运,刑德奇賌之数,背乡左右之便,此战之助也。"⑥则将"刑德"与"奇賌"(即奇恒、奇正)相提并论,可与帛书《刑德》论及"奇正"之例互证。

在"刑德"术数中,"刑"与"德"成为一组由太阴所化生的吉凶性质不同的"神煞"。如帛书《刑德》乙篇云:"德始生甲,大(太)阴始生子,荆(刑)始生水。水,子,故曰荆(刑)德始于甲子……荆(刑)、德之行也,岁徙所不朕(胜),而荆(刑)不入宫中,居四隅。"⑦《刑德》诸篇"刑德占"的内容,将太阴、刑、德等神煞的运行分

① 贺璐璐《马王堆帛书〈刑德〉"奇正"探析》,载《出土文献综合研究集刊》第十七辑,第132—141页。

② 刘文典《淮南鸿烈集解》(上册),第126页。

③ 陶磊《〈淮南子·天文〉研究:从数术史的角度》,济南:齐鲁书社,2003,第73页。

④ 李学勤《〈九宫八风〉及九宫式盘》,《古文献丛论》,上海:上海远东出版社,1996,第235—243页。

⑤ 〔汉〕班固《汉书》卷三十,第1760页。

⑥ 刘文典《淮南鸿烈集解》(下册),第496页。

⑦ 湖南省博物馆,复旦大学出土文献与古文字研究中心编纂;裘锡圭主编《长沙马王堆汉墓简帛集成》(五),第36页。

为按年运行和按日运行两种模式,前者称为"大游",后者称为"小游"。《淮南子·天文》则对这一体系进行了完善,其刑德之运行亦可分为岁徙之"大游"和日徙之"小游",前者的运行规律是:"太阴在甲子,刑德合东方宫,常徙所不胜,合四岁而离,离十六岁而复合。所以离者,刑不得入中宫,而徙于木。"后者则是:"太阴所居,曰德,辰为刑。德,纲日自倍因。柔日徙所不胜。刑,水辰之木,木辰之水,金、火立其处……凡日,甲刚乙柔,丙刚丁柔,以至于癸。"其推算还与五行之"生、壮、死"联系起来①。由此可见,这套推算方法的核心是根据太阴所居方位,按照五行生克推导刑、德的运行规律,进而根据刑、德所在干支及方位,决定陈兵布阵、进军迎敌之向背,争取天时地利以克敌制胜。《天文》篇将其概括为"凡用太阴,左前刑,右背德,击钩陈之冲辰,以战必胜,以攻必克",涵盖了《兵略》篇及《汉志》所述"随斗击,因五胜""背乡(向)左右"等刑德术的要点。

兹参照周家台秦简出土《日书》所附线图②,以及《淮南子·天文》对太阴、刑、德运行的文字描述,将《玉版论要》篇中所述"揆度""奇恒""孤虚"之术图示如下,以备研考:

表 4-1　孤虚方位表

旬	孤		虚	
	干　支	方　位	干　支	方　位
甲子	戌亥	西北/右下	辰巳	东南/左上
甲戌	申酉	西/右	寅卯	东/左
甲申	午未	南/上	子丑	北/下
甲午	辰巳	东南/左上	戌亥	西北/右下
甲辰	寅卯	东/左	申酉	西/右
甲寅	子丑	北/下	午未	南/上

---

①　刘文典《淮南鸿烈集解》(上册),第 120—121 页。
②　湖北省荆州市周梁玉桥遗址博物馆编《关沮秦汉墓简牍》,北京:中华书局,2001,第 107 页。

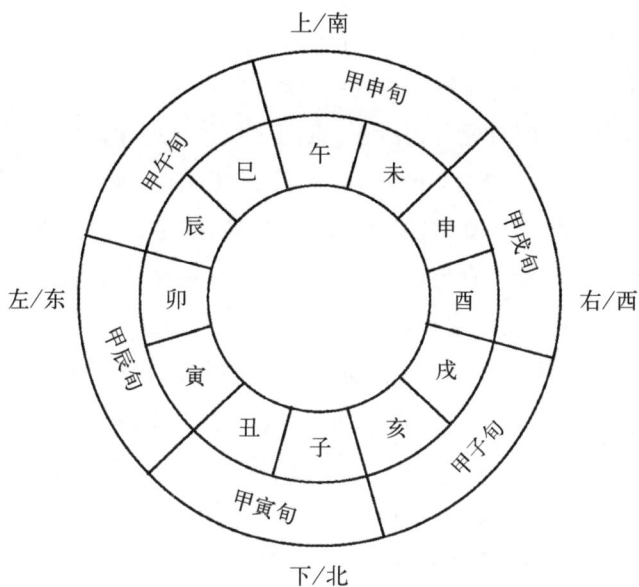

图 4 - 1　孤虚图

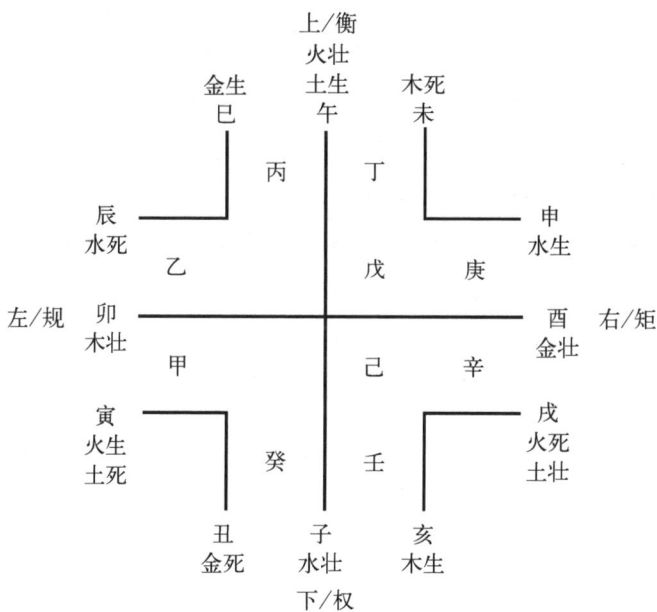

图 4 - 2　钩绳图

　　明白了奇恒之法与五行的关系，我们就能理解《素问·病能论》对于《奇恒》的解题："所谓奇者，使奇病不得以四时死也。恒者，得以四时死也。"这段纲领性的文字，是我们今天考证古医经《奇恒》内容的关键。

　　所谓"恒者，得以四时死"，盖近于《素问·藏气法时论》"病在肝，愈于夏，夏不愈，甚于秋，秋不死，持于冬，起于春，禁当风""病在心，愈在长夏，长夏不愈，甚于冬，冬不死，持于春，起于夏，禁温食热衣"等内容，描述了五脏病随四时而出现或愈或甚的变化。而《史记·仓公传》所记仓公诊齐丞相舍人奴病，曰："此伤脾气也，当至春鬲塞不通，不能食饮，法至夏泄血死。"依据的大概就是其所学之"奇咳术"。

　　今按《素问·玉机真藏论》篇中"是故风者百病之长也"至"此病之次也"一节，其言病之传变，从"病入舍于肺"开始，依五行相克的顺序相传，至"心即复反传而行之肺"则死；又云"五藏受气于其所生，传之于其所胜，气舍于其所生，死于其所不胜。病之且死，必先传行至其所不胜，病乃死。此言气之逆行也，故死"，正是对《玉版论要》篇所述"行奇恒之法"的运用。

　　《玉版论要》篇云："逆行一过，不复可数，论要毕矣。"是说五脏相传，逆行至所不胜为一过；若再过则死，故不必再推算，诊病决死生的要领尽在于此了。如《素问·玉机真藏论》："五藏相通，移皆有次，五藏有病，则各传其所胜。不治，法三月若六月，若三日若六日，传五藏而当死，是顺传所胜之次。"这种以五行生克"决死生"，判断五脏病变预后的方法，应当就是《玉版论要》所谓的"《奇恒》之法"，也正如《经脉别论》所云"合于四时五藏阴阳，揆度以为常也"。

　　所谓"奇病不得以四时死"，《素问》有《奇病论》，所论之病有胞之络脉绝、息积、伏梁、疹筋、厥逆、脾瘅、胆瘅等，这些病的传变预后不受四时变化之影响，无法依五行生克规律去推导，因此称之为"奇病"。

　　《史记·仓公传》诊成开方"沓风"病，仓公断其"三岁四支不能自用，使人瘖，瘖即死"，所依据的正是"其《脉法奇咳》言曰'藏气相反者死'。切之，得肾反肺，法曰'三岁死'也"。而《仓公传》所引之"奇咳"，当与古医经《奇恒》出于同类[①]；

────────────

　　① 考《汉志》"五行家"有《五音奇胲用兵》二十三卷"《五音奇胲刑德》二十一卷"，颜师古注引许慎云："胲，军中约也。"王念孙《读书杂志》驳之曰："《说文》：'奇侅，非常也。'《淮南·兵略篇》'明于刑德奇赍之数'……高注云：'奇赍阴阳，奇秘之要，非常之术。'……'侅'正字也，'胲''咳''赍'皆借字耳。脉法之有五色诊、奇侅术，犹兵法之有五音、奇侅，皆言其术之非常也。师古徒以'奇胲用兵'四字连文，遂以'胲'为军中约，不知军中约之字自作'该'，非奇胲之义。"据王氏所云，"奇胲""奇咳"皆当读作"奇侅"，其义偏于"奇恒"之"奇"，言非常也，与"恒"之训常，正相反对；《汉志》将其书归入"五行家"，可证其术与五行数术相涉。（〔清〕王念孙《读书杂志》（第二册），上海：上海古籍出版社，2015，第702—703页。）

"肾反肺,三岁死",恰可在《素问·玉机真藏论》篇中找到印证:"肾传之心,心即复反传而之肺,发寒热,法当三岁死。"由此推知,《玉机真藏论》中的这段论述应是出自古医经《奇恒》的内容。

四、《比类》《从容》

《素问·示从容论》:

> 明引《比类》《从容》,是以名曰诊轻,是谓至道也。

《素问·疏五过论》:

> 善为脉者,必以《比类》《奇恒》《从容》知之,为工而不知道,此诊之不足贵,此治之三过也。

《比类》《从容》,皆古医经篇名。王冰注:"《从容》,上古经篇名也。何以明之?《阴阳类论》雷公曰:'臣悉尽意,受传经脉,颂得从容之道,以合《从容》。'明古文有《从容》矣。"诊轻,当从《太素》作"诊经",指诊病所遵循的经典和常规。可知《比类》《从容》的内容,事关诊断的可靠与否,是"善为脉者"所必知之道。

《素问·示从容论》:

> 黄帝燕坐,召雷公而问之曰:汝受术诵书者,若能览观杂学,及于《比类》,通合道理,为余言子所长,五藏六府,胆胃大小肠,脾胞膀胱,脑髓涕唾,哭泣悲哀,水所从行,此皆人之所生,治之过失,子务明之,可以十全,即不能知,为世所怨。雷公曰:臣请诵《脉经·上下篇》,甚众多矣,别异《比类》,犹未能以十全,又安足以明之?
>
> ……雷公曰:于此有人,头痛筋挛骨重,怯然少气,哕噫腹满,时惊不嗜卧,此何藏之发也?脉浮而弦,切之石坚,不知其解,复问所以三藏者,以知其比类也。
>
> ……帝曰:子所能治,知亦众多,与此病失矣,譬以鸿飞,亦冲于天。夫

圣人之治病,循法守度,援物比类,化之冥冥,循上及下,何必守经?……不引《比类》,是知不明也。

"别异《比类》"马莳注:"观前后篇内,俱有《比类》,系古经篇名,然实以比方相类为义。"①其内容当涉下文所云之"援物比类",森立之注云:"物,谓脉证之类。类,谓脉浮头痛属太阳,脉弦胸痛属少阳也。"②王冰注"明引比类",训释为"明引形证,比量类例"。然诸家注解皆未指明"比类"这一概念源出何处,笔者发现,正如"奇恒"可能是出自兵法的概念,"比类"则是源于非医学的法律概念。

中国有断案时必须征引律与令正文的传统,但在律令无正条的情况下,则提出相近的条文进行"比附"。③ 汉代的判例汇编,称为《决事比》。当时凡判案无法律明文规定的,可以比附近似的条文,上报皇帝定案;这种判例经汇编之后,再奏请皇帝批准发布,即具有法律效力,可作为日后判案的根据。《汉书·刑法志》:"《死罪决事比》万三千四百七十二事。"颜师古注:"比,以例相比况也。"④《周礼·秋官·大司寇》"凡庶民之狱讼,以邦成弊之",郑玄注引汉郑司农曰:"邦成谓若今时《决事比》也。"贾公彦疏:"若今律其有断事,皆依旧事断之;其无条,取比类以决之,故云《决事比》也。"⑤汉代医家所谓的"比类",其义亦当去此不远,是从法律中借用而来的概念。

汉代医家诊病时,可能也有征引医经条文的习惯。考《史记·仓公传》,淳于意论病时常引"脉法"之经文为据,偶尔漏引时还要说明"诊之时不能识其经解,大识其病所在"⑥,可见"识其经解"是诊病的必要环节;并且强调"今臣意所诊者,皆有诊籍。所以别之者,臣意所受师方适成,师死,以故表籍所诊,期决死生,观所失所得者合脉法,以故至今知之"⑦,显示其诊病皆有所据,还要表而出之("表籍所诊"),供日后查证;所据者医经也,即公乘阳庆所传"黄帝扁鹊之脉书"之类(仓公口中所称的"脉法",当出于此)。

---

① 〔明〕马莳《黄帝内经素问注证发微》,第642页。
② 〔日〕森立之《素问考注》(下册),第645页。
③ 〔日〕大庭脩《秦汉法制史研究》,上海:中西书局,2017,第6页。
④ 〔汉〕班固《汉书·刑法志》,第1101页。
⑤ 〔清〕阮元校刻《十三经注疏·周礼注疏》,第871页。
⑥ 〔汉〕司马迁《史记·扁鹊仓公列传》,第2812页。
⑦ 同上,第2813页。

从《示从容论》该篇内容看,是通过三则病例之设问,来具体说明"比类"方法的运用:一是肝虚、肾虚或脾虚皆可见"体重烦冤(悗)"之证,如何通过脉象的微细差异来辨别其病在何脏;二是症见"头痛筋挛骨重,怯然少气"等,可据"脉浮而弦,切之石坚"断其病在于肾,并佐以形证之病机分析,否定其乃三脏俱病;三是症见"四肢懈惰,喘咳血泄",切脉"浮大而紧",通过对脉象及病机加以条分缕析之辨,诊断其病实乃伤脾而非伤肺。综上可知,所谓"比类",是指当诊察之所见不能与医经中有现成记载的脉证对应时,则需援引与之类似的病例加以比附,增信释疑,依此审证求因,识病所在。临证之际,若能依据法度而灵活变通,甚至不必拘守经文。如是才能理解本篇中为何说《脉经·上下篇》"别异《比类》",以及黄帝批评雷公"吾问子窈冥,子言《上下篇》以对"——因为《比类》所载,正是《上下篇》等经文所未载而从实践中来的案例,类似于法律中"不成文法"的那部分内容,与规范化、条文化的经典构成了互补关系。故《征四失论》等篇中强调"不知《比类》,足以自乱,不足以自明",反复申说学习掌握《比类》的重要性。

《素问·阴阳类论》:

> 雷公曰:臣悉尽意,受传《经脉》,颂得《从容》之道,以合从容,不知阴阳,不知雌雄。

《素问·示从容论》:

> 帝曰:公何年之长而问之少,余真问以自谬也。吾问子窈冥,子言《上下篇》以对,何也?夫脾虚浮似肺,肾小浮似脾,肝急沉散似肾,此皆工之所时乱也,然从容得之。

从容,王冰注以"安缓"释之。考《汉书·郦陆朱刘叔孙传赞》有云:"从容平、勃之间。"颜师古注:"谓和辑陈平、周勃,以安汉朝也。"蒋礼鸿先生按:"盖从容消息,皆谓调停节度,使合事宜也。"并谓"从容"亦作"动容",与"损益"义同。[1] 其说似与《素问》经义更合。《素问》中多见"从容"与"人事"并举,如《著至

---

[1]　蒋礼鸿《义府续貂》,北京:中华书局,2020,第5页。

教论》：“从容不出，人事不殷。”《征四失论》：“诊无人事，治数之道，从容之葆。”从容人事，即调节于人情世故。《疏五过论》总结“治之五过”，亦指出“凡此五者，皆受术不通，人事不明也”。由此推知，古医经《从容》篇所言盖“因人制宜”之理法。

《素问·示从容论》：

> 夫《从容》之谓也：夫年长则求之于府，年少则求之于经，年壮则求之于藏。

《素问·疏五过论》：

> 圣人之治病也，必知天地阴阳，四时经纪，五藏六府，雌雄表里，刺灸砭石毒药所主，从容人事，以明经道，贵贱贫富，各异品理，问年少长，勇怯之理，审于分部，知病本始，八正九候，诊必副矣。

“夫《从容》之谓也”，标示下文乃引《从容》经文之语。故“夫年长则求之于府，年少则求之于经，年壮则求之于藏”一句，当出自古医经《从容》篇；《疏五过论》言“从容人事”，包括了“贵贱贫富”“问年少长”“勇怯之理”等方面，亦可佐证。人自少及长之体质变化，古书中尝论之（详见第六章“自少及老”一节），森立之亦认为此与《论语·季氏篇》“君子有三戒”其义虽异，其意自同[①]；而《方盛衰论》据此概括出“老从上，少从下”的逆顺法则，恰与《灵枢·天年》对人少年时“血气已通，其气在下”的认识一致。由上可证，关于人自少及长不同年龄阶段生理病理的规律特点，以及针对其规律特点“因人制宜”的治法原则，在《内经》成书之前的古医经中恐怕已经有了较为完备的论述。

如果按教学阶段来对上述医经作个粗略的划分，则《上经》《下经》《阴阳》《五中》应当是属于基本教程，是所有习医者的“必修课”；《揆度》《奇恒》当属于有一定难度和灵活性的进阶教程，供达到较高程度者“选修”；而《比类》《从容》无疑属于高阶教程了，需要有相当临床实践和社会经验的积累才能领悟。《素问》雷公

---

① ［日］森立之《素问考注》（下册），第641页。

与黄帝问答的七篇,较多体现了古代医学教学的内容,并无意间留下了反映教学次第的资料,是其可贵之处。

五、《金匮》

"金匮"一语在《内经》中多是通言,指藏书之所。如《素问·气穴论》:"帝乃辟左右而起,再拜曰:今日发蒙解惑,藏之金匮,不敢复出。"《灵枢·岁露论》:"黄帝曰:善乎哉论! 明乎哉道! 请藏之金匮。"

《素问·病能论》云:"《金匮》者,决死生也。""决死生"是古医书之重要内容。《史记·扁鹊仓公列传》:"庆有古先道遗传黄帝、扁鹊之脉书,五色诊病,知人生死,决嫌疑,定可治";《脉经》卷五有《扁鹊诊诸反逆死脉要诀》,似为《仓公传》所云"扁鹊脉书"之遗文,可见其为扁鹊医学所特别强调的;《内经》各篇中"决死生"一语屡屡出现。如《灵枢·经脉》:"经脉者,所以能决死生,处百病,调虚实,不可不通。"而今本《素问·三部九候论》,全元起本即名"决死生",篇中云:"故人有三部,部有三候,以决死生,以处百病,以调虚实,而除邪疾。"依此推之,当时恐有一部讲"决死生"之古医经,其名题为《金匮》。如是则"金匮"除是通言之外,亦可为专名也。

六、《五色》

五色,其义较明,为诊面部五色以察病之法。《周礼·疾医》:"以五气、五声、五色视其死生。"郑玄注云:"三者剧易之征,见于外者。五气,五藏所出气也。肺气热,心气次之,肝气凉,脾气温,肾气寒。五声,言语宫商角徵羽也。五色,面貌青赤黄白黑也。察其盈虚休王,吉凶可知。审用此者,莫若扁鹊、仓公。"[1]释"五色"为青赤黄白黑,当为其本义。

五色诊之内容,见于《素问·五藏生成篇》《脉要精微论》及《灵枢·五色》等篇,与《脉经》卷五所引《扁鹊华佗察声色要诀》多可互参对照。其中《灵枢·五色》为论述五色诊之专篇,依托雷公与黄帝问答,内容全面而文风古朴,似为古医

---

① 〔清〕阮元校刻《十三经注疏·周礼注疏》,第 667 页。

经之遗论。其云:"青黑为痛,黄赤为热,白为寒,是谓五官。"不涉五行五脏,当为古"五色诊"之纲领,为《素问·举痛论》《皮部论》《经络论》诸篇所引用,可证其确为经典名言。

《素问·疏五过论》云"决以《明堂》,审于《终始》",《终始》论见下文,而《明堂》实与《五色》同出而异名。《灵枢·五色》:"雷公问于黄帝曰:五色独决于明堂乎?小子未知其所谓也。黄帝曰:明堂者,鼻也……"《灵枢·五阅五使》:"黄帝曰:五色之见于明堂,以观五藏之气……"鼻在面部中央,故称明堂,为色诊之主要部位,故"明堂"与"五色"可互相代指。

《内经》中多见者为"色脉合参"之诊法。如《灵枢·五阅五使》:"脉出于气口,色见于明堂,五色更出,以应五时,各如其常,经气入藏,必当治里。"《灵枢·邪气藏府病形》:"黄帝问于岐伯曰:五藏之所生,变化之病形何如?岐伯答曰:先定其五色五脉之应,其病乃可别也。"皆言色脉之合诊。而《素问·移精变气论》更是从"天人相应"的高度阐发了色脉相应的意义,并指出"治之要极,无失色脉"——

岐伯曰:色脉者,上帝之所贵也,先师之所传也。上古使僦贷季理色脉而通神明,合之金木水火土,四时八风六合,不离其常,变化相移,以观其妙,以知其要,欲知其要,则色脉是矣。色以应日,脉以应月,常求其要,则其要也。夫色之变化,以应四时之脉,此上帝之所贵,以合于神明也。所以远死而近生,生道以长,命曰圣王。

七、《终始》

终始,本指事物从开端到结局发展演变的全过程。《礼记·大学》:"物有本末,事有终始,知所先后,则近道矣。"《周易·系辞上》:"原始反终,故知死生之说。"马王堆帛书《经法·道法》:"故唯执【道】者能上明于天之反……密察于万物之所终始,而弗为主。"[1]认为只有掌握了事物的规律,才能察知其终始之变化。

---

[1] 马王堆汉墓帛书整理小组编《马王堆汉墓帛书——经法》,第3页。

《史记·孟子荀卿列传》记载齐之稷下先生有驺衍,其人"乃深观阴阳消息而作怪迂之变,《终始》《大圣》之篇十余万言"①;《史记·封禅书》云"驺衍以阴阳主运显于诸侯",《集解》引如淳曰:"今其书有《五德终始》。五德各以所胜为行。秦谓周为火德,灭火者水,故自谓水德。"②按此,驺衍著有《终始》一书,内容大概是阐述他所主张的"五德终始"之说,认为历代王朝的兴衰更替,是由金、木、水、火、土"五德"终而复始、循环运转的规律所支配的。王冰注《素问·疏五过论》,亦将"终始"理解为"五行休王,终而复始"③。

然细考原文,《内经》所言"终始"则与驺衍名同实异,多篇中皆强调"终始"之重要,如《灵枢·根结》:

> 九针之玄,要在《终始》。故能知终始,一言而毕,不知终始,针道咸绝。
> 予之短期,要在《终始》。所谓五十动而不一代者,以为常也,以知五藏之期。予之短期者,乍数乍疏也。

由上文之描述,可知《终始》所讲述的内容应是一种诊脉的方法。而这种诊脉法实际上就是《灵枢》中占主流的"人迎—寸口"诊法,对此《灵枢·终始》篇中有明确的表述——

> 凡刺之道,毕于终始,明知终始,五藏为纪,阴阳定矣。
> ……终始者,经脉为纪。持其脉口人迎,以知阴阳有余不足,平与不平,天道毕矣。

《灵枢·禁服》对于此种诊法之要领有更为清晰简练的说明——

> 黄帝曰:寸口主中,人迎主外,两者相应,俱往俱来,若引绳大小齐等,春夏人迎微大,秋冬寸口微大,如是者名曰平人。

---

① 〔汉〕司马迁《史记·孟子荀卿列传》,第2344页。
② 〔汉〕司马迁《史记·封禅书》,第1369页。
③ 《黄帝内经素问》影印顾从德本,第196—197页。

由此可知,"人迎—寸口"诊法的要领是分别诊察人迎与寸口两部的脉动,正常情况下两者应是大小齐等的;通过其大小的比较,可以判别病位并指导针灸治疗。其原理与具体方法在《禁服》《终始》篇中有详述,表解如下(表4-2):

表4-2 人迎—寸口诊脉法

诊脉表现		病 位	病 候	治 法
人迎大于寸口	一倍	足少阳,手少阳	盛则为热; 虚则为寒; 紧则为痛痹; 代则乍甚乍间。	盛则泻之; 虚则补之; 紧痛则取之分肉; 代则取血络,且饮药; 陷下则灸之; 不盛不虚,以经取之,名曰经刺。
	二倍	足太阳,手太阳		
	三倍	足阳明,手阳明		
	四倍	外格(死不治)		
寸口大于人迎	一倍	足厥阴,手心主	盛则胀满,寒中,食不化; 虚则热中,出糜少气,溺色变; 紧则痛痹; 代则乍痛乍止。	盛则泻之; 虚则补之; 紧则先刺而后灸之; 代则取血络,而后调之;陷下则徒灸之; 不盛不虚,以经取之,名曰经刺。
	二倍	足少阴,手少阴		
	三倍	足太阴,手太阴		
	四倍	内关(死不治)		

所谓寸口,即腕部桡动脉搏动处;所谓人迎,即颈前部颈动脉搏动处。古人很早就注意到了颈动脉的搏动,甲骨文中已出现的"亢"字即是证明。亢,《说文》云:"象颈脉形"①。韩健平提出"人迎"及与之相关的"阳明"②,均是由"亢"发展而来的合称词。③《周礼·疾医》:"两之以九窍之变,参之以九藏之动。"郑玄注云:"藏之动,谓脉至与不至。……脉之大候,要在阳明、寸口,能专是者,其唯秦和乎。岐伯、揄柎则兼彼数术者。"④指出"脉之大候,要在阳明、寸口",可以证明"人迎—寸口"诊法曾是中医脉诊的主流,至少到郑玄时代还被多数人所熟悉。而中兽医亦善诊马属动物的颈脉,称为"双凫脉",可谓是"人迎脉法"礼失求诸野之另类传承。

---

① 〔汉〕许慎撰;〔清〕段玉裁注《说文解字注》,上海:上海古籍出版社,1981,第497页。
② 人迎脉位于足阳明胃经之上,且为其"标"部。《灵枢·卫气》:"足阳明之本,在厉兑,标在人迎颊挟颃颡也。"
③ 韩健平《马王堆古脉书研究》,北京:中国社会科学出版社,1999,第28页。
④ 〔清〕阮元校刻《十三经注疏·周礼注疏》,第667页。

《内经》通过对"人迎—寸口"诊法原理的探究,产生了手太阴(肺)与足阳明(胃)相关联的思想,并以此为脉诊提供理论依据——

《灵枢·动输》:

> 黄帝曰:经脉十二,而手太阴、足少阴、阳明独动不休,何也? 岐伯曰:足阳①明,胃脉也。胃为五藏六府之海,其清气上注于肺,肺气从太阴而行之,其行也,以息往来,故人一呼脉再动,一吸脉亦再动,呼吸不已,故动而不止。

《灵枢·阴阳清浊》:

> 气之大别,清者上注于肺,浊者下走于胃。胃之清气,上出于口;肺之浊气,下注于经,内积于海。

《素问·五藏别论》:

> 帝曰:气口何以独为五藏主? 岐伯曰:胃者水谷之海,六府之大源也。五味入口,藏于胃,以养五藏气。气口亦太阴也,是以五藏六府之气味,皆出于胃,变见于气口。

《素问·经脉别论》:

> 食气入胃,浊气归心,淫精于脉。脉气流经,经气归于肺,肺朝百脉,输精于皮毛。毛脉合精,行气于府。府精神明,留于四藏,气归于权衡。权衡以平,气口成寸,以决死生。

这一理论思考的终局,是催生了后来替代"人迎—寸口"诊法的"独取寸口"诊法(《素问》中隐见萌芽,至《难经》已灿然大备)。今天人们对于中医"把脉"的

---

① 足阳:原作"是",据《太素》卷九《脉行同异》、《甲乙经》卷二第一改。

认识皆源自寸口诊法,诊人迎脉早已成为鲜为人知的历史陈迹,于是"终始"之义亦湮没久矣。

八、《大要》

《内经》多篇均引及《大要》之文——

《素问·五常政大论》:

> 故《大要》曰:无代化,无违时,必养必和,待其来复。此之谓也。

《素问·六元正纪大论》:

> 《大要》曰:甚纪五分,微纪七分,其差可见。此之谓也。

《素问·至真要大论》:

> 《大要》曰:君一臣二,奇之制也;君二臣四,偶之制也;君二臣三,奇之制也;君二臣六,偶之制也。故曰:近者奇之,远者偶之,汗者不以奇,下者不以偶,补上治上制以缓,补下治下制以急,急则气味厚,缓则气味薄,适其至所。此之谓也。

> 故《大要》曰:粗工嘻嘻,以为可知,言热未已,寒病复始,同气异形,迷诊乱经。此之谓也。

> 故《大要》曰:彼春之暖,为夏之暑,彼秋之忿,为冬之怒,谨按四维,斥候皆归,其终可见,其始可知。此之谓也。

> 《大要》曰:少阳之主,先甘后咸;阳明之主,先辛后酸;太阳之主,先咸后苦;厥阴之主,先酸后辛;少阴之主,先甘后咸;太阴之主,先苦后甘。佐以所利,资以所生,是谓得气。

> 故《大要》曰:谨守病机,各司其属,有者求之,无者求之,盛者责之,虚者责之,必先五胜,疏其血气,令其调达,而致和平。此之谓也。

《灵枢·九针十二原》：

  《大要》曰：徐而疾则实，疾而徐则虚。

《灵枢·卫气行》：

  《大要》曰：常以日之加于宿上也，人气在太阳。是故日行一舍，人气行三阳行与阴分，常如是无已，与天地①同纪，纷纷盼盼，终而复始，一日一夜水下百刻而尽矣。

  除以上明引者外，根据所引内容分析，还可发现两处引文与《至真要大论》所引《大要》相同，但未言明出处者——
《素问·移精变气论》：

  粗工凶凶，以为可攻，故病未已，新病复起。

《素问·脉要精微论》：

  万物之外，六合之内，天地之变，阴阳之应，彼春之暖，为夏之暑，彼秋之忿，为冬之怒，四变之动，脉与之上下。

  另外，《灵枢·禁服》引及《大数》一书，"大数"一词未见于《素问》，在《灵枢》中凡五见，但在《经水》《五味》《九针论》等篇中多泛指自然规律或法则，唯此处似为书名——

  《大数》曰：盛则徒泻之，虚则徒补之，紧则灸刺且饮药，陷下则徒灸之，不盛不虚，以经取之。

---

①　与天地：原作"天与地"，据《太素》卷十二《卫五十周》、《甲乙经》卷一第九改。

"盛则泻之,虚则补之"为《内经》中反复出现的名言,亦见于《灵枢》中的《经脉》《脉度》《寒热病》《背腧》《通天》《大惑论》及《素问·厥论》诸篇之中。"大数"与"大要"词义相近,不排除是两名同指一书。

依以上引文观之,《大要》形式上多见韵文,内容上则属于综合性的医学理论著作,涉及天文、气象、病机、治则、刺法、组方等方面,很可能囊括了不少古医经的精要,难怪以"大要"名之。特别值得注意的是,此书中包括的组方理论是处方用药的指导,与《内经》绝大部分篇章以针法为主不同;而此书关于天文、气象与病机的内容,是"七篇大论"运气学说的渊薮。

九、《刺法》

《素问·评热病论》言"风水"、《素问·腹中论》言"伏梁"之治疗时,皆云"论在《刺法》中",仅空悬其名。今本《素问遗篇》有《刺法论》,然宋臣已辨其伪,断非古之《刺法》。

《内经》中引及《刺法》内容者有以下诸篇——

《灵枢·官针》:

> 故《刺法》曰:始刺浅之,以逐邪气而来血气;后刺深之,以致阴气之邪;最后刺极深之,以下谷气。此之谓也。

《灵枢·逆顺》:

> 黄帝曰:候之奈何?伯高曰:《兵法》曰:无迎逢逢之气,无击堂堂之阵。《刺法》曰:无刺熇熇之热,无刺漉漉之汗,无刺浑浑之脉,无刺病与脉相逆者。
> 黄帝曰:候其可刺奈何?伯高曰:上工,刺其未生者也。其次,刺其未盛①者也。其次,刺其已衰者也。下工,刺其方袭者也,与其形之盛者也,与其病之与脉相逆者也。故曰:方其盛也,勿敢毁伤,刺其已衰,事必大昌。故曰:上工治未病,不治已病。此之谓也。

---

① 盛:《甲乙经》卷五第一上作"成"。

《素问·奇病论》：

《刺法》曰：无损不足，益有余，以成其疹，然后调之①。所谓无损不足者，身羸瘦，无用镵石也。无益其有余者，腹中有形而泄之，泄之则精出而病独擅中，故曰疹成也。

《素问·调经论》：

黄帝问曰：余闻《刺法》言，有余泻之，不足补之，何谓有余？何谓不足？岐伯对曰：有余有五，不足亦有五，帝欲何问？

由上可知，《刺法》内容主要是针刺原则和方法，提出了"有余泻之，不足补之"的原则。由此又可以发现，不少篇章虽未提及《刺法》之名，仍然引用了其内容——
《素问·疟论》

帝曰：夫《经》言"有余者泻之，不足者补之"。今热为有余，寒为不足。夫疟者之寒，汤火不能温也，及其热，冰水不能寒也，此皆有余不足之类。当此之时，良工不能止，必须其自衰乃刺之，其故何也？愿闻其说。岐伯曰：《经》言"无刺熇熇之热②，无刺浑浑之脉，无刺漉漉之汗"，故为其病逆未可治也。夫疟之始发也，阳气并于阴，当是之时，阳虚而阴盛，外无气，故先寒栗也。阴气逆极，则复出之阳，阳与阴复并于外，则阴虚而阳实，故先热而渴。夫疟气者，并于阳则阳胜，并于阴则阴胜，阴胜则寒，阳胜则热。疟者，风寒之气不常也，病极则复。至③病之发也，如火之热，如风雨不可当也。故《经》言曰："方其盛时必毁④，因其衰也，事必大昌。"此之谓也。夫疟之未发也，阴未并阳，阳未并阴，因而调之，真气得安，邪气乃亡，故工不能治其已

---

① 然后调之：《甲乙经》卷十二第十、《太素》卷三十《重身病》均无此四字。
② 热：《太素》卷二十五《三疟》作"气"。
③ 疟者……至：《甲乙经》卷七第五作"疟者，风寒之暴气不常，病极则复至"；《太素》卷二十五《三疟》作"疟，风寒气也，不常，病极则复至"。
④ 必毁：《太素》卷二十五《三疟》作"无敢必毁"，据上引《灵枢·逆顺》篇当为"勿敢毁伤"。

发,为其气逆也。

以上三引《经》言,皆未明言出于何经。第一处据《素问·调经论》为《刺法》经文;第二处据《灵枢·逆顺》亦为《刺法》经文;第三处与《逆顺》篇中未说明引用的文句相似,当系同引自《刺法》者,两篇互校后其文为"方其盛也,勿敢毁伤,因其衰也,事必大昌"。

《灵枢·根结》:

> 黄帝曰:形气之逆顺奈何?岐伯曰:形气不足,病气有余,是邪胜也,急泻之。形气有余,病气不足,急补之。形气不足,病气不足,此阴阳气俱不足也,不可刺之,刺之则重不足,重不足则阴阳俱竭,血气皆尽,五藏空虚,筋骨髓枯,老者绝灭,壮者不复矣。形气有余,病气有余,此谓阴阳俱有余也,急泻其邪,调其虚实。故曰有余者泻之,不足者补之,此之谓也。故曰:刺不知逆顺,真邪相搏,满而补之,则阴阳四溢,肠胃充郭,肝肺内膜,阴阳相错;虚而泻之,则经脉空虚,血气竭枯,肠胃㑊辟,皮肤薄著,毛腠夭膲,子①之死期。故曰用针之要,在于知调阴与阳,调阴与阳,精气乃光,合形与气,使神内藏。故曰上工平气,中工乱脉,下工绝气危生。故曰下工不可不慎也。必审五藏变化之病,五脉之应,经络之实虚,皮之柔粗,而后取之也。

据"有余者泻之,不足者补之"一语,可知此篇亦引《刺法》之文,然皆未标明出处。以上引《刺法》之文例考之,此节中凡以"故曰"引出之文句,均似《刺法》之遗文也。如"刺不知逆顺,真邪相搏""用针之要,在于知调阴与阳,调阴与阳,精气乃光,合形与气,使神内藏""上工平气,中工乱脉,下工绝气危生"等,颇有古经文之风。若此节所见"上工""中工""下工"之论确系出自《刺法》,返观《逆顺》所引"上工治未病,不治已病"之名言,亦似原出《刺法》者也。

十、《九针》

《灵枢》有《针经》之名,关于"九针"的内容乃是其书之核心;而《素问》亦以针

---

① 子:《太素》卷二十二《刺法》、《甲乙经》卷五第六并作"予"。应据改。

法为主要治疗方法。故《内经》各篇提及"九针"之处很多——

《灵枢·根结》：九针之玄，要在终始，故能知终始，一言而毕，不知终始，针道咸绝。

《灵枢·官针》：九针之宜，各有所为，长短大小，各有所施也，不得其用，病弗能移。

《灵枢·口问》：余已闻九针之经，论阴阳逆顺，六经已毕，愿得口问。

《灵枢·病传》：余受九针于夫子，而私览于诸方，或有导引行气，乔摩、灸、熨、刺、焫、饮药之一者，可独守耶，将尽行之乎？

《灵枢·外揣》：余闻九针九篇，余亲授其调，颇得其意。夫九针者，始于一而终于九，然未得其要道也。

《灵枢·禁服》：雷公问于黄帝曰：细子得受业，通于九针六十篇，旦暮勤服之，近者编绝，久者简垢，然尚讽诵弗置，未尽解于意矣。

《灵枢·五禁》：明知九针之论，是谓九宜。

《灵枢·行针》：余闻九针于夫子，而行之于百姓，百姓之血气各不同形，……愿闻其方。

《灵枢·官能》：余闻九针于夫子众多矣，不可胜数，余推而论之，以为一纪。

《灵枢·九针论》：余闻九针于夫子，众多博大矣，余犹不能寤，敢问九针焉生？何因而有名？

《素问·异法方宜论》：故九针者，亦从南方来。

《素问·三部九候论》：黄帝问曰：余闻九针于夫子，众多博大，不可胜数。

《素问·八正神明论》：三部九候为之原，九针之论不必存也。

《素问·离合真邪论》：黄帝问曰：余闻九针九篇，夫子乃因而九之，九九八十一篇，余尽通其意矣。

《素问·针解论》：黄帝问曰：愿闻九针之解，虚实之道。……虚实之要，九针最妙者，为其各有所宜也。

由上观之，"九针"除了是指九种不同形制和用途的针具之外，有些情况下显然是指一部以此为名的著作,如"九针九篇""九针六十篇""九针之论""九针之解"等。《九针》虽是《素问》《灵枢》所共同引据的经典,然《素问》提及《九针》,实远不如《灵枢》之多。可知两者学术之渊源有别:《灵枢》构成之主体,是古之《九针》《经脉》《刺法》诸篇;而《素问》取用之资凭,则是《上经》《下经》《揆度》《奇恒》《阴阳》《五中》之类。

根据上述引文中的线索,《九针》最初应仅有九篇,后来内容不断丰富,渐增至六十篇。《离合真邪论》提到的"九九八十一篇",想必是《灵枢》矣。最初《九针》九篇之面貌如何,今已不可确考,然就今本《灵枢》的核心内容推之,当包括九针(针具)、刺法、刺禁、经脉(最初是根结、终始)等方面的内容。笔者收集散在各篇的相关内容,对比互证,辑录为"古九针"(详见附录四),以资研考。

十一、本章小结

以《素问》《灵枢》之内容而论,《黄帝内经》实非我国最古之医书。观其所引之古医书,当知其亦有所本。而今《素问》中所见之古医书,如《上经》《下经》《揆度》《奇恒》《阴阳》等,亦可见之于《史记·扁鹊传》,彼此互证,可知其确为真正之古医经,其撰作恐在先秦之时;而今本《内经》中所保留之先秦特征,实亦出自所引之古医经。兹综述前贤所论,附以己见,对这部分古医经之内容续加钩沉,使得《黄帝内经》之纲领、骨架自然浮现出来。

马继兴先生认为《汉书·艺文志·诸子略》"阴阳家"中"六国时韩诸公子所作"的"《黄帝泰素》二十篇"是《黄帝内经》早期传本之义,也是杨上善《黄帝内经太素》一书的祖本。[①] 其说虽未被学界所接受,但却是较早关注到《黄帝内经》与诸子著作之交互关系者。

据本章所考,《内经》所引著书皆有来历:《上经》文字见于帛书《黄帝书》,《阴阳》《五中》与阴阳家有关,"揆度"出于稷下黄老道家,"奇恒"出于兵家、数术,"比类"出于刑名法术……可见,作为古医经作者的医家群体与当时各个领域的学者有广泛、深入的学术交流,相互间有共享的知识背景,在撰著医书时有意识地吸纳诸子百家思想的精华,将其融入医学理论体系之中。

---

① 马继兴《中医文献学》,上海:上海科学技术出版社,1990,第85页。

中医生命观的构建

第五章

四方医学知识之辐辏与中医学起源

中国人自称"炎黄子孙",而中医学则被称为"岐黄之术"。讲起中医学术的渊源,一般都会上溯到《黄帝内经》。然而,《黄帝内经》一书的形成过程,至今仍笼罩在重重迷雾之中。欲考辨中医学术传承的完整脉络,有必要上溯至茫昧无稽、文字未传的传说时代——也就是中医知识从"口耳相传"到"书于竹帛"的过渡转型期,这经历了一个相当漫长的历史过程。

一、古史传说、地域文化与医学起源

"自从盘古开天地,三皇五帝到如今",中国作为世界四大"文明古国"之一,以其悠久的"史官文化"著称于世;也是诸文明古国中唯一一个历史文化保存至今,一脉相承从未间断,且有大量史迹和文献可征的国家。

中医学的历史与中华民族的传统同样源远流长,中华民族的始祖——伏羲、神农、黄帝等同时也是传说中医学的创造者,西晋大学者皇甫谧《帝王世纪》一书中记载了伏羲"尝味百药而制九针",神农"尝味草木,宣药疗疾",黄帝"命雷公、岐伯论经脉……教制九针"[1]。《礼记·曲礼下》有"医不三世,不服其药",孔颖达疏曰:"又说云:'三世'者,一曰黄帝《针灸》,二曰神农《本草》,三曰素女《脉诀》,又云夫子《脉诀》。若不习此三世之书,不得服食其药。"[2]《黄帝内经》中经常提到"先师之传",可证其渊源有自;《素问·著至教论》:"上通神农,著至教,疑(拟)于二皇。"清代学者杭世骏认为"二皇谓羲(伏羲)、农(神农),此在黄帝之世

---

[1] 徐宗元《帝王世纪辑存》,第5页、13页、20页。
[2] 李学勤主编《十三经注疏·礼记正义》,北京:北京大学出版社,1999,第151页。

祖述羲、农之明证也"①。从元代以来,各郡县立三皇祠祭祀伏羲、神农、黄帝,以历代名医(包括岐伯、扁鹊、华佗、张仲景、王叔和、葛洪、孙思邈,等等,历代有增替)为从祀,一直沿袭到清末。可见"三皇"为"医师之祖"的思想可能深深根植于民间,广泛存在于社会各阶层的意识之中,成为中华民族"集体记忆"的一部分。

中国地域辽阔,民族众多,历史悠久。远古以来,各个历史时期不同地域都存在着不同的文化区。既往历史学家及考古学家通常将中国上古三代及近于三代之前期的文化,先是分为东西两系——东系的夷与商,西系的夏与周(傅斯年)②;进而分为江汉、河洛、海岱三系(蒙文通)③,或华夏、东夷、苗蛮三大集团(徐旭生)④。从地域分布来看,大致对应黄河上游、黄河下游、长江中下游三大文化圈。

《黄帝内经》记载了关于早期医学历史的传说,如《素问·移精变气论》从时间上把医学演进分为"上古""中古""暮世"三个阶段——

> 上古使僦贷季理色脉而通神明,合之金木水火土,四时八风六合,不离其常,变化相移,以观其妙,以知其要,欲知其要,则色脉是矣……中古之治病,至而治之,汤液十日,以去八风五痹之病。十日不已,治以草苏草荄之枝,本末为助,标本已得,邪气乃服。暮世之治病也则不然,治不本四时,不知日月,不审逆从,病形已成,乃欲微针治其外,汤液治其内,粗工凶凶,以为可攻,故病未已,新病复起。⑤

这里提到上古时期,汤液是事先制作好的,以备不时之用;中古时期,疾病已至方服用汤液,除病于微末之时;到了《黄帝内经》成书的"暮代",医家则必须采用针刺与汤液"内外结合"的治疗方法。从"上古"历"中古"至"暮世",记录了中医诊疗方法在不同时代的变迁,也昭示出治病高下不同的三种境界。

《素问·异法方宜论》则着眼于医学的地域性分布,讲述了"砭石从东方来""毒药从西方来""灸焫从北方来""九针从南方来""导引按蹻从中央出"的历史。

---

① 〔清〕杭世骏《杭世骏集》,杭州:浙江古籍出版社,2015,第357页。
② 傅斯年《民族与古代中国史》,石家庄:河北教育出版社,2002,第4页。
③ 蒙文通《古史甄微》,载《蒙文通文集》(第五卷),成都:巴蜀书社,1999,第42—62页。
④ 徐旭生《中国古史的传说时代》,桂林:广西师范大学出版社,2003,第42—147页。
⑤ 《黄帝内经素问》影印顾从德本,第32页。

李建民在专著《发现古脉》中,分析了《素问·异法方宜论》的医学地理思想,并尝试建构不同区域特色的脉说,综述石原明、蒙文通、陈直诸家意见,结合新出考古材料与传世文献,得出古脉有"燕齐""秦蜀""荆楚"三流(参见表 5-1)[①]。我们认为,《素问·异法方宜论》"四方+中央"的区系划分模式,可根据中国文化的"三系",进一步归并为"东方"(以砭石、艾灸疗法为代表)、"西方"(以药物疗法为代表)和"南方—中央"(以导引、按摩疗法和后起的"九针—微针"为代表,带有融合特征)三大系,彼此间呈现为一种"多源融合"的趋势,从而形成了中国古代医学"多元一统"的格局。以上"三系"之医学,可据其主要特征及地域分布,分别称为"经脉医学"(属东方)、"汤液医学"(属西方)和"导引医学"(属中央)。

表 5-1　古代医学技术发生起源的区系划分

	东方	北方	西方	南方	中央
《异法方宜论》	砭石	灸焫	毒药	九针	导引按蹻
石原明	黄河文化圈(内经系):以针灸、经络的发现为代表,主要在齐地。				长江文化圈(本草系):主要是长寿不老的医学。江南文化圈(汤液系):以《伤寒杂病论》一系的经方为代表。
蒙文通	燕、齐为服食,称羡门、安期。		秦为房中,称容成。	南方(楚)为行气,称王乔、赤松。	
陈直	齐派:重在针灸。		秦派:重在汤药。		
李建民	燕齐一系(齐派医学):1. 跟入海求奇药的探险有关;2. 阴阳数术对医理的影响尤巨。		秦蜀一系("秦医"):其医术自有特色,与东方医学有别。(如四川绵阳双包山汉墓出土的经脉木人模型)	荆楚一系(南方医学):1. 长于祝由禁咒;2. 是道家与方者的擅场之域。	

这些发源于不同地域的医学,随着社会的发展变革在不断融合,即所谓"圣人杂合以治"之义。以近年来出土的古医书为例,四川成都出土的天回医简包含

[①]　李建民《发现古脉——中国古典医学与数术身体观》,北京:社会科学文献出版社,2007,第78—85 页。

了两种医学,有属于"经脉医学"的《脉书·上下经》《五色》和《刺数》,以及属于"汤液医学"的《和齐汤法》;湖南长沙马王堆汉墓出土医书包含了三种医学,有经脉医学(如《足臂十一脉灸经》和《阴阳十一脉灸经》)、汤液医学(如《五十二病方》《养生方》)和导引医学(如《导引图》);湖北江陵张家山汉墓出土医书包含了经脉医学(《脉书》)和导引医学(《引书》)两种。此皆体现出"杂合以治"的融合趋势在西汉初年便已蔚然成风。

二、医学技术在不同地域的发生起源

(一) 砭石从东方来

砭,《说文》:"以石刺病也。"砭石是我国古代曾经广泛使用的一种石器制成的医疗工具。由于应用砭石的治疗技术到后世逐渐失传,故后人多已不晓其详。据《南史·王僧孺传》记载,全元起注《素问》时,由于对砭石之事不甚了了,曾求教于当时以"多识古事"闻名的王僧孺。而王僧孺的解释经全元起引用后,在很长的时期内都被奉为几乎唯一的权威:"古人当以石为针,必不用铁。《说文》有此砭字,许慎云:'以石刺病也。'……季世无复佳石,故以铁代之尔。"①

根据这一解释,所谓"砭石"即上古时以石制成的针。后世医家也多是同样理解,如王冰注《素问·异法方宜论》:"砭石,谓以石为针也。"李时珍虽感慨"但砭石无识者",却仍猜测说:"盖古者以石为针,季世以针代石,今人又以瓷针刺病,亦砭之遗意也。"②然而,由今日考古发掘所见砭石实物及出土文献中的砭石记载观之,砭石从形制到用途恐怕都与后世的针具有很大区别;古书中经常出现的"针石"一词,多数情况下应理解为"针""石"并举,犹今日言"针灸"是也。当然,不可否认的是,砭石疗法的出现早于针刺,因此其理论及技法对后来的针刺有很大的启发和影响。

从文献记载来看,砭石有"镵石""砥石""砺石"等异名,或径称为石;"砭"字或写作"砅"(如张家山《脉书》、马王堆《五十二病方》及《黄帝内经太素》)。所谓"镵石",是言其锐利;所谓"砥石"与"砺石",则是言其使用前需要磨制。如《史

---

① 〔唐〕李延寿《南史》,第 1461 页。

② 〔明〕李时珍《本草纲目》,北京:华夏出版社,1998,第 433 页。

记·扁鹊传》载扁鹊治虢太子病，"乃使弟子子阳厉针砥石"；《素问·宝命全形论》新校正引全元起注亦云："砭石者，是古外治之法……言工必砥砺锋利，制其小大之形，与病相当。"近代以来考古发现的可能用作砭石的磨制石器，则为其提供了实物证据。①

文献记载的砭石用途，主要是刺脉放血，治疗痈肿类疾病。《圣济总录·治法·砭石》中保存了部分扁鹊遗论，对砭石的适应证作了很好的概括："扁鹊有云，病在血脉者，治以砭石。"②其引扁鹊之言以为权威论述，显示了砭石与扁鹊之间的深厚渊源。

扁鹊之名，显然与鸟有关。《史记·扁鹊仓公列传》云："扁鹊者……姓秦氏，名越人……为医或在齐，或在赵，在赵者名扁鹊。"③无论扁鹊有几人，在齐或在赵，其为东方之人（黄河下游、环渤海地区）盖无疑义。古代东方，乃是东夷族之聚居地，崇奉鸟类。故《左传·昭公十七年》有"少昊以鸟名官"的传说。刘起釪综考古史传说，指出：东边居于黄河下游的各部族被总称为东夷，大抵是尊奉各种鸟为图腾的鸟夷；而太皞和少皞（昊）是其主要的两支：太皞，风姓，原以凤鸟为图腾；少皞（昊），以鸟名官，亦是鸟图腾的反映，此族是山东地区大汶口文化的创造者。④

《庄子·田子方》："日出东方而入于西极，万物莫不比方，有目有趾者，待是而后成功。是出则存，是入则亡。"⑤飞鸟亦不例外，随太阳的东升西落而或翔或集，如陶渊明《饮酒》诗中所描绘："日入群动息，归鸟趋林鸣。"考古发现，东庄—庙底沟类型最突出的文化特征是圆点、勾叶、三角纹的弧线黑彩，以及崇鸟日习俗。⑥彩陶上大量出现的"三足乌"图案，正是太阳的象征，即《淮南子·精神》所谓的"日中有踆乌"。先民们这种将鸟与太阳结合在一起的认识，形成了"鸟日一体"的崇拜及其各种文化和艺术的表现。在时代更晚的大汶口文化中，出现了立鸟陶器和瓶形陶文，亦是受到这一信仰影响的反映（图5-1）⑦。

① 马继兴，周世荣《考古发掘中所见砭石的初步探讨》，《文物》1978年第11期，第80—82页；叶又新《锥形砭石》，《中华医史杂志》1980年第2期，第105—111页；叶又新《早期锥形砭石——砭石形制试探之二》，《山东中医学院学报》1986年第1期，第48—55页。

② 〔宋〕赵佶《圣济总录》，北京：人民卫生出版社，1982，第185页。

③ 〔汉〕司马迁《史记·扁鹊仓公列传》，第2785页。

④ 刘起釪《古史续辨》，北京：中国社会科学出版社，1991，第58—60页。

⑤ 〔清〕郭庆藩《庄子集释》，北京：中华书局，1983，第707页。

⑥ 韩建业《走近五帝时代》，北京：文物出版社，2019，第188—189页。

⑦ 同上，第70—77页。

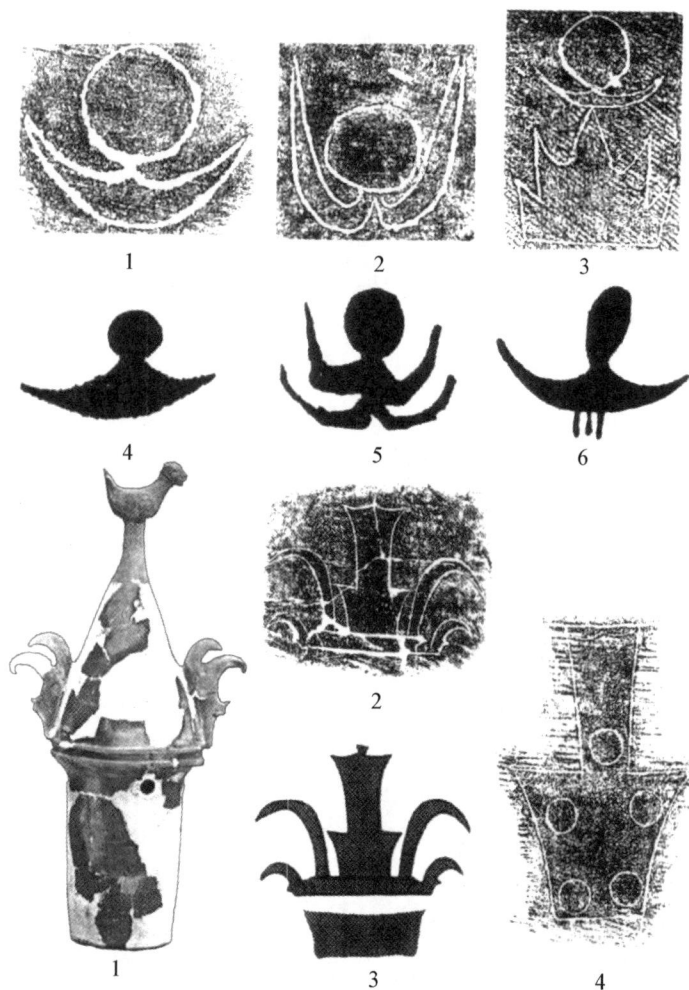

图 5‑1　大汶口文化和仰韶文化日鸟形象,以及大汶口文化立鸟陶器和瓶形陶文①

　　砭石的发明又恰恰可以与鸟的崇拜联系起来。《广雅疏证·释器》:"石针谓之碜。"王念孙注云:"碜者,锐末之名,鸟喙谓之觜,义相近也。"②石针因其锐末而得名,故其字与表示鸟喙的"觜"字相近。这似乎提示我们,古人发明砭石,可能是受到了鸟嘴形状的启发。出土文物也为这一猜想提供了证据,马继兴先生

---

①　韩建业,杨新改《大汶口文化的立鸟陶器和瓶形陶文》,《江汉考古》2008 年第 3 期。

②　〔清〕王念孙《广雅疏证》,北京:中华书局,1983,第 262 页。

极富创见地将河北藁城台西村商代遗址第十四号墓葬中出土的石镰（图5-2），辨识为"砭镰"，是当时砭石的一种，用于切割肿疡和放血；并指出此件出土器物与后世砭镰之间存在着一脉相承的关系。[②] 砭镰以及被学者称为"锥形砭石"的一类出土砭石文物，在外形上皆与鸟嘴颇为相似。

山东出土的汉画像石经常出现"扁鹊行医图"的主题，证明这种信仰到了汉代仍然在这一地域流行。扁鹊为公认的脉学宗师，如《史记·扁鹊传》所云"至今天下言脉者，由扁鹊也"；而其治病的主要工具则是砭石。砭石用于刺脉放血，以治"病在血脉者"，故施治前后诊察脉象变化，以了解病情及疗效，乃理所当然之事。扁鹊精于此道，能通过诊脉"尽见五藏症结"，故被尊为"脉学宗师"。中国历史博物馆所藏微山县出土的扁鹊画像石中，扁鹊为一位人面鸟身的医者，面对患者，一手切脉，一手持针（或砭），扬臂作预备刺入状（图5-3），极为生动地刻画出当时人心目中的扁鹊形象，同时也鲜明地反映出扁鹊与中医脉学及针、砭疗法之间的密切关联。

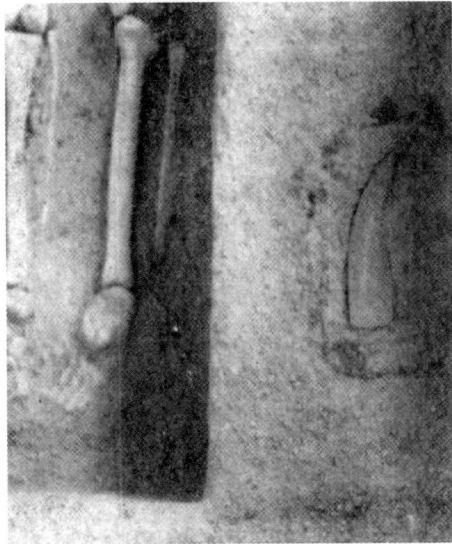

图5-2 河北藁城台西村商代遗址第十四号墓葬所见"砭镰"[①]

2012—2013年于成都西汉墓葬出土的天回医简《脉书·上经》中，出现了"敝昔曰"的简文。据武家璧先生考证，"敝昔"是"鷩冔"的省写，意为"头戴鷩冕的雄鹊"，这一形象见于山东出土的汉画像石。汉代戴这种冠冕的是"郎中"或"侍中"，医乃王官之一守，故可与之同列。出土文献中的"敝昔"，在传世文献中写为扁鹊。扁鹊是中医脉学诊疗法的创始人和集大成者，出土医简的内涵与扁鹊身份相符。[③] 这一发现为扁鹊与"经脉医学"的渊源提供了考古学的新证据。

———————

① 马继兴《台西村商墓中出土的医疗器具砭镰》，《文物》1979年第6期，第54—56页。

② 同上。

③ 武家璧《成都老官山汉墓医简"敝昔"为扁鹊考》，简帛网 http://www.bsm.org.cn/? hanjian/6223.html。

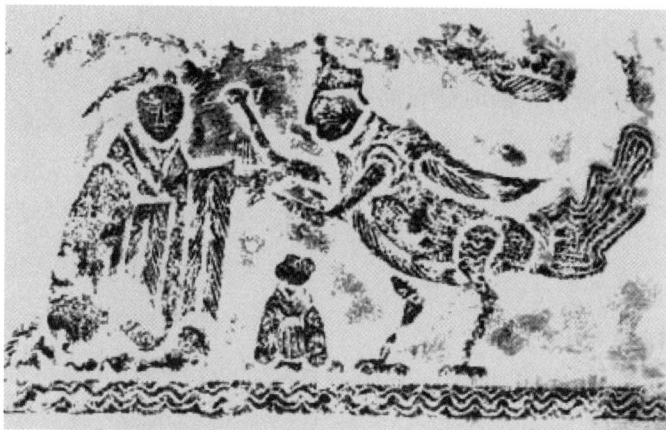

图 5-3　扁鹊针灸画像石（曲阜孔庙汉魏碑刻陈列馆藏）

从砭石出产的地域来看，《山海经》记载"高氏之山""凫丽之山"皆出产"箴石"。其中《山海经·东山经》云："又南四百里，曰高氏之山，其上多玉，其下多箴石。诸绳之水出焉，东流注于泽，其中多金玉。"郭璞注："可以为砥（砭）针，治痈肿者。"①诸绳之水，毕沅、郝懿行皆认为即《水经·淄水注》中的澠水，发源于临淄城东；谭其骧虽以"地望不合"否定其意见，认为"高氏山、诸绳水应在长白山以西南"，但仍主张："总括此经（按：东山首经）所记山水，当北起莱州湾以西海滨，中经鲁中鲁山、泰山山地，南至于汶河以南。"②大体范围在今山东境内。

李时珍猜测砭石"即石砮之属"，并记载："石砮出肃慎国。人以枯木为矢，青石为镞，施毒，中人即死。石生山中。《禹贡》荆州、梁州皆贡砮，即此石也。"③肃慎国，在古代东北地区。马继兴先生据文献记载推断："从古代文献上看，砭石最早的产地是在我国东部的沿海地区。这一方面是由于这些地区居民多患痈疡之疾。另一方面还可能由于天然石块通过海水的不断冲刷，多已形成较光滑细致的外形和强硬的特点，可以无须更多加工即可应用，是制造砭石较好的材料。"④

值得注意的是，全元起所请教的王僧孺先生，据《南史》本传记载，其籍贯是"东海郯人也"，与《左传·昭公十七年》那位自述其先祖少皞氏"以鸟名官"的郯

①　袁珂《山海经校注》，成都：巴蜀书社，1992，第123—124页。

②　谭其骧《长水粹编》，石家庄：河北教育出版社，2000，第330页。

③　〔明〕李时珍《本草纲目》，第433页。

④　马继兴《针灸学通史》，长沙：湖南科学技术出版社，2011，第17页。

子恰好是同乡。或许正是由于家乡地域文化的熏染,王僧孺才能如数家珍地道出砭石的本末源流,这恐怕不能仅以历史的偶然巧合视之,而应视作是"砭石从东方来"的一个"口述史"证据。

(二) 毒药从西方来

"神农尝百草"的传说,流传久远。《淮南子·修务》:"古者,民茹草饮水,采树木之实,食蠃蚌之肉,时多疾病毒伤之害。于是神农乃始教民播种五谷,相土地宜,燥湿肥墝高下,尝百草之滋味、泉水之甘苦,令民知所避就。当此之时,一日而遇七十毒。"①《帝王世纪》:"炎帝神农氏长于姜水,始教天下耕种五谷而食之,以省煞生。尝味草木,宣药疗疾,救夭伤之命。百姓日用而不知,著《本草》四卷。"(《太平御览》卷七百二十一)②"神农尝百草"的传说,将神农归为药物的发明者,反映了中华先民认识和使用药物的起源。

神农同时还是传说中农耕的创始人。《周易·系辞下》曰:"神农氏作,斫木为耜,揉木为耒,耒耜之利以教天下。"《逸周书》佚文有:"神农之时天雨粟,神农耕而种之。作陶冶斤斧,破木为耜,鉬耨以垦草莽,然后五谷兴,以助果蓏之实。"③汉武梁祠画像石中的神农,就是一个手拿农具在躬身耕作的形象。

在古史传说中,神农往往与炎帝联系在一起,称为"炎帝神农氏"④。如《周礼·天官冢宰下·疾医》贾公彦疏:"案张仲景《金匮》云'神农能尝百药',则炎帝者也。"⑤炎帝又与黄帝并称"炎黄",同为中华民族的始祖。据《国语·晋语四》记载:"昔少典娶于有蟜氏,生黄帝、炎帝。黄帝以姬水成,炎帝以姜水成。成而异德,故黄帝为姬,炎帝为姜。"⑥《帝王世纪》也说:"神农氏,姜姓也。母曰任姒,有乔氏之女,名女登,为少典妃。游于华阳,有神龙首感女登于常羊,生炎帝,人身牛首。长于姜水,有圣德,以火承木,位在南方主夏,故谓之炎帝。"(《太平御

---

① 刘文典《淮南鸿烈集解》(下册),第 630 页。
② 徐宗元《帝王世纪辑存》,第 13 页。
③ 黄怀信《逸周书汇校集注》,上海:上海古籍出版社,2007,第 1139 页。
④ 关于炎帝与神农二者的分合关系,颇为错综复杂,此处不拟作详细辨析,感兴趣者可参阅相关研究文献,如:常金仓《五帝名号考辨》,载《二十世纪古史研究反思录》,北京:中国社会出版社,2005,第 58—77 页。
⑤ 李学勤主编《十三经注疏·周礼注疏》,第 112 页。
⑥ 徐元皓《国语集解》,北京:中华书局,2002,第 336—337 页。

览》卷七十八)①认为炎帝生于华阳,长于姜水一带,是姜姓氏族的首领和祖先。姜水,据《水经注》记载:"岐水又东径姜氏城南为姜水"②,也就是岐水的一支称为姜水。岐水在岐山之南,即今陕西岐山县城的东面;而"华阳"则指古华山(秦岭)之南,与姜水很近。结合其他文献、考古、传说信息,可证炎帝氏族的发祥地在今陕西境内渭水上游一带③。更有考古学者将炎帝族系与仰韶文化前期的半坡类型遗址联系在一起④。何光岳认为姜姓"本系今甘青一带羌人的一支,羌人以游牧为生,游牧以养羊为主,当时正是母氏社会末期,故姜即象征女性管理羊群之意",变成了农业氏族以后被称为"神农氏"。⑤ 由此推论,"毒药从西方来"的传说与"神农尝百草"的故事有可能同出一源,可以归溯至以"炎帝神农氏"为代表的上古的农业种植文明。根据陕西岐山县斗鸡台、西安半坡村、河北磁山等新石器时期遗址中考古发现的大量炭化粟粒,可知我们祖先在八千年以前就已将野生粟变成栽培粟,并且在中原和华北一带推广,这恰好与神农氏首先种粟和他的后裔广泛分布的说法相一致。⑥

中国西部的古代民族,相传也是炎帝神农氏的后裔。《说文》:"羌,西戎牧羊人也。从人从羊,羊亦声。南方蛮闽从虫,北方狄从犬,东方貉从豸,西方羌从羊,此六种也。"段玉裁注云:"'西戎'句,按此当有'也'字。《商颂》'自彼氐羌'笺云:'氐羌,夷狄国在西方者也。'《王制》曰:'西方曰戎。'是则戎与羌一也。"⑦《后汉书·西羌传》:"西羌之本,出自三苗,姜姓之别也……性坚刚勇猛,得西方金行之气焉。"⑧从典籍的记载看,"戎"是对我国西部民族的泛称,羌人是其中重要的一支,故又称"西羌";或者是同一族落在不同时代的分别称呼。史籍说西羌来源于姜姓的别支,有学者指出,"羌"字是"姜"字的转变。羌、姜一从人,一从女,古

---

① 徐宗元《帝王世纪辑存》,第 11 页。

② 陈桥驿《水经注校证》,北京:中华书局,2007,第 442 页。

③ 徐旭生《中国古史的传说时代》,第 47 页。

④ 黄怀信《仰韶文化与原始华夏族炎、黄部族》,《考古与文物》1997 年第 4 期,第 33—37 页;韩建业《走近五帝时代》,第 187 页。

⑤ 何光岳《神农氏与原始农业——古代以农作物为氏族、国家的名称考释之一》,《农业考古》1985 年第 2 期,第 12—24 页。

⑥ 同上。

⑦ 〔汉〕许慎撰;〔清〕段玉裁注《说文解字注》,第 146 页。

⑧ 〔宋〕范晔《后汉书·西羌传》,第 2869 页。所谓"性坚刚勇猛,得西方金行之气",恰与《素问·异法方宜论》"西方……水土刚强"的说法相呼应。

代本为同一个字,大概因起于姜水而得名。姜姓之族,一支向东发展与华夏族融合,一支留居甘、青,便成为后来的羌族。① 因此,炎帝是他们共同的始祖。

值得一提的是,炎帝在五行中对应南方火,而据文献史料记载,炎帝神农氏也确实与南方地区颇有干系。《汉书·艺文志·诸子略》"农家"有"《神农》二十篇",原注云:"六国时,诸子疾时,息于农业,道耕农事,托之神农。"②《孟子·滕文公上》:"有为神农之言者许行,自楚之滕……"③宗奉神农之道的农家代表人物许行为楚人,楚为南方之国。《帝王世纪》又载炎帝神农氏"都于陈……又曰本起烈山……夙沙之民自攻其君而归炎帝,营都于鲁……在位百二十年而崩,葬长沙"④。(《太平御览》卷七十八,《史记·补三皇本纪》所记略同)今湖北省有神农架,随州厉山有"神农洞";湖南省株洲市炎陵县有炎帝陵,郴州市嘉禾县也相传为炎帝寻禾种禾之地。炎帝史迹的众多、传说的歧异,一方面因于其为华夏各族所共同宗奉的始祖,而各族各地所流传的传说不能尽同;一方面也可能与部族迁移与民族融合有一定关系。如何光岳就提出炎帝一系传至帝榆罔,经历了黄帝与蚩尤之战,黄帝成了部落联盟的领袖,取代了炎帝,成为黄河中下游的主人;帝榆罔被排斥南迁于江汉之间,在湖北随县、湖南茶陵等地都留下了神农氏的遗迹。还有学者将湖南的古稻作文化遗迹与神农氏的神话联系起来,指出黄帝南征迫使炎帝神农氏进入湖南,他们带来了中原先进的农业技术,开创和促进了湖南的原始农业。⑤ 黄河流域的粟作农业与长江流域的稻作农业,分别是中国南、北方地域农业文明的代表,而与之相对应的秦陇、齐鲁、荆楚文化,恰恰都与炎帝神农氏的传说发生了关联。

另一方面,"毒药从西方来"的传说,恐怕还与战国至秦汉时期对"不死药"的信仰及帝王求仙访药的活动有关。战国时期齐威王、齐宣王、燕昭王和秦统一后秦始皇的求仙活动,多是东行入海;汉武帝时随着与西域的交通,将《穆天子传》以来西行的求仙之路推向高潮,助长了"西王母"神话的演化和传播。《淮南子·览冥》中有"嫦娥奔月"故事的记载:"譬若羿请不死之药于西王母,姮娥窃以奔

---

① 包寿南《藏族族源考略》,《西北民族大学学报(哲学社会科学版)》1979年第1期,第30—47页。
② 〔汉〕班固《汉书·艺文志》,第1742页。
③ 李学勤主编《十三经注疏·孟子注疏》,第143页。
④ 徐宗元《帝王世纪辑存》,第11页。
⑤ 匡达人《炎帝神农氏的兴农与湖南古稻作文化》,《农业考古》2000年第1期,第129—141页。

月,怅然有丧,无以续之。何则?不知不死之药所由生也。"①这里提到的西王母,已不再是《山海经》中"其状如人,豹尾虎齿而善啸,蓬发戴胜"的怪物形象,而成为掌管着"不死药"的女神。托名班固的古小说《汉武故事》中,更描绘了西王母七夕降临与汉武帝会见的情节。在汉画像石中,西王母高居仙山,与东王公并坐或东西相望,周围有蟾蜍、玉兔、三足乌、九尾狐和羽人等相伴随,是颇为常见的形象②,可见西王母已成为家喻户晓的神话人物。西汉末年,还发生了"行西王母诏筹"③的民间宗教运动,民众奔走响应,轰动一时,震惊朝野,反映出西王母信仰在当时已深入民心,影响甚巨。如杨勇所指出,传世文献和出土材料均表明,在汉代西王母与药物之间有着密切的关系。西王母是药物的制作者、拥有者和掌管者,而且这些药物大多与长生不死有关。对西王母与药物关系的认识和想象,为汉代社会所普遍认同,甚至可以说是一种"集体意识"。④

从神话的视角看,西王母是中国的月亮神。月亮圆缺,犹如生命之生与死;缺而又圆,又仿佛死而复生。这正符合古人有关生命循环不灭的观念,所以月亮象征着生命的死而复生和永远不灭。而西王母正是一位既主刑杀又主长生,兼具死神和吉神两种神格于一体的女神。⑤ 其医疗职能还进一步扩大,至少在东汉时期,西王母已经不仅仅只是掌管仙药之神,她同时也是掌管生育、疾病与医药之神。⑥ 从历史的视角看,西王母是上古羌戎部落的图腾神。作为西方地域性神灵的西王母,"豹尾虎齿""蓬发戴胜"的外形正是新石器时期羌戎部族虎图腾崇拜的遗存。而"西王母"国邦是以女性为尊的原始部落,属于上古羌戎部族的一支,活动于甘青高原及陕西一带。⑦ 神农氏和西王母与西部羌戎部落的共同联系,似乎为"毒药从西方来"的传说提供了信而有征的历史背景。

吴晗和吕思勉⑧两位史学大家对"西王母"的考证,不约而同地注意到汉代

---

① 刘文典《淮南鸿烈集解》(上册),第 217 页。

② 张道一《汉画故事》,北京:中华书局,2020,第 220 页。

③ 马怡《西汉末"行西王母诏筹"事件考——兼论早期的西王母形象及其演变》,《形象史学研究》2016 年第 1 期,第 29—62 页。

④ 杨勇《汉代西王母的医学形象》,《中国社会历史评论》2021 年第 1 期,第 87—95 页、247—248 页。

⑤ 赵宗福《西王母的神格功能》,《寻根》1999 年第 5 期,第 32—34 页。

⑥ 杨勇《汉代西王母的医学形象》,第 87—95 页、247—248 页。

⑦ 张勤《西王母神话传说研究》,苏州大学博士学位论文,2005,第 45—49 页。

⑧ 吕思勉《西王母考》,载《西王母文化集成:论文卷》(上卷),桂林:广西师范大学出版社,2008,第 11—15 页。

对于其所居地望的认识,经历了由中国西部陕、甘、晋、豫一带推之愈西(直至大秦国西),而后(至公元一世纪王莽时代)又曳之返东,回到原来甘肃、青海之境的戏剧性变化;并指出其原因在于汉代中国西方边疆的扩张和收缩,以及与之伴行的中西交通的兴盛和中绝:"汉代前期的攘戎和拓边运动,以武帝始,亦从武帝终。以后的百余年中……渐渐地将武帝时曾付了绝大代价所易得的地理知识归于淡漠而湮忘,中西交通时途经亦因汉室放弃和西域诸国的吞并运动而阻塞。"①

在汉画像石的西王母图像中,经常可见其身边的侍者手持"状如枝条"之物。受罗布泊"墓葬麻黄"的启发,有学者认为侍者手中所持的枝条即是麻黄,正是昆仑神话中的"不死之药"。② 王兴伊指出,"麻黄"在中原的药用记载,东汉初年之前,只见于洛阳与西域之间丝绸之路上的甘肃武威,而未见于长沙马王堆、安徽阜阳、成都老官山等汉墓的简帛中,而二世纪初年见于张家界的古人堤;并考证麻黄别名"龙沙"所代表的白龙堆沙漠与楼兰相连,而另外两别名"卑相""卑盐"所代表的地域即现在新疆阜康市,都处于古西域范围,当为楼兰文化的就近播散点。由此推断,东汉初年之前麻黄并未在中原被人们所认知,它是伴随西域与洛阳从东汉初年开始的大规模交流,自西域楼兰传入的。③ 笔者以为,药用麻黄出现在中原文化地区,虽未必晚至东汉,但其由西域传入是大体可信的。麻黄的传入与"毒药从西方来"认知的由来,以及与西行求仙之路之间是否存在渊源关系,是一项引人返思的课题。

(三) 灸焫从北方来

灸,《说文》"灼也",是一种烧灼或熏烤身体的特定部位来治疗疾病的方法。在出土文献中常写作"久"或"灸"字。有关灸法起源的传说、史料较为缺乏,然灸法显然与火有关。传说中火的发明者是上古"三皇"之一的燧人氏。《韩非子·五蠹》记载:"上古之世……民食果蓏蚌蛤,腥臊恶臭而伤害腹胃,民多疾病,有圣

---

① 吴晗《吴晗全集》(第一卷),北京:中国人民大学出版社,2009,第287—298页。

② 姚宝瑄《中国古代神话——"中原文学"与"西域文学"的共同土壤》,《新疆社会科学》1985年第3期,第110—118页。

③ 王兴伊《"麻黄"药用及文化遗存考辨》,《中医药文化》2018年第1期,第28—37页。

人作,钻燧取火以化腥臊,而民说(悦)之,使王天下,号之曰燧人氏。"①这则传说生动形象地说明了用火与疾病防治之间的关系。

《尸子》关于燧人取火的记载说:"燧人上观辰星,下察五木,以为火。"②"辰星"是指天上的"大火星",即心宿二(天蝎座α星)。《左传·襄公九年》:"古之火正,或食于心,或食于咮,以出内(入)火。是故咮为鹑火,心为大火。陶唐氏之火正阏伯居商丘,祀大火,而火纪时焉。相土因之,故商主大火。"③"五木"是指五种可以应四时而取火的木材。《论语·阳货》"钻燧改火"马融注曰:"《周书·月令》有更火之文。春取榆柳之火,夏取枣杏之火,季夏取桑柘之火,秋取柞楢之火,冬取槐檀之火。一年之中,钻火各异木,故曰改火也。"④可见,古人认为火的发明使用是古圣先贤"仰观天象""远取诸物"的结果。《拾遗录》中还有一则故事,讲到燧人氏发明"钻燧取火"的方法,竟是见到有鸟啄树所受的启发:"遂明国,有大树,名燧,屈盘万顷。后世有圣人游日月之外,至于其国,息此树下,有鸟啄树,粲然火出,圣人感焉,因用小枝钻火,号燧人氏。"⑤

我国古代曾以阳燧将日光反射聚焦引燃艾绒而得火,因为此火"从天来"(《论衡·说日篇》),乃称为"明火";近来发现在祥瑞图画中,阳燧还有一个被神化了的形象,和代表太阳的"阳乌"类似,也作禽鸟形(图5-4);在我国,自邃古之初鸟就和太阳结下了不解之缘;自先秦至唐代,我国自太阳光取"明火"点"明烛"用于祭祀的做法,历时悠久,用具华美,世所罕见。⑥艾草又有"冰台"的别名,源于古人以冰制的透镜或青铜凹面镜引取太阳之火,以艾作为引火燃料的历史;而灸法就诞生于引取"天火"的仪式氛围之中:太阳之火在古代象征纯阳之洁气,即"天火";巫师通过操作阳燧这样通天的器物,汲取纯阳之气点燃属温热的艾草,沟通天气与人气,被除患者身体的不洁,并通畅其血脉,进而驱除疫鬼。⑦"太阳—鸟"与"阳燧—艾灸"之间,无疑存在着一种隐喻性的关联。

---

① 〔清〕王先慎《韩非子集解》,北京:中华书局,1998,第442页。
② 〔宋〕李昉《太平御览》,第3853页。
③ 李学勤主编《十三经注疏·春秋左传正义》,北京:北京大学出版社,1999,第866—868页。
④ 李学勤主编《十三经注疏·论语注疏》,第241页。
⑤ 〔宋〕李昉《太平御览》,第364页。
⑥ 孙机《中国圣火——中国古文物与东西文化交流中的若干问题》,沈阳:辽宁教育出版社,1996,第1—14页。
⑦ 李建民《艾火与天火——灸疗法诞生之谜》,《自然科学史研究》2002年第4期,第320—331页。

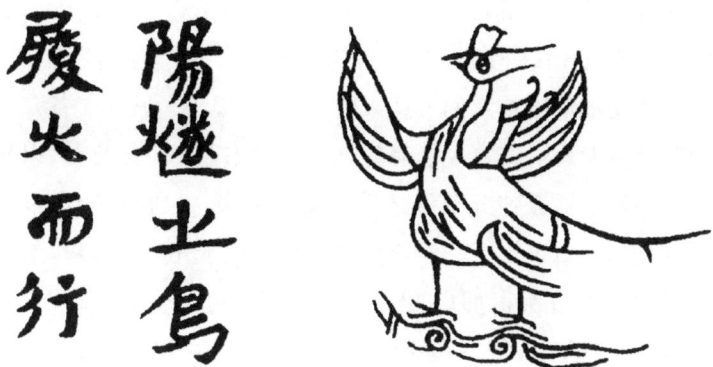

图 5 - 4　高句丽墓壁画中的阳燧之鸟与榜题①

　　有学者指出，殷商文化起源于我国北方。②"殷"与"燕"古音相近，《诗经·商颂》有"玄鸟生商"的神话；《吕氏春秋·音初》则记载了"有娀氏有二佚女……帝令燕往视之……燕遗二卵，北飞，遂不反。二女作歌，一终曰：'燕燕往飞。'实始作为北音"③的传说，而殷商文化的起源与幽燕之地亦有着难解难分的关系：考古学上的证据显示，最早期的先商文化，就是永定河至滹河的一带龙山后期遗存，证实商为东夷、华夏和戎狄集团之融合体。东夷和华夏东部有着悠久的崇拜鸟日的习俗，作为其首领人物的帝喾（也是商的始祖）更有可能就是神鸟和太阳神的象征。④

　　我国的东方地区（黄河下游及沿海之山东半岛）和北方地区（东北平原、辽东半岛），在地理上均属环渤海区域，在民族与文化上自古就存在密切的联系。据《三国志·魏书·乌丸鲜卑东夷传》记载："乌丸者，东胡也……有病，知以艾灸，或烧石自熨，烧地卧上，或随痛病处，以刀决脉出血，及祝天地山川之神，无针药。"⑤可见以艾草灸治疾病，对于东北民族是一种广泛使用的民间疗法；他们在不谙针、药的情况下，却对艾灸、石熨、放血治病颇为擅长，说明这些疗法可能正是在本民族中发源和传承的，由此显示"灸焫从北方来"的说法确实于史有据。

　　① 孙机《中国圣火——中国古文物与东西文化交流中的若干问题》，第 4 页。
　　② 金景芳《商文化起源于我国北方说》，载《金景芳晚年自选集》，长春：吉林大学出版社，2000，第 278-283 页。
　　③ 许维遹《吕氏春秋集释》（上册），北京：中华书局，2009，第 141—142 页。
　　④ 韩建业《走近五帝时代》，第 80 页。
　　⑤ 〔晋〕陈寿《三国志》，北京：中华书局，1971，第 832 页。

我国先民古时有烟熏鼠、蛇之穴的卫生民俗。如《诗经·豳风·七月》:"穹窒熏鼠,塞向墐户。"恐怕是受此启发,古代战争中当敌人挖掘隧道来攻城时,守城者往往采用烧艾草烟熏地穴的方式来防御。见《墨子·城守·备穴》:"穴内口为灶,令如窑,令容七八员艾,(左右窦皆如此,)灶用四橐。穴且遇,以颉皋冲之,疾鼓橐熏之。"岑仲勉注云:"此节详述以穴御穴之法。《通典》云:'审知穴处,助凿迎之,与外相遇,即就以干艾一石,烧令烟出,以板于外密覆穴口,勿令烟泄,仍用鞴袋鼓之。'即就本节所言加以变通者,鞴袋系近世所用之羊皮风箱。"①《内经》对于经脉,还有"经隧"的称呼。如《素问·调经论》:"五藏之道,皆出于经隧,以行血气。"《灵枢·玉版》:"胃之所出气血者,经隧也。经隧者,五藏六府之大络也。"显示古代医家对于经脉的想象,除了"河流"之外,还有"隧道"这一层隐喻;而无论是"阳燧"之"燧",还是"经隧"之"隧",皆从"遂",有通达之义。由此推想,创造艾灸治病的灵感,或许与烟熏"穴道"同源。

按照日本学者山田庆儿的设想,灸法来源于以熏燃艾草来禳除体内疫鬼的咒术;所谓"脉"(笔者按:更准确地说是"经隧"),是侵入体内疫鬼的通路,从而也是疾病暴露的发病路线,或说疾病归属的区域:脉是经由从事在皮肤上烧艾这种治疗法的人发现的(发现经脉存在的人,很可能是进行艾咒术疗法的医师们);当他们提出在脉上用艾施灸这种方法时,固有意义上的灸法就成立了。②若联系古代端午节悬饰"艾虎"的风俗来看,由于艾叶具有治病、驱除蚊蝇等实际功能,在古人万物有灵的观点中,则把艾草转化为超现实的"祛禳物",相信它具有"禳毒气""御瘟疫""去疾辟邪"的神力。③对"原始"民族思维方式的人类学研究表明,与其将艾草"治病"与"辟邪"之间的联系理解为因果关系,不如将其视作是万物普遍联结下的互渗和交感。如果说砭石治疗的实践,启发了古代医家对"血脉"的认识,并建立起与切脉诊病之间的对应;那么艾灸治疗的实践,则刺激了对于经脉"路径"的想象,形成了连接病变部位与施治点的通道。

(四) 九针从南方来

古籍中"箴""鍼""针"三字往往互通,《一切经音义》卷六十六:"古文作箴、针

---

① 岑仲勉《墨子城守各篇简注》,北京:中华书局,1987,第56—57页。
② [日]山田庆儿《中国古代医学的形成》,第128—134页。
③ 叶又新《端午节物艾虎》,《民俗研究》1986年第1期,第35—40页。

二形,今作鍼同。"①这在出土文献中也得到证实。"九针"这一术语,在《黄帝内经》(特别是《灵枢》)中则屡见不鲜,是当时使用的金属针具的统称。

关于"九针"的创制者,古有伏羲、黄帝、岐伯、神农等不同说法,其中特别引起关注的是"伏羲制九针"的传说,因其能与《素问·异法方宜论》"九针从南方来"的溯源调和起来。《帝王世纪》采摭的伏羲史料,有如下关于九针的记载:"伏羲氏……造书契以代结绳之政,画八卦以通神明之德,以类万物之情,所以六气六府,五藏五行,阴阳四时,水火升降,得以有象,百病之理,得以有类。乃尝味百药而制九针,以拯夭枉焉。"②

伏羲与女娲,学者一般认为来源于江汉地区的南方文化。闻一多在著名的《伏羲考》一文中,指出伏羲、女娲是苗族的祖先③;许倬云也说:"女娲造人及补天的故事,在中国古代文献中,较早出现,似乎最早也是属于江汉地区的楚文化。而伏羲与女娲,兄妹相偶,尤其以两蛇交尾的形象作为象征,在汉代十分常见,也可能是属于南方文化兄妹交配传说的类型。"④然而在古史传说中,伏羲又往往与东方的太昊(暤)合为一人,称为"太昊伏羲氏"。这似乎暗示着东方文化与南方文化之间的关联。刘起釪就曾指出南方的楚与淮夷及颛顼(这些都是东夷)存在着很深的渊源关系;而楚人的生息活动原本也在黄河下游流域。⑤ 若与医学技术的传播相联系,这是否也体现于东方之"砭"与南方之"针"有着同出一源的关联? 而西周时代铜针和西汉银针在广西境内的出土,使学者更倾向于视其为"九针从南方来"的旁证⑥。

《素问·宝命全形论》新校正引全元起注云:"黄帝造九针以代镵石。"其说应来源于南朝梁·王僧孺所述"古人当以石为针,必不用铁……季世无复佳石,故以铁代之"的历史。若将此说作为"历史假说"看待,所涉细节虽不无可商,但其

---

① 〔唐〕释慧琳,〔辽〕释希麟撰《正续一切经音义》(第二册),上海:上海古籍出版社,1986,第2630 页。

② 徐宗元《帝王世纪辑存》,第 4—5 页。

③ 闻一多《伏羲考》,载《中国神话学文论选萃》(上册),北京:中国广播电视出版社,1994,第 684—753 页。

④ 许倬云《万古江河——中国历史文化的转折与开展》,上海:上海文艺出版社,2006,第 25 页。

⑤ 刘起釪《古史续辨》,第 61—62 页。

⑥ 叶浓新《马头古墓出土铜针为医具论试证——兼论壮族先民的针灸疗法》,《广西民族研究》1986年第 3 期,第 102—107 页;蓝日勇《广西贵县汉墓出土银针的研究》,《南方文物》1993 年第 3 期,第 64—66 页。

所反映的中医主要外治工具从"砭石"到"九针"的嬗替过程,应是大体无疑的。那么,启发了"九针"创制的又是什么呢? 除了"九"作为神秘数字所体现的"天人相应"思想之外,"针"也不乏其日常生活或军事、生产方面的原型。

李建民先生指出:"医疗器械的发展主要有二轨:一是与宰膳饮食养生之具合流,例如,西汉刘胜墓中出土的医用铜盆、药匙、滤药器、灌药器等,大概与日用的盆、匙等相关器物相差不远……另一轨则近于兵器……狩猎、战争、生产皆可用之。又,例如,截切、锉削、粉碎药物用的刀、斧、剪、锄刀、锯、锉、刨与镑刀等,也可能间接或者直接地移植于兵器。所谓箴石亦然。"①按生活器具方面,古有《灵枢·九针论》"九针"中的某些形制取法于"巾针""絮针""綦针"的旧说,今有天回医简《刺数》"针大如缘针""针大如履针"的新证②;兵器方面,则有《灵枢·玉版》"何物大于天乎? 夫大于针者,唯五兵者焉。五兵者,死之备也,非生之具……夫治民者,亦唯针焉"的论述与之暗合。两说从不同侧面揭示了"九针"的起源。

从《内经》中的表述来看,"微针"显然是较砭石、毒药晚出的新技术。如《灵枢·九针十二原》:"黄帝问于岐伯曰:余子万民,养百姓而收其租税;余哀其不给,而属有疾病。余欲勿使被毒药,无用砭石,欲以微针通其经脉,调其血气,营其逆顺出入之会。"而《素问·移精变气论》则将"微针治其外,汤液治其内"视作是"暮世之治病"的代表,可见微针的应用对于《内经》作者而言乃是晚近发生的事情。《灵枢·九针十二原》所记述的毫针,"尖如蚊虻喙",对机体的创伤很小;操作时"静以徐往,微以久留",故可以采用留针法来治病。这与西汉出土文物与文献中所表现出的早期针刺方法确实有显著的不同,不能不将其归因于针具及其技术的发展。

由上所述,以金属制成的"九针"的创制,技术上应受到了较早产生的砭石的启发,某些类型的针具(如铍针)可视为对砭石的继承和改进;理论上则吸收了作为砭、灸理论基础的经脉学说。而"九针"中的"毫针",作为新型"微针"针具的代表,逐渐发展成中医针具的主流;材质的进步,使针具在形制上变得更细长、锐利的同时,仍可保持坚韧度,从而使针刺更深、留针更久成为可能,进一步促进了刺

---

① 李建民《发现古脉——中国古典医学与数术身体观》,第 233 页。
② 顾漫,周琦,柳长华《天回汉墓医简中的刺法》,《中国针灸》2018 年第 10 期,第 1073—1079 页。

法的变化,产生了"迎随补泻"等一系列复杂的手法,使得针刺的技法体系日益丰富。然而,随着针具与刺法的变化,原来砭石与"血脉"之间的直接联系逐渐被模糊和掩盖,"经脉"概念的所指也日趋玄虚化;施术部位发生了从"线""面"到"点"的演变,进而推动中医学发展出成熟的"腧穴"理论,引发了针刺由"刺脉"向"刺穴"的范式转变。其间,微针的发明和推广,也许正是那"关键一击"。

(五)导引按蹻从中央出

关于导引与彭祖之间的渊源,先秦的庄子便已提及。《庄子·刻意》:"吹呴呼吸,吐故纳新,熊经鸟申,为寿而已矣。此导引之士、养形之人,彭祖寿考者之所好也。"①华佗亦论及导引为彭祖等所创,见《医心方》卷二十七第五引《太素》杨上善云:"导引谓熊颈鸟伸、五禽戏等,近愈痿躄万病,远取长生久视也。《华佗别传》云:佗尝语吴普云:人欲得劳动,但不当自极耳。体常动摇,谷气得消,血脉流通,疾则不生。卿见户枢虽用易腐之木,朝暮开闭动摇,遂最晚朽。是以古之仙者赤松、彭祖之为导引,盖取于此。"②

彭祖在古代以长寿著称,是先秦传说中著名的神仙。而在《汉书·艺文志》中,诸如《黄帝杂子步引》《黄帝岐伯按摩》《黄帝杂子芝菌》《泰壹杂子黄冶》等导引、按摩、服食、炼丹之书也统统归入了"神仙家"一类。可见导引、按摩在古代学术分类中与神仙方术有着不解之缘。

《列仙传》:"彭祖者,殷大夫也,姓篯名铿,帝颛顼之孙、陆终氏之中子,历夏至殷末寿八百余岁。常食桂芝,善导引行气。"③《史记·楚世家》:"陆终生子六人,坼剖而产焉……三曰彭祖……彭祖氏,殷之时尝为侯伯,殷之末世灭彭祖氏。"《史记索隐》注云:"系本(《世本》)云:'三曰篯铿,是为彭祖。彭祖者,彭城是。'虞翻云:'名翦,为彭姓,封于大彭。'"④可知彭祖以彭为氏,名铿(翦),因受封于大彭(今江苏徐州),为后世彭姓之祖,所以称为"彭祖"。李零先生怀疑彭祖就是《世本》记载发明医术的"巫彭"(《山海经·海内西经》郭璞注引《世本》:"巫彭作医",《吕氏春秋·勿躬》、《说文解字》卷十四下"医"

---

① 〔清〕郭庆藩《庄子集释》,第535页。

② [日]丹波康赖《医心方》,北京:华夏出版社,2011,第572页。

③ 邱鹤亭《列仙传今译·神仙传今译》,北京:中国社会科学出版社,1996,第63页。

④ 〔汉〕司马迁《史记·楚世家》,第1690—1691页。

字同其说）。①

近年来考古发现的有关导引的图和书，如长沙马王堆三号汉墓的帛书《导引图》和张家山汉墓的竹简《引书》，地域上都出自楚文化圈范围之内。而且，张家山《引书》中也确实提到："春产、夏长、秋收、冬臧（藏），此彭祖之道也"；同时还引述了老子的言论："治身欲与天地相求，犹橐籥也，虚而不屈，勤（动）而俞（愈）出。"②可见《引书》将老子与彭祖并举（即所谓"老彭"），并引证其说用于导引理论的构建。这进一步印证了上述史料中有关彭祖与导引关系的说法。

导引出自楚文化圈，是否与《异法方宜论》"导引按蹻从中央出"的说法不合呢？高大伦对导引的起源地有详细讨论，认为《异法方宜论》所论之"中央"并不完全等同于今天的"中原"地区，而是指楚国北部以及与楚相邻的宋国这一地域范围之内。照今天的行政区划来看，导引术大概起源和形成于湖北北部、河南东南部、安徽北部、江苏北部这一地域范围内。到战国末期和汉初，可能已传播到更大的范围，如关中、湖北中西部、湖南、河南、浙江，但导引最为盛行的地方或者说导引的中心区域仍在楚文化圈范围之内。所以这一时期有关导引的人和事（如汉晋以前一些道家人物及记载其事迹的书籍），多与这一区域有关联。③ 高氏此说综合出土文献和各方面史料的记载，对《异法方宜论》关于导引起源的说法给出了较为圆满的解释，值得信从。

《史记·货殖列传》："朱公以为陶天下之中，诸侯四通，货物所交易也。"④陶，今山东定陶。据史念海先生考证，春秋战国之际，由于"菏水"⑤运河的开凿，连接济水和泗水，沟通南北不同水道系统的交通，使陶地居于当时水道交通的枢纽，陶地因此繁荣起来，成为"天下之中"的经济都会；这种繁荣的情形一直延续到西汉中叶，此后就又萧条下去。陶并非当时唯一的经济都会，如彭城等城市亦

---

① 李零《中国方术续考》，北京：东方出版社，2001，第 50 页。

② 张家山二四七号汉墓竹简整理小组《张家山汉墓竹简〔二四七号墓〕》（释文修订本），北京：文物出版社，2006，第 186 页。

③ 高大伦《张家山汉简〈引书〉研究》，成都：巴蜀书社，1995，第 24—26 页。

④ 〔汉〕司马迁《史记·货殖列传》，第 3257 页。

⑤ 《禹贡》："海、岱及淮惟徐州……浮于淮、泗，达于河"顾颉刚先生注释说："菏水据水经泗水注，自菏泽分流，东南经今山东巨野、金乡、济宁市入于泗水其水今湮是古时淮通泗，泗通菏，菏通济，由济通漯以入于河，徐州的贡道就是这样，'达于河'的'河'字作'菏'是"（侯仁之《中国古代地理名著选读》[第 1 辑]，北京：学苑出版社，2005，第 17 页）。

因交通的发达，得到繁荣的机会，而成为地方性的经济都会。①　彭城即今之徐州，距离定陶很近，也即彭祖的封地；《史记正义·五帝本纪》引《舆地志》云："涿鹿本名彭城，黄帝初都，迁有熊也。"②若依此说，则彭城还是黄帝的都城。从战国到西汉初期（张骞"凿空西域"之前）的地理格局和交通情况看，陶既然可被视为"天下之中"，彭城一带被划归"中央"之域、与黄帝相配，也符合当时人的地理观。

（六）圣人杂合以治，各得其所宜

关于本草、经方和经脉、九针的起源，《帝王世纪》中其实还有另外的说法："岐伯，黄帝臣也。帝使岐伯尝味草木，典主医病。经方、本草、《素问》之书咸出焉。"又曰："黄帝有熊氏命雷公、岐伯论经脉傍通，问难八十一，为《难经》。教制九针，著《内外术经》十八卷。"（《太平御览》卷七百二十一）③表面看来，这似乎颠覆了以上的说法；然仔细玩味，其实不然。《帝王世纪》讲述"伏羲制九针""神农尝百草"等，似乎主要是着眼于其技术发明的层面；而这里提到黄帝、岐伯的功绩，则可从理论总结和经典撰述的角度理解。这其实也恰恰体现了《异法方宜论》所谓"圣人杂合以治，各得其所宜"的精神。

中国古代的"天下"观，以"华夏"为中央，周围四方有东夷、西戎、南蛮、北狄等异族分居，呈现出一种"内诸夏而外夷狄"（《春秋公羊传》）的格局。虽然中国历史上存在以文明程度为根据的"夷夏之辨"，但"天下一家"的理想也是古已有之，认为四方夷狄同样都是黄帝的后裔，因此从不排斥外来的文明，从而使中华文化显现出"海纳百川、有容乃大"的宏大气象。

中华文化的这种包容性，同样体现在中医学上。在《素问·异法方宜论》的历史叙事中，中医学在其创始形成的过程中即吸收、融合了天下四方的治疗实践，从而充实、完善了自己的学术体系，也使中医的治疗手段显得尤为丰富多样、异彩纷呈。以"黄帝、岐伯"为代表的古代医家，在充分吸收各地域、各民族不同文化孕育的医疗技术基础上，通过理论创新来加以贯通，因此能杂取众长，各得

①　史念海《释史记货殖列传所说的"陶为天下之中"兼论战国时代的经济都会》，《人文杂志》1958年第2期，第77—87页。
②　〔汉〕司马迁《史记·五帝本纪》，第2页。
③　徐宗元《帝王世纪辑存》，第19—20页。

所宜;同时也继承了前代不同的学术传统,通过求同存异来加以融会,并能发扬光大,垂之典籍且传之千载,从而创造了新的传统。

三、本章小结

谢观先生在《中国医学源流论》中,划分西周以前为中国医学萌芽之期,春秋战国则为成熟之期,并提出中医学术的"笔之于书"也正发生于周秦之际。[①] 这一时期,正是诸子竞起、百家争鸣的时代。其时诸子托古,"百家言黄帝",并通过争鸣、交锋而走向"百川汇海"似的交汇与融合(代表者如折中诸家的杂家、黄老之学的产生)。中医学术成熟与结集于此期,不可能孤立于时代,势必受到时势与风潮的影响,因此也表现为此前种种不同民族、不同地域的医学体系在"黄帝"名义下的一次大的融合与总结。

这一时期中国医学的总结,从地域上讲,是东、南、西、北四方医学的交汇(或可进一步归并为东、西两大系的汇通);从时代上讲,是上古、中古、今世三世医学的累积(从伏羲、神农到黄帝)。这一历史图景,虽然未必是当时情况真实完整的复现,但至少反映了中华先民心目中的医学起源历程及传承谱系。这一传统的形成,一方面得益于在不同医疗方法、技术基础上的理论总结与创新,以及理论反过来贯彻于技术实践中,指导技术的应用并使之"合理化"的过程("圣人杂合以治,各得其所宜");一方面也有赖于作为知识载体的文献的整理,在将口传知识笔之于书的过程中,人们可以更为清楚地观察到不同观念的并存,更为直接地感受到"整齐异说"的困难,也更为迫切地体会到构建理论的必要。在社会分工尚不甚细密、发达的古代,文献的整理者也就是理论的研究者,而文献的整理过程与理论的总结过程其实也是合二为一的。可以说,早期的中医学术正是通过最初的"古籍整理"才得以传承下来,而整理的过程也推动了学术的总结与创新,缔造了中国医学数千年来经久不息之光辉传统。

中华民族文化的多元一统格局,体现了"和"这一中华民族文化传统的基本精神。中国自古有"以和为贵""和而不同""和实生物"的思想。举凡中国的历

---

① 谢观《中国医学源流论》,福州:福建科学技术出版社,2004,第 12 页。

史、文化、学术、政教,几乎无处不渗透着"和"的精神。中医学作为典型的中国科学与文化之一部分,以其独特的"天地合气""阴平阳秘"生命观,鲜明地体现了"和"的精神。而中医学的学术传承发展史,也同样是一部新旧理论与技术体系不断交汇融合的华彩乐章。

第六章

中医对于生命的基本认识

《黄帝内经》对于人生命的认识,在《灵枢·天年》有经典的表述——

> 黄帝问于岐伯曰:愿闻人之始生,何气筑为基? 何立而为楯? 何失而死? 何得而生? 岐伯曰:以母为基,以父为楯,失神者死,得神者生也。黄帝曰:何者为神? 岐伯曰:血气已和,营卫已通,五藏已成,神气舍心,魂魄毕具,乃成为人。

这段论述中提出人的个体生命来自生身父母,母体以为基址,父精以为捍卫,形神相合而生。"神气舍心"之说,似受到《庄子·知北游》"摄汝知,一汝度,神将来舍"、《管子·内业》"虚其欲,神将入舍"等思想的启发。其中提到血气、营卫、五脏、心神、魂魄等概念,构成了中医认识生命的基本范畴。

一、生命观念

(一) 形神

形,《说文》:"象也。"段玉裁注云:"象当作像,谓像似可见者也。……《易》曰:'在天成象,在地成形。'分称之,实可互称也。"[1]言"形"与"象"可互为训。出土文献中"形"字常写作"刑",即"型"之假借字。型,《说文》:"铸器之法也。"段注云:"以木为之曰模,以竹曰笵,以土曰型。引申之为典型。叚借刑字为之,俗作刑。"[2]

---

[1] 〔汉〕许慎撰;〔清〕段玉裁注《说文解字注》,第424页。

[2] 同上,第688页。

所谓"形"者，本指视而可见的物之外形。如《管子·心术上》所云："物固有形，形固有名。"在中医形神观中的"形"，则具体指人的形体，即身体的整体或一部分。身体是生命的物质基础，如《庄子·天地》所云："物成生理，谓之形。"

神，本字作"申"，即"电"字的初文。《说文·虫部》："籀文虹从申。申，电也。"古代先民看到电闪雷鸣，天地为之激荡，内心产生一种神秘感和敬畏感，将这一自然现象视为"神"所主宰，或是"神"的化身。故《说文·示部》对"神"字的解说是："天神，引出万物者也。"即创世的神灵。在原始信仰中，巫是可以通过仪式等与神灵相通的人。《说文》："巫，祝也。女能事无形，以舞降神者也。"又曰："灵，灵巫也，以玉事神。"古人相信当人进入某种精神状态时，如巫在"降神"状态下，可以与神灵直接沟通。故此"神"也用于指人的精神状态。作为精神状态含义的"神"，常与"精"连用，合称为"精神"。如《庄子》中出现"精神之运、心术之动"（《天道》）、"疏瀹而心，澡雪而精神"（《知北游》）等说法，以"精神"与"心"对举，皆是指个体的精神状态。

关于人的生死，《内经》用"形"与"神"的离合加以解释，提出"失神者死，得神者生"，并强调养生要追求"形与神俱"——

《灵枢·天年》：

　　以母为基，以父为楯，失神者死，得神者生也。
　　……百岁，五藏皆虚，神气皆去，形骸独居而终矣。

《素问·上古天真论》：

　　上古之人，其知道者，法于阴阳，和于术数，食饮有节，起居有常，不妄作劳，故能形与神俱，而尽终其天年，度百岁乃去。

这也是先秦以来对于形神关系的普遍认识——
《庄子·在宥》：

　　抱神以静，形将自正；……汝神将守形，形乃长生。[1]

_____

① 〔晋〕郭象注，〔唐〕成玄英疏《南华真经注疏》，北京：中华书局，1998，第 220 页。

《荀子·天论》：

> 形具而神生。①

《史记·太史公自序》"论六家要旨"：

> 凡人所生者神也，所托者形也。神大用则竭，形大劳则敝，形神离则死。死者不可复生，离者不可复反，故圣人重之。由是观之，神者生之本也，形者生之具也。②

庄子云"神将守形"，与《素问》"形与神俱"并无二致；荀子谓"形具而神生"，似认为形在神先；太史公司马谈"形者生之具"的表述，看似出自荀子，然其又谓"神者生之本"，则又强调神为形之主，是对形—神"先后"与"主从"两种关系的调和。相较之下，《内经》的形神观颇近于司马谈，似为同一时代之产物。

如上所述，中国传统哲学形神观的"神"，既可以是指主宰世界的神灵，也可以是指人的精神状态。中医对于"神"的理解，通常是后者，而且往往倾向于唯物论的解释——

《灵枢·九针十二原》：

> 粗守形，上守神。

《灵枢·小针解》注之云：

> "粗守形"者，守刺法也。"上守神"者，守人之血气有余不足，可补泻也。

《灵枢·邪客》：

---

① 〔清〕王先谦《荀子集解》，北京：中华书局，1988，第309页。
② 〔汉〕司马迁《史记·太史公自序》，第3292页。

用针之要，无忘其神。

《素问·八正神明论》注之云：

故养"神"者，必知形之肥瘦，荣卫血气之盛衰。血气者，人之神，不可不谨养。

《灵枢·平人绝谷》：

平人则不然，胃满则肠虚，肠满则胃虚，更虚更满，故气得上下，五藏安定，血脉和利，精神乃居，故神者，水谷之精气也。

前两者不约而同地将"神"解释为"血气"，这与中医早期针刺血脉的治疗实践有密切关系，医家由此认识到血气盛衰对人精神状态的重要影响。后者认为"神"是"水谷之精气"，则是从消化生理角度阐明了神的物质基础。纵观世界哲学史，医学家由于认识对象与方法之特殊性，以及其工作性质实为对生命进程之干预，往往最易对精神现象"祛魅"，而形成朴素的唯物论思想，证之《内经》亦然。

（二）精气

在讨论中医的"精气"概念之前，先简单回顾一下在思想史上曾有过相当影响的稷下黄老学派之精气说——

《管子·水地》：

水者，地之血气，如筋脉之通流者也。

（水）集于天地，而藏于万物。产于金石，集于诸生，故曰水神。集于草木，根得其度，华得其数，实得其量，鸟兽得之，形体肥大，羽毛丰茂，文理明著。万物莫不尽其几，反其常者，水之内度适也。

人，水也。男女精气合而水流形。……是以水集于玉，而九德出焉。凝蹇而为人，而九窍五虑出焉。[1]

———————

[1]　黎翔凤《管子校注》（中册），第813—816页。

《吕氏春秋·尽数》：

> 精气之集也，必有入也。集于羽鸟，与为飞扬；集于走兽，与为流行；集于珠玉，与为精朗；集于树木，与为茂长；集于圣人，与为敻明。精气之来也，因轻而扬之，因走而行之，因美而良之，因长而养之，因智而明之。流水不腐，户枢不蝼，动也。形气亦然。形不动则精不流，精不流则气郁。郁处头则为肿、为风，处耳则为挶、为聋，处目则为䁾、为盲，处鼻则为鼽、为窒，处腹则为张、为疛，处足则为痿、为蹶。①

《水地》篇中的"水"之集，在《尽数》篇中则被置换为"精气之集"，由此可见"精气"的概念是以水作为原型和隐喻的。

《管子·内业》：

> 凡物之精，此则为生。下生五谷，上为列星，流于天地之间，谓之鬼神，藏于胸中，谓之圣人。

> 精存自生，其外安荣，内藏以为泉原，浩然和平，以为气渊。渊之不涸，四体乃固；泉之不竭，九窍遂通。②

《管子》的《内业》等篇，特别强调"精气"对于生命的滋养，以及其在天人之间、物质与精神之间的中介和连通作用。

《吕氏春秋·达郁》：

> 凡人三百六十节，九窍、五藏、六府。肌肤欲其比也，血脉欲其通也，筋骨欲其固也，心志欲其和也，精气欲其行也。若此则病无所居，而恶无由生矣。病之留，恶之生也，精气郁也。③

《达郁》篇着眼于精气之"郁"与疾病发生的关系，与《尽数》篇互相发明，并可

---

① 许维遹《吕氏春秋集释》（上册），北京：中华书局，2009，第66—67页。
② 黎翔凤《管子校注》（中册），第931页、938—939页。
③ 许维遹《吕氏春秋集释》（下册），第562—563页。

与《素问·生气通天论》阳气郁为病的论述互参。由于稷下道家受南方道家先驱杨朱重视个体生命的思想影响,提倡养生之道,论说中较多涉及医学内容,特别是《吕氏春秋》中提出"流水不腐,户枢不蝼"及"血脉欲其通""精气欲其行"等原则,对中医的养生防病理论颇有影响。

裘锡圭先生在《稷下道家精气说的研究》及其《补正》二文中,辨析了稷下道家所说的"精气",与"灵气""魂气""神""德""道"等概念相通;指出"物皆有精"是古代极为普遍的思想,古人对玉的重视即建基于此;由此断言"精"和"精气"跟文化人类学所说的"马那"同类,是一种原始的、带有神秘意味的观念。① 裘先生对"精气说"的抉剔发隐,对我们考察《黄帝内经》中的相关概念大有启发,并为之铺平了道路。

以下再来大致梳理一下《内经》中关于"精"与"精气"的论述——

《灵枢·决气》:

> 黄帝曰:余闻人有精、气、津、液、血、脉,余意以为一气耳,今乃辨为六名,余不知其所以然。
>
> 两神相搏,合而成形,常先身生,是谓精。
>
> 上焦开发,宣五谷味,熏肤充身泽毛,若雾露之溉,是谓气。

《灵枢·本神》:

> 天之在我者德也,地之在我者气也,德流气薄而生者也,故生之来谓之精,两精相搏谓之神。

《素问·金匮真言论》:

> 夫精者,身之本也。故藏于精者,春不病温。

《决气》以"精、气、津、液、血、脉"为一气之辨为六名,似乎有《庄子·知北游》

"人之生,气之聚也""通天下一气耳"思想的影子。对"精"的认识,虽然表述为"身之本""生之来""常先身生",却被认为是有形的("合而成形"),联系到《庄子·秋水》"夫精,小之微也"(与"粗"相对)、《管子·内业》"精也者,气之精者也"(与"气"同属)的定义,中医所谓的"精"多用其精微之义,似为物质化的概念,如"水谷精气"这一概念虽然应是在"物皆有精"思想的影响下产生的,但在《内经》的相关论述中几乎完全脱去了神秘意味,可以直接理解为饮食中所含的营养物质;而与生俱来,为生身之本的"精",恐亦近于今日受精卵的概念(中医虽尚未认识受精卵,但已认识胚胎,可以悬测胚胎之初为精微细物),不同于《管子·内业》"凡人之生也,天出其精,地出其形,合此以为人"的本体论概念;而《内业》所谓的"精"与"形",在《本神》中则表述为"德"与"气",由此可见《本神》似出于《内业》之后,对相关概念范畴进行了更为细致的定义与区分。再看《决气》所谓"熏肤充身泽毛"之"气",则显得非常具体化,迥然不同于同篇所云合"精、气、津、液、血、脉"为一的广义之"气",也有异于《本神》"地之在我者气也"的抽象之"气",而更近于对人体营养输送之生理功能的描述。

《内经》各篇中所见之"精气"概念则较为复杂,大概可分为以下几种情况:

一是指水谷精气,如《灵枢·小针解》:"浊气在中者,言水谷皆入于胃,其精气上注于肺,浊溜于肠胃,言寒温不适,饮食不节,而病生于肠胃,故命曰浊气在中也。《灵枢·大惑论》:"精气并于脾,热气留于胃,胃热则消谷,谷消故善饥。胃气逆上,则胃脘寒①,故不嗜食也。"《素问·五藏别论》:"所谓五藏者,藏精气而不泻也,故满而不能实。"《素问·经脉别论》:"饮入于胃,游溢精气,上输于脾。脾气散精,上归于肺,通调水道,下输膀胱。水精四布,五经并行,合于四时五藏阴阳,揆度以为常也。"《素问·奇病论》:"夫五味入口,藏于胃,脾为之行其精气,津液在脾,故令人口甘也,此肥美之所发也。"《素问·厥论》:"酒入于胃,则络脉满而经脉虚,脾主为胃行其津液者也,阴气虚则阳气入,阳气入则胃不和,胃不和则精气竭,精气竭则不营其四肢也。"

二是指营卫之气,如《灵枢·营卫生会》:"营卫者精气也,血者神气也,故血

---

① 寒:《甲乙经》卷十二第一作"塞"。

之与气,异名同类焉。"①《灵枢·卫气》:"六府者,所以受水谷而行化物者也。其气内干五藏,而外络肢节。其浮气之不循经者,为卫气。其精气之行于经者,为营气。"而营血实亦来源于水谷之精气,如《素问·痹论》:"荣②者,水谷之精气也,和调于五藏,洒陈于六府,乃能入于脉也,故循脉上下,贯五藏,络六府也。"

三是指生殖之精和生命本原,如《素问·上古天真论》"二八,肾气盛,天癸至,精气溢泻,阴阳和,故能有子。""此虽有子,男不过尽八八,女不过尽七七,而天地之精气(指天地赋予人的精气)皆竭矣。"《素问·生气通天论》:"阴平阳秘,精神乃治,阴阳离决,精气乃绝。"

四是指抵御疾病的正气,与"邪气"对言,如《素问·玉机真藏论》:"故邪气胜者,精气衰也。"《素问·通评虚实论》:"邪气盛则实,精气夺则虚。"《素问·评热病论》:"复热者邪气也,汗者精气也,今汗出而辄复热者,是邪胜也,不能食者,精无俾也,病而留者,其寿可立而倾也。"《素问·厥论》:"此人者质壮,以秋冬夺于所用,下气上争,不能复,精气溢下,邪气因从之而上也。"

五是指精神情志,如《灵枢·九针论》(《素问·宣明五气篇》同):"精气并肝则忧,并心则喜,并肺则悲,并肾则恐,并脾则畏,是谓五精之气并于藏也。"《灵枢·大惑论》:"心有所喜,神有所恶,卒然相感③,则精气乱,视误,故惑,神移乃复。是故间者为迷,甚者为惑。"《素问·汤液醪醴论》:"嗜欲无穷,而忧患不止,精气弛坏,荣泣卫除,故神去之而病不愈也。"《素问·疏五过论》:"凡未诊病者,必问尝贵后贱,虽不中邪,病从内生,名曰脱营。尝富后贫,名曰失精,五气留连,病有所并。""凡欲诊病者,必问饮食居处,暴乐暴苦,始乐后苦,皆伤精气,精气竭绝,形体毁沮。"

六是指天地精气,此义与稷下道家"精气说"同,如《灵枢·五味》:"天地之精气,其大数常出三入一,故谷不入,半日则气衰,一日则气少矣。"《素问·上古天真论》:"黄帝曰:余闻上古有真人者,提挈天地,把握阴阳,呼吸精气,独立守神,肌肉若一,故能寿敝天地,无有终时,此其道生。"《素问·六节藏象论》:"人迎与

---

① "营卫者精气也",《太素·营卫气别》同。《外台秘要》卷六"中焦热及寒泄痢方三首"引《删繁》论曰:"夫血与气,异形而同类。卫是精气,荣是神气,故血与气异形而同类焉。夺血无汗,(此是神气。)夺汗无血,(此是精气。)故人有一死而无再生也。犹精神之气隔绝也。"按此,则《灵枢》"卫者"上之"营"字或系衍文。

② 荣:与"营"通。按今本《灵枢》多用"营气",而《素问》(王冰本)多用"荣气"。

③ 感:原作"惑",据《太素》卷二十七《七邪》改。

寸口俱盛四倍已上为关格,关格之脉赢,不能极于天地之精气,则死矣。"《素问·五运行大论》:"夫变化之用,天垂象,地成形,七曜纬虚,五行丽地。地者,所以载生成之形类也。虚者,所以列应天之精气也。形精之动,犹根本之与枝叶也,仰观其象,虽远可知也。"这些内容多涉及"天人相应"之论,特别是《五运行大论》,与《管子·内业》的说法极为相似,可见其渊源有自。

还有一种情况,《内经》在论述针刺法时多提及"精气",如《灵枢·根结》:

> 故曰用针之要,在于知调阴与阳,调阴与阳,精气乃光,合形与气,使神内藏。

《灵枢·终始》:

> 脉实者,深刺之,以泄其气;脉虚者,浅刺之,使精气无得出,以养其脉,独出其邪气。
>
> 深居静处,占神往来,闭户塞牖,魂魄不散,专意一神,精气之分,毋闻人声,以收其精,必一其神,令志在针,浅而留之,微而浮之,以移其神,气至乃休。男内女外①,坚拒勿出,谨守勿内,是谓得气。

《素问·调经论》:

> 按摩勿释,出针视之,曰我将深之,适人必革,精气自伏,邪气散乱,无所休息,气泄腠理,真气乃相得。
>
> 泻实者气盛乃内针,针与气俱内,以开其门如利其户,针与气俱出,精气不伤,邪气乃下,外门不闭,以出其疾,摇大其道,如利其路,是谓大泻,必切而出,大气乃屈。
>
> 持针勿置,以定其意,候呼内针,气出针入,针空四塞,精无从去,方实而疾出针,气入针出,热不得还,闭塞其门,邪气布散,精气乃得存,动气候时,近气不失,远气乃来,是谓追之。

---

① 男内女外:《甲乙经》卷五第五作"男女内外"。篇后史崧《音释》云"《难经》作男外女内"。

《素问·四时刺逆从论》：

> 故刺不知四时之经，病之所生，以从为逆，正气内乱，与精相薄，必审九候，正气不乱，精气不转。

由上观之，"精气"是针刺治疗所调节的首要对象，并可随针刺手法或出或留，出则为"泻"，留则为"补"，看似非常神秘，难以捉摸。加之《灵枢·外揣》论云："夫九针者，小之则无内，大之则无外，深不可为下，高不可为盖，恍惚无穷，流溢无极"，与《管子·内业》"灵气在心，一来一逝，其细无内，其大无外"所云略同，因此，这样的"精气"概念也应是受到了稷下道家"精气说"的影响。

然而，针刺所要调节把握的"精气"其实并不神秘，综合《内经》各篇所论，实即指"血气"而已。如《素问·调经论》："帝曰：人之所有者，血与气耳。今夫子乃言血并为虚，气并为虚，是无实乎？岐伯曰：有者为实，无者为虚，故气并则无血，血并则无气，今血与气相失，故为虚焉。""病在脉，调之血①；病在血，调之络；病在气，调之卫。"《灵枢·九针论》论六经气血多少，并指出："故曰刺阳明出血气，刺太阳出血恶气，刺少阳出气恶血，刺太阴出血恶气，刺厥阴出血恶气，刺少阴出气恶血也。"可知针刺所调之"精气"，实与"血气"义本无别。从中医历史发展来看，针刺源于"砭""灸"之法，砭以刺脉放血，灸以艾灼通气，后来随技术进步出现了微针，成为针刺法的主流工具，施术时出血渐少，故开始以无形之"气"来解释针刺治疗的机理。"营卫"之义亦源于此，营与血同义，卫即附血之气，古代医家认为其行于"分肉"间（肌肉组织间隙），故有"营在脉中，卫在脉外"（《灵枢·营卫生会》）、"卫气者，所以温分肉，充皮肤，肥腠理，司关②合者也"（《灵枢·本藏》）之说，皆导源于对针灸治疗实践之理论阐释。

通过将《内经》中的"精气"概念与稷下道家"精气说"相比较，可以证明中医的"精气"概念受到了稷下道家的影响；且由于与医学知识相结合，故较之后者内容更为丰富且实际，更少神秘性。然而，将以上种种虽有联系而其义分殊的众多概念，皆以"精气"笼统括之，则应是稷下道家"精气说"遗留之影响，其于"天人相

---

① 病在脉，调之血：《甲乙经》卷六第三及《太素》卷二十四《虚实补泻》作"病在血，调之脉"。
② 关：《素问·生气通天论》《阴阳应象大论》王注引《灵枢》文并作"开"。

应"之论中表现尤著。

二、胚胎发育

《灵枢·经脉》篇首一节韵文是《内经》对于人体初生过程的经典描述——

> 人始生,先成精,精成而脑髓生,骨为干,脉为营,筋为刚①,肉为墙②,皮肤坚而毛发长,谷入于胃,脉道以通,血气乃行。

杨上善注云:"人生成形,凡有八种,谓先遗体,阴阳二精,一也。阴阳二精变成脑髓,脑、髓同是骨中脂也,在头为脑,在四肢为髓,二也。干,本也。脑、髓之骨成,与皮肉筋脉为本,三也。经脉成,通行血气,以营其身,四也。筋膜成,纲维四肢,约束百体,五也。其肉成已,盛裹筋骨,壅罗脏腑,六也。皮肤成已,腠理坚实,七也。毛发成已,润泽滋长,八也。八体成美,经脉血气遂得通行。"③

依经文及杨注,本篇所描述的人身成形次序是:精→脑髓→骨→脉→筋→肉→皮肤→毛发。

《管子·水地》对于人胚胎发育的过程也有所描述,同样提到脑、骨、皮、肉的生成——

> 人,水也。男女精气合而水流形。三月如咀,咀者何?曰五味。五味者何?曰五藏。酸主脾,咸主肺,辛主肾,苦主肝,甘主心。五藏已具,而后生肉。脾生隔,肺生骨,肾生脑,肝生革,心生肉。五肉已具,而后发为九窍。脾发为鼻,肝发为目,肾发为耳,肺发为窍④。五月⑤而成,十月而生。⑥

《水地》篇中五脏、五味、五肉(体)、九窍对应关系如下——

---

① 刚:《太素》卷八《经脉连环》作"纲"。
② 墙:《太素》卷八《经脉连环》作"稿"。
③ 李克光,郑孝昌《黄帝内经太素校注》(上册),北京:人民卫生出版社,2005,第176—177页。
④ 肺发为窍:当从隋萧吉《五行大义》所引作"肺发为口,心发为下窍"。
⑤ 五月而成:当从《淮南子·精神》作"七月而成"。
⑥ 黎翔凤《管子校注》(中册),第815—816页。

表 6-1 《管子·水地》五脏配属表

五 味	五 脏	五 肉	九 窍
酸	脾	隔	鼻
咸	肺	骨	口
辛	肾	脑	耳
苦	肝	革	目
甘	心	肉	下窍

然仅提及三月、五月、十月,其说不全。完整的叙述可见于《淮南子·精神》——

夫精神者,所受于天也;而形体者,所禀于地也。故曰:一生二,二生三,三生万物。万物背阴而抱阳,冲气以为和。故曰:一月而膏,二月而胅,三月而胎,四月而肌,五月而筋,六月而骨,七月而成,八月而动,九月而躁,十月而生。形体以成,五藏乃形。是故肺主目,肾主鼻,胆主口,肝主耳,外为表而内为里,开闭张歙,各有经纪。①

《黄帝内经太素》遗文中可见近似条文,知杨上善亦引此说也——

一月膏,二月脉,三月胞,四月胎,五月筋,六月骨,七月成,八月动,九月躁,十月生。②

据萧延平先生考证:"此条见日本《医心方》卷二十二。又按《太素》卷九第一《经脉正别》篇,杨注云:'人之受身时,一月而膏,二月而脉,为形之先。'自三月胞

---

① 刘文典《淮南鸿烈集解》(上册),第219—220页。《文子·九守》作"人受天地变化而生,一月而膏,二月血脉,三月胚,四月胎,五月筋,六月骨,七月而成形,八月而动,九月而躁,十月而生。形骸已成,五藏乃分。肝主目,肾主耳,脾主舌,肺主鼻,胆主口"(王利器《文子疏义》,北京:中华书局,2000,第115页),与此小异,而更接近《太素》。

② 〔隋〕杨上善《黄帝内经太素》,第612—613页。

以下不载。又按《医心方》卷二十四所引《太素》有'玄元皇帝曰：人受天地之气，变化而生，一月而膏，二月而脉，三月而胞，四月而胎，五月而筋，六月而骨，七月而成形，八月而动，九月而臊，十月而生。'当系杨注，与《医心方》卷二十二所引小异。"①经查证，此条佚文出自《医心方》卷二十二"妊妇脉图月禁法第一"引《产经》文下案语。原书引《产经》云——

> 黄帝问曰：人生何如以成？岐伯对曰：人之始生，生于冥冥，乃始为形。形容无有扰，乃为始收。妊身一月曰胚，又曰胞，二月曰胎，三月曰血脉，四月曰具骨，五月曰动，六月曰形成，七月曰毛发生，八月曰瞳子明，九月曰谷入胃，十月曰儿出生也。②

其文亦假托黄帝与岐伯问对之辞，文风颇与《内经》相近，其或出于《内经》之佚篇，亦未可知。

近年出土之清华简《汤在啻门》，记载汤与小臣（伊尹）问答，论及胚胎发育十月成人的过程，其说较今所见之传世文献更早，而又颇为不同：

> 汤又问于小臣曰："人何得以生？何多以长？孰少而老？固犹是人，而一恶一好？"
> 小臣答曰："唯彼五味之气，是哉以为人。其末气，是谓玉种，一月始扬，二月乃裹，三月乃形，四月乃固，五月或收（褎），六月生肉，七月乃肌，八月乃正，九月显章，十月乃成，民乃时生。"③

然而，最为完整的论述则见于马王堆出土帛书《胎产书》——

> 故人之产殹（也），入于冥=（冥冥），出于冥=（冥冥），乃始为人。一月名曰留（流）刑，食歆必精，酸羹必₂孰（熟），毋食辛星（腥），是谓财（哉）贞。二

---

① 〔隋〕杨上善《黄帝内经太素》，第 612—613 页。
② ［日］丹波康赖《医心方》，第 441 页。
③ 清华大学出土文献研究与保护中心编；李学勤主编《清华大学藏战国竹简》（五），上海：中西书局，2015，第 142 页。

月始膏，毋食辛臊，居处必静，男子勿劳，百节皆病，是胃（谓）₃始臧（藏）∟。三月始脂，果隋（蓏）・宵（肖）效，当是之时，未有定义（仪），见物而化，是故君公大人，毋使朱（侏）儒₄，不矔（观）木（沐）侯（猴），不食菌（葱）姜，不食兔羹；若（?）欲产男，置弧矢，【射】雄雉，乘牡马，矔（观）牡虎；欲产₅女，佩蠹（簪）耳（珥），呻（绅）朱（珠）子，是胃（谓）内象成子。【四月】而水受（授）之，乃始成血，其食稻麦，鳣（鳝）鱼□□，₆清血而明目∟。五月而火受（授）之，乃始成气，晏起□沐，厚衣居堂，朝吸天光，辟（避）寒央（殃），【其食稻】₇麦，其羹牛羊，和以茱臾（萸），毋食□，养气。六月而金受（授）之，乃始成筋，劳□□□，【出】游【于野，数】₈矔（观）走犬马，必食蛰（鸷）鸟殹（也），未□□□，是胃（谓）变奏（腠）□筋，□□□□。七【月而】木受（授）【之，乃始成骨】₉，居燥处，毋使身安，□□□□□□□养□□□□，【饮食】辟（避）寒，□□□□□□□□□₁₀美齿。・八月而土受（授）【之，乃始成肤革】，【和】心静志□□□□，【是】胃（谓）密【腠理。九月而石授之，乃₁₁始成】豪（毫）毛，□□□□□□□□□□□□□□□□□□□□□□□□□□□□₁₂司（伺）之十月。气陈□□，以为⊘。①

此篇运用五行学说已相当成熟，唯其次序为相克之序，其配属为：水—血，火—气，金—筋，木—骨，土—肤革（皮），石—毫毛。篇中虽未明言，但根据"肾主水""肺主气""肝主筋"及"心生肉"等关系，其五行与五脏之对应似为"脾—木，肺—火，心—土，肝—金，肾—水"之"古文五行说"，与上述《管子・水地》之配属又有不同，疑《水地》篇文多有舛误。

三、自少及老

《灵枢・天年》对于人一生自少及老的发育过程，以十年为阶段进行了详细描述——

---

① 湖南省博物馆，复旦大学出土文献与古文字研究中心编纂；裘锡圭主编《长沙马王堆汉墓简帛集成》（六），第93—94页。

人生十岁，五藏始定，血气已通，其气在下，故好走。二十岁，血气始盛，肌肉方长，故好趋。三十岁，五藏大定，肌肉坚固，血脉盛满，故好步。四十岁，五藏六府，十二经脉，皆大盛以平定，腠理始疏，荣华颓落，发颇斑白，平盛不摇，故好坐。五十岁，肝气始衰，肝叶始薄，胆汁始灭①，目始不明。六十岁，心气始衰，苦②忧悲，血气懈惰，故好卧。七十岁，脾气虚，皮肤枯。八十岁，肺气衰，魄离，故言善误。九十岁，肾气焦，四藏③经脉空虚。百岁，五藏皆虚，神气皆去，形骸独居而终矣。

《内经》认为，人以百岁为寿限（另见《素问·上古天真论》）。四十岁以前逐渐走向壮盛；五十岁以后，肝、心、脾、肺、肾五脏依次气衰，逐渐走向衰老，至百岁形神离而死。

上文关于人五十岁以前发育阶段的描述，可与《史记·扁鹊仓公列传》引《脉法》之文互证："年二十脉气当趋，年三十当疾步，年四十当安坐，年五十当安卧，年六十已上气当大董。"④而《天年》篇的论述较之更为细致完善，当系后出阐发之作；另《素问·阴阳应象大论》云："年四十，而阴气自半也，起居衰矣。年五十，体重，耳目不聪明矣。年六十，阴痿，气大衰，九窍不利，下虚上实，涕泣俱出矣。"其云年六十而"气大衰"，当与《脉法》"年六十已上气当大董"同义⑤；其云年五十而"耳目不聪明"，亦与上引《天年》篇"五十岁……目始不明"相当；其云"年四十而阴气自半也"，则与马王堆《天下至道谈》之文相合。可见其说同源，或属当时通行之常识。

《天年》以"血气"之盛衰解释人随年龄增长而发生的行为变化，当属春秋以来的普遍认识。如孔子曰："君子有三戒：少之时，血气未定，戒之在色；及其壮也，血气方刚，戒之在斗；及其老，血气既衰，戒之在得。"（《论语·季氏》）讨论不同年龄阶段应注意的修养问题，亦以"血气盛衰"立论，与上论基于共同的思想认识，或是引用了医家之成说；而以"十年"为期的人生阶段划分，也很容易使人联

---

① 灭：《太素》卷二《寿限》、《甲乙经》卷六第十二并作"减"。

② 苦：《太素》卷二《寿限》作"喜"；《甲乙经》卷六第十二作"乃善"。当从。

③ 四藏：《太素》卷二《寿限》作"藏枯"；《甲乙经》卷六第十二作"藏乃萎枯"四字。义长。

④ 〔汉〕司马迁《史记·扁鹊仓公列传》，第2814—2815页。

⑤ 〔汉〕司马迁《史记·扁鹊仓公列传》【集解】徐广曰："董谓深藏之。一作'董'。"按，作"董"是。董，通"僮"，少也，与"衰"义同。

想到孔子的名言:"吾十有五而志于学,三十而立,四十而不惑,五十而知天命,六十而耳顺,七十而从心所欲,不逾矩。"(《论语·为政》)可见,《内经》关于生长发育阶段的认识,反映出古代人共同的知识背景。

《素问·上古天真论》则以男女分述人生发育历程——

> 女子七岁,肾气盛,齿更发长。二七而天癸至,任脉通,太冲①脉盛,月事以时下,故有子。三七,肾气平均,故真牙生而长极。四七,筋骨坚,发长极,身体盛壮。五七,阳明脉衰,面始焦,发始堕。六七,三阳脉衰于上,面皆焦,发始白。七七,任脉虚,太冲脉衰少,天癸竭,地道不通,故形坏而无子也。丈夫八岁,肾气实,发长齿更。二八,肾气盛,天癸至,精气溢泻,阴阳和,故能有子。三八,肾气平均,筋骨劲强,故真牙生而长极。四八,筋骨隆盛,肌肉满壮。五八,肾气衰,发堕齿槁。六八,阳气衰竭于上,面焦,发鬓颁白。七八,肝气衰,筋不能动,天癸竭,精少,肾藏衰,形体皆极。八八,则齿发去。肾者主水,受五藏六府之精而藏之,故五藏盛,乃能泻。今五藏皆衰,筋骨解堕,天癸尽矣。故发鬓白,身体重,行步不正,而无子耳。

《素问》此篇讨论的是人年老无子是"天数"还是"材力"的问题,因此侧重于论述人的性发育周期,故至男六十四、女四十九而止,且特别强调"肾气",异于《天年》之五脏并重。其言"男八女七"之数,亦见于《大戴礼记·本命》:"阴穷反阳,阳穷反阴,辰故阴以阳化,阳以阴变。故男以八月而生齿,八岁而毁齿,一阴一阳,然后成道;二八十六,然后情通,然后其施行。女七月生齿,七岁而毁;二七十四,然后其化成。"②可见此亦非医家一家之言。

与"男八女七"之数相应的,还有所谓"七损八益"。《素问·阴阳应象大论》:"能知七损八益,则二者可调,不知用此,则早衰之节也。……故曰:知之则强,不知则老,故同出而名异耳。智者察同,愚者察异,愚者不足,智者有余,有余则耳目聪明,身体轻强,老者复壮,壮者益治。""七损八益"之义,既往的《素问》注家多不得其解。马王堆帛书出土后,大家始悟此本系房中家之言。马王堆《天下至

---

① 太冲:《太素》卷二《寿限》作"伏冲"。下"太冲"同。
② 王聘珍《大戴礼记解诂》,北京:中华书局,1983,第251页。

道谈》云:"气有八益,(又有)七孙(损)。不能用八益、去七孙(损),则行年四十而阴气自半也,五十而起居衰,六十而耳目不蔥(聪)明(明),七十下枯上涚(脱),阴气不用,溧泣留(流)出。令之复壮有道,去七孙(损)以振其病,用八益以贰其气,是故老者复壮,壮者不衰。"①两者相较,可见其嬗变之痕迹。

四、天人相应

《素问·举痛论》:"黄帝问曰:余闻善言天者,必有验于人;善言古者,必有合于今";《素问·气交变大论》:"余闻之,善言天者,必应于人;善言古者,必验于今。"两处显然是对于汉武帝征召"贤良对策"诏书中名言"善言天者必有征于人,善言古者必有验于今"②的称引。其言虽出自《荀子·性恶》篇,但通过汉朝皇帝亲自垂问"天人之应"而得以传播,无疑会产生更广泛的时代影响,为当时天下的读书人所熟知。认为对天道的认识需要在人事上有所应验,代表了汉代"天人相应"思想的主流观念。

《素问·宝命全形论》篇首一节文字,是中医关于"天人相应"的经典表述——

> 黄帝问曰:天覆地载,万物悉备,莫贵于人,人以天地之气生,四时之法成,君王众庶,尽欲全形,形之疾病,莫知其情,留淫日深,着于骨髓,心私虑之。余欲针除其疾病,为之奈何? ……岐伯曰:夫人生于地,悬命于天,天地合气,命之曰人。人能应四时者,天地为之父母;知万物者,谓之天子。天有阴阳,人有十二节;天有寒暑,人有虚实。能经天地阴阳之化者,不失四时;知十二节之理者,圣智不能欺也;能存八动之变,五胜更立;能达虚实之数者,独出独入,呿吟至微,秋毫在目。

杨上善注云:"天与之气,地与之形,二气合之为人也。故形从地生,命从天

---

① 湖南省博物馆,复旦大学出土文献与古文字研究中心编纂;裘锡圭主编《长沙马王堆汉墓简帛集成》(六),第165页。

② 〔汉〕班固《汉书·董仲舒传》,第2513页。

与。是以人应四时,天地以为父母也。"①

王冰注云:"天以德流,地以气化,德气相合而乃生焉。《易》曰:'天地绷缊,万物化醇。'此之谓也。则假以温凉寒暑,生长收藏,四时运行而方成立。形假物成,故生于地;命惟天赋,故悬于天。德气同归,故谓之人也。《灵枢经》曰:'天之在我者德,地之在我者气,德流气薄而生者也。然德者,道之用,气者,生之母也。'人能应四时和气而养生者,天地恒畜养之,故为父母。知万物之根本者,天地常育养之,故谓曰天之子。"②

考此"天人相应"之论,实包括三个方面的内容:其一是"天地合气生人"的思想,此为中国传统哲学的普遍认识。如《管子·内业》:"凡人之生也,天出其精,地出其形,合此以为人;和乃生,不和不生。"《淮南子·精神》:"夫精神者,所受于天也;而形体者,所禀于地也。"

其二是"人为万物最贵"的思想,这种重视个体生命的"贵生"思想,应当是源于战国时期南方道家杨朱、庄子的(并见于《吕氏春秋》)。③ 若以中国古代人性发展的历程观照之,类似"君王众庶,尽欲全形"这种将君王与庶民等量齐观的态度(虽然仅仅是在"宝命全形"也即爱生护命的意义上),已不像是春秋战国时期社会思想的反映,而更有可能是秦汉以后个人意识有所伸张之后的产物。④

其三是"人副天数",能与天地四时相应的思想。与前一思想并见于《淮南子·天文》与《春秋繁露·人副天数》等西汉文献中,且文义亦与《淮南子》颇为相近——

《淮南子·天文》:

> 天地以设,分而为阴阳,阳生于阴,阴生于阳。阴阳相错,四维乃通。或死或生,万物乃成。蚑行喙息,莫贵于人。孔窍肢体,皆通于天。天有九重,人亦有九窍。天有四时,以制十二月,人亦有四肢,以使十二节。天有十二月,以制三百六十日,人亦有十二肢,以使三百六十节。故举事而不顺天者,

---

① 〔隋〕杨上善《黄帝内经太素》卷十九《知针石》,第 325 页。
② 《黄帝内经素问》影印顾从德本,第 57 页上。
③ 章培恒《从〈诗经〉〈楚辞〉看我国南北文学的差别》,《中国文化》1989 年第 1 期,第 60—65 页。
④ 章培恒《〈中国文学史新著〉导论》,载《中国文学史新著》,上海:复旦大学出版社/上海文艺出版总社,2007,第 7 页。

逆其生者也。①

《春秋繁露·人副天数》：

> 天德施，地德化，人德义。天气上，地气下，人气在其间。春生夏长，百物以兴，秋杀冬收，百物以藏。故莫精于气，莫富于地，莫神于天，天地之精所以生物者，莫贵于人。人受命乎天也，故超然有以倚；物疢疾莫能为仁义，唯人独能为仁义；物疢疾莫能偶天地，唯人独能偶天地。人有三百六十节，偶天之数也；形体骨肉，偶地之厚也；上有耳目聪明，日月之象也；体有空窍理脉，川谷之象也；心有哀乐喜怒，神气之类也。②

《内经》中类似《宝命全形论》的"天人相应"之论，还可见于《素问·阴阳应象大论》——

> 天不足西北，故西北方阴也，而人右耳目不如左明也。地不满东南，故东南方阳也，而人左手足不如右强也。帝曰：何以然？岐伯曰：东方阳也，阳者其精并于上，并于上则上明而下虚，故使耳目聪明而手足不便也。西方阴也，阴者其精并于下，并于下则下盛而上虚，故其耳目不聪明而手足便也。故俱感于邪，其在上则右甚，在下则左甚，此天地阴阳所不能全也，故邪居之。
>
> 故天有精，地有形，天有八纪，地有五里，故能为万物之父母。清阳上天，浊阴归地，是故天地之动静，神明为之纲纪，故能以生长收藏，终而复始。

上文中"天有精，地有形……故能为万物之父母"的思想，显然来源于《管子·内业》"凡人之生也，天出其精，地出其形，合此以为人"。而"天不足西北，地不满东南"之说，其详见于《淮南子·天文》："昔者共工与颛顼争为帝，怒而触不

---

① 刘文典《淮南鸿烈集解》（上册），第126页。
② 苏舆《春秋繁露义证》，第354—355页。

周之山。天柱折,地维绝。天倾西北,故日月星辰移焉;地不满东南,故水潦尘埃归焉。"①

此篇中关于人与天地之象相应的论述,与《淮南子》《文子》《春秋繁露》所论都极为相似,当系同一时代的产物。兹列表如下(表 5 - 2),以供对照——

表 6 - 2　"天人相应"内容对照表

出　　处	内　　容
素问·阴阳应象大论	惟贤人上配天以养头,下象地以养足,中傍人事以养五藏。天气通于肺,地气通于嗌,风气通于肝,雷气通于心,谷气通于脾,雨气通于肾。六经为川,肠胃为海,九窍为水注之气。以天地为之阴阳,阳之汗,以天地之雨名之;阳之气,以天地之疾风名之。暴气象雷,逆气象阳。故治不法天之纪,不用地之理,则灾害至矣。
淮南子·天文训	天之偏气,怒者为风;地之含气,和者为雨,阴阳相薄,感而为雷,激而为霆,乱而为雾。阳气胜则散而为雨露,阴气盛则凝而为霜雪。
淮南子·精神训	形体以成,五藏乃形。是故肺主目,肾主鼻,胆主口,肝主耳,外为表而内为里,开闭张歙,各有经纪。故头之圆也象天,足之方也象地。天有四时、五行、九解、三百六十(六)日,人亦有四支、五藏、九窍、三百六十(六)节。天有风雨寒暑,人亦有取与喜怒。故胆为云,肺为气,肝为风,肾为雨,脾为雷,以与天地相参也,而心为之主。是故耳目者,日月也;血气者,风雨也。
文子·九守	形骸已成,五藏乃分。肝主目,肾主耳,脾主舌,肺主鼻,胆主口。外为表,中为里,头圆法天,足方象地。天有四时、五行、九曜、三百六十日,人有四支、五藏、九窍、三百六十节。天有风雨寒暑,人有取与喜怒。胆为云,肺为气,脾为风,肾为雨,肝为雷。人与天地相类,而心为之主。耳目者,日月也;血气者,风雨也。
春秋繁露·人副天数	人有三百六十节,偶天之数也;形体骨肉,偶地之厚也;上有耳目聪明,日月之象也;体有空窍理脉,川谷之象也;心有哀乐喜怒,神气之类也。是故人之身,首䒑而员,象天容也;发,象星辰也;耳目戾戾,象日月也;鼻口呼吸,象风气也;胸中达知,象神明也;腹胞实虚,象百物也……足布而方,地形之象也。

以上论述皆不约而同地提到了人头以配天,足以配地,脏腑、情态与风雨雷

---

① 刘文典《淮南鸿烈集解》(上册),第 80—81 页。

电等自然现象相应,代表了当时人对自然与生命的认识。

另外一节更为详尽的"天人相应"解说,见于《灵枢·邪客》:

> 黄帝问于伯高曰:愿闻人之肢节,以应天地奈何?伯高答曰:天圆地方,人头圆足方以应之。天有日月,人有两目;地有九州,人有九窍;天有风雨,人有喜怒;天有雷电,人有音声;天有四时,人有四肢;天有五音,人有五藏;天有六律,人有六府;天有冬夏,人有寒热;天有十日,人有手十指;辰有十二,人有足十指、茎、垂以应之,女子不足二节,以抱人形;天有阴阳,人有夫妻;岁有三百六十五日,人有三百六十①节;地有高山,人有肩膝;地有深谷,人有腋腘;地有十二经水,人有十二经脉;地有泉脉,人有卫气;地有草蓂,人有毫毛;天有昼夜,人有卧起;天有列星,人有牙齿;地有小山,人有小节;地有山石,人有高骨;地有林木,人有募筋;地有聚邑,人有腘肉;岁有十二月,人有十二节;地有四时不生草,人有无子。此人与天地相应者也。

类似的内容亦见于《春秋繁露·人副天数》:

> 是故人之身,首妾而员,象天容也;发,象星辰也;耳目戾戾,象日月也;鼻口呼吸,象风气也;胸中达知,象神明也;腹胞实虚,象百物也。百物者最近地,故要(腰)以下,地也。天地之象,以要为带。颈以上者,精神尊严,明天类之状也;颈而下者,丰厚卑辱,土壤之比也。足布而方,地形之象也。……阳,天气也;阴,地气也。故阴阳之动,使人足病、喉痹起,则地气上为云雨,而象亦应之也。天地之符,阴阳之副,常设于身,身犹天也,数与之相参,故命与之相连也。
>
> 天以终岁之数,成人之身,故小节三百六十六,副日数也;大节十二分,副月数也;内有五藏,副五行数也;外有四肢,副四时数也;乍视乍暝,副昼夜也;乍刚乍柔,副冬夏也;乍哀乍乐,副阴阳也;心有计虑,副度数也;行有伦理,副天地也。此皆暗肤着身,与人俱生,比而偶之弇合。于其可数也,副

---

① 三百六十节:《太素》卷五《人合》作"三百六十五节"。"五"字脱,应据《太素》补,以与本书《九针十二原》等篇合。

数;不可数者,副类。皆当同而副天,一也。是故陈其有形,以著无形者;拘其可数,以著其不可数者。以此言道之亦宜以类相应,犹其形也,以数相中也。①

以上两节文字,共同体现了中国古代"天人合一"思想的本质特征——认为人是宇宙的缩影,万物通过类比、感应、数理匹配相互关联——西方汉学家称之为"关联性宇宙论"(Correlative Cosmology);而其差异在于《灵枢·邪客》构建的是天人同构的生理模型,而《春秋繁露·人副天数》表达的是天人感应的政治隐喻,反映了"天人相应"思想从医学经验总结到政治哲学工具的分野。

著名学者余英时先生从历史发展的角度概括了"天人合一"观在古代的变迁。认为"天人合一"说大致经过了三个阶段的发展:第一阶段(西周至春秋战国之际),这一阶段的"天"与"人"分别指"天命"与"人心",宗教—政治性的天人观代表了此阶段的主要形态,表现为天命与王权结合,天子("王")垄断了天人交通权,通过巫术、礼乐与天("帝")沟通交流,同时将政权合法性建立在体察民心、常保"天命"的基础上;第二阶段(春秋战国诸子时期),天人关系突破了王权垄断,开始探索个人直接参悟天道,诸子百家用"心""气"等哲学化的观念阐释取代巫术的神秘操作,在"天人合一"的基本预设下发展出"仁""兼爱""自然"等多元化的中心观念以及各自的思想体系,但秉持"人与天地万物一体"的共同理念;第三阶段(战国末至两汉),随着阴阳五行学说的全面渗透,"天人合一"从隐蔽的预设转变成宇宙论的公开命题(《春秋繁露·阴阳义》明言"以类合之,天人一也"),此阶段"天人合一"的新形态主要是以"天"与"地"都"拟之人",人体构造在阴阳五行宇宙论的论证中发挥着"根本比喻"(root metaphor)的作用。② 以上"天人合一"思想的演变轨迹,呈现为"王权垄断下宗教→政治的观念基础→个人心性修养的哲学突破→拟人化宇宙论的理论建构"之三阶段递进发展。

根据余先生的划分,《内经》中"天人相应"的论述已经体现出"和于术数"的特征,显然是第三阶段的产物,由其与《淮南子》《春秋繁露》的相似也可以证明。由此可见,《内经》中的主要篇章(亦即其主体内容)不可能是战国时期形成的,而

① 苏舆《春秋繁露义证》,第355—357页。
② 余英时《〈生命史学〉序》,载李建民《生命史学》,第10—13页。

是体现了西汉以后的时代思潮。

余英时先生论中还特别指出了"天人合一"理念与中医学的因缘:"'人体'在全部论证过程中发挥着'根本比喻'的作用……那么阴阳五行说不仅代表了这一阶段思想的主流,而且还为自然知识,尤其是医学的发展提供了理论的基础,总括地说:一方面阴阳五行说援引自然知识为立论的依据,另一方面自然知识也在阴阳五行说的指引下逐步成长。"最后下结论说:"中国文化自成一独特的系统;这一系统下的科学,尤其是医学,也自辟蹊径。"①

五、本章小结

中医对于生命的认识,处处贯穿和渗透着中国传统哲学思想和思维方式,又体现出中医自身得之于医疗实践的独特理解。中医生命观中"形神""精气""魂魄"等概念范畴皆来源于传统哲学,深深地打上了文化烙印。然而,中医对这些概念的理解和阐发,又往往通过"血气"这一与诊疗活动密切相关的概念来加以贯通。因此,"血气"实则构成了《内经》生命观的核心所在,并具体体现在对于脉诊与针刺技术的重视和指导之中。

《内经》对于人"生长壮老已"之生命历程的认识,反映出象数思维的影响:如胚胎发育以十月为期,而人自少及老则每十年一个阶段;男女两性的发育过程,则以"男八女七"为数;成胎时肢体之形成,以及衰老时五脏之气衰,亦遵循五脏相克或相生之次序。凡此种种,皆体现了《内经》成书时代的知识背景与文化风气。

中医学与中国传统文化的最大因缘,则是"天人合一"(天人相应)的思想。由"天人合一"说的发展历程来看,《内经》中的相关论述与西汉文献《淮南子》《春秋繁露》等极为近似,体现出"和于术数"的特征,应当是其最后成熟阶段的产物;而中医"天人相应观"中体现出重视个体生命的思想("君王众庶,尽欲全形"),并在这种理念下探索养生、治病方法,以促进医学发展的努力,已不像是春秋战国时期社会思想的反映,更有可能是秦汉以后个人意识有所伸张之后才出现的。这些发现对于《内经》成书时代的研判,都有非常重要的意义。

---

① 余英时《〈生命史学〉序》,载李建民《生命史学》,第14页。

第七章
脏腑理论的构建

　　脏腑，是指人体内的脏器。中医所谓之"脏腑"，亦不可能是脱离人体解剖而向壁虚构出来的，实际同样来源于观察实测。如《史记·扁鹊仓公列传》记载："上古之时，医有俞跗，治病不以汤液醴灑，镵石挢引，案扤毒熨，一拨见病之应，因五藏之输，乃割皮解肌，诀脉结筋，搦髓脑，揲荒爪幕，湔浣肠胃，漱涤五藏，练精易形。"①假如当时人没有解剖学意义上的脏腑观念，是很难想象出"割皮解肌""漱涤五藏"这样类似于今天外科手术的治疗手段的；文中还提到这是发生于"上古之时"，其说虽难以确信，但至少可证古人对脏腑解剖的认识由来已久。《汉书·王莽传》记载："翟义党王孙庆捕得，莽使太医、尚方与巧屠共刳剥之，量度五藏，以竹筳导其脉，知所终始，云可以治病。"②这一记载的本意虽是为了彰显王莽惩治异己手段之残忍，但从侧面反映出古人在实践中有意识地将人体解剖服务于医学目的。

　　据《史记·五帝本纪》记载，黄帝名"轩辕"，率领部众"迁徙往来无常处，以师兵为营卫"。不少史学家都考证黄帝部族最初过着逐水草而居的游牧生活，其与炎帝神农氏部族的融合体现了游牧文明与农耕文明的交融。既然是游牧民族，屠宰牲畜为日常所需，想必由此积累了相当丰富的关于体内脏腑器官解剖形态的知识。《黄帝内经》之所以托名于"黄帝"，可能正是反映了这种与上古文明之间的学术渊源与传承。因此，其书之理论体系以脏腑经络学说为骨干，记载了大量的解剖知识。如《灵枢·经水》提到："若夫八尺之士，皮肉在此，外可度量切循而得之，其死可解剖而视之。其藏之坚脆，府之大小，谷之多少，脉之长短，血之

---

① 〔汉〕司马迁《史记·扁鹊仓公列传》，第2788页。
② 〔汉〕班固《汉书·王莽传》，第4145—4146页。

清浊,气之多少,十二经之多血少气,与其少血多气,与其皆多血气,与其皆少血气,皆有大数。"《灵枢·肠胃》对人体消化道的各个部分,包括唇、口、舌、咽、胃、回肠(即小肠)、广肠(即大肠)的位置、长度、广度、重量、形状、递接关系等一一作了具体描述;其中记载大小肠长度与食管长度的比例为 35.5∶1,与现代解剖测量值 37∶1 相差无几①,说明这无疑是当时解剖实测的结果,并已达到相当的精确程度。可见,中医脏腑学说同样是基于人体解剖的医学实践而产生的。

脏腑之本字为"藏府",实则皆指储藏之所。《说文·广部》:"府,文书藏也。"其义本无甚分别,犹言"内藏"也。故"五脏六腑"之名实为后起,先秦古籍首见于《吕氏春秋·达郁》:"凡人三百六十节,九窍、五藏、六府。"然未明言"五藏""六府"所指为何,其义与今所熟知者恐未必尽同。如《太平御览》卷三六三引《韩诗外传》佚文曰:"惟天命本人情,人有五藏六府。何谓五藏? 情②藏于肾,神藏于心,魂藏于肝,魄藏于肺,志藏于脾。何谓六府? 咽喉,量入之府;胃者,五谷之府;大肠,转输之府;小肠,受成之府;胆,积精之府;膀胱,精液之府也。"③其所云五脏与《内经》相同,然"五脏所藏"又与《内经》略有差异;所云六腑之名义,与《灵枢·本输》相近④,然少"三焦"而多"咽喉"。咽喉为六腑之一,实存古义,如《素问·奇病论》:"夫肝者,中之将也,取决于胆,咽为之使"⑤;《灵枢·五色》言面部色诊与五脏、六腑、肢节之对应分属:"庭者,首面也;阙上者,咽喉也;阙中者,肺也;下极者,心也;直下者,肝也;肝左者,胆也;下者,脾也;方上者,胃也;中央者,大肠也;挟大肠者,肾也;当肾者,脐也;面王以上者,小肠也;面王以下者,膀胱子处也……此五藏六府肢节之部也,各有部分",有咽喉而无三焦。"三焦"究竟何指本来就扑朔迷离,《内经》与《难经》意见即不能统一,其成为"六腑"之一当系后

① 傅维康,吴鸿洲《黄帝内经导读》,成都:巴蜀书社,1988,第 42 页。

② 情,疑为"精"之误,或通假。

③ 〔宋〕李昉《太平御览》,第 1671 页下。

④ 《灵枢·本输》:肺合大肠,大肠者,传道之府。心合小肠,小肠者,受盛之府。肝合胆,胆者,中精之府。脾合胃,胃者,五谷之府。肾合膀胱,膀胱者,津液之府也。少阴属肾,肾上连肺,故将两藏。三焦者,中渎之府也,水道出焉,属膀胱,是孤之府也。

⑤ 《备急千金要方》卷十二"胆腑"有"咽门论"篇:"论曰:夫咽门者,应五脏六腑,往还神气,阴阳通塞之道也。喉咙包囊舌者,并津液,调五味之气本也,不可不研乎? 咽门者,肝胆之候也,其重十两,广二寸五分,至胃脘长一尺六寸,主通五脏六腑津液神气,应十二时。若脏热,咽门则闭而气塞;若腑寒,则咽门破而声嘶,母姜酒主之(方在第六卷中)。热则通之,寒则补之,若寒热调和,病不生矣。"(〔唐〕孙思邈著;李景荣等校释《备急千金要方校释》,北京:人民卫生出版社,2014,第 430 页)

起。《史记·扁鹊仓公列传》扁鹊论虢太子"尸蹶病"时说："夫以阳入阴中，动胃，缠缘中经维络，别下于三焦、膀胱。"虽提到了三焦的概念，然正如崔适《史记探源》及山田庆儿先生所论，《扁鹊传》全系寓言或传说，所见医学知识不是扁鹊之时代，而是司马迁之时代的医学①。反观同篇全系实录的《仓公传》部分，则不见提及"三焦"，似可证明扁鹊所论可能确实掺入了史迁依本人所见医书之"创作"。《韩诗外传》的作者韩婴，为汉文帝时博士，武帝时曾与董仲舒有过辩论②，较司马迁时代为早，故其书所载之"六腑"恐更能代表战国至西汉初年的认识。此亦可为判断《内经》成书年代之一证。

古书所云之脏腑，亦不限于"脏五腑六"之数。如《周礼·天官·疾医》："两之以九窍之变，参之以九藏之动。"郑玄注云："正藏五，又有胃、旁胱、大肠、小肠。"③《内经》中与之可相参者则如《素问·三部九候论》："九野为九藏。故神藏五，形藏四，合为九藏。"王冰注云："所谓神藏者，肝藏魂，心藏神，脾藏意，肺藏魄，肾藏志也。以其皆神气居之，故云神藏五也。所谓形藏者，皆如器，外张虚而不屈，含藏于物，故云形藏也。所谓形藏四者，一头角，二耳目，三口齿，四胸中也。"其说虽与郑注不同，却似后出之义。因《周礼》所谓之"九藏"，似本就人体内脏笼统言之，而与九窍概略相应，并未以"形神"分别之；郑注言"正藏五"，乃因郑玄时代"五藏"概念已深入人心矣。然王冰将"头角""耳目""口齿""胸中"视作脏器，看似无稽，实出有据。《素问·脉要精微论》即云："脉者血之府也""头者精明之府""背者胸中之府""腰者肾之府""膝者筋之府""骨者髓之府"，亦可称之为"六府"，并包括"头"与"胸背"，与王注可互参。不过此言"府"，彼言"藏"，更可证"藏府"之义初本无别了。

《素问·五藏别论》以"黄帝"名义提出的困惑，可能如实反映了当时脏腑划分混乱、莫衷一是的局面："黄帝问曰：余闻方士，或以脑髓为藏，或以肠胃为藏，或以为府，敢问更相反，皆自谓是，不知其道，愿闻其说。"因此，编著《内经》的医家，感到从理论完善的角度，有对"脏"与"腑"加以区分的必要。如《灵枢·本藏》提出："五藏者，所以藏精神血气魂魄者也。六府者，所以化水谷而行津液者也。"《灵枢·经水》所云与之相似："五藏者，合神气魂魄而藏之；六府者，受谷而行之，受气而扬之。"而《五藏别论》则云："所谓五藏者，藏精气而不泻也，故满而不能

① 〔日〕山田庆儿《扁鹊传说》，载《中国古代医学的形成》，第335—412页。
② 〔汉〕司马迁《史记·儒林列传》，第3124页；〔汉〕班固《汉书·儒林传》，第3613页。
③ 〔清〕阮元校刻《十三经注疏·周礼注疏》，第667页。

实;六府者,传化物而不藏,故实而不能满也。"并提出"藏而不泻"者"象于地","泻而不藏"者"象于天",从而比较圆满地将"五脏六腑"的概念纳入"天地之数"的象数体系中(《国语·周语下》:"天六地五,数之常也。经之以天,纬之以地。"①),因此被后世奉为定论。尽管如此,《五藏别论》的理论仍未能有效解决"脑、髓、骨、脉、女子胞"的脏腑归属问题,故不得不进一步提出"奇恒之府"与"传化之府"的划分,而将"六腑"中的胆与脑、髓等五者同划入"奇恒之府",除胆之外的"腑"则归入"传化之府",以弥合理论的罅隙。

由于古人解剖观察的粗浅与实验研究的局限,因此对脏腑功能的认识更多依赖于象数思维的辅助。如《灵枢·外揣》所云,依据"内外相袭,若鼓之应桴,响之应声,影之似形"的感应原理,运用"远者司外揣内,近者司内揣外"的推理方法,通过形于外的"五音""五色"来诊察藏于内的"五脏",力求实现"合而察之,切而验之,见而得之,若清水明镜之不失其形也"的诊察效果。正由于此,中医特为推重"藏象学说","藏象"之释义见于《素问·六节藏象论》王冰注:"象,谓所见于外可阅者也。"故所谓"藏象",亦不离"内外相应"之旨也。

一、脏腑与形体

脏腑理论构建之核心即在于"内外相应",首先最直接的便是形体与内脏的相应。由此推之,《灵枢·本藏》"以身形肢节䐃肉,候五藏六府之小大"的方法,当是反映脏腑学说早期较为质朴的面貌。篇中提出"肺应皮""心应脉""脾应肉""肝应爪""肾应骨"即所谓"五脏—五体"的对应,则是中医藏象学说的基本内核。由出土古脉书向《内经》篇章的演变,可为上述推断提供佐证。

马王堆帛书《阴阳脉死候》:

> 凡三阳,天气殹(也),其病唯折骨列(裂)肤,不死。凡三阴,地气殹(也),死脈(脉)殹(也),阴病而乱,则【不】过十日而死。三阴腐(腐)臧(脏)炼(烂)肠而主杀。【□□】五死:唇反人盈,则肉【先死。龈齐齿长,则】骨先死;面黑,目环(睘)视衺(衰),则气先死。汗出如絑(珠),傅而不流,则血先死;

---

① 徐元诰《国语集解》,第89页。

舌捆（卷）橐（睾）卷（拳），【则筋】先死。五者扁（偏）有，则不沽＜活＞矣。①

张家山汉简《脉书》：

凡视死征，脣（唇）反人盈，则肉先死。龈齐齿长，则骨先死。面墨目圜
视雕，则血先死。汗出如絑，槫（搏）而不流，则气先死。舌捆橐拳（卷），则筋
先死。・凡征五，一征见（现），先〈无〉活人。②

以上两节文字，到《灵枢・经脉》篇中则被加工表述为——

手太阴气绝则皮毛焦。太阴者，行气温于皮毛者也，故气不荣则皮毛
焦，皮毛焦则津液去皮节，津液去皮节者则爪枯毛折，毛折者则毛先死。丙
笃丁死，火胜金也。

手少阴气绝则脉不通。脉不通则血不流，血不流则髦色不泽，故其面黑
如漆柴者，血先死。壬笃癸死，水胜火也。

足太阴气绝者则脉不荣肌肉。唇舌者，肌肉之本也，脉不荣则肌肉软，
肌肉软则舌萎人中满，人中满则唇反，唇反者肉先死。甲笃乙死，木胜土也。

足少阴气绝则骨枯。少阴者，冬脉也，伏行而濡骨髓者也，故骨不濡则
肉不能著也。骨肉不相亲则肉软却，肉软却故齿长而垢，发无泽，发无泽者
骨先死。戊笃己死，土胜水也。

足厥阴气绝则筋绝。厥阴者，肝脉也，肝者筋之合也，筋者聚于阴气③，
而脉络于舌本也，故脉弗荣则筋急，筋急则引舌与卵，故唇青舌卷卵缩则筋
先死。庚笃辛死，金胜木也。

不难看出，《灵枢・经脉》对马王堆《阴阳脉死候》、张家山《脉书》中的原始经

---

① 湖南省博物馆，复旦大学出土文献与古文字研究中心编纂；裘锡圭主编《长沙马王堆汉墓简帛集成》（五），第 209—210 页。

② 张家山二四七号汉墓竹简整理小组《张家山汉墓竹简〔二四七号墓〕》（释文修订本），北京：文物出版社，2006，第 124 页。

③ 气：《素问・诊要经终论》王注引、《甲乙经》卷二第一上并作"器"。

文进行了系统化的理论加工,从而建立起"肺(手太阴)—气—皮""心(手少阴)—血—脉(面)""脾(足太阴)—肉—唇""肾(足少阴)—骨—齿""肝(足厥阴)—筋—舌与卵"对应的完整模式。

《经脉》篇论"气绝"之候虽援引五行配属以推死期,实则五脏与五体对应之建立,并无借助五行之必要,由《难经·五难》吕广注可证此。《难经》原文论持脉轻重之应五脏,吕广引"五脏—五体"之对应以作注:"皮毛者,肺气所行也,言肺部也","心主血脉,次于肺","脾在中央,主肌肉,故次心","肝主筋,又在脾下,故次之","肾主骨,其脉沉至骨,故曰肾也"。① 由此可知,五脏与五体之对应,即出自上下、表里相应(上—表、下—里)之朴素认识。

通观先秦两汉文献中的五脏配属,五脏与五行、五方、五味、五谷、五畜各类的配属,多歧义迭出、纷杂繁乱。唯五脏与五体之对应,则几乎始终如一②,且独为医家所重,由此可证其居于脏腑理论构建之核心。

二、五脏与官窍

"五官"之名,古已有之,为分掌政事之五类官职。见于先秦典籍者,有谓"五行之官"③,有谓"天、地、神、民、类物之官"④,亦指司徒、司马、司空、司士(一作"宗伯")、司寇⑤。《管子》书中常见"五官"一词,皆指官职,未有指面部孔窍者。如《管子·九守》:"心不为九窍,九窍治;君不为五官,五官治。"将"九窍"与"五官"对举,显见其所指不同;然其两相比照,已启后来"官""窍"比拟之端。如《管子·心术上》:"心之在体,君之位也。九窍之有职,官之分也。耳目者,视听之官也,心而无与于视听之事,则官得守其分矣。"⑥以官守之分喻九窍之职,并出现

---

① 〔明〕王九思等辑《难经集注》卷一,第23页。

② 《管子·水地》、马王堆《胎产书》、《周礼·疡医》之"五脏—五体"配属与之不同,参见第六章第二节及本章第五节。

③ 《左传·昭公二十九年》蔡墨对魏献子曰:"故有五行之官,是谓五官……木正曰句芒,火正曰祝融,金正曰蓐收,水正曰玄冥,土正曰后土。"

④ 《国语·楚语下》观射父对昭王曰:"于是乎有天、地、神、民、类物之官,是谓五官,各司其序,不相乱也。"

⑤ 《礼记·曲礼下》:"天子之五官,曰司徒、司马、司空、司士、司寇,典司五众。"郑玄注:"此亦殷时制也。"《周礼·春官·小宗伯》:"毛六牲,辨其名物,而颁之于五官,使共奉之。"郑注引郑司农云:"司徒主牛,宗伯主鸡,司马主马及羊,司寇主犬,司空主豕。"

⑥ 黎翔凤撰;梁运华整理《管子校注》(中册),第759页。

了"耳目者,视听之官也"这样近似后世"五官"的概念。

《荀子·天论》云:"耳、目、鼻、口、形,能各有接,而不相能也,夫是之谓天官。心居中虚,以治五官,夫是之谓天君。"①其言"五官"为"耳、目、鼻、口、形",虽与后世以"耳、目、鼻、口、舌"为"五官"仍略有出入,然其义已相去不远。

医家所谓"五官"之本义,当如《灵枢·五阅五使》所云:"五官者,五藏之阅也。"即由五官可候察五脏之病变,此亦属"内外相应"思维之应用。彼此对应关系如下——

> 黄帝曰:愿闻五官。岐伯曰:鼻者,肺之官也;目者,肝之官也;口唇者,脾之官也;舌者,心之官也;耳者,肾之官也。黄帝曰:以官何候?岐伯曰:以候五藏。故肺病者,喘息鼻胀;肝病者,眦青;脾病者,唇黄;心病者,舌卷短,颧赤;肾病者,颧与颜黑。

《灵枢·脉度》所谓"七窍"与《五阅五使》之"五官"所指相同,然着眼于其生理功能之论述:

> 五藏常内阅于上七窍也,故肺气通于鼻,肺和则鼻能知臭香矣;心气通于舌,心和则舌能知五味矣;肝气通于目,肝和则目能辨五色矣;脾气通于口,脾和则口能知五谷矣;肾气通于耳,肾和则耳能闻五音矣。

然先秦以来眼、耳、鼻、口等人体孔窍已习称为"七窍"或"九窍",如《庄子·应帝王》有"混沌凿七窍"的寓言,《庄子·达生》则有"汝得全而形躯,具而九窍"。《管子·内业》:"渊之不涸,四体乃固;泉之不竭,九窍遂通。"《吕氏春秋·开春》:"饮食居处适,则九窍、百节、千脉皆通利矣。"所谓"九窍者胎生,八窍者卵生"也是先秦以来的常识,见于《庄子·知北游》《淮南子·墬(地)形》《大戴礼记·易本命》等。若九窍与五脏之相配,则各有异说。如《管子·水地》云:"五肉已具,而后发为九窍。脾发为鼻,肝发为目,肾发为耳,肺发为口,心发为下窍"②,而《淮

---

① 〔清〕王先谦《荀子集解》,第309页。
② 肺发为口,心发为下窍:原作"肺发为窍",据《五行大义》卷十四第四"论配藏府"所引补。

南子·墬(地)形》则以肝配目、心配耳、肺配鼻、肾配二阴、脾配口,《白虎通·情性》引《春秋纬·元命苞》亦同此。医家之"五官"取面部之"七窍",而舍下部之"二阴窍",并增加了"舌"以补其阙(实则舌非窍也),恐与下部之窍诊察不便不无关系。如《灵枢·师传》即提出:"今夫王公大人、临朝即位之君而问焉,谁可扪循之而后答乎?"扪循尚不可得,更无虑脱衣而视矣。我国古代素来讲求礼仪,尊卑贵贱分明,男女授受不亲,若医家欲行如今日之"体检",恐不可能。

《五行大义》针对医经、道家及《管子》脾、心、肺三脏之配五官九窍"各有异说",进行了详尽的解说,颇得各家旨要,其说可备考。最后总结道:"《甲乙》《素问》是诊候之书,故从行实而辨;道经、《管子》,各以一家之趣。"①证实了医家因诊候之需,而析"九窍"为"五官"的推断。

三、五脏与五味

"五味"之说,亦屡见于先秦古籍。如《左传·昭公元年》秦医和答晋侯问病②,《左传·昭公二十四年》子大叔答赵简子问礼引子产之说③,皆以五味与五色、五声并提。《国语·周语中》周定王告范武子曰:"五味实气,五色精心,五声昭德。"④《国语·郑语》史伯答桓公曰:"故先王以土与金木水火杂,以成百物。是以和五味以调口,刚四支以卫体,和六律以聪耳,正七体以役心,平八索以成人,建九纪以立纯德,合十数以训百体。"⑤

《吕氏春秋》有《本味》篇,记伊尹以调和五味设喻,向商汤陈说治国平天下之道:"凡味之本,水最为始。五味三材,九沸九变,火为之纪。时疾时徐,灭腥去臊除膻,必以其胜,无失其理。调和之事,必以甘酸苦辛咸,先后多少,其齐甚微,皆有自起。鼎中之变,精妙微纤,口弗能言,志弗能喻。"⑥其云"甘、酸、苦、辛、咸"五味之调

---

① 《五行大义》卷十四第四"论配藏府"。见:刘国忠《五行大义研究》,沈阳:辽宁教育出版社,1999,第217—219页。

② 《左传·昭公元年》:"天有六气,降生五味,发为五色,徵为五声,淫生六疾。"

③ 《左传·昭公二十四年》:"则天之明,因地之性,生其六气,用其五行。气为五味,发为五色,章为五声。淫则昏乱,民失其性。"

④ 徐元诰《国语集解》,第60页。

⑤ 同上,第470页。

⑥ 许维遹《吕氏春秋集释》(上册),第313—314页。

和、"水、火、木"三材之调剂,恰合于《汉志》经方序"辩五苦六辛,致水火之齐"之说。

《周礼·天官·食医》:"凡和,春多酸,夏多苦,秋多辛,冬多咸,调以滑甘。"郑玄注云:"各尚其时味,而甘以成之,犹水火金木之载于土。《内则》曰:'枣栗饴蜜以甘之,堇荁枌榆免槁瀡滫以滑之'。"①其论五味之和,谓"调以滑甘",与《国语·郑语》"故先王以土与金木水火杂,以成百物"理无二致,郑注业已言明。《周礼·天官·疾医》:"以五味、五谷、五药养其病。"郑注云:"养犹治也。病由气胜负而生,攻其赢,养其不足者。五味,醯酒饴蜜姜盐之属。五谷,麻黍稷麦豆也。五药,草木虫石谷也。其治合之齐,则存乎神农、子仪之术云。"其"以五味、五谷、五药养其病"之思想,在《素问·藏气法时论》中则进一步发挥为:"毒药攻邪,五谷为养,五果为助,五畜为益,五菜为充,气味合而服之,以补精益气。此五者,有辛酸甘苦咸,各有所利,或散或收,或缓或急,或坚或耎,四时五藏,病随五味所宜也。"

《周礼·天官·疡医》:"凡药,以酸养骨,以辛养筋,以咸养脉,以苦养气,以甘养肉,以滑养窍。"郑注云:"以类相养也。酸,木味,木根立地中,似骨。辛,金味,金之缠合异物,似筋。咸,水味,水之流行地中,似脉。苦,火味,火出入无形,似气。甘,土味,土含载四者,似肉。滑,滑石也。凡诸滑物,通利往来,似窍。"②其五味与五行、五体之对应关系为"酸—木—骨,辛—金—筋,咸—水—脉,苦—火—气,甘—土—肉"。其与《内经》中所见极为不同,却与马王堆《胎产书》"水—血,火—气,金—筋,木—骨,土—肤革(皮)"的配属非常相近,当系同出一源,可能是"脾—木,肺—火,心—土,肝—金,肾—水"之"古文五行说"。若如此,其五脏—五体之对应当为"脾—骨,肺—气,心—肉(肤革),肝—筋,肾—血",其中"肺主气""肝主筋"两项仍与《内经》一致。

《灵枢·五味论》论五味与五体之应,则云:"五味入于口也,各有所走,各有所病。酸走筋,多食之,令人癃;咸走血,多食之,令人渴;辛走气,多食之,令人洞心;苦走骨,多食之,令人变呕;甘走肉,多食之,令人悗心。"其说与《周礼》不同。《灵枢·五味》③言及五味与五脏之应:"五味各走其所喜,谷味酸,先走肝,谷味苦,先走心,谷味甘,先走脾,谷味辛,先走肺,谷味咸,先走肾。"两相比对,其中所蕴含的五脏与五体之对应与上文所述一致,体现了《内经》理论的自洽性。

---

① 〔清〕阮元校刻《十三经注疏·周礼注疏》,第667页。
② 同上,第668页。
③ 与上篇篇题虽仅一字之差,但却为内容不同之两篇。

尽管"酸入肝""辛入肺""苦入心""甘入脾""咸入肾"的五脏—五味配属在《内经》各篇中占据主流地位，然而《内经》中对于五味与五脏配合关系的描述仍存在着诸多混乱和自相矛盾之处，特别是在五脏病变的五味宜忌方面，如《素问》之《宣明五气论》与《藏气法时论》就不能达成一致。至于五行五脏与五谷、五菜、五果、五畜等的配合，就更加莫衷一是了。个中原因，恐怕既有基于不同学术立场的意见分歧，亦有理论发展未臻完善的阶段性痕迹，更主要的则是将五脏与所有五项事物全都配合起来这种理论构想本身即失之机械，因此自相抵牾固所难免。学界前辈王玉川先生在全面梳理《内经》中五脏与五味、五谷、五畜的配属关系之后，指出某味专入某脏的理论并不合理，一种药味可以兼对几个脏器发生联系的观点，才是《内经》中"味脏理论"的主要精神，并得出结论："《内经》五味入五脏，五谷、五畜配五行的理论，较之五脏配五行含有更多臆测的成分。今天看来……应该适当地予以淘汰。"①

四、五脏与阴阳四时

《灵枢·本藏》认为五脏之功用有"副阴阳，而连四时"，因此中医之五脏，不仅对应五行，亦常见与"阴阳四时"之对应，即阴阳而再分太、少的四分法。如《灵枢·阴阳系日月》："腰以上者为阳，腰以下者为阴。其于五藏也，心为阳中之太阳，肺为阳中之少阴，肝为阴中之少阳，脾为阴中之至阴，肾为阴中之太阴。"《灵枢·九针十二原》所云与之类同，仅补充了五脏"原穴"的内容。其表示如下（表7-1）：

表7-1　五脏阴阳配属表

阴　阳		五　脏
阳	太阳	心
	少阴	肺
阴	少阳	肝
	至阴	脾
	太阴	肾

---

① 王玉川《五脏配五行、五味及其他》（三），载《王玉川医学全集》（下），第1487—1494页。

四分阴阳与五脏相配,必然出现多余一脏无法对应的麻烦。古代医家分配给脾一个"至阴"的属性,恐也是无奈之举。脾在上图中居于肝、肾之间的位置,可见此处所谓"至阴",其义似近于阴阳和平或非阴非阳。

《素问·金匮真言论》:"故背为阳,阳中之阳心也;背为阳,阳中之阴肺也。腹为阴,阴中之阴肾也;腹为阴,阴中之阳肝也;腹为阴,阴中之至阴脾也。此皆阴阳表里内外雌雄相输应也,故以应天之阴阳也。"除上言"腰以上""腰以下",此言"背""腹"外,亦未提及"太""少"之称,然其阴阳四分的配属与上文所云大致无别,并提出了其根据是"应天之阴阳",体现了"阴阳表里内外雌雄相输应"的原则。

《素问·六节藏象论》所云更为复杂一些(参见表 7-2):

表 7-2　《素问·六节藏象论》五脏配属表

五脏	何者之本	藏神	其华	其充	阴　阳	通天
心	生之本	神之变	面	血脉	阳中之太阳	夏气
肺	气之本	魄之处	毛	皮	阳中之少(太)阴	秋气
肾	主蛰封藏之本	精之处	发	骨	阴中之太(少)阴	冬气
肝	罢极之本	魂之居	爪	筋	阴(阳)中之少阳	春气
脾	仓廪之本	营之居	唇四白	肉	至阴	土气

心者,生之本,神之变[1]也,其华在面,其充在血脉,为阳中之太阳,通于夏气。肺者,气之本,魄之处也,其华在毛,其充在皮,为阳中之太阴[2],通于秋气。肾者,主蛰封藏之本,精之处也,其华在发,其充在骨,为阴中之少阴[3],通于冬气。肝者,罢极之本,魂之居也,其华在爪,其充在筋,以生血

---

[1]　神之变:新校正云:详"神之变",全元起本并《太素》作"神之处"。据下文作"神之处"义长。

[2]　太阴:新校正云:按"太阴"《甲乙经》并《太素》作"少阴",当作"少阴",肺在十二经虽为太阴,然在阳分之中,当为少阴也。

[3]　少阴:新校正云:按全元起本并《甲乙经》《太素》"少阴"作"太阴",当作"太阴",肾在十二经虽为少阴,然在阴分之中,当为太阴也。

气,其味酸,其色苍①,此为阳中之少阳②,通于春气。脾胃大肠小肠三焦膀胱者,仓廪之本,营之居也,名曰器,能化糟粕,转味而入出者也,其华在唇四白,其充在肌,其味甘,其色黄,此至阴之类,通于土气。

原文与他篇相关内容之不同处,林亿等已依《素问》古传本作了校正,想必由于后人根据五脏经脉之"三阴三阳"配属而误改所致。其中混入的"其味酸,其色苍""其味甘,其色黄",亦当依林校而删去。另外,"脾胃大肠小肠三焦膀胱者"以下一段文字存在错简,李今庸先生业已指出③。应据之改正为:"脾者,仓廪之本,营之居也,其华在唇四白,其充在肌,此至阴之类,通于土气。胃、大肠、小肠、三焦、膀胱,名曰器,能化糟粕,转味而入出者也。"如此则文从字顺而理通。

此处明确出现了"少阳、太阳、少阴、太阴"与"春、夏、秋、冬"四时的对应,其中亦暗含了与"东、南、西、北"四方的配合④;而对于脾与天时之对应,仅笼统地言及"土气",显示了土与四时相配的尴尬地位。《内经》中多数篇章以脾土配"长夏"(或"季夏"),"长夏"一语不见于先秦古籍,似首出于《内经》,唯《淮南子·墬(地)形》"荠冬生中夏死"中的"中夏"与之相似⑤;然亦有部分篇章以脾土配"四季"(四时之季月,各十八天)者,与《淮南子·天文》《白虎通·五行》等相同。考"土德实辅四时"虽见于《管子·四时》,然并未对应每季具体日数,以土应四季各十八天的说法恐为西汉以后晚出者。

《素问》中脾土配"四季"者,除此篇外尚有五见:《三部九候论》:"病水者,以夜半死。其脉乍疏乍数乍迟乍疾者,日乘四季死。"《藏气法时论》:"肾病者,夜半慧,四季甚,下晡静。"《刺要论》:"刺皮无伤肉,肉伤则内动脾,脾动则七十二日四季之月,病腹胀烦不嗜食。"《玉机真藏论》:"脾脉者土也,孤藏以灌四傍者也。"《太阴阳明论》:"脾者土也,治中央,常以四时长四藏,各十八日寄治,不得独主于

---

① 其味酸,其色苍:新校正云:"详此六字当去。"下句"其味甘,其色黄"亦当去之。

② 阳中之少阳:新校正云:按全元起本并《甲乙经》《太素》作"阴中之少阳",当作"阴中之少阳"。

③ 李今庸《正确解读〈黄帝内经〉的学术内容》,《中医药通报》2009年第1期,第23—24页。

④ 太少阴阳与四方的配合,在西汉其他文献中亦可找到书证。如《史记·司马相如列传》引《大人赋》:"邪绝少阳而登太阴兮,与真人乎相求。"【集解】引《汉书音义》注曰:"少阳,东极;太阴,北极。邪度,东极而升北极者也。"(〔汉〕司马迁《史记》,第3058页)

⑤ 王念孙据《艺文类聚》《太平御览》引文,证此本作"荠冬生而夏死","中夏"乃后人不明文例而误改(刘文典《淮南鸿烈集解》(上册),第146页)。

时也。脾脏者常著胃土之精也,土者生万物而法天地,故上下至头足,不得主时也。"《灵枢》中仅一见:《五禁》:"戊己日自乘四季,无刺腹去爪泻水。"然前后文"甲乙日""庚辛日"等皆仅言"自乘",未提及春夏秋冬四时,此"四季"两字颇似窜入者。由此似可证《素问》以上诸篇著作时间大体较晚。

五脏与四时相配,最能指导于诊疗实践者,为"四时脉法",散见于《素问·脉要精微论》《平人气象论》《玉机真藏论》诸篇。《难经·十五难》对其法进行了更为精辟的概括:

> 《经》言:"春脉弦,夏脉钩,秋脉毛,冬脉石。"是王脉耶?将病脉也?然,弦钩毛石者,四时之脉也。春脉弦者,肝东方木也。万物始生,未有枝叶。故其脉之来,濡弱而长,故曰弦。夏脉钩者,心,南方火也。万物之所盛,垂枝布叶,皆下曲如钩。故其脉之来疾去迟,故曰钩。秋脉毛者,肺,西方金也。万物之所终,草木华叶,皆秋而落,其枝独在,若毫毛也。若其脉之来,轻虚以浮,故曰毛。冬脉石者,肾,北方水也,万物之所藏也。盛冬之时,水凝如石,故其脉之来,沉濡而滑,故曰石……胃者,水谷之海也,主禀四时,故皆以胃气为本。是谓四时之变病,死生之要会也。脾者,中州也,其平和不可得见,衰乃见耳。来如雀之啄,如水之下漏,是脾之衰见也。

脉象随四时的变化,也就是《素问·阴阳应象大论》所云"观权衡规矩,而知病所主"的"权衡规矩"。以权衡规矩喻四时,见于《淮南子·时则》:"阴阳,大制有六度:天为绳,地为准,春为规,夏为衡,秋为矩,冬为权。"[①]《素问·脉要精微论》取之以论脉象与四时相应:"四变之动,脉与之上下,以春应中规,夏应中矩,秋应中衡,冬应中权。"《素问·玉机真藏论》认为"藏气者不能自致于手太阴,必因于胃气乃至于手太阴也",将寸口脉的搏动解释为"胃气"的推动作用,而将不应四时变化的和缓之象视为胃气正常的表现。脉失和缓则为无胃气,称为"真藏脉",主死,故而提出脾胃之脉"善者不可得见,恶者可见"。其说较好地解决了四时与五脏对应的矛盾,并具有临床指导意义,是运用四时—五脏理论的成功范例。

---

① 刘文典《淮南鸿烈集解》(上册),第188页。

考《素问》中多以"至阴"属脾,如《咳论》"乘至阴则脾先受之",《痹论》"以至阴遇此者为肌痹"等。然亦有以至阴主水属肾者,如《素问·水热穴论》:"黄帝问曰:少阴何以主肾? 肾何以主水? 岐伯对曰:肾者至阴也,至阴者盛水也,肺者太阴也,少阴者冬脉也,故其本在肾,其末在肺,皆积水也。……肾者牝藏也,地气上者属于肾,而生水液也,故曰至阴。"《素问·解精微论》:"水宗者积水也,积水者至阴也,至阴者肾之精也。"《素问·评热病论》:"水者阴也,目下亦阴也,腹者至阴之所居也,故水在腹者,必使目下肿也。"虽言"腹",亦似指肾而非脾。《素问·逆调论》:"肾孤藏也,一水不能胜二火。"其说与《玉机真藏论》以脾为"孤藏"不同。以上诸篇言"至阴""孤藏",非与四时不能相配之义,而是水居最下故为至阴,当是另一家言也。

综上所述,中医脏腑理论首先是建立了脏腑与形体、官窍之间的对应,这种人体自身内外联系的建立,对于古代医家通过人体的外在表现来诊察疾病、判断病因,是至关重要的核心知识;其后才逐渐吸收作为当时自然哲学理论的阴阳与五行学说,构建起"参天地,副阴阳,连四时,化五节"的藏象体系。这时《内经》之五脏,才成为"非血肉的五脏,乃四时的五脏"[①]。

五、五脏与五行相配的今、古文说

今、古文经学之争是中国学术史上一大讼案,影响及于医学,表现为五脏与五行之配属亦有今、古文之差异。其本末原委唐代孔颖达于《礼记正义》中所言甚详,《礼记·月令》"其祀户,祭先脾"孔颖达正义云:

> 又云"春为阳中,于藏值脾,脾为尊"者,以祭户之时,脾肾俱有,先用脾以祭之者,以春为阳中,于藏值脾。脾既春时最尊,故先祭之,脾为尊也。所以春位当脾者,牲立南首,肺祭在前而当夏也,肾最在后而当冬也。从冬稍前而当春,从肾稍前而当脾,故春位当脾。从肺稍却而当心,故中央主心。从心稍却而当肝,故秋位主肝。此等直据牲之五藏所在而当春夏秋冬之位耳。若其五行所生,主五藏,则不然矣。故《异义》云:"《今文尚书》欧阳说:

---

① 恽铁樵《群经见智录》,福州:福建科学技术出版社,2006,第35页。

肝，木也；心，火也；脾，土也；肺，金也；肾，水也。《古尚书》说：脾，木也；肺，火也；心，土也；肝，金也；肾，水也。许慎按：《月令》'春祭脾，夏祭肺，季夏祭心，秋祭肝，冬祭肾'。"与《古尚书》同。郑驳之云："《月令》祭四时之位，及其五藏之上下次之耳。冬位在后而肾在下，夏位在前而肺在上，春位小前故祭先脾，秋位小却故祭先肝。肾也、脾也，俱在鬲下。肺也、心也、肝也，俱在鬲上。祭者必三，故有先后焉，不得同五行之气，今医疾之法，以肝为木，心为火，脾为土，肺为金，肾为水，则有瘳也。若反其术，不死为剧。"如郑此言，五行所主，则从《今文尚书》之说，不同许慎之义。①

　　五行之说出于《尚书·洪范》，而《尚书》有今、古文之不同。"古文五行"之五脏配属是："脾，木也；肺，火也；心，土也；肝，金也；肾，水也。"其依据上述引文已明言："此等直据牲之五藏所在而当春夏秋冬之位耳。"即根据祭祀的牺牲依"上南下北"（牲立南首）摆放时，五脏所在的实际方位。其图示如下（图 7-1）：

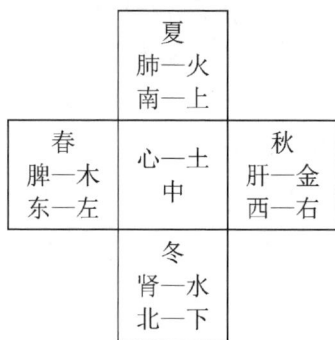

图 7-1　古文五行五脏方位图

　　其排列脾在左，肝在右，正合于实际解剖之位置。凡《月令》一系之古书，如《吕氏春秋·十二纪》《淮南子·时则》《礼记·月令》等，五脏与五行之配属皆准此。

　　"今文五行"之五脏配属，则是"肝为木，心为火，脾为土，肺为金，肾为水"，与古文说除"肾—水"之配属一致外，其余皆不相同。其方位则如《素问·刺禁论》所描述："肝生于左，肺藏于右，心部于表，肾治于里，脾为之使，胃为之市"。按张家山出土兵书《盖庐》云："东方为左，西方为右，南方为表，北方为里，此谓顺天之

―――――――――

① 〔清〕阮元校刻《十三经注疏·礼记正义》，第 1354—1355 页。

道。"可知"左右表里"与"东西南北"相互对应,此处正是彼者之代指。① 由此,其图示如下(图7-2):

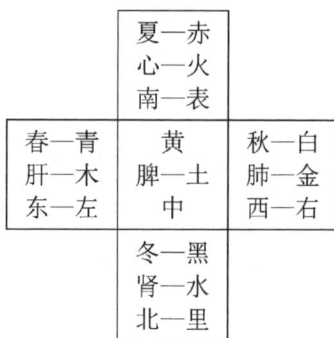

夏—赤
心—火
南—表

春—青　　　黄　　　秋—白
肝—木　　脾—土　　肺—金
东—左　　　中　　　西—右

冬—黑
肾—水
北—里

图7-2　今文五行五脏方位图

"今文五行"五脏配属的依据,笔者浅见以为是五脏之色。因为恐怕即便是主张"心属土"者,也不会否认心为赤色,而非土所对应之黄色;其余各脏,若以胃代脾,并以脾为附于胃下之胰脏的话,大致都能与五行配属之颜色相对应②。考《淮南子·墜(地)形》有"苍色主肝""赤色主心""白色主肺""黑色主肾""黄色主胃"云云,其五脏配属同于"今文五行",且以胃为黄色属土③,似可佐证笔者上述关于"今文五行"五脏配属来源的推断。

《素问》《灵枢》几乎全部篇章均为"今文五行"之五脏配属,他书中则有《史记·扁鹊仓公列传》《淮南子·墜(地)形》及东汉时之《白虎通》等采用其说。上引郑玄针对《古文尚书》之驳议云:"今医疾之法,以肝为木,心为火,脾为土,肺为金,肾为水,则有瘳也。若反其术,不死为剧。"细玩此文,似云"今文五行"之五脏配属本出于医家。实则医家创构理论,亦未尝总是被动吸收采纳社会流行之思潮;历史上由医学思想影响于社会、人文思潮者,殊不乏其例,五行五脏配属之"今文说"或即其一端也。

---

① 朱鹏举《〈内经〉教学当借鉴出土古文献材料例说》,《国医论坛》2018年第1期,第63—64页。

② 五脏颜色:古人"立象以尽意",心色赤、肺色白,皆不成问题;肾脏色暗红,几近于黑;唯肝、脾富含血液,亦为赤色,故肝之色青,实由胆而得。胆附于肝,常言云"肝胆相照"是也;医经以肝胆为表里相合,胆汁为青色则视而可见,人所共知。

③ 《史记·仓公传》淳于意诊齐丞相舍人奴病:"所以知奴病者,脾气周乘五藏,伤部而交,故伤脾之色也,望之杀然黄……所以至春死病者,胃气黄,黄者土气也,土不胜木,故至春死。"论病所用之五行配属为"今文说",且以胃色黄属土。亦可为证。

然今本《内经》中似亦有"古文说"之孑遗,如《灵枢·师传》所云:"五藏六府者,肺为之盖……心为之主……肝者主为将,使之候外……脾者主为卫,使之迎粮……肾者主为外,使之远听。"其图示如下(图7-3):

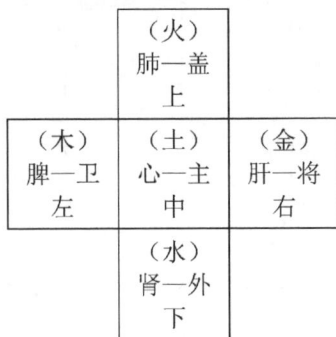

图7-3　《灵枢·师传》五脏方位图

其排列正合于五脏之解剖位置,故暗含"古文五行说"。篇文虽未明言五行配属,然其以心为"主",自然居中属土;以肝为"将",则有属金之义。所以,此篇恐为《内经》整理时删汰未尽而保存下来的"古文说"之"化石"。由于此篇文义又为《灵枢·五癃津液别》《素问·灵兰秘典论》所袭用,故"古文说"在《内经》中亦非孤例;后两篇改"肺为之盖"①为"肺为之相",使其在上之义更显隐蔽。

再如《灵枢·热病》有这样一段论述:"苛轸鼻[干],索皮于肺,不得索之火,火者心也……肤胀口干,寒汗出,索脉于心,不得索之水,水者肾也……目眦青,索肉于脾,不得索之木,木者肝也……于四逆,筋躄目浸,索筋于肝,不得索之金,金者肺也……癫疾毛发去,索血于心,不得索之水,水者肾也……骨病不食,啮齿耳青,索骨于肾,不得索之土,土者脾也。"表面看来,本篇所运用的是典型的今文五行配属;然有趣的是,若将"不得索之"的五行与"当索之"的五脏、五体对应起来,恰好能出现"肺属火""脾属木""肝属金"及"肾主血""脾主骨"的古文五行配属(表7-3)。这使人不禁怀疑本篇所强调的"不得索之",针对的正是古文五行之五脏配属,其中或许隐藏着一段久已被遗忘的今、古文五行说的医学论争。

---

① 《史记·扁鹊仓公列传》【正义】:"肺,诸藏主,盖主通阴阳"(第2820页),"主"当为"上"字误,"盖"字从上读,故应改作"肺,诸藏上盖,主通阴阳"。

表7-3 《灵枢·热病》五脏配属表

索 之		不 得 索 之	
五 体	五 脏	五 行	五 脏
皮	肺	火	心
脉	心	水	肾
肉	脾	木	肝
筋	肝	金	肺
血	心	水	肾
骨	肾	土	脾

《淮南子·精神》篇中亦可见脏腑与官窍、天象的对应①。今将所涉原文与高诱注文列表如下：

表7-4 《淮南子·精神》脏腑配属表

原 文	高 诱 注 文
肺主目	**肺**象朱雀，**火**也，火外景，故主目。
肾主鼻	**肾**象龟，龟，**水**也，水所以通沟，鼻所以通气，故主鼻。
胆主口	**胆**，勇者决所以处，故主口。
肝主耳	**肝**，**金**也，金内景，故主耳。
胆为云	**胆**，**金**也，金石，云之所出，故为云。
肺为气	**肺**，**火**也，故为气。
脾为风②	**脾**③，**木**也，木为风生，故为风。
肾为雨	**肾**，**水**也，因水故雨。雨或作电。肾，水也，水为光，故为电。

---

① 刘文典《淮南鸿烈集解》（上册），第219—220页。
② 脾为风，原作"肝为风"，据《五行大义》《太平御览》所引及《文子·九守》改。
③ 脾，原作"肝"，据王念孙说改。

续　表

原　文	高　诱　注　文
肝为雷①	（无注）
心为之主	**心**，**土也**，故为四行之主。

按高诱所注，则肺属火，肾属水，脾属木，肝、胆属金，肾属土，全与"古文五行说"相合。

《管子·四时》云："东方曰星，其时曰春，其气曰风，风生木与骨""南方曰日，其时曰夏，其气曰阳，阳生火与气""中央曰土……土生皮肌肤""西方曰辰，其时曰秋，其气曰阴，阴生金与甲""北方曰月，其时曰冬，其气曰寒，寒生水与血"，②亦属"古文五行"之说。《管子·水地》篇中未明言五行五脏之配，推其义则似与今、古文两说皆有不同，或因传本讹误，或系自成一家，尚难究考，姑且存疑。

由上所述，"古文说"之五行五脏配属，散见于先秦至西汉初期的典籍尤其是诸子著作之中；而"今文说"之五行五脏配属，则集中见于医学文献之中，如《史记·扁鹊仓公列传》及今本《黄帝内经》的绝大部分篇章，证明其说为医家所重。五行五脏配属之"今文说"，为古代医家撰作医经时所取用，后随医学思想的传播而得以推广，从而广泛根植在社会各阶层的认知之中，竟使与之竞争的"古文五行说"黯然无光，在后世几无回响，由此可见医学思想影响社会、人文之深远。

六、本章小结

著名史学家顾颉刚先生指出："五行，是中国人的思想律，是中国人对于宇宙系统的信仰；二千余年来，它有极强固的势力。"③阴阳五行学说体现了中国古代独特的思维模式和自然哲学，在"西学东渐"之前一直是中国人普遍信仰的一套知识体系，对中国传统科技、文化的各个方面产生了深远的影响，这种影响同样反映在中医学的理论构建中。

---

① 肝为雷，原作"脾为雷"，据《五行大义》《太平御览》所引及《文子·九守》改。
② 黎翔凤《管子校注》（中册），第 842—854 页。
③ 顾颉刚《五德终始下的政治和历史》，载《顾颉刚古史论文集》（第三册），第 254 页。

　　《黄帝内经》藏象学说的形成，约可分为相互交织的三个阶段：首先是运用"司外揣内，司内揣外"的方法，将五脏与五体、五官、五志、六腑等对应起来，形成五脏为中心、内外结构功能相互联系的机体系统，以体现人体自身的整体性；其次是引入五行学说，将五脏与五行相配属，依生克制化规律推导肝、心、脾、肺、肾五大系统之间的错杂关系，以反映人体组织的有机性；第三是发挥"生气通天"的思想，依托阴阳五行为中介，将人体脏腑体系与季节、气候等宏观领域的自然现象相对应，以说明人体与外在环境之间的统一性。其理论意义在于运用阴阳五行学说来推求人体内脏与形体之间、人体结构与生命现象之间，以及人的生命与外在环境之间"交通感应""生克制化"的关系，由此推导出一整套系统完备的生命疾病知识和诊疗养生法则。这套理论今天看来虽失之于机械，但其对人体身心结构、机能活动（生理与心理）与宇宙自然统一性规律的关注和探索，包含着了不起的洞察和创见，具有值得深入挖掘的合理内核。

第八章
经脉理论的构建

　　1972 年美国总统尼克松访华时,代表团部分成员观看了针刺麻醉下的外科手术,回国时还携带了一个针灸穴位人体模型,从而带动了世界范围的"针灸热"。作为针灸理论基础的经络学说,也随之受到科学界的高度关注,在国内外一度掀起了"经络本质研究"的高潮。时至今日,中国古代那些绘制精美的"经络图"和做工精良的"经穴人体模型",仍然是极富民族传统特色的"文化名片",向全世界的人们展示着认识人体生命的另一幅图景。

　　经络系统当初是如何被发现的? 这是中国医学史研究至今争论未决的难题。有人认为经脉是通过穴位的连线而发现的,古人在长期的生产生活及医疗活动中逐步发现人体有许多通过一定的刺激(如压、按、刺、灸等)可以治疗病症的点(即穴位),进而发现许多有相同或相近治疗作用的点基本分布在同一条线上,这些穴位的分布线就是经脉;有人则认为经脉是通过"感传"现象而发现的,即古人偶然发现肢体某些部位受到特定刺激后,会产生胀、麻或似"气行"等感觉,并可沿着一定路线传导,这些相对固定的感传路线就被认为是经脉;还有人认为经脉最初就是指血管,经脉的循行和分布是古人在可见(包括解剖所见)的血管循行分布路线的基础上推想出来的;另外有人认为,经脉是通过"导引行气"或"返观内视"发现的,当人通过导引锻炼或静坐入定到一定的程度时,便能自然体会到身体中有"气感"循着一定的"通道"移行,这种气行通道便是经脉。①

　　然而,以上种种推测是否能反映发现经脉的古人当初实际的构想呢?《黄帝内经》是中医理论的渊薮,在《黄帝内经》中经脉学说的基本理论框架已经定型;

---

　　① 李经纬,林昭庚《春秋战国时期初具体系的医学理论》,《医疗保健器具》2007 年第 12 期,第 35—38 页。

后世除对奇经八脉的认识较之《内经》有所完善外，基本上都是遵循《内经》的定论①。可以说，中国古代的经脉学说成于《黄帝内经》时代。让我们通过对《内经》及相关文本的研读，回溯到那个遥远的时代，去探究及复现经脉学说的构建与成型。

一、经脉与脉诊、针灸之关联

《汉书·艺文志》云："医经者，原人血脉经落骨髓阴阳表里，以起百病之本，死生之分，而用度箴石汤火所施，调百药齐和之所宜。"概括"医经"内容，首先提及的就是"血脉经落"，却不见后世医学极其重视的"脏腑"，由此可见在早期中医学术中占据主导地位是经脉理论。而出土的"医经"类著作主要是经脉文献，亦可为证。

"脉"的概念在春秋时已经出现。《左传·僖公十五年》："乱气狡愤，阴血周作，张脉偾兴，外强中干。"②《国语·周语上》："古者，太史顺时覗土，阳瘅愤盈，土气震发，农祥晨正，日月底于天庙，土乃脉发。先时九日，太史告稷曰：'自今至于初吉，阳气俱蒸，土膏其动。弗震弗渝，脉其满眚，谷乃不殖。'"③《国语·楚语上》："且夫制城邑若体性焉，有首领股肱，至于手拇毛脉，大能掉小，故变而不勤。"④其中第一、第三段引文，明确是指人体的血脉；而第二段引文则以人体血脉之比喻，描述"地气"之流动变化，以此解释农作物的生长收成。

据《史记·扁鹊传》所载，扁鹊已经提到"脉""血脉""阴脉""阳脉""经""络"等名称，表明当时"脉"已为医家们所注意，而且对脉的性状已有一定的研究⑤，并认识到脉诊与脏腑病变的联系："以此视病，尽见五藏症结，特以诊脉为名耳。"

《说文解字》中"脉"之本字为"衇"，是会意兼形声字。形符"血"代表血液，声符"辰"象征着支干交错的江河。许慎释云："血理分衺行体中者。"而与之相通的

---

① 李经纬，林昭庚《春秋战国时期初具体系的医学理论》，《医疗保健器具》2007 年第 12 期，第 35—38 页。

② 〔清〕阮元校刻《十三经注疏·春秋左传正义》，第 1806 页。

③ 徐元诰《国语集解》，第 16 页。

④ 同上，第 499 页。

⑤ 李经纬，林昭庚《春秋战国时期初具体系的医学理论》，《医疗保健器具》2007 年第 12 期，第 35—38 页。

"眂"(或"覵")字有"相视"之义,似可引申为诊视、诊察。依今出土古脉书观之,其内容即涵盖经脉(循行、病候)与脉诊两方面。可见,古代医家在诊疗实践中,本就将经脉与脉诊联系起来看待,经脉之"脉"与诊察之"脉"实为一体①。

张家山《脉书》云:"脉者渎也。"②《灵枢·决气》:"何谓脉?岐伯曰:壅遏营气,令无所避,是谓脉。""渎"即沟渠,沟渠既有导水而行的作用,又可遏其外流(即《灵枢·决气》之义)。两者所描述的对象,使人最直接联想到的就是人体内的血管系统。

中医脉诊以诊察体表动脉搏动的异常变化为主要手段,与针灸实践有着不可分割的联系,正如《灵枢·九针十二原》所云:"凡将用针,必先诊脉。"近年于山东济宁、微山等地出土之汉画像石《扁鹊针灸图》中的扁鹊,人面鸟身,即作一手切脉、一手持针(砭?)扬臂欲刺状,堪为上述经文最生动不过的注脚。

《灵枢·经水》指出:"十二经之多血少气,与其少血多气,与其皆多血气,与其皆少血气,皆有大数。"而三阴三阳经脉之气血多少,在《灵枢·五音五味》《九针论》及《素问·血气形志》等篇中皆有记述,其说虽因传承历久而略有差讹,然其理源于对针刺时泄气或出血过多会引起不良反应的总结和警示,见载于《灵枢·九针论》:"故曰刺阳明出血气,刺太阳出血恶气,刺少阳出气恶血,刺太阴出血恶气,刺厥阴出血恶气,刺少阴出气恶血也。"针刺经脉既会有"出血"的反应,则其与血脉有关自不待言。

《灵枢·脉度》记录了十二经脉及任督二脉的具体长度:"手之六阳,从手至头,长五尺,五六三丈。手之六阴,从手至胸中,三尺五寸,三六一丈八尺,五六三尺,合二丈一尺。足之六阳,从足上至头,八尺,六八四丈八尺。足之六阴,从足至胸中,六尺五寸,六六三丈六尺,五六三尺,合三丈九尺。跷脉从足至目,七尺五寸,二七一丈四尺,二五一尺,合一丈五尺。督脉任脉各四尺五寸,二四八尺,二五一尺,合九尺。凡都合一十六丈二尺,此气之大经隧也。经脉为里,支而横者为络,络之别者为孙。"《灵枢·骨度》更进一步指出其测量方法:"先度其骨节之大小广狭长短,而脉度定矣。"经脉既然是可依体表骨骼标志丈量其长度的实

---

① 韩健平《经脉学说的早期历史:气、阴阳与数字》,《自然科学史研究》2004年第4期,第326—333页;赵京生《经脉与诊脉之早期联系》,《南京中医药大学学报(自然科学版)》2000年第3期,第168—171页。

② 张家山二四七号汉墓竹简整理小组《张家山汉墓竹简〔二四七号墓〕》(释文修订本),第125页。

体对象,自然不只是仅凭主观体验感知其存在的"气感"通路。

论者多注意到《汉书·王莽传》中所记载的人体解剖实践,认为《内经》中所载经脉测量数据或源于此:"翟义党王孙庆捕得,莽使太医、尚方与巧屠共刳剥之,量度五藏,以竹筳导其脉,知所终始,云可以治病。"①无论《内经》相关篇章是否此次解剖之记录,然其所见之脉既能以竹筳导之,则显然为有形之实体。

综上所述,《黄帝内经》所认识的经脉之"脉",与血脉之"脉"本无二致,很大程度上即指人体的血管系统。经脉的"发现"自然是与血脉相关的,对人体血管的触摸观察(脉诊)和解剖测量(脉度)是古人认识"经脉"的基本途径。然而,中医经脉的循行分布与现代解剖学所发现的人体血管系统大部分并不相符②,因此经络系统与血管系统两者还不能完全画等号。可见,经脉学说显然不是单纯建立在解剖学基础上的,其成型需要中医独特生命观和方法论的渗透和融入方能实现。

二、从"根结标本"到"终始"

1975 年在湖南省长沙市马王堆三号汉墓出土了帛书《足臂十一脉灸经》和《阴阳十一脉灸经》,为考察中医经脉学说的早期面貌提供了重要史料。嗣后张家山出土的汉简《脉书》,其中经脉循行与病候部分的内容与马王堆医书《阴阳十一脉灸经》完全相符,可视为其别一传本。从《足臂十一脉灸经》《阴阳十一脉灸经》《脉书》到《灵枢·经脉》篇,向我们清晰展示了中医经脉学说的发展演变历程。

据马继兴先生考证,马王堆医书的墓葬年代是公元前 163 年(汉文帝初元十二年)。而各书的抄录年代根据字体推断,从秦代的小篆到西汉初的隶书,相当于公元前 3 世纪末至公元前 2 世纪初。从其医学内容来看,《脉法》等书都只用砭法和灸法,不谈针法,说明了其著作年代较《内经》更古。③

① 〔汉〕班固《汉书·王莽传》,第 4145—4146 页。

② 李经纬,林昭庚《春秋战国时期初具体系的医学理论》,《医疗保健器具》2007 年第 12 期,第 35—38 页。

③ 马继兴《马王堆出土的古医书》,载《马继兴医学文集》,北京:中医古籍出版社,2009,第 205—208 页。

《足臂十一脉灸经》简要而完整地论述了全身 11 条脉的生理、病理和治疗方法。全书共分为两篇,首为"足(脉)"篇,依次为足太阳脉、足少阳脉、足阳明脉、足少阴脉、足太阴脉、足厥阴脉 6 节及死与不死候 1 节;次为"臂(脉)"篇,依次为臂太阴脉、臂少阴脉、臂太阳脉、臂少阳脉、臂阳明脉 5 节。以上各节均分论该脉在体表的循行路线,所主病症及用灸法治疗。《阴阳十一脉灸经》出土时有甲、乙两种文本,两者都有不同程度的残缺,经相互校补,除个别缺文外,首尾基本完整。其内容按照先阳脉后阴脉的顺序,依次为:足巨(太)阳脉,足少阳脉、足阳明脉、肩脉、耳脉、齿脉、足巨阴脉、足少阴脉、足厥阴脉、臂巨阴脉、臂少阴脉共 11 节,每节均首记该脉循行路径,次记该脉的"是动"及"所产"两类疾病。其中在足少阴脉之后还特别记明了灸法及调摄事项。《足臂》和《阴阳》等书不涉五行学说,只有"脉"字,还没有"经脉"之称,也没有《灵枢·经脉》篇那种经脉系统循环的概念。两种《灸经》中的 11 条脉都没有和脏腑相配合。《足臂》只记有心、肝二脏,《阴阳》也只记有心、胃、肾三脏。①

孙非的博士论文注意到今本《内经》部分篇章中所存留的"十一脉"残迹,并指出:《灵枢·经脉》篇是《内经》的晚期作品,是集经脉理论之大成的封顶之作。《足臂》与《阴阳》的经脉数量以及循行虽与《灵枢·经脉》篇不同,却与《灵枢》的早期作品《本输》《根结》《寒热病》《经别》《经筋》《阴阳系日月》《邪客》等篇有相似之处:① 与《灵枢·经脉》篇十二经脉"循环无端"理论不同的是,《本输》虽言十二经脉,但实际上只有十一条,皆向心循行,有心包经之实而无其名,有心经之名而无其实;②《根结》只有九条经脉,皆不涉脏腑,且向心性循行;③《经别》十二经脉皆向心循行,无手厥阴,代之以手心主;④《经筋》十二经筋皆起于肢端,向心性循行,皆无涉脏腑,无手厥阴,代之以手心主之筋;⑤《寒热病》"腋下动脉,臂太阴也,名曰天府""臂阳明,有入頄遍齿者,名曰大迎",与《足臂》经脉名称相似;⑥《素问·刺热篇》有"热病始于头首者,刺项太阳而汗出止。"不言手、足、臂、齿,而言项,可见经脉名称尚未完全定型;⑦《阴阳系日月》不仅只讲十一脉,而且每条脉都只称阴阳,不称脏腑,未言循行方向;⑧《邪客》与《本输》相似而且更原始,心经与心包经不分,"包络者,心主之脉也,故独无俞焉"。后世流传至今

① 马继兴《马王堆出土的古医书》,载《马继兴医学文集》,第 205—208 页。

的五输穴理论即是对《本输》一派学说的承传和发展。①

黄龙祥先生通过深入考察由出土古脉书到传世经脉文献的文本嬗变,梳理出中医经脉学说形成的大致脉络:古人经过长期的医疗实践,发现人体体表某些脉动变化可以诊断疾病。随着经验的不断积累,又进一步发现手足腕踝部的脉不仅可以诊断局部病变,而且可以诊断远隔部位的病变。既然这上下两处脉可以诊断相同的病症,而刺灸这两处又能治疗相应的病症,古人便很自然将这二者相联系。由于手腕部之脉诊治远隔部位病症而为"本",面颊部之脉诊局部病症而为"标"(末)。通过同样的方法,古人逐渐建立了其他上下脉的标本联系。古人将上下相应的标、本脉相联系,形成最初简单的两点连一线的经脉循行线。腕踝部的本脉处为循行线的起点,头面躯干部标脉处为终点。此时的经脉循行方向自然是自下而上。直到两种帛书《十一脉》中,我们仍可以见到这种两点连一线的最初经脉循行线。随着"标"脉部位的改变,最初经脉循行线的终点也在不断变化,循行线也逐渐延长。后来在最初的经脉循行线上发现更多的脉动处,则其循行线也从最初只有起点、终点的简单形式逐渐形成两点以上的多点连线。这一点在两种《十一脉》中仍反映得非常清楚。②

黄龙祥先生有两个极为关键的发现:一是对"出"这一术语的解读,根据《明堂经》、《难经》吕广、杨玄操注、《素问》王冰注以及《千金要方》等书,两种《十一脉》描述十一脉循行文字中"出"字(除个别外)所述部位均位于脉动处,通过连接同一条线的这些脉动标志,即可得出在两种《十一脉》中所见绝大多数脉的循行路线,从而无可辩驳地证明了经脉与人体血脉(特别是体表动脉)的关联性,并重现了古代经脉循行路线的形成过程;二是"经脉穴"概念的提出,即位于腕踝附近与经脉名同名的腧穴。这些穴位既是诊脉部位,同时又是针灸治疗的施术部位,而其主治病症则成为相应经脉的病候。由于手足腕踝部的脉诊之脉及刺灸之穴,与其所在经脉均以"三阴三阳"的分类原则命名为"太阳""阳明""少阳""太阴""厥阴""少阴",后人不察遂将其误解为经脉名。这一发现揭开了《十一脉》及散见于《内经》中的"灸××脉""刺××脉"等叙述方式的奥秘,在一定程度上解

---

① 孙非《〈黄帝内经〉年代学研究》,第 39 页。
② 黄龙祥《经络学说的由来》,《中国针灸》1993 年第 5 期,第 49—50 页。

决了学术界在经脉起源问题上"先经后穴"还是"先穴后经"的长期论争。①

《史记·仓公传》记载淳于意教授弟子的内容有"经脉高下"："济北王遣太医高期、王禹学，臣意教以经脉高下及奇络结，当论俞所居，及气当上下出入邪〔正〕逆顺，以宜镵石，定砭灸处。"我们认为，所谓"经脉高下"，即是标本之类。"标"多在头、面、颈部，故为"高"；"本"皆在四肢末端腕踝部，故为"下"。可见，仓公所传之"脉书"当近于马王堆、张家山所出土者，及《灵枢》中《根结》《标本》等篇。此亦可为黄龙祥先生的经脉起源假说提供一证。

我们推测，"人迎—寸口"诊脉法亦是在"根结标本"思想的启发下产生的。此法通过比较人迎与寸口两部之脉动，以判别病位并指导针灸治疗，曾在相当长时间里是中医脉诊的主流。据《卫气》所述："足阳明……标在人迎颊挟颃颡也"；"手太阴之本，在寸口之中"。两者一为足阳明胃经之标，一为手太阴肺经之本。而足阳明胃经与手太阴肺经在古代医家看来，又是关系极为密切的两经，如《灵枢·动输》云："黄帝曰：经脉十二，而手太阴、足少阴、阳明独动不休，何也？岐伯曰：足阳明，胃脉也。胃为五藏六府之海，其清气上注于肺，肺气从太阴而行之，其行也，以息往来，故人一呼脉再动，一吸脉亦再动，呼吸不已，故动而不止。"如是则人迎与寸口两脉亦可标本相应，以决死生。经脉始于"本"，而终于"标"，论述人迎—寸口诊法之古医经及《灵枢》篇章名为"终始"，或即取义于此。

据《灵枢·终始》所云："凡刺之道，毕于终始，明知终始，五藏为纪，阴阳定矣。""终始者，经脉为纪。""必先通十二经脉之所生病，而后可得传于终始矣。"由此观之，古医经《终始》应包括经脉与阴阳、五脏之关系及十二经脉所生病等内容，而今之《终始》篇中皆不及此。故张灿玾先生认为："当是《素》《灵》成编之前，别有《终始》一书，今《灵枢》本篇，当仅存其部分内容，故仍取其名。"②

就"终始"之得名及上述之内容，我们推测古本《终始》应如《灵枢》之《本输》《根结》等篇，为早期之经脉专论。今本《终始》篇末论及"经终"之证候，此部分亦见于马王堆、张家山古脉书及《灵枢·经脉》，似为脉书固有之体例；而《终始》篇中与"人迎—寸口"诊法对应之治疗原则"盛则泻之，虚则补之，热则疾之，寒则留之，陷下则灸之，不盛不虚，以经取之"，亦为《灵枢·经脉》所袭用。依次推之，古

① 黄龙祥《经络学说的由来》，《中国针灸》1993 年第 5 期，第 49—50 页。
② 张灿玾《黄帝内经文献研究》，第 99 页。

灵素探源——《黄帝内经》的成书与中医生命观的构建

本《终始》似为由《本输》《根结》向《经脉》内容过渡之中间一环。

三、"经脉连环"与"营卫周行"

《史记·扁鹊传》记载,扁鹊按照长桑君的话饮了"上池之水",三十日后,"视见垣一方人。以此视病,尽见五藏癥结,特以诊脉为名耳"。《史记索隐》注云:"方犹边也。言能隔墙见彼边之人,则眼通神也。"[①]《史记》中又说:"至今天下言脉者,由扁鹊也。"两者看似有些矛盾,既然扁鹊眼能通神,"尽见五藏癥结",又何须诊脉识病呢? 既然只是以诊脉为名,又怎会成为脉学的宗师呢?

其实,如果我们明白这个表面带有神异色彩的故事是个隐喻的话,就会发现这里记载的恰恰是脉诊与脏腑之间联系的建立——扁鹊发现了脉象变化与脏腑病变之间的对应关系,因此能够通过诊脉来察知体内的疾病,而这种诊脉识病的方法为后世医者所宗,并将扁鹊的发现归之为其能够"尽见五藏癥结",所以才产生了这样的传说。换言之,扁鹊饮上池水的故事,实际上隐喻着中医经脉学说与脏腑学说的融合。

如黄龙祥先生所指出的:早期的经脉反映的是一种人体上下联系的规律,与脏腑没有联系。后来阴经开始循行于胸、腹腔,使之与内脏联系成为可能。但阳经仍不循行于胸、腹腔,与内脏不发生联系。这一点不仅在帛书《十一脉》,而且在《经脉》篇以外的《内经》篇章中也反映得很清楚。《经脉》将不同时代、不同医家的不同观点汇集一起,并增加了脏腑络属联系。古老的经脉学说开始了新的重大发展。[②]

与增加脏腑络属同步或稍晚出现的经脉学说另一重大发展,则是经脉循行由四肢末端向心性的直线流动,发展为首尾相接、周而复始的循环运行。如见于《灵枢·脉度》者——

> 气之不得无行也,如水之流,如日月之行不休,故阴脉荣其藏,阳脉荣其府,如环之无端,莫知其纪,终而复始。其流溢之气,内溉藏府,外濡腠理。

---

① 〔汉〕司马迁《史记·扁鹊仓公列传》,第 2785—2786 页。
② 黄龙祥《经络学说的由来》,《中国针灸》1993 年第 5 期,第 49—50 页。

如其所云,不但此时已建立阴脉属脏、阳脉属腑的脏腑络属,从而使经脉系统成为"内溉藏府,外濡腠理"的网络;而且还效法"日月之行",使经脉之循行流注如环无端。

"经脉连环"模式的建立,恐是得自战国黄老道家"天道环周"(如《十大经·姓争》)思想的启发。《吕氏春秋·序意》文信侯(吕不韦)引"黄帝之所以诲颛顼"曰:"爰有大圜在上,大矩在下,汝能法之,为民父母。"所谓"大圜""大矩"即指天地,如《吕氏春秋·圜道》所云之"天道圜,地道方"——

> 天道圜,地道方。圣王法之,所以立上下。何以说天道之圜也? 精气一上一下,圜周复杂,无所稽留,故曰天道圜。何以说地道之方也? 万物殊类殊形,皆有分职,不能相为,故曰地道方。主执圜,臣处方,方圜不易,其国乃昌。
>
> 日夜一周,圜道也。月躔二十八宿,轸与角属,圜道也。精行四时,一上一下,各与遇,圜道也。物动则萌,萌而生,生而长,长而大,大而成,成乃衰,衰乃杀,杀乃藏,圜道也。云气西行,云云然,冬夏不辍;水泉东流,日夜不休。[1]

其云"水泉东流,日夜不休",与《脉度》所云"如水之流,如日月之行不休"颇可对照。而经脉与水流的类比,则集中见于《灵枢·经水》:

> 凡此五藏六府十二经水者,外有源泉而内有所禀,此皆内外相贯,如环无端,人经亦然。

将血脉比之于"水",本是非常自然的联想。如《管子·水地》:"水者,地之血气,如筋脉之通流者也。"马王堆《胎产书》:"四月而水受(授)之,乃始成血。"而以心主血属火,则是今文五行说运用于中医藏象理论构建的晚出后起之说。

脉气与水的类比,使得如"水之就下"成为人体脉气运行的正常方向。如张家山《脉书》57-58:"气者,利下而害上,从暖而去清,故圣人寒头而暖足。治病

---

① 许维遹《吕氏春秋集释》(上册),第78—79页。

者取有余而益不足,故气上而不下,则视有过之脉,当环而灸之。病甚而上于环二寸益为一灸。气壹上壹下,当郄与跗〈肘〉之脉而砭之。"《引书》36‐37:"头气下流,足不痿痹,首不肿歔,毋事恒服之。"①明确表述脉气的运行方向以自上而下为顺;而砭、灸治法的选用,分别对应脉气运行失常的两种状态。《灵枢》之《九针十二原》《热病》《胀论》《刺节真邪》等篇中都提到针刺治疗的效果要达到"气下乃止",则是这一"气以下行为顺"学说的余响。饶宗颐先生释《行气铭》"神则下",谓行气下降可及于踵,可与《庄子·大宗师》"真人之息以踵"对读。② 此亦可佐证古人对于脉气自上而下运行方向的早期认识。

《经水》篇所谓"外有源泉而内有所禀",是指每一经脉都外出于四肢末端(井穴),内入于特定脏腑与之络属。本篇基于"人与天地相参"的理念,将人体的十二经脉与我国境内清水、渭水、海水、湖水、汝水、淹水、淮水、漯水、江水、河水、济水、漳水等十二条河流相配属(参见表8‐1),即所谓"经脉十二者,外合于十二经水"。

表8‐1　十二经与十二水③

十二经	内属	外合	所 在 地 域
足太阳	膀胱	清水	《水经注》言"清水出河内修武县之北黑山"。修武县是现在的河南修武县。
足少阳	胆	渭水	也叫渭河,发源今甘肃渭源的鸟鼠山,向东流,穿过陕西关中平原,在潼关注入黄河,是黄河最大的支流。鸟鼠山在今甘肃渭源县西南十五里。
足阳明	胃	海水	1. 统摄全部陆地水源的经水。 2. 今北运河、永定河、大清河、子牙河、南运河于天津汇合所成,最终流入渤海。
足太阴	脾	湖水	即今河南灵宝西阳平河。《山海经·中次六经》:"夸父之山……湖水出焉,而北流注于河。"
足少阴	肾	汝水	出河南梁县勉乡天息山,即是今河南嵩县的伏牛山,为淮水支流。

---

①　张家山二四七号汉墓竹简整理小组《张家山汉墓竹简〔二四七号墓〕》(释文修订本),第125页、第176页。

②　饶宗颐《饶宗颐二十世纪学术文集》(卷五),台北:新文丰出版公司2003年,第153页。

③　朱鹏,古继红《探讨经水配伍经脉的医学价值》,《光明中医》2009年第2期,第251—252页。

续 表

十二经	内属	外合	所 在 地 域
足厥阴	肝	渑水	源出淄博市东北临淄东,西北流至博兴东南入时水(今小清河)。
手太阳	小肠	淮水	源出河南桐柏山,东流经河南、安徽,原在江苏北部独流入海。
手少阳	三焦	漯水	据《水经·漯水》所言,应为今永定河。又作漯川解,为古代黄河下游主要支津之一。
手阳明	大肠	江水	即今之长江,在古代,"江"专指长江。
手太阴	肺	河水	河水,即黄河,如同长江一般,"河"古代专指黄河。
手少阴	心	济水	在北方是和黄河并列的大水流,它发源于今河南济源西王县北,向南流至温县入黄河。
手心主	心包	漳水	古代分为清、浊漳水,都发源于今山西境内,下游经今河北曲周南面向东北流。

如朱鹏、古继红的论文所指出的:"从十二经水与现在所对应的河流湖海的关系以及他们的流向和交汇的地方等方面不难发现,十二经水的分布有一定的规律。首先,我国地势是西高东低,河流一般自西向东流。而且大部分是北方河流,多属黄河水系。许多经水是黄河的分支,仍代表着经脉。他们相互交错,相互影响,共同构成了古代的水系结构。""十二经水和经脉的配属是有一定的规律,先配足经后配手经,先配阳经后配阴经。虽然每条都是独立的经脉,可是十二经脉相互之间有气血联系,阴阳二经在头脚均有交接,阴经则在中焦汇集,这就与十二经水最终会合并入河、江而归于大海的实际极为相似。"[①]

与"十二经水"相应,古代医家为了进一步贯彻"人与天地相参"的理念,又在身体上找到了"四海",如《灵枢·海论》(参见表8-2):

黄帝问于岐伯曰:余闻刺法于夫子,夫子之所言,不离于营卫血气。夫十二经脉者,内属于府藏,外络于肢节,夫子乃合之于四海乎? 岐伯答

---

① 朱鹏,古继红《探讨经水配伍经脉的医学价值》,《光明中医》2009 年第 2 期,第 251—252 页。

曰：人亦有四海、十二经水。经水者，皆注于海。海有东西南北，命曰四海。

表8-2　人体"四海"配属表

四　海	脏腑经脉	其　　　输		部　位
水谷之海	胃	气街	三里	上腹部
十二经之海	冲脉	大杼	巨虚之上下廉	下腹部
气之海	膻中	柱骨之上下	人迎	胸部
髓之海	脑	脑盖	风府	头部

由上表可知，"四海"在人体上分布于头部、胸部和腹部，而这些部位正是十二经脉流注交汇的地方（参见图8-1）。

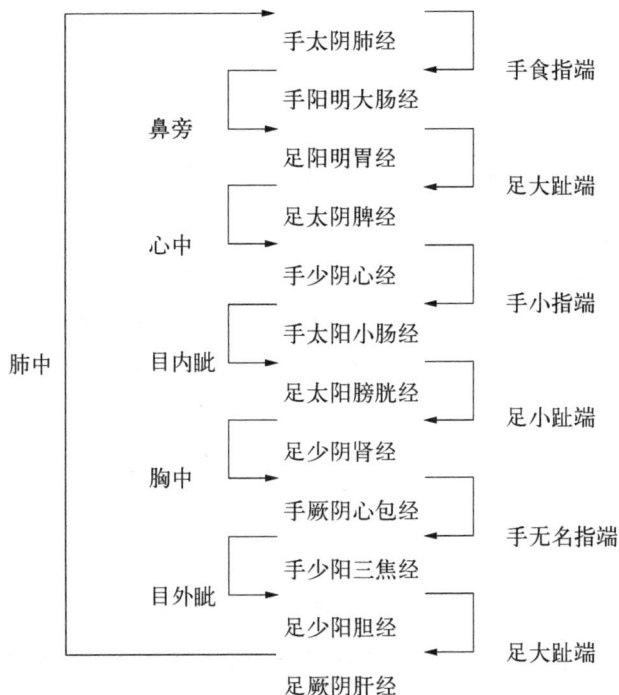

手太阴肺经 → 手食指端
手阳明大肠经 ← 鼻旁
足阳明胃经 → 足大趾端
足太阴脾经 ← 心中
手少阴心经 → 手小指端
手太阳小肠经 ← 目内眦
足太阳膀胱经 → 足小趾端
足少阴肾经 ← 胸中
手厥阴心包经 → 手无名指端
手少阳三焦经 ← 目外眦
足少阳胆经 → 足大趾端
足厥阴肝经

肺中

图8-1　十二经脉循环流注图

《灵枢·本藏》对经脉的定义是："经脉者，所以行血气而营阴阳，濡筋骨，利关节者也。"可见经脉与营血有着密切的关联，前者是后者运行的通道，后者是前者输送的物质。而"营"字本有"环"义，《内经》所描述的营卫运行方式同样是"如环无端"。如《灵枢·邪气藏府病形》所云："阴之与阳也，异名同类，上下相会，经络之相贯，如环无端。"

在古代医家所构想的"人体模型"中，经脉如同河流灌溉大地一样，运行气血，滋养身体；呼吸则如天地之间的风，推动着血流的运转，如潮汐涨落，产生了脉搏。在古人的想象中，经脉气血的运行也理应像"百川东到海"一般，有一个方向和归宿：或者如"水之就下"，是单向度的；或者如"天道之周行"，是循环往复的。《灵枢·脉度》云："气之不得无行也，如水之流，如日月之行不休。"可见，水与日月的运行，是古代中医用来比拟"气"之运行的"原型"。

从文献记载来看，早期中医学所认识的经脉气血循行路径，经历了从最初"至上而下"的经水模型，到"四肢末端向心性"的经络树模型，再到"肌表气血源于藏府大络，而由经脉复归藏府"的经水云雨模型，再到"阳脉源于四肢末端而终于五藏，阴脉源于五藏流向四肢末端，而与阳脉交接"的阴出阳入模型等不同阶段的发展，直至最终形成流传至今的"十二经首尾顺次衔接大循环"的经脉连环模型。①

四、脉诊、针灸与经脉学说的联动发展

《黄帝内经》由于汇集了不同时代、不同观点的医学文献，实际上浓缩了中医学自上古以至西汉的发展历史。因此，通过《内经》篇文中所见之"内证"，可以排列出脉诊、针灸技术与经脉理论及其相关文献形成的大致次序。

《灵枢·九针十二原》：

> 黄帝问于岐伯曰：余子万民，养百姓，而收其租税。余哀其不给，而属有疾病。余欲勿使被毒药，无用砭石，欲以微针通其经脉，调其血气，营其逆顺出入之会。令可传于后世，必明为之法。令终而不灭，久而不绝，

---

① 王玉川《试论经脉气血循环理论的发展演变（一）、（二）》，载《王玉川医学全集》（下），第1495—1503页。

易用难忘，为之经纪。异其章，别其表里，为之终始。令各有形，先立《针经》。

由是可知，"微针"之产生必晚于砭石，并欲将后者取而代之；而《针经》之立，则是基于微针技术的创制。

《灵枢·师传》：

> 岐伯曰：身形肢节者，藏府之盖也，非面部之阅也。
> 黄帝曰：五藏之气，阅于面者，余已知之矣，以肢节知而阅之奈何？

由是可知，以身形肢节诊察脏腑疾病的方法，起于面部色诊法（明堂、五色）之后。

《灵枢·论疾诊尺》：

> 黄帝问于岐伯曰：余欲无视色持脉，独调其尺，以言其病，从外知内，为之奈何？岐伯曰：审其尺之缓急、小大、滑涩，肉之坚脆，而病形定矣。

《灵枢·邪气藏府病形》：

> 黄帝问于岐伯曰：余闻之，见其色，知其病，命曰明。按其脉，知其病，命曰神。问其病，知其处，命曰工。余愿闻见而知之，按而得之，问而极之，为之奈何？岐伯答曰：夫色脉与尺之相应也，如桴鼓影响之相应也，不得相失也，此亦本末根叶之出候也，故根死则叶枯矣。色脉形肉不得相失也，故知一则为工，知二则为神，知三则神且明矣。
> ……故善调尺者，不待于寸；善调脉者，不待于色。能参合而行之者，可以为上工，上工十全九；行二者，为中工，中工十全七；行一者，为下工，下工十全六。

由是可知，"色脉合参"及"望闻问切四诊合参"之诊法，当晚于单纯的色诊法和脉诊法，而"诊尺法"（一种通过尺部皮肤之缓急、小大、滑涩，以诊察疾病的方法。见于《灵枢》之《论疾诊尺》《邪客》，及《素问》之《脉要精微论》《平人气象论》《通评虚实论》等篇)较色脉诊法亦当为后起。

《素问·八正神明论》：

> 岐伯曰：法往古者，先知《针经》也。
>
> 岐伯曰：……三部九候为之原，九针之论不必存也。

由是可知，"三部九候"之论远晚于《针经》，故视后者为"往古"所立，并自认为已得"九针之论"的精髓和枢要，彼可取而代之也。

《素问·离合真邪论》：

> 黄帝问曰：余闻《九针》九篇，夫子乃因而九之，九九八十一篇，余尽通其意矣。

《离合真邪论》亦为关于"三部九候"之一篇。由是观之，其作当在《九针》八十一篇(疑即今本《灵枢》)已成之后。

《素问·移精变气论》：

> 黄帝问曰：余闻古之治病，惟其移精变气，可祝由而已。今世治病，毒药治其内，针石治其外，或愈或不愈，何也？岐伯对曰：往古人居禽兽之间，动作以避寒，阴居以避暑，内无眷慕之累，外无伸宦之形，此恬憺之世，邪不能深入也。故毒药不能治其内，针石不能治其外，故可移精祝由而已。
>
> ……帝曰：善。余欲临病人，观死生，决嫌疑，欲知其要，如日月光，可得闻乎？岐伯曰：色脉者，上帝之所贵也，先师之所传也。上古使僦贷季，理色脉而通神明，合之金木水火土四时八风六合，不离其常，变化相移，以观其妙，以知其要，欲知其要，则色脉是矣。色以应日，脉以应月，常求其要，则其要也。夫色之变化，以应四时之脉，此上帝之所贵，以合于神明也，所以远死而近生。生道以长，命曰圣王。中古之治病，至而治之，汤液十日，以去八风五痹之病，十日不已，治以草苏草荄之枝，本末为助，标本已得，邪

气乃服。暮世之治病也则不然,治不本四时,不知日月,不审逆从,病形已成,乃欲微针治其外,汤液治其内,粗工凶凶,以为可攻,故病未已,新病复起。

　　帝曰:愿闻要道……岐伯曰:治之极于一。帝曰:何谓一? 岐伯曰:一者因得之。帝曰:奈何? 岐伯曰:闭户塞牖,系之病者,数问其情,以从其意,得神者昌,失神者亡。帝曰:善。

　　《移精变气论》论及"上古""中古""暮世"三世,是关于《内经》时代及此前医疗技术发展的回顾和总结,对于研究《内经》成书之分期断代是极为重要的参考文献。由是观之,《内经》时代业已走向"医巫分离","祝由"早就不再是治疗方法的主流,其时代医学的特征是"微针治其外,汤液治其内";而在诊法技术上,除了结合四时变化"色脉合参"以外,更加重视和强调"问诊"——"闭户塞牖,系之病者,数问其情,以从其意",并将对于"神"的把握作为诊疗成败的关键,在理论基础的构建完善中融入了更高阶的哲学思辨成分。

　　《素问·宝命全形论》:

　　　　今末世之刺也,虚者实之,满者泄之,此皆众工所共知也。若夫法天则地,随应而动,和之者若响,随之者若影,道无鬼神,独来独往。

　　由是可知,《素问》中对于针刺治疗原则的把握,已经超越了《灵枢·九针十二原》"虚者实之,满者泄之"的朴素阶段,而欲提升到"法天则地,道无鬼神"的至高境界,于此可见《内经》晚出篇章较之早期篇章,在理论思维方面向更抽象的层次发展。

　　附带再看一下"七篇大论"中的例证,如《素问·天元纪大论》:

　　　　黄帝问曰:天有五行,御五位,以生寒暑燥湿风,人有五藏,化五气,以生喜怒思忧恐,论言五运相袭而皆治之,终期之日,周而复始,余已知之矣,愿闻其与三阴三阳之候奈何合之?

　　由是可知,此篇之作应在脏腑理论、三阴三阳理论业已成熟,且出现了"五运相袭"并与五气、五脏相配的"运气学说"雏形之后。

《素问·五运行大论》：

> 帝曰：余闻鬼臾区曰：应地者静。今夫子乃言下者左行，不知其所谓也，愿闻何以生之乎？岐伯曰：天地动静，五行迁复，虽鬼臾区其上候而已，犹不能遍明。

> ……天地之气，胜复之作，不形于诊也。《脉法》曰：天地之变，无以脉诊。此之谓也。

"七篇大论"之首篇《天元纪大论》是托名鬼臾区的，这里以岐伯的名义对鬼臾区"应地者静"之说进行了批判，并提出了新的理论，可证"七篇大论"之成亦有先后。后文更是进一步发出"天地之变，无以脉诊"的惊人之语，似是欲颠覆作为原本《灵枢》《素问》整个理论体系基础的"脉学"，而以"五运六气"取而代之，其学术雄心不可谓不大。

综合上述经文内证，兹将脉诊、针灸与上述不同模型的经脉气血循行学说之联动发展图示如下(图8-2)。

五、本章小结

脏腑和经脉理论是中医学最具特色的内容，也是其学术体系的核心。《黄帝内经》则是这两大理论的渊薮，确立了中医脏腑、经脉理论的主体框架。《内经》对脏腑、经脉赋予高度重要的地位，如《灵枢·经脉》："经脉者，所以能决死生，处百病，调虚实，不可不通。"《灵枢·本藏》："五藏者，所以参天地，副阴阳，而连四时，化五节者也。"通过脏腑、经脉理论构建历程的深入探索，我们发现以上高度概括的认识不是一蹴而就，而是渐次形成的。

经脉的认识得自于脉诊与针刺相互联系的实践，正如杨上善对《经脉》的注释所云："人之死生，血气先见经脉，故欲知死生，必先候经脉也。百病所生，经脉由之，欲处分百病，须候经脉也。人之虚实之气，欲行补泻，须通经脉也。"[1]而中

---

① 李克光，郑孝昌《黄帝内经太素校注》(上册)，第177页。

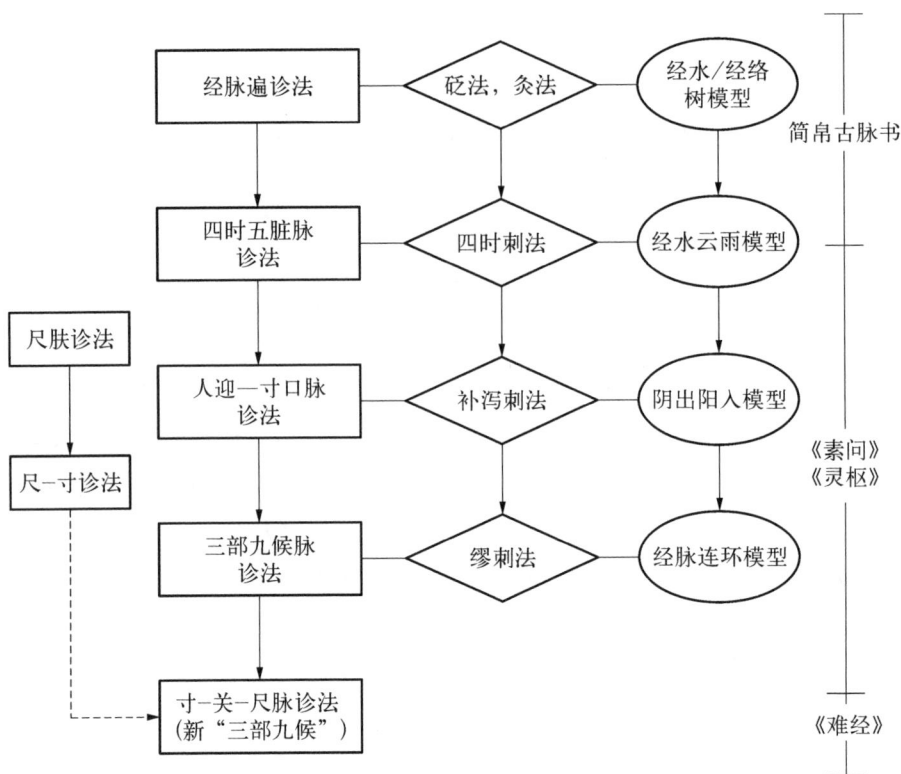

图 8 - 2　脉诊、针灸与经脉气血循行学说之联动发展

医的经脉成为"内属于府藏,外络于肢节""内外相贯,如环无端"的复杂系统,也是在"行血气而营阴阳"的气血通道基础上,逐步吸收脏腑、营卫理论,并融入了"三阴三阳"与"天人相应"思想,而最终成型的,经历了由标本相连的直线形态到循环流注的环状形态的变化历程。

经脉学说与脏腑学说同为中医理论的两大基石。由其发展历程可以充分显示出《黄帝内经》的理论构建过程,根植于中国传统思想和文化,并非单纯观察和实验的总结,而是体现了思想观念对于经验知识的统摄作用。

第九章
营卫理论的构建

西汉司马迁撰著《史记》，以黄帝起始。《史记·太史公自序》："维昔黄帝，法天则地，四圣遵序，各成法度。……作《五帝本纪》第一"；"太史公曰：余述历黄帝以来至太初而讫，百三十篇"[①]。司马迁作《五帝本纪》时，感到权威的上古史籍《尚书》中不载黄帝的事迹，诸子百家谈黄帝又往往各取所需，以致相互矛盾，于是他旅行到黄帝行迹所至的地方，广泛调查，访求故老传说，征之于文献记载，并加以整理编集，"择其言尤雅者，故著为《本纪》书首"[②]。

《五帝本纪》记述了黄帝纵横四方，最终建都于涿鹿，其间"迁徙往来无常处，以师兵为营卫。官名皆以云命，为云师"[③]。徐平等指出，《史记》说黄帝"以师兵为营卫"，《内经》关于"营气""卫气"的概念可能即由此而来。《内经》之托名于黄帝，显然有其学术体系上的原因。[④]

"营卫"是军事上的术语。传说黄帝以武力战胜了蚩尤[⑤]，被各地诸侯尊奉为共主，平定了天下。《史记正义》注"以师兵为营卫"曰："环绕军兵为营以自卫，若辕门即其遗象。"《汉书》卷五十四《李广苏建传第二十四》记述了李陵与匈奴作战前的布置：

> 陵至浚稽山，与单于相直，骑可三万围陵军。军居两山间，以大车为营。

---

① 〔汉〕司马迁《史记·太史公自序》，第 3301、3321 页。

② 〔汉〕司马迁《史记·五帝本纪》，第 46 页。

③ 同上，第 6 页。

④ 徐平主编《针灸医籍选读》，北京：人民卫生出版社，2012，第 3—4 页。

⑤ 《逸周书·尝麦解》："赤帝大慑，乃说于黄帝，执蚩尤杀之于中冀。"（黄怀信《逸周书校补注译》，西安：西北大学出版社，1996，第 315 页）《十大经·五政》："黄帝于是出其锵钺，奋其戎兵，身提鼓桴，以遇蚩尤，因而擒之。"（马王堆汉墓帛书整理小组编《马王堆汉墓帛书——经法》，第 55 页）

陵引士出营外为陈,前行持戟盾,后行持弓弩,令曰:"闻鼓声而纵,闻金声而止。"①

"以大车为营",是把随军运载物资的辎重车辆围成一圈作为营垒;"出营外为陈",则是让士兵列阵迎敌,守住营地,进行防卫反击。这里对战场的描述是"以师兵为营卫"的生动写照。

营,《说文解字》:"帀居也。"帀,同"匝"。段玉裁注云:"帀居谓围绕而居。如市营曰阛、军垒曰营皆是也。……引伸之为经营、营治。凡有所规度皆谓之营。"并引孙星衍曰"营、阛音近。如'自营曰厶'今本《韩非子》作'自环','茕茕在疚'亦作'嫈嫈'是也。"②故"营"与"环""还""垣"通,亦可读为"萦"③,皆表环绕之义;引申为度量,如《灵枢·经脉》"凡刺之理,经脉为始,营其所行,制其度量";再引申为供养,如《素问·厥论》:"胃不和则精气竭,精气竭则不营其四肢","营养"一词即由此而来。《素问》中又常写作"荣"字,如"营气"也作"荣气"。

卫,《说文》:"卫,宿卫也。从韦、帀,从行。"④"韦"通"围","帀"同"匝"(已见前),两者皆有环绕之义。《一切经音义》引《说文》:"行列周匝曰衞。"⑤本义是列队巡行,环拱守卫。如《宋史·仪卫志一》:"是故环拱而居,备物而动,文谓之仪,武谓之卫。"⑥引申指担任守卫职责之人,特别是在夜间值勤者。故营卫之义,取自于军旅,均可见环周之象,而有阴阳动静之分。

一、营卫与魂魄

推究营卫学说的起源,古代"魂魄"观念的发展是一条隐伏的线索。《灵枢·本神》对人的精神现象进行了细致的划分,提出精神、魂魄、意志等概念,并予以简要定义:"故生之来谓之精,两精相搏谓之神,随神往来者谓之魂,并精而出入

---

① 〔汉〕班固《汉书·李广苏建传》,第 2452 页。

② 〔汉〕许慎撰;〔清〕段玉裁注《说文解字注》,第 342 页。

③ 营、萦声旁相通,从荧省声;一在宫部,一在糸部。

④ 〔汉〕许慎撰;〔清〕段玉裁注《说文解字注》,第 78 页。

⑤ 〔唐〕释慧琳、〔辽〕释希麟撰《正续一切经音义》(第二册),上海:上海古籍出版社,1986,第 1599 页。

⑥ 〔元〕脱脱《宋史》,北京:中华书局,1977,第 3365 页。

者谓之魄，所以任物者谓之心，心有所忆谓之意，意之所存谓之志。"《本神》并将神、魂、魄、意、志分属五脏，认为心藏神，肝藏魂，肺藏魄，脾藏意，肾藏志。后人训释"五藏"，多取其藏神之义；然细绎本篇文义，五脏藏神仍以形体为中介——如本篇所云："肝藏血，血舍魂"；"心藏脉，脉舍神"；"脾藏营，营舍意"（杨上善注云：营，血肉也。）；"肺藏气，气舍魄"；"肾藏精，精舍志"。可见，与五脏直接联系的还是血、脉、肉、气、精之类物质的实体，杨上善称之为"五精气"①。

　　"魂魄"之说由来已久。西周金文及传世文献中即可见"既生霸""既死霸""哉生魄""旁死魄"等词语，用来表示月相变化。霸，《说文》在月部，释云："月始生，霸然也。承大月，二日；承小月，三日。从月霉声。"段玉裁注以为"霸然"当作"魄然"②，"霸、魄叠韵"。《汉书·律历志下》："《周书·武成篇》：惟一月壬辰，旁死霸。"颜师古注曰："霸，古魄字同。"③今"霸王"之"霸"，实为"伯"之假借字。

　　关于"既生霸"等月相词语的含义及所指时间，自王国维先生《生霸死霸考》首揭讨论以来，学界一直聚讼不已，概括起来有"四分说""定点说""点段说"等不同意见④。本章不拟就其是非得失做出判断，仅讨论其中所涉及"魄（霸）"之含义及与月亮的关系：对此亦有"月质"（即无光之处）和"月光"（即有光之处）两种说法，如《汉书·律历志下》"旁死霸"注引孟康曰："月二日以往，月〔生〕魄死，故言死魄。魄，月质也"⑤，其说合于刘歆"死霸，朔也；生霸，望也"的月相解释；《尚书·武成》正义曰："魄者，形也，谓月之轮郭无光之处名魄也。朔后明生而魄死，望后明死而魄生"⑥，并谓"魄"与"明"相对而言；又《左传·春秋序》正义引张衡《灵宪》曰："日譬火，月譬水，火外光，水含景，故月光生于日之所照，魄生于日之所蔽。当日则光盈，就日则明尽"⑦，似乎也主张"魄"指月之暗处。然《白虎通·日月》曰："月之为言阙也，有满有阙也。所以有缺何？归功于日也。三日成魄，

　　①　《太素》卷六（卷首缺）："肝、心、脾、肺、肾，谓之五藏，藏精气也；血、脉、营、气、精，谓之五精气，舍五神也。"（《黄帝内经太素》，北京：人民卫生出版社，1965，第 75 页）
　　②　〔汉〕许慎撰；〔清〕段玉裁注《说文解字注》，第 313 页。按《礼记·乡饮酒义》："让之三也，象月之三日而成魄也。"正义曰："魄，普百反。《说文》作霸，云'月始生魄然也'。"引《说文》与段注同。（〔清〕阮元校刻《十三经注疏》，第 1683 页）
　　③　〔汉〕班固《汉书·律历志》，第 1016 页。
　　④　叶正渤《月相和西周金文月相词语研究》，《考古与文物》2002 年第 3 期，第 77—84 页。
　　⑤　〔汉〕班固《汉书·律历志》，第 1016 页。
　　⑥　〔清〕阮元校刻《十三经注疏》，第 184 页。
　　⑦　同上，第 1703 页。

八日成光,二八十六日转而归功晦,至朔旦受符复行。故《援神契》曰:'月三日而成魄,三月而成时。'"①《礼记·乡饮酒义》正义释"月者三日则成魄"曰:"谓月尽之后三日乃成魄。魄,谓明生傍有微光也。此谓月明尽之后而生魄,非必月三日也。若以前月大,则月二日生魄,前月小,则三日乃生魄。"②因为朔日(阴历月的初一)月亮不可见,故古时以新月初见之日(阴历月的初二或初三)为月出之日,称为"朏"。《汉书·律历志下》引古文《月采篇》曰:"三日曰朏。"《尚书·康诰》"惟三月哉生魄"注引马融曰:"魁,朏也,谓三日始生兆朏,名曰魄。"③《说文》释"朏"云:"月未盛之明。从月、出。"以上诸说则指"魄"为月初明之时傍生之微光。

饶尚宽、张闻玉等学者则试图跳出释"魄(霸)"为"有光处"或"无光处"的二元对立,指出"魄(霸)"只是对月貌的泛称,而"死魄""生魄"才分指月面背光处和月面受光处之貌④;冯时先生根据晋侯稣钟及相关纪年铜器,重建了西周时期的月相记时系统,并依此论定诸记时语辞之含义,认为"既死霸"为朔日,"旁死霸"为太阴月大月之初二日,"哉生霸"为朏日,"既生霸"辖朏之次日至望日的上半月,"既望"则辖望之次日至晦日的下半月⑤。如此则与已知文献记载皆无抵牾。古人用"魄"之"生死"来理解和指代月之光暗及圆缺的变化,并从光影明暗之间引申出对于形神关系的哲思,进而发展成关于"魂魄"的诸种观念。

春秋时代的文献中出现了"魂魄"的概念。如《左传·昭公二十五年》乐祁佐曰:"心之精爽,是谓魂魄。魂魄去之,何以能久?"⑥《左传·昭公七年》子产曰:"人生始化曰魄,既生魄,阳曰魂。用物精多,则魂魄强。是以有精爽,至于神明。"郑玄注曰:"魄,形也";"阳,神气也"。孔颖达正义曰:

> 人禀五常以生,感阴阳以灵。有身体之质,名之曰形。有嘘吸之动,谓

---

① 〔清〕陈立撰;吴则虞点校《白虎通疏证》,北京:中华书局,1994,第424—425页。

② 〔清〕阮元校刻《十三经注疏》,第202页。

③ 同上,第1703页。

④ 饶尚宽《释"霸"》,《新疆师范大学学报(社会科学版)》1983年第1期,第84—88页;张闻玉《王国维〈生霸死霸考〉志误》,《贵州大学学报》1992年第4期,第58—66页。

⑤ 冯时《晋侯稣钟与西周历法》,《考古学报》1997年第4期,第407—442页。其说与饶、张二先生之说相对照,前者以"初吉"非月相,后者以为即朔日;两家对于"既死霸""旁死霸""哉生霸""既望"的解释大体一致,而对于"既生霸"则意见分歧:前者说见正文,后者以为"既生霸"即望日。

⑥ 〔清〕阮元校刻《十三经注疏》,第2107页。

之为气。形气合而为用,知力以此而强,故得成为人也……人之生也,始变化为形,形之灵者名之曰魄也。既生魄矣,魄内自有阳气。气之神者,名之曰魂也。魂魄神灵之名,本从形气而有。形气既殊,魂魄亦异。附形之灵为魄,附气之神为魂也。附形之灵者,谓初生之时,耳目心识,手足运动,啼呼为声,此则魄之灵也。附气之神者,谓精神性识,渐有所知,此则附气之神也。是魄在于前,而魂在于后,故云"既生魄,阳曰魂"。魂魄虽俱是性灵,但魄识少而魂识多……人之生也,魄盛魂强。及其死也,形消气灭。①

值得注意的是,子产原话中用了"既生魄"这一表示月相的术语,似乎是借月之光与质来喻指人之魂魄。郑注及孔疏则以"形气"区分"魂魄",魄属形,魂属气。孔疏并引《孝经说》训释魂魄之义:"魄,白也。魂,芸也。白,明白也。芸芸,动也。"中医认为"肺藏魄",而肺五行属金,其色为白,正与魄之训"白"合,本指月之精光。而"魂"之训"芸",亦可在其他古书中找到书证。

《老子·第十章》曰:"载营魄抱一,能无离乎?"是可证"营"与"魂"相通。"魂"字从"云"得音义,《老子·第十六章》曰:"夫物芸芸,各复归其根","芸芸"言物之动也②;《白虎通·性情》曰:"魂魄者,何谓也?魂犹伝伝也,行不休也。少阳之气,故动不息,于人为外,主于情也。魄者,犹迫然著人也,此少阴之气,象金石著人不移,主于性也。魂者,芸也,情以除秽;魄者,白也,性以治内。"③以情、性分魂魄:魂主动,能除秽恶于外("芸"又读为"耘",《说文》:"除苗间秽也");魄主静,能治形体于内。

由上可见,战国至秦汉时期的文献中对于"魂魄"的阐释,表现出"二元论"的特征和倾向。余英时、饶宗颐诸先生对此有透彻论述,兹不繁引。其中以《礼记·郊特牲》之论断最具代表性:"魂气归于天,形魄归于地,故祭求诸阴阳之义也。"④确立了魂魄与形气、天地、阴阳的二元对应关系,由此形成了"魂附于气,随气上浮而归于天;魄归于形,随形入土而归于地"的经典解说(俗云"魂飞魄

---

① 〔清〕阮元校刻《十三经注疏》,第 2050 页。
② "芸"与"運(运)"古音皆匣母文部,同音相通,读音近于今之"魂"字,故"芸动"犹"运动"也。
③ 〔清〕陈立撰;吴则虞点校《白虎通疏证》,第 389—390 页。
④ 〔清〕阮元校刻《十三经注疏》,第 1457 页。

散"），影响及于后世。《淮南子·主术》提出"天气为魂，地气为魄"①的观念，《说文》则有"魂，阳气也""魄，阴神也"的训释，皆是将魂魄置于"天地阴阳"二元框架下的思想产物。

《礼记·祭义》记载了宰予与孔子关于"鬼神"的问答，将鬼神思想亦建立在"气（魂）"与"魄"的二元对立基础之上："宰我曰：'吾闻鬼神之名，不知其所谓。'子曰：'气也者，神之盛也。魄也者，鬼之盛也。合鬼与神，教之至也。'"②此段论述堪称对子产魂魄说的发扬，以形气二元思想来阐释祭礼之理据。郑玄注曰："气，谓嘘吸出入者也；耳目之聪明为魄。"试图从生理角度对"气"与"魄"加以辨析，呼吸出入之气与天相通，乃魂之道路；耳聪目明则属于身体的功能，由魄来主宰。魄主身体功能的认识，与医经所述可互为印证，如《灵枢·天年》提到人"八十岁，肺气衰，魄离，故言善误"，魄之离体将导致精神对形体的支配出现差误。

尽管魂魄分别与气、形相配属，但这并不意味着魄等同于形体，魄在本质上还是一类精神性的存在。《礼记·祭义》正义总结了魂魄之义："对则精灵为魂，形体为魄，故昭七年《左传》云：'人生始化曰魄。既生魄，阳曰魂。'是形为魄，气为魂。若散而言之，魄亦性识，识与魄无异。故昭二十五年《左传》云：'心之精爽，是谓魂魄。魂魄去之，何以能久？'又襄二十九年《左传》云：'天夺伯有魄。'"③诚如余英时先生所论，魂是"精神的"灵魂，魄是"肉体的"灵魂，这种观念在汉代已具普遍性。④

梳理古代经籍对魂魄的记述，可以发现魂魄观念的二元化，形成于古人对"招魂复魄"之"复礼"的解说⑤；而这一礼仪本身，则是先民生命观的具象化体现。故《老子》所谓"载营魄抱一"，讨论的是"形神合一"以保养性命的问题。饶宗颐先生对此有精辟阐释："抱一而须载营魄者，谓以阴魄守阳魂。抱一者，以气合血肉之躯（《素问》：'取血于营'），魄与魂合，抱神以静，故曰'能无离'，使

---

① 刘文典《淮南鸿烈集解》（上册），第 270 页。

② 〔清〕阮元校刻《十三经注疏》，第 1595 页。

③ 同上。

④ 余英时著；侯旭东等译《东汉生死观》，上海：上海古籍出版社，2005，第 140 页。

⑤ 《礼记·曲礼下》："复，曰天子复矣。"正义曰："复，招魂复魄也。夫精气为魂，身形为魄。人若命至终毕，必是精气离形，而臣子罔极之至，犹望应生，故使人升屋，北面招呼死者之魂，令还复身中，故曰复也。若漫招呼，则无指的，故男子呼名，妇人呼字，令魂识知其名字而还。"（〔清〕阮元校刻《十三经注疏》，第 1260 页）

魂魄相安如鸡之抱卵，此道家生时之修养方法也。"如此修养成就，"若升仙之时，则魄随魂同上升于天"，而非同于一般死者"其形魄仍归于地，而魂气则无所不之"。①

"营魄"一语亦见于《楚辞·远游》"载营魄而登霞兮"。据饶宗颐先生考证，楚帛书中的"熏气"（原"气"字作"燹"）和"百气"即是《老子》书之营、祏（马王堆帛书《老子》乙本中"魄"字作"祏"），亦即魂魄，并认为其反映了古代楚地之宇宙生成论，《彝族创世志》之"清浊二气"宇宙观亦与此相类。②

"营魄"对言的例子，《内经》中也能找到。如《素问·生气通天论》，"营气不从……乃生痈肿"，与"魄汗未尽……发为风疟"并论，显示不仅"营"与"魂"可以相互通用，而且"魄"与"卫"之间也有潜在的关联。如《太素·痹论》在讨论"肉苛"之病机时，提出"卫气虚则不仁而不用"③，卫气对寒温痛痒知觉和肢体举止运动的控制，与魄主"耳目心识，手足运动"的功能是一致的。再如《素问·八正神明论》：

> 月始生，则血气始精，卫气始行；月郭满，则血气实，肌肉坚；月郭空，则肌肉减，经络虚，卫气去，形独居。

提到卫气之始行和已去，与月相呈同步对应关系。联系前面关于月魄生死的讨论，可使我们进一步证实"营卫"最早来源于"魂魄"的猜想。

在《内经》中，"营卫"与"魂魄"这两组概念经由"气血"为纽带而得以联结——据上文所引《灵枢·本神》"肝藏血，血舍魂""肺藏气，气舍魄"，血气乃魂魄之所舍；而营卫与血气的关联也极为紧密，从某种意义上甚至可以说是血气之异名。下文将引证《内经》中的相关论述，对中医理论里营卫与气血的关系加以钩索，并梳理从魂魄到营卫的衍变脉络。

---

① 《饶宗颐二十世纪学术文集》（卷一），第 404 页。

② 同上，第 401—402、410 页。

③ 〔隋〕杨上善《黄帝内经太素》，第 542 页。《素问·逆调论》作"荣气虚则不仁，卫气虚则不用"，说有异而理亦通。查《内经》多篇中均提到卫气与"不仁"的关系，如《素问·风论》："风气与太阳俱入……与卫气相干，其道不利，……卫气有所凝而不行，故其肉有不仁。"《灵枢·刺节真邪》："卫气不行，则为不仁。"故此处引文从《太素》。

二、营卫与血气

从《内经》对于"营气"与"血"的定义来看，两者所指相同，乃是一物之异名。关于血的定义及其生成，《灵枢》有云：

> 《灵枢·决气》：中焦受气取汁，变化而赤，是谓血。
>
> 《灵枢·痈疽》：余闻肠胃受谷，……中焦出气如露，上注溪谷，而渗孙脉，津液和调，变化而赤为血。

对于营卫的生成和营气的定义，《灵枢·营卫生会》则论述道：

> 黄帝曰：愿闻营卫之所行，皆何道从来？岐伯答曰：营出于中焦，卫出于上①焦。……中焦亦并胃中，出上焦之后，此所受气者，泌糟粕，蒸津液，化其精微，上注于肺脉，乃化而为血，以奉生身，莫贵于此，故独得行于经隧，命曰营气。

杨上善注云："人眼受血，所以能视；手之受血，所以能握；足之受血，所以能步。身之所贵，莫先于血，故得行于十二经络之道，以营于身，故曰营气也。"②杨注径将"营气"释为血，因其环行于身，而得名曰"营"，故血之于营，犹今言血液之于循环系统。血循脉道运行如常，则能发挥营养全身之功能，是为"营气"；若不循脉道，运行失常，则为离经之血。

营与血，既同为中焦之所出，是同物而异名。而血则为肝之所藏，《灵枢·本神》："肝藏血，血舍魂。"杨上善注云："肝主于筋，人卧之时，血归于肝，故魂得舍血也。"③按上两处杨注，实皆出于《素问·五藏生成篇》："故人卧，血归于肝，肝受血而能视，足受血而能步，掌受血而能握，指受血而能摄。""魂"既通于"营"，"营"又同于血，则肝藏血即藏魂矣。以血为"魂之舍"，本是古代民族之原始信

---

① 上：原作"下"，据《太素》卷十二《营卫气别》改。

② 〔隋〕杨上善《黄帝内经太素》，第 204 页。

③ 同上，第 75 页。

仰——血液被视作是灵魂的载体,失血则意味着灵魂离开和死亡,在各种模拟死亡与再生的仪式中得以体现。①

血与气,在古代医学中是经常相提并论的一对范畴。营气既同于"血",而与之对举的卫气,自然当归于"气"②。如《灵枢·营卫生会》云"卫出于上焦",《决气》篇则定义"气"为"上焦开发,宣五谷味,熏肤充身泽毛,若雾露之溉,是谓气",两者显然同源;又《痈疽》篇云"肠胃受谷,上焦出气,以温分肉,而养骨节,通腠理",而《本藏》篇对于卫气的定义恰恰是"卫气者,所以温分肉,充皮肤,肥腠理,司关③阖者也",所指当系一物。《素问·调经论》更明确提出:"刺此者(按:此指'阴与阳并,血气以并'之病),取之经隧,取血于营,取气于卫。"《灵枢·寿夭刚柔》亦云:"刺营者出血,刺卫者出气。"皆是将血与营、气与卫直接关联在一起。

营卫之间的关系,也即血与气的关系,来源于古代医家对于人体循环与呼吸生理的认知。如《灵枢·营卫生会》指出营气与卫气皆来源于人通过消化系统所吸收的水谷精气,只是因其阴阳清浊之不同,运行有"脉中"与"脉外"之差异,故两者同出而异名:

> 人受气于谷,谷入于胃,以传与肺,五藏六府,皆以受气。其清者为营,浊者为卫,营在脉中,卫在脉外,营周不休,五十而复大会。阴阳相贯,如环无端。

《灵枢·卫气》亦提到人之六腑受纳水谷,经消化而将其精气输送至五脏和肢体,"其浮气之不循经者,为卫气;其精气之行于经者,为营气",两者"阴阳相随,外内相贯",与《营卫生会》篇所论可互相发明。

关于水谷之气与呼吸之气的关系,古代医家认为是相互依存、互为补充的。《灵枢·刺节真邪》有精辟概括:"真气者,所受于天,与[水]谷气并而充身[者]也。"这里"受于天"之"真气",当指呼吸而入的空气。《灵枢·五味》对两者关系则有详细阐述:

---

① 郭振华《传统信仰中的灵魂载体》,《世界宗教研究》1996年第2期,第111—119页。
② 此"气"为与"血"相对而言的狭义之气,非"营气""卫气"等广义之气的概念。
③ 关:《素问·生气通天论》《阴阳应象大论》王注引《灵枢》文并作"开"。

　　黄帝曰：营卫之行奈何？伯高曰：谷始入于胃，其精微者，先出于胃之两焦，以溉五藏，别出两焦①行于营卫之道。其大气之抟而不行者，积于胸中，命曰气海，出于肺，循喉咙②，故呼则出，吸则入。天地③之精气，其大数常出三入一，故谷不入，半日则气衰，一日则气少矣。

　　杨上善的注释指出，本段经文是在解释为何人仅靠呼吸还不足以维持生存，因其出多入少，所以必须用饮食来补充亏损的部分："天之精气，则气海中气也。气海之中，谷之精气，随呼吸出入也。人之呼也，谷之精气三分出已，及其吸也，一分还入，即须资食，充其肠胃之虚，以接不还之气。若半日不食，则肠胃渐虚，谷气衰也。一日不食，肠胃大虚，谷气少也。七日不食，肠胃虚竭，谷气皆尽，遂命终也。"④

　　古代医家认为呼吸和饮食共同提供了人生存所必需的营养物质，这一认识源于对呼吸和饮食作为人最基本生命活动的观察与推理，在东西方医学中达成了罕见的共识。古希腊医学经典《希波克拉底文集·呼吸论》也认为："人体和动物体一般靠三种营养物营养。它们分别是固体食物、饮料、风。体内的风称作呼吸，体外的风叫空气。"⑤古代医家由此设想通过呼吸或饮食所摄取的本质上是同一种物质，即所谓"精气"，古希腊称为 πνεῦμα(pneuma)，既是呼吸之气，又是生命乃至万物本原。

　　前文曾引《左传》云"心之精爽，是谓魂魄"，又云"用物精多，则魂魄强。是以有精爽，至于神明"。可见古人认为人的精神魂魄也是来自从天地间摄取到的精气，故有"取精用宏"这一成语。在这一知识背景下，我们再来回顾一下稷下道家对于"精气"的描述——

　　《管子·水地》：

　　集于草木，根得其度，华得其数，实得其量，鸟兽得之，形体肥大，羽毛丰

茂,文理明著。①

《吕氏春秋·尽数》：

> 集于羽鸟，与为飞扬；集于走兽，与为流行；集于珠玉，与为精朗；集于树木，与为茂长；集于圣人，与为敻明。②

尽管《管子》这段引文的主语是"水"，而《吕氏春秋》的则是"精气"，但两段文字与《素问·五藏生成篇》"肝受血而能视，足受血而能步，掌受血而能握，指受血而能摄"相较，在逻辑与表述上竟何其相似。

由上推之，笔者颇疑"精气""魂魄"种种异名，实皆以"血气"为其根本隐喻。考察作为"精气说"源头的《管子·水地》："地者，万物之本原，诸生之根菀也；美恶、贤不肖、愚俊之所生也。水者，地之血气，如筋脉之通流者也。"正是以行于地中之水，与行于脉中之血气加以类比。著名汉学家艾兰指出："水与植物为许多原生的哲学概念提供了'本喻'。"③结合古代所谓"地脉"之说④，笔者认为以"水"为万物本原的哲学思想，其与以"血"为生命本原的医学认知是内在一致的，体现的是古人"近取诸身，远取诸物"的认识方法。

《黄帝内经》还将营卫气血与"精神"之间的对应关系进一步具体化，如《灵枢·营卫生会》：

> 黄帝曰：夫血之与气，异名同类，何谓也？ 岐伯答曰：营卫者精气也，血者神气也，故血之与气，异名同类焉。 故夺血者无汗，夺汗者无血，故人生有两死而无两生。

《灵枢》原文中"营卫"与"血"对举，分属"精气"与"神气"，颇似不伦；又云"人

---

① 黎翔凤《管子校注》（中册），第 815 页。
② 许维遹撰；梁运华整理《吕氏春秋集释》（上册），北京：中华书局，2009，第 66 页。
③ ［美］艾兰著；张海晏译《水之道与德之维——中国早期哲学的本喻》，上海：上海人民出版社，2002，第 15 页。
④ 《国语·周语上》："古者，太史顺时视土，阳瘅愤盈，土气震发，农祥晨正，日月底于天庙，土乃脉发。"（徐元诰《国语集解》，第 16 页。）

生有两死而无两生"，文义费解，后世注解虽多有疏解但仍感牵强①。当依《外台秘要》卷六引《删繁》之论予以校正："夫血与气，异形而同类。卫是精气，荣是神气，故血与气异形而同类焉。夺血无汗，(此是神气。)夺汗无血，(此是精气。)故人有一死而无再生也。"较之原文意思通达得多，可知本段经文恐在传抄中多有讹衍之处。故推其原旨，当是以卫气、营气分别与"汗、血"及"精气、神气"相对应。营气与血的关系前已备述。卫气与汗的关系，《内经》中多所论及，如《灵枢·营卫生会》讨论人有热时饮食下胃则汗出的机理，认为是腠理因伤风而开，卫气之性"慓悍滑疾，见开而出"，故汗随卫气不循其常道而泄，成为"漏泄"之证；且卫气有充盛腠理、掌管汗孔开合的功能，《灵枢·本藏》云"卫气和则……腠理致密矣"。汗与精气的对应，亦见于《内经》他篇，如《素问·评热病论》："人所以汗出者，皆生于谷，谷生于精……汗者，精气也。"至于血为何与神气对应，是因为血乃精气变化而得，变化乃是"神"之作用。《神农本草经》载发髲有"自还神化"之功，李时珍释云："发者血之余。埋之土中，千年不朽，煎之至枯，复有液出……此正神化之应验也。"②故所谓"神化"，并不神秘，实是自然变化而已。将营血归于神气，反映了古代医家对于血液生成机制的认识。

营卫与精神的对应关系，亦可佐证前文所述营卫概念源于古代魂魄观念的猜想。《灵枢·本神》云"随神往来者谓之魂，并精而出入者谓之魄"，魂、魄分别与神、精相对应，正合于"卫是精气，荣(营)是神气"之论；且魄与形相属，魂与神之游行变化相应，亦合于《周易·系辞》"精气为物，游魂为变"之经旨。这显示营卫学说的内容虽散见于《内经》各篇之中，其概念和逻辑却难得地保持着内在一贯性，具有颇为严整的理论体系。

三、营卫之清浊

"天清地浊，天动地静"在中国传统哲学里几乎是常识性的存在，《淮南子·

---

① 如杨上善注云："毋血亦死，毋气亦死，故有两死也；有血亦生，有气亦生，随有一即生，故毋两生也。"(《黄帝内经太素》，第205页)张介宾注云："故夺血者无取其汗，夺汗者无取其血。若表里俱夺，则不脱于阴，必脱于阳。脱阳亦死，脱阴亦死，故曰人生有两死。然而人之生也，阴阳之气皆不可无，未有孤阳能生者，亦未有孤阴能生者，故曰无两生也。"(〔明〕张介宾《类经》，北京：人民卫生出版社，1965，第270页)

② 〔明〕李时珍《本草纲目》，第1915页。

天文》叙述天地生成的过程是："道始于虚廓,虚廓生宇宙,宇宙生气。气有涯垠,清阳者薄靡而为天,重浊者凝滞而为地。清妙之合专易,重浊之凝竭难,故天先成而地后定。"中医之营卫概念既与魂魄对应,根据"天气为魂,地气为魄"(《淮南子·主术》)的关系,理所应当是营属天气为清,卫属地气为浊。《灵枢·营卫生会》"其清者为营,浊者为卫"的说法也确实与此一致。

然而与之有别的是,《灵枢·阴阳清浊》却提出一套更为复杂精致的"阴清阳浊"理论:

> 黄帝曰:愿闻人气之清浊。岐伯曰:受谷者浊,受气者清。清者注阴,浊者注阳。浊而清者,上出于咽;清而浊者,则下行。清浊相干,命曰乱气。

杨上善注云:"受谷之浊,胃气也;受气之清,肺气也。阴,肺也。阳,胃也……谷气清而浊者,下行经脉之中,以为营气。"并指出:"诸经多以清者为阳,浊者为阴;此经皆以谷之悍气为浊为阳,谷之精气为清为阴,有此不同也。"[1]说明本篇对于阴阳清浊的辨析更为细密,故有"浊而清""清而浊"之分(参见图9-1)。其分别阴阳,并非单纯以上下划分,而是根据脏腑所属经脉之阴阳,故肺在上反为阴(手太阴),胃在下反为阳(足阳明)。且以水谷之气为浊气,因其出于地而属阴;呼吸之气为清气,因其通于天而属阳。当其进入人体之后,则又发生了"清者注阴,浊者注阳"[2]的交叉变化——营气来源于胃中水谷之津液精微,上注于肺,化生为血,行于脉中,故为"清而浊者";卫气为水谷之悍气,其清者上走空窍,浊者行诸阳经;"浊之浊者"则是水谷之糟粕,由胃传与小肠来受盛[3],即本篇所谓"诸阳皆浊""手太阳独受阳之浊"。

以水谷之气为浊气,在《内经》中此非孤例。《灵枢·小针解》解"夫气之在脉也,邪气在上,浊气在中,清气在下"云:"浊气在中者,言水谷皆入于胃,其精气上注于肺,浊气[4]溜于肠胃,言寒温不适,饮食不节,而病生于肠胃,故命曰浊气在

---

① 〔隋〕杨上善《黄帝内经太素》,第 209 页。
② 此处之阴阳,分指阴脉和阳脉。清气由阳入阴,而浊气由阴入阳,体现了阴阳交感的思想。
③ 《灵枢·五味》:"谷气津液已行,营卫大通,乃化糟粕,以次传下。"《太素·本输》"小肠者,受盛之府也"杨上善注:"胃化糟粕,小肠受而盛也。"
④ 浊气:原脱"气"字,据《太素》卷二十一《九针要解》补。

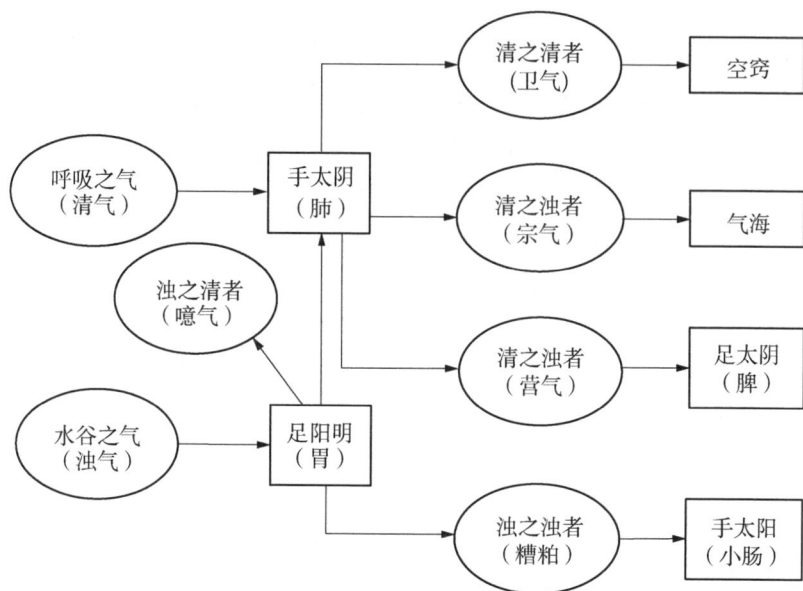

图 9 - 1 阴阳清浊图

中也。"《素问·经脉别论》:"食气入胃,浊气归心。"王冰注亦云:"浊气,谷气也。"后之医者多仅从"轻清上升"和"重浊下降"的角度去理解《内经》中的清气与浊气,对经文原意有所偏离。

杨上善在注解《素问·阴阳应象大论》"清阳出上窍,浊阴出下窍"时,对阴阳的错综性剖析甚详,其说与《阴阳清浊》篇所阐述的医理保持一贯:

> 夫阴阳者,有名而无形也,所以数之可十,离之可百,散之可千,推之可万,故有上下清浊阴阳、内外表里阴阳等,变化无穷也。内外者,脉内营气称为清阴,脉外卫气名为浊阳,是则阴清阳浊者也。言上下者,清阳为天,浊阴为地,是则阳清阴浊者也。彼说内外清浊阴阳,此言上下清浊阴阳也。……其卫气上行达于面①,以资七窍,故曰清阳出上窍也。若以内外阴阳,则内者为清,外者为浊;若以上下阴阳,则上者为清,下者为浊,有此不同。浊者,

----

① 达于面:原作"于达面",据校注乙正。

别回肠下行,故曰浊阴①出下窍也。②

杨注指出,以内外而论,则营气在内属阴为清,卫气在外属阳为浊,如此则为"阴清阳浊";以上下而论,则卫气上行属阳为清,谷气下行属阴为浊,如此则为"阳清阴浊"。经文续云:"清阳发腠理,浊阴走五脏。"杨注明确指出此处之"清阳""浊阴"分指卫气、营气,但其阴阳清浊属性随运动而变化,卫气发表是"浊为清也",营气走里则是"清为浊也"。可见,中医学对于阴阳的划分不是死板机械的,而是根据具体情况可以灵活变通的,故《内经》中反复申说阴阳"数之可十,离之可百,散之可千,推之可万",不可执一而论。《内经》中关于营卫清浊的不同讨论,充分体现了阴阳互渗交感的辩证思维在中医理论构建中的运用。

郭店楚简《太一生水》论述了道家观念中的宇宙生成过程:

> 太一生水。水反辅太一,是以成天。天反辅太一,是以成地。天地复相辅也,是以成神明。神明复相辅也,是以成阴阳。阴阳复相辅也,是以成四时。四时复相辅也,是以成沧热。沧热复相辅也,是以成湿燥。湿燥复相辅也,成岁而止。
>
> 故岁者,湿燥之所生也。湿燥者,沧热之所生也。沧热者,四时之所生也。四时者,阴阳之所生也。阴阳者,神明之所生也。神明者,天地之所生也。天地者,太一之所生也。③

其中所谓的"沧热",即寒暑④,颇近于《内经》中的清气与浊气。《素问·阴阳应象大论》云:"寒极生热,热极生寒。寒气生浊,热气生清。"认为寒热至极则向相反方面转变,以此推之,浊气当属热,而清气当属寒,正与"沧热"相应。《春秋繁露·暖燠常多》则以"熏"与"溧"称之:"天之道,出阳为暖以生之,出阴为清

---

① 浊阴:原作"浊阴阳","阳"字衍,据校注删。
② 李克光,郑孝昌主编《黄帝内经太素校注》(上册),第47—48页。
③ 刘钊《郭店楚简校释》,福州:福建人民出版社,2005,第42页。
④ 楚帛书中饶宗颐先生释为"熏""百"之二字,李零先生改释为"热""寒",认为是讲寒暑二气往来相推,以成四时之序(李零《楚帛书研究(十一种)》,中西书局,2013,第252—255页)。若是,则与《太一生水》"沧热者,四时之所生也"相合。

以成之。是故非熏也不能有育，非渌也不能有熟，岁之精也。"①与楚帛书"熏气""百气"之名相近。

彝族经典《宇宙人文论》描述了清浊二气化生天地的创世过程：

彝族先民承认气是宇宙万物的本源。他们认为，在最初的时候，宇宙间是无限大的一片空虚的景象。后来逐渐起了变化，产生了熏熏的清气和沉沉的浊气。这清浊二气相互接触，便兴起了一股气和一路风；继续接触，清气便化成青色，浊气便化成赤色，成为青幽幽、红彤彤的一片。最后清气逐渐上升，成为天，浊气逐渐下降，凝结为地。②

虽然同样是"清气上升为天，浊气下降为地"，而清气色青、浊气色赤，颇合于"沧热"之象；赤色也很容易使人联想起血的颜色，在《内经》的论述中，血液正是胃中谷气"变化而赤"得来的，以谷气为热气③、为浊气的观点两者竟如出一辙。中医对于营卫清浊的表述与传统哲学不完全相同，显示中医学在引入哲学理念进行理论构建时，并非一个单纯接受的过程，而是根据中医自身的认知体系加以创造性转化的结果。

四、营卫之运行

营卫与血气，实同出而异名。就其实质言之，则称之为"血气"；就其功能和运行言之，则称之为"营卫"。

《黄帝内经》对于营卫运行的描述，来源于对人体循环和呼吸功能及其相互依存关系的观察和认识，具体体现为脉搏与呼吸的相应。如《灵枢·动输》云：

胃为④五藏六府之海，其清气上注于肺，肺气从太阴而行之，其行

---

① 苏舆《春秋繁露义证》，第347页。
② 陈久金，卢央，刘尧汉《彝族天文学史》，昆明：云南人民出版社，1984，第267页。
③ 冷热的对立，还包括了"生""熟"的划分，胃的功能是腐熟水谷，即化生为熟。
④ 为：《甲乙经》卷二第一下、《太素》卷九《脉行同异》作"者"。

也,以息往来,故人一呼脉再动,一吸脉亦再动,呼吸不已,故动而不止。

《太素·尺寸诊》:

> 人一呼脉再动,人一吸脉亦再动,命曰平人。平人者,不病也。①

呼吸和脉搏都属于维持机体正常活动必不可少的"生命体征"。正常成人呼吸频率每分钟 16—20 次,脉搏次数每分钟 60—100 次,两者之比大致是 1∶4。可知中国古代医学"人一呼脉再动,一吸脉亦再动"的认识,是符合人体生理的,当出于观察实测。

(一) 气之分布

关于人体呼吸与循环的生理过程,在《黄帝内经》中已形成了完整的理论体系,但散见于各篇之中,学者难窥全貌,多作支离之解。兹试将相关篇章内容排比归类,并加以图解,以见其体系。

《灵枢·邪客》伯高向黄帝解说何以邪气会令人目不瞑时,详细描述了营气与卫气的生成与运行情况:

> 五谷入于胃也,其糟粕、津液、宗气分为三隧,故宗气积于胸中,出于喉咙,以贯心肺②,而行呼吸焉。营气者,泌其津液,注之于脉,化以为血,以荣四末,内注五藏六府,以应刻数焉。卫气者,出其悍气之慓疾,而先行于四末、分肉、皮肤之间,而不休者也,昼③行于阳,夜行于阴,其入于阴也④,常从足少阴之分间,行于五藏六府。

---

① 萧延平按:《素问》《甲乙经》"一吸"上无"人"字;"命曰"上有"呼吸定息,脉五动,闰以太息"十一字。(《黄帝内经太素》,第 285 页)
② 肺:原作"脉",据《甲乙经》卷十二第三、《太素》卷十二《营卫气行》改。
③ 昼:下原有"日"字,据《甲乙经》卷十二第三删。
④ 其入于阴也:原脱,据《甲乙经》卷十二第三、《太素》卷十二《营卫气行》补。

此段文字当与前引《灵枢·五味》"营卫之行奈何"一段可比照合观。其中均提到水谷之气经胃受纳后，有一部分积于胸中，称为"宗气"（又名"大气"），成为呼吸的原动力。宗气的表现则是虚里部位的搏动，即今天所认识的心尖搏动，古人将其归之为"胃之大络"①。肺和胃构成了营卫运行的"双核心"。

《灵枢·邪气藏府病形》描述了"血气"（营卫之实质）如何上行至面部，分别走七窍，而化成其功能：

> 十二经脉，三百六十五络，其血气皆上于面而走空窍，其精阳气②上走于目而为睛，其别气走于耳而为听，其宗气上出于鼻而为嗅，其浊气出于胃，走唇舌而为味。

"其浊气出于胃，走唇舌而为味"的描述，与《灵枢·营卫生会》"上焦出于胃上口……上至舌"的卫气循行路线相一致。

《灵枢·刺节真邪》：

> 气积于胃，以通营卫，各行其道。宗气留于海，其下者注于气街，其上者走于息道。

《灵枢·动输》：

> 足阳明，胃脉也。胃为五藏六府之海也。其清气上注于肺，肺气从太阴而行之，其行也，以息往来。

以上两段文字，描述了胃中之气积满之后，其轻清者如何上注于肺，推

---

① 《素问·平人气象论》："胃之大络，名曰虚里，贯鬲络肺，出于左乳下，其动应衣，脉宗气也。"衣，《甲乙经》卷四第一中作"手"。

② 精阳气：《灵枢·动输》："胃气上注于肺，其悍气上冲头者，循咽，上走空窍，循眼系，入络脑，出颅，下客主人，循牙车，合阳明，并下人迎，此胃气别走于阳明者也。"按此，则"精阳气"似亦为卫气之一支。卫气入耳目而主视听，与郑玄注"耳目之聪明为魄"之说相合。

动了呼吸过程中气的出入；而肺的呼吸运动反过来又成为营卫运行的动力，即如《素问·平人气象论》所云："藏真高于肺，以行营卫阴阳也"。古人常以"橐籥"（风箱）来比喻肺主气司呼吸的功能，如同鼓风助火，而"营血"正合于灶火之象。

《素问·经脉别论》论述了从饮食代谢到血气循环的过程，提出"肺朝百脉"的认识，为寸口（又名"气口"）诊脉确立了理论依据：

> 食气入胃，浊气归心，淫精于脉，脉气流经，经气归于肺，肺朝百脉，输精于皮毛。毛脉合精，行气于府。府精神明，留于四藏，气归于权衡，权衡以平，气口成寸，以决死生。

《素问·五藏别论》同样是通过肺—胃关系，来阐释寸口脉何以可诊察五脏之病的原理："胃者，水谷之海，六府之大也。五味入口，藏于胃以养五藏气，气口亦太阴也。是以五藏六府之气味，皆出于胃，变见于气口。"所谓"气口亦太阴也"，意指气口属肺，肺和胃同为太阴，故言"亦太阴也"。肺为手太阴，众所皆知；胃为足太阴，后世医家已不熟悉，实为早期理论之原本型态，见于出土古脉书，如张家山《脉书》："泰阴之脉，是胃脉殹（也）。"（简33）[1]正是这种对于胃为气血生化之源的认识，才使得古代医家在诊脉时特别重视胃气之有无。如《素问·玉机真藏论》在解说"见真藏曰死"[2]时指出："五藏者皆禀气于胃，胃者五藏之本也。藏气者，不能自致于手太阴，必因于胃气，乃至于手太阴也。"

综合以上论述，《内经》各篇中关于饮食代谢与营卫诸气生成关系的认识，可以通过下图来表示（图9-2）：

---

[1]　张家山二四七号汉墓竹简整理小组《张家山汉墓竹简〔二四七号墓〕》（释文修订本），北京：文物出版社，2006，第121页。

[2]　《太素》卷五《藏府气液》"见真藏曰死"杨上善注："无余物和杂，故名真也。五藏之气皆胃气和之，不得独用。……五藏之气，和于胃气，即得长生；若真独见，无和胃气，必死期也。欲知五藏真见为死、和胃为生者，于寸口诊手太阴，即可知之也。见者如弦是肝脉也，微弦为平和（原作"好"，据新校正引杨注改）也。微弦，谓弦之少也，三分有一分为微，二分胃气与一分弦气俱动，为微弦也。三分并是弦气，竟无胃气，为见真藏也。"（《黄帝内经太素》，第92页）

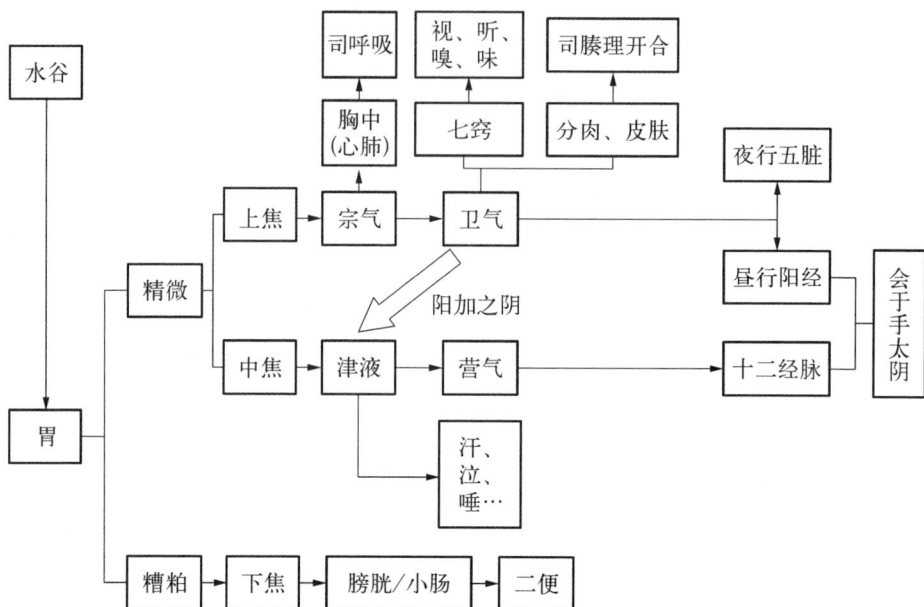

图 9-2　水谷入胃分布图

（二）营气之运行

《灵枢·五十营》根据人呼吸与脉搏的数据,构建了营气一昼夜运行五十周、与周天日行二十八宿相应的模型:

> 黄帝曰:余愿闻五十营奈何? 岐伯答曰:天周二十八宿,宿三十六分,人气行一周,千八分。日行二十八宿,人经脉上下、左右、前后二十八脉,周身十六丈二尺,以应二十八宿,漏水下百刻,以分昼夜。故人一呼,脉再动,气行三寸,一吸,脉亦再动,气行三寸,呼吸定息,气行六寸。

"五十"之数,或出于《周易·系辞》"大衍之数"。"营五十周"的模型,根据一昼夜漏下"百刻"、日行二十八宿"千八分"(36×28)的时间,以及《灵枢·脉度》所测算的经脉长度"十六丈二尺"等数据,推算出人一息(一呼一吸)气行长度为"六寸",十息时间为"日行二分",由此得出营气运行周身的时间(270 息,漏下 2 刻,日行 20.16 分)和一昼夜营气运行长度(810 丈)等人体生理常数。正如《灵枢·

痈疽》所云:"夫血脉营卫,周流不休,上应星宿,下应经数。"兹列表如下
(表9-1):

表9-1　营气运行五十周表

人 之 息	气 行 长 度	滴 漏 刻 度	日 行 宿 度
1息	6寸		
10息	6尺		2分
270息	1周(16丈2尺)	2刻	20分①
540息	2周(32丈4尺)	4刻	40分
2 700息	10周	20刻	5宿20分
13 500息	50周(810丈)	100刻	28宿

本篇所列数据存在一些矛盾之处,前代学者已有指出。如原文提到"十息,
气行六尺,日行二分",杨上善注云:"人气十息,行亦未一分也。十三息半,则一
分矣。"马莳、张介宾亦指出"二分"有误。再如人一昼夜呼吸13 500次,陆以湉
亦曾予以辩驳,认为其数过少:

　　《灵枢经》谓人呼吸定息,气行六寸,一日夜行八百一十丈,计一万三千
五百息。何西池(按:即何梦瑶)以为伪说,人一日夜岂止一万三千五百息?
余尝静坐数息,以时辰表验之,每刻约二百四十息,一日夜百刻,当有二万四
千息,虽人之息长短不同,而相去不甚远,必不止一万三千五百息,然则何氏
之说为不虚,而《经》所云未足据矣。尽信书不如无书,此之谓也。(《冷庐医
话·质正》)②

著名科技史家李约瑟(Joseph Needham)曾引用本篇内容,认为是关于血液
循环的早期记载。当然他也指出了本篇数据的不合实际之处:"依据中国古人的

---

　　①　二十分:原作"二十五分",《素问·八正神明论》王注、《太素》卷十二《营五十周》并作"二十分",
《甲乙经》卷一第九作"二十分有奇"。下文有"五百四十息"而"日行四十分",故"五"字疑衍。
　　②　〔清〕陆以湉原著;朱伟常考注《冷庐医话考注》,上海:上海中医学院出版社,1993,第274页。

估算,24 小时内血液运行 50 周天,合每一周天耗时 28.8 分钟。现代医学知识告诉我们这一速度比实际速度慢了 60 倍,血液循环一周实际用时 30 秒左右。"①

营气运行的特点是循环往复,营字之义同"环",其名即由此而来。《灵枢·营气》云:"营气之道,内谷为宝。谷入于胃,气传之肺②,流溢于中,布散于外,精专者行于经隧,常营无已,终而复始,是谓天地之纪。"本篇描述了营气运行的详细路线,图示如下(图 9 - 3):

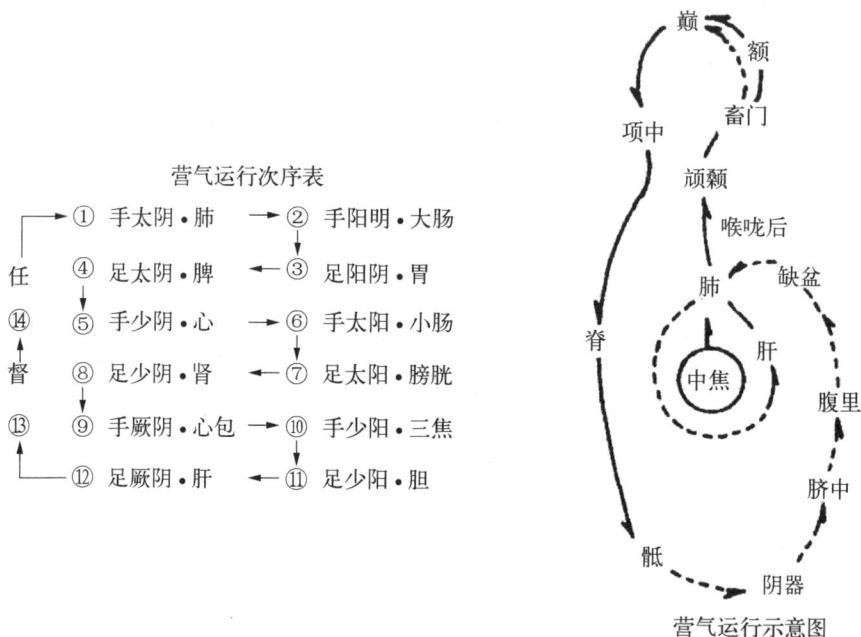

营气运行次序表

营气运行示意图

图 9 - 3　营气运行图③

依上图所示,营气运行与十二经运行同样都是以"肺"作为始点和终点的。这是因为古人认识到呼吸与脉动之间的关系,如上文所述呼吸与脉搏之间保持着 1∶4 的固定比率,并依此设想肺的呼吸运动是推动经脉气血运行的原动力。故《灵枢·五十营》云:"故人一呼,脉再动,气行三寸,一吸,脉亦再动,气行三寸,呼吸

---

① 〔英〕李约瑟著;李彦译《中国古代科学》,上海:上海书店出版社,2001,第 215 页。

② 气传之肺:原作"乃传之肺"。《素问·平人气象论》《五藏别论》《痹论》王注并作"气传与肺"。《甲乙经》卷一第十"乃"亦作"气",据改。

③ 李鼎《针灸学释难》(重修本),上海:上海中医药大学出版社,2006,第 84 页。

定息,气行六寸。"认为营气运行于血脉之中,是在呼吸推动下随着脉搏而行进。

(三) 卫气之运行

关于卫气运行的具体路线,《灵枢·营卫生会》有简要描述:

> 上焦出于胃上口,并咽以上贯膈而布胸中,走腋,循太阴之分而行,还注手①阳明,上至舌,下注②足阳明,常与营俱行于阳二十五度,行于阴亦二十五度一周也,故五十度而复大会于手太阴矣。

《灵枢·卫气行》详述了卫气一日内运行全身的情况,图示如下(图9-4):

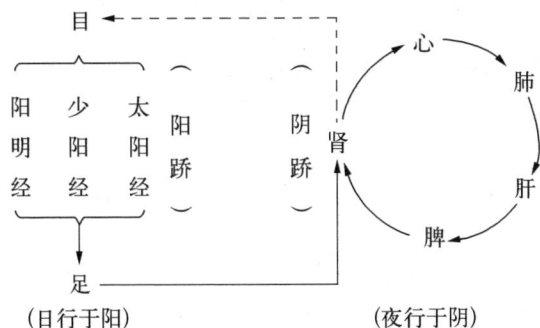

图9-4 卫气运行图③

卫气运行与营气运行最大的不同,是其运行路线有昼夜之分,即昼行于阳经,夜行于五脏;且以两脉为中介。卫气运行之所以表现出独特的昼夜节律,涉及对卫气与睡眠关系的认识,《内经》认为人体卫气有规律的循行是维持正常睡眠的基础。④ 因此,阴、阳蹻脉的主要功能则是司目之开合,如《灵枢·寒热病》云:"阴蹻、阳蹻,阴阳相交,阳入阴,阴出阳,交于目锐眦⑤,阳气盛则瞋目,阴气

---

① 注手:原作"至",据《甲乙经》卷一第十一改。
② 注:原脱,据《甲乙经》卷一第十一补。
③ 李鼎《针灸学释难》(重修本),第97页。
④ 穆俊霞《从影响卫气运行的因素谈失眠的病机》,《山西中医学院学报》2009年第3期,第2—4页。
⑤ 阳入阴,阴出阳,交于目锐眦:《太素》卷二十六《寒热杂说》、《甲乙经》卷十二第四作"阳入阴出,阴阳交于目锐眦"。

盛则瞑目。"

关于卫气与睡眠关系的论述，《内经》多篇均有涉及。如《灵枢·大惑论》以卫气出阳入阴来解释人之寤寐："夫卫气者，昼日常行于阳，夜行于阴，故阳气尽则卧，阴气尽则寤。"《口问》篇则用"阴气积于下，阳气未尽，阳引而上，阴引而下，阴阳相引"来解释人为何打呵欠。《邪客》篇认为失眠病因在于卫气运行失常（行于阳，不得入于阴），导致阳盛阴虚之证。《营卫生会》篇以营卫不和之病机，来解释老人昼日昏沉、夜不能寐的原因："老者之气血衰……其营气衰少而卫气内伐，故昼不精，夜不瞑。"此外，《卫气行》篇经过推算，发现卫气昼夜运行的周数都并非整数而有零余，以此解释人起床和睡觉的时间有早有晚：

> 是故夜行一舍，人气行于阴藏一周与十分藏之八，亦如阳之行（行之）二十五周，而复合于目。阴阳一日一夜，合有奇分十分身之二（四），与十分藏之二。是故人之所以卧起之时有早晏者，奇分不尽故也。

对卫气与睡眠关系的认识，很可能也是来自魂魄与睡梦关系的古老信仰。古代文献中有很多关于魂-梦关系的记载，如《庄子·齐物论》："其寐也魂交，其觉也形开。"[1]《楚辞·远游》："夜耿耿而不寐兮，魂营营而至曙。"[2]恩格斯吸收人类学的研究成果，对灵魂观念的起源提出了科学的批判：

> 在远古时代，人们还完全不知道自己身体的构造，并且受梦中景象的影响，于是就产生一种观念：他们的思维和感觉不是他们身体的活动，而是一种独特的、寓于这个身体之中而在人死亡时就离开身体的灵魂的活动。从这个时候起，人们不得不思考这种灵魂对外部世界的关系。如果灵魂在人死时离开肉体而继续活着，那就没有理由去设想它本身还会死亡；这样就产生了灵魂不死的观念。[3]

① 〔清〕郭庆藩撰；王孝鱼点校《庄子集释》，北京：中华书局，1961，第51页。
② 〔清〕戴震著；褚斌杰，吴贤哲校点《屈原赋注》，北京：中华书局，1999，第70页。
③ 〔德〕恩格斯《路德维希·费尔巴哈和德国古典哲学的终结》，北京：人民出版社，2014，第17页。

（四）营卫周行

正如"营""卫"之字义所昭示的,营卫之运行均表现为环周而行的特征,在《内经》多篇中皆有佐证。如《灵枢·动输》:"营卫之行也,上下相贯,如环之无端。"《灵枢·卫气》:"阴阳相随,外内相贯,如环之无端,亭亭淳淳乎,孰能穷之?"营卫周行的运行模式,显然可见古代"天道环周"思想的影响。

"天道环周"的思想,在马王堆出土的帛书《黄帝书》中表述得最为典型,见于《十大经·姓争》:"天稽环周,人反为之【客】。"①这一思想发端于古人观天制历的科学实践,以及受此启发而总结出的治乱循环的历史哲学,如《越绝书·外传枕中》曰:"天道三千五百岁,一治一乱,终而复始,如环之无端,此天之常道也。"②《元史·历志》所录郭守敬《授时历议上·验气》曰:"天道运行,如环无端,治历者必就阴消阳息之际,以为立法之始。阴阳消息之机,何从而见之? 惟候其日晷进退,则其机将无所遁。"③可见古人对于天体运行周期性的观测,是"天道环周"认识的来源。

《老子·第十六章》"夫物芸芸,各复归其根",郭店楚简本作"天道员员,各复其根"④。由此可证,"营""魂""环""员"诸字音义相通。无论是其名义之由来,还是其运行之模式,都可以看到"天道环周"思想影响下的印记。正如《灵枢·痈疽》所云,营卫周行的理论建立在人与天道同运的基础上:"阴阳已张,因息乃行,行有经纪,周有道理,与天合同,不得休止。"有学者恰当指出:"《黄帝内经》中营卫运行理论的建立,并非建立在解剖学的基础之上,而是吸收了同时期影响较大的哲学思想,通过天人合一的思维方式,加以过渡、发挥而形成的。在这个过程中,黄老之学的天道环周理论……对营卫运行理论的影响无疑是巨大的、深远的。"⑤

今人很自然地会将营卫气血循环与哈维(William Harvey)所发现的血液循环相比较。现代的血液循环学说,包括体循环和肺循环,以心、肺为核心;中国古

---

① 马王堆汉墓帛书整理小组编《马王堆汉墓帛书——经法》,第 66 页。
② 张仲清校注《越绝书校注》,北京:北京图书馆出版社,2009,第 307 页。
③ 〔明〕宋濂《元史》,北京:中华书局,2000,第 762 页。
④ 刘钊《郭店楚简校释》,第 3 页。
⑤ 刘鹏《黄老之学天道环周与〈黄帝内经〉营卫运行理论的建构》,《医学与哲学(人文社会医学版)》2006 年第 9 期,第 64—65 页。

代医学似乎并未正确认识到心脏跳动在血液循环中的关键作用,因此所构建的循环体系是以肺、胃为核心的——胃为能量之源,肺为动力之源,两者又分别与血与气、营与卫相互对应,掌控其生成和运动。虽然传统医学与现代医学对"血液循环"的认识看似不谋而合,但实际却是经由不同的基点和路径而达致的。

李约瑟先生指出,哈维建立血液循环学说同样受到"圆环最完美"的哲学思想影响:"但世人普遍认同,若不借助哈维思想中'神秘不可测的那一面',即具有赫尔墨斯神智学(Hermetism)、新柏拉图主义和自然界魔力特色的宇宙哲学思想,就无法解释哈维的发现。他是亚里士多德的忠实信徒,因而他同样继承了曾经启发过布鲁诺(Giordano Bruno)的圆环最完美的思想。"[1]对于中国的营卫-气血循环理论,李约瑟先生毫不吝惜地给予高度评价:"中国学者和医生早已对体内气血循环的原理深信不疑,他们确定了血流一周的速度虽然比哈维开始的现代生理学家确认的速度慢了 60 倍之多,但其计算年代却早于现代数据二千年。"[2]

营卫-气血的关系,恰如《脉诀》所论:

> 脉不自行,随气而至。气动脉应,阴阳之义。
>
> 气如橐籥,血如波澜。血脉气息,上下循环。[3]

兹将《内经》中营卫-气血相关的二元对应关系列表如下(表 9 - 2):

表 9 - 2　营卫-气血二元对应表

营(阴)	卫(阳)
血	气
魂	魄
脉搏/循环	呼吸

---

① [英]李约瑟《中国古代科学》,第 126—127 页。

② 同上,第 129 页。

③ 〔明〕李时珍著;程宝书,王其芳译注《濒湖脉学译注》,北京:中医古籍出版社,1988,第 1—2 页。

续　表

营(阴)	卫(阳)
胃(中焦)	肺(上焦)
神	精

五、营卫与疾病

《内经》非常重视营卫-气血在疾病发生中的作用。《素问·四时刺逆从论》云："是故邪气者,常随四时之气血而入客也,至其变化不可为度,然必从其经气,辟除其邪,除其邪,则乱气不生。"《调经论》云："五藏之道,皆出于经隧以行血气,血气不和,百病乃变化而生,是故守经隧焉。"可见,无论是外因致病,还是内因致病,都离不开气血的因素。

《内经》对于营卫所生病有明确论述,见于《灵枢·寿夭刚柔》："营之生病也,寒热少气,血上下行。卫之生病也,气痛时来时去,怫忾贲响,风寒客于肠胃之中。"其中,营所生病表现为血行异常,卫所生病则为气之变动,亦体现了"营-血"与"卫-气"的对应关系。

(一) 气血致病

关于气血致病的理论,在更早期的出土医书中便能找到滥觞。如张家山《脉书》中"六痛"一节的论述:

　　·夫骨者柱也,筋者束也,血者濡也,脉者渎也,肉者附也,气者呴也,故骨痛如斲,筋痛如束,血痛如泥,脉痛如流,肉痛如浮,气动则扰。夫六痛者,皆存于身而人莫之知治,故君子肥而失其度,是谓筋骨不胜其任。其气乃多,其血乃淫,气血腐烂,百节皆沈,欬甘末,反而走心。不此预治,且闻哭音。(简 54—56)[①]

----

① 张家山二四七号汉墓竹简整理小组《张家山汉墓竹简〔二四七号墓〕》(释文修订本),第 125 页。

简文中"血者濡也""气者呴也"的概括,成为中医对气血功能的经典论述,颇为后世医家所引用,至今仍通过《中医基础理论》教材而广泛传播,但文字和理解皆有偏差。①《难经·二十二难》在讨论经脉病候的"是动病"和"所生病"时曾引此说:"经言是动者,气也;所生病者,血也。邪在气,气为是动;邪在血,血为所生病。气主呴之,血主濡之。气留而不行者,为气先病也;血壅而不濡者,为血后病也。故先为是动,后所生病也。"据注家所解,"呴之"是气流行之貌,"呴呴"谓吹嘘往来之象。② 呴,本义为嘘气,常见用法如"吹呴呼吸"。早期医籍中的"气者呴也",更多强调的是气具有像风一样的流动性,风乃天地之呼吸;后来医者由于联系到卫气"温分肉,充皮肤"的作用,往往将"呴"转写为"煦"字。濡,是濡润之义,很容易使人联想到血的液体形态及其营养功能。本段简文对气血致病的特点也有描述,即"血痛如泣""气动则扰"——泣,义为沾湿、浸渍,与"濡"同义;动、扰,则为气之吹呴所作——显然是对"濡"和"呴"功能的引申。

关于气血致病的一个重要认识,即是正常情况下气血应处于恒动状态,一旦停滞下来则引发身体疾病。如《灵枢·脉度》所云:"气之不得无行也,如水之流,如日月之行不休……如环之无端,莫知其纪,终而复始。"《灵枢·痈疽》则以血凝气滞来解释痈疽的成因:"寒邪客于经络之中,则血泣,血泣则不通,不通则卫气归之,不得复反,故痈肿。寒气化为热,热胜则腐肉,肉腐则为脓。"

《内经》关于营卫所生病的论述,是以气血致病论为基础。《灵枢·寿夭刚柔》论"营之生病",证见"寒热少气,血上下行",未指具体何病。《灵枢·邪气藏府病形》所述"肺寒热"病与之相类:"肺脉……微急为肺寒热,怠惰,咳唾血,引腰背胸,苦③鼻息肉不通。"其病恶寒发热并见,且有咳唾血即"血上行"之表现。因"营行脉中",而脉的作用正是"壅遏营气,令无所避"(《灵枢·决气》),故所谓"血上下行",当指血不循常道而妄行,由上、下部而出。且营所生之寒热病,由经文推之,有"少气多血"之病机,故可用刺络放血之法治疗。如《灵枢·经脉》所云:"凡刺寒热者,皆多血络,必间日而一取之,血尽而止,乃调其虚实。"

---

① 马燕冬,肖红艳,刘力力《从"气主呴之"到"气主煦之"——中医理论建构史案例研究》,《北京中医药大学学报》2012 年第 9 期,第 581—587 页。

② 《难经集注(旧钞本)》,东京:北里大学东洋医学综合研究所医史学研究部,2010,第 106—107 页。

③ 苦:原作"若",据《脉经》卷三第四改。

《灵枢·寿夭刚柔》论"卫之生病",证见"气痛时来时去,怫忾贲响",以气机郁阻、攻冲作痛,腹中胀满、鸣响有声为表现,可与《灵枢·卫气失常》之论述互证:"卫气之留于腹中,搐①积不行,苑蕴不得常所,使人肢②胁胃中满,喘呼逆息。"可见,卫气之运行失常,会导致人体气机阻滞,郁积成病。《灵枢·胀论》在解说胀病的成因时,也强调了卫气的作用,指出"营卫留止,寒气逆上,真邪相攻,两气相搏"是胀病形成之病机所在,治疗当取足三里穴而泻之,气下乃止。

(二) 营卫运行失常致病

在《黄帝内经》气血循环理论的视野影响下,不仅气血本身的致病作用受到关注,营卫运行的失常也被用来解释疾病的成因。

《灵枢·根结》在《五十营》篇营气昼夜运行五十周的基础上,进一步提出脉五十动而五脏皆受气的理论假说,用来解说诊脉动以决死生之期的原理:

> 一日一夜五十营,以营五藏之精,不应数者,名曰狂生。所谓五十营者,五藏皆受气。持其脉口,数其至也。五十动而不一代者,五藏皆受气;四十动一代者,一藏无气;三十动一代者,二藏无气;二十动一代者,三藏无气;十动一代者,四藏无气;不满十动一代者,五藏无气。予之短期,要在终始。所谓五十动而不一代者,以为常也,以知五藏之期。

"一日一夜五十营"之"营",是环周之义;"以营五藏之精"之"营",是经营、供养之义。如杨上善注云:"营气一日一夜,周身五十,营于身者也,经营五藏精气,以奉生身。"③营气运行一身五十周,则五脏皆受精气;脉口之脉动五十至,亦可知五脏之受气;若动中时见"代脉",则主五脏中至少一脏无气。《史记·扁鹊仓公列传》淳于意引《脉法》曰:"代则络脉有过。"④《素问·阴阳类论》"一阴一阳代绝"王冰注:"代绝者,动而中止也。以其代绝,故为病也。"据此可推知疾病之轻重及预后。

---

① 搐:《甲乙经》卷九第四作"畜"。
② 肢:据文义当作"支"。《甲乙经》卷九第四作"楮"。
③ 〔隋〕杨上善《黄帝内经太素》,第265页。
④ 〔汉〕司马迁《史记·扁鹊仓公列传》,第2797页。

《素问·生气通天论》："魄汗未尽,形弱而气烁,穴俞已闭,发为风疟。"说明了疟病之发生与汗出(此乃肺魄之功能,故称魄汗)的关系。鉴于卫气与魄之渊源,我们见到《灵枢·岁露论》以卫气运行之理,来阐释疟病隔日一发作的缘由,也就不足为奇了：

> 黄帝问于岐伯曰：经言夏日伤暑,秋病疟,疟之发以时,其故何也？岐伯对曰：邪客于风府,病循脊而下,卫气一日一夜,常大会于风府,其明日,日下一节,故其日作晏。此其先客于脊背也。故每至于风府则腠理开,腠理开则邪气入,邪气入则病作,此所以日作尚晏也。卫气之行风府①,日下一节,二十一日,下至尾底②,二十二日,入脊内,注入伏冲③之脉,其行九日,出于缺盆之中,其气上行,故其病稍益早④。其内搏于五藏,横连募⑤原,其道远,其气深,其行迟,不能日作,故间⑥日乃稸积而作焉。

据本篇经文所述,卫气的运行除了与营气昼夜偕行于十二经脉,以及昼行于阳、夜行于阴以外,还有一种特殊的方式——其在周天运行的基础上,以风府为起点,先沿督脉下行,每日行一节脊椎,二十一日至尾骶；二十二日起入伏冲之脉,九日后上行出缺盆,至此而成为一个完整的月周期。这与《素问·八正神明论》所述卫气随月相变化而消长的规律相应,进一步佐证了营卫运行模式的构建,深受对日月运行规律观测与认识的启发。

(三) 卫气之防御作用

"卫"有卫护之义,顾名思义,卫气有防御外邪之作用。在《内经》的理论构建中,卫气的防御作用是其调节腠理开阖功能的延伸。《灵枢·本藏》对卫气功能的概括为："卫气者,所以温分肉,充皮肤,肥腠理,司关阖者也。"司关阖,即是司腠理之开阖。本篇又云："卫气和则分解滑利,皮肤调柔,腠理致密矣。"乃是卫气

---

① 卫气之行风府：《素问·疟论》、《太素》卷二十五《疟解》、《甲乙经》卷七第五并作"其出于风府"。
② 尾底：《素问·疟论》、《太素》卷二十五《疟解》、《甲乙经》卷七第五并作"骶骨",义同。
③ 伏冲：《素问·疟论》作"伏膂"。《太素》卷二十五《疟解》作"胆"。《甲乙》卷七第五作"太冲"。
④ 早：原作"至",据《素问·疟论》、《太素》卷二十五《疟解》、《甲乙经》卷七第五改。
⑤ 募：《太素》卷二十五《疟解》作"膜"。
⑥ 间：原作"次",据《素问·疟论》、《太素》卷二十五《疟解》、《甲乙经》卷七第五改。

"温分肉,充皮肤,肥腠理"功能正常发挥的效应。虚邪贼风,多趁腠理开泄而侵入人体,如《灵枢·百病始生》所云:"是故虚邪之中人也,始于皮肤,皮肤缓则腠理开,从毛发入";人之腠理致密,则邪不易入,而汗不妄出,故《素问·生气通天论》云:"阳者,卫外而为固也",养生要达到"骨正筋柔,气血以流,腠理以密"的效果。

　　人之汗出随腠理之启闭,因而受卫气之调节。《素问·阴阳别论》:"阳加于阴谓之汗。"虽就脉象而言,然亦阐明了汗出之机理。《景岳全书·杂证谟·汗证》以营卫的作用来阐发:"然汗发于阴而出于阳,此其根本则由阴中之营气,而其启闭则由阳中之卫气。"①汗为津液之一道,与泣、唾、溺、水同源。《灵枢·五癃津液别》于此阐述甚详:"水谷皆入于口,其味有五,各注其海,津液各走其道。故上焦出气,以温肌肉,充皮肤,为津;其留而不行者为液。天暑衣厚则腠理开,故汗出。"所谓"上焦出气",即卫气也。人之汗出多少,随寒暑而变化,是自然的生理现象,《灵枢·刺节真邪》以人气之内外、腠理之开闭释此:"阴阳者,寒暑也,热则滋②而在上,根荄少汁。人气在外,皮肤缓,腠理开,血气减,汗大泄,肉淖泽。寒则地冻水冰,人气在中,皮肤致,腠理闭,汗不出,血气强,肉坚涩。"若卫气为风邪所扰,则可见异常之汗出,如《灵枢·营卫生会》所云:"此外伤于风,内开腠理,毛蒸理泄,卫气走之,固不得循其道,此气慓悍滑疾,见开而出,故不得从其道,故命曰漏泄。"

　　卫气"温分肉"的作用,后世医家以"气主煦之"来概括,对气的功能由呼吸的推动作用,转而强调其温煦作用;在病理状态下,则会引发寒热不调的表现。如《灵枢·刺节真邪》:"(邪)抟于肉,与卫气相抟,阳胜者则为热,阴胜者则为寒。"《素问·调经论》则以卫气之虚实来阐释"阳虚则外寒""阳盛则外热"的病机:

　　　　阳受气于上焦,以温皮肤分肉之间,今寒气在外,则上焦不通,上焦不通,则寒气独留于外,故寒栗。

　　　　……上焦不通利,则皮肤致密,腠理闭塞,玄府不通,卫气不得泄越,故外热。

---

　　① 〔明〕张介宾《景岳全书》(据上海图书馆藏岳峙楼本影印),上海:上海科学技术出版社,1959,第215页。

　　② 滋:下原有"雨"字,据《太素》卷二十二《五邪刺》及杨注删。

　　如经文所述,"阳受气于上焦"即指卫气,卫气为寒气所遏,不能出表,则肌表失于温养而恶寒;卫气为腠理所闭,郁于肌表,则不得随汗泄越而发热。本篇关于寒热阴阳病机的阐发,对后世外感、内伤理论的发展影响深远。在仲景所创建之伤寒辨治体系中,营卫与六经共同构成其理论的基石①——仲景在《伤寒论》中运用营卫学说来阐明伤寒发热汗出之病机,并据此创桂枝汤"调和营卫"之法②,示人规矩,垂范后学。

　　以上循着历史与文献的经纬,揭示了古代医家是如何通过理论构建,将卫气"温分肉""司关阖"的功能与其卫护机体、防御外邪的作用结合为一体。卫气的防御作用,或其与免疫的相关性,越来越受到现代中医界的关注。③ 从经典理论的表述看,卫气的防御作用正是基于人体皮肤的屏障。结合"肺合皮毛"及肺通天气、五行属金的配属关系,可以勾勒出这样一幅认知图景:皮肤在人身为"天",包覆全身,像一张大网——汗孔如网眼,是其通道;腠理如网索,疏密可调;卫气如总绳,纲举目张——通道的开阖启闭,由卫气通过腠理来调控,以此维系内外交通,抵御外邪入侵,形成一道"金城汤池"般的屏障。由此视之,理解中医学的某一具体命题,往往也要置于整体理论框架下观照,方能使其真义得以呈现。

六、本章小结

　　营卫学说在《黄帝内经》中占有独特地位,在《灵枢》中有《五十营》《营气》《脉度》《营卫生会》《卫气》《卫气行》等专篇论述,在《素问》中也散见于《八正神明论》《离合真邪论》《热论》《痹论》《气穴论》《调经论》等篇中,构建了一套颇为复杂、完整的理论体系。《内经》各篇中常常存在理论互相抵牾的情形,后之学者并不讳

---

　　① 徐培平,老膺荣,符林春《〈伤寒论〉六经病营卫实质》,《陕西中医函授》2000 年第 2 期,第 1—2 页。

　　② 《伤寒论·辨太阳病脉证并治中》:"病常自汗出者,此为荣气和,荣气和者,外不谐,以卫气不共荣气谐和故尔。以荣行脉中,卫行脉外。复发其汗,荣卫和则愈。宜桂枝汤。""太阳病,发热汗出者,此为荣弱卫强,故使汗出。欲救邪风者,宜桂枝汤。"(刘渡舟《伤寒论校注》,北京:人民卫生出版社,1991,第 82、98 页)

　　③ 王普霞,孙桐《卫气防御作用研究概览》,《南京中医药大学学报》2003 年第 5 期,第 316—317 页;顾恪波,孙桂芝《"卫气"与免疫相关性研究进展》,《江苏中医药》2012 第 10 期,第 75—77 页。

言于此;与之相反的是,营卫学说在各篇中的表述却基本上能相互呼应,达成一致,其体系之自洽性令人印象深刻。这一体系尝试将精、气、津、液、血、脉等生命要素融为一体,形成外连经脉、内通脏腑的循环运行模式,为"经脉连环"流注模式的建立提供了框架,在经脉循行由"阴出阳入"向"阴阳相贯"形式的转化过程中发挥了关键作用。

如前所述,营卫概念很有可能是从古老的魂魄观念演变而来,由"营"与"魂"的互用,以及魄与月亮、卫气与睡眠的关系,可以得到印证。就其实质而言,营卫学说可视作气血学说之变体;由其形式来看,则是从对人呼吸、循环与消化功能及其关系的观测中提炼、抽象出来的。从"魂魄"到"气血"的发展,彰显出古代医家自发的唯物论倾向,力图将复杂精微的医学理论体系建立在"视而可见,扪而可得,令验于己"(《素问·举痛论》)的生命认知基础之上;同时,也标志着由"鬼神致病说"向"气血致病说"的疾病认知转变,这是医学史上"医巫分离"的划时代进步。之所以要借用"营卫"这一军事术语来命名,我们推测原因有二:一是为了便于引入"天道环周"思想,构建营卫周行的运行模式——命名为"营卫",使人循名责实,理解气血皆有循环运动的特征;二是为了凸显这一学说与黄帝之间的学术渊源——假如说"五色脉诊"是扁鹊医学的招牌①,那么"营卫"则堪称是黄帝的标志。今本《素问》《灵枢》之所以会被冠名为"黄帝内经",我们认为很大程度在于营卫学说构成了其中的主体内容。

令人叹惋的是,在《黄帝内经》中即已高度体系化的营卫学说,后来却出现在理论层面发展乏力的窘境。伤寒、温病学说在阐释病机及疾病传变阶段时,皆借用了营卫的概念,可见其学说已深入人心;然若论对营卫的理论阐释,却不及《内经》广泛而深入。给研究者的印象是,营卫学说的学术巅峰似乎就停留在了《内经》时代。这恐怕与其理论体系过于早熟,甚至变成与实践脱离的"闭环"结构不无关系。② 时至今日,学者开始从代谢系统与免疫系统的关系角度,重新阐发营卫学说,为中医经典理论与现代科学的结合发展找到了接榫点。期望不久的将来,营卫学说这一最具原创性的理论精华,能够得到充分重视和深入发掘,并通过现代阐释,焕发出新的生机。

---

① 如郑玄注《周礼·疾医》"以五气、五声、五色眡其死生"云:"审用此者,莫若扁鹊、仓公。"
② 王鸿谟《营气流注分析评价》,《中国针灸》2005年第1期,第49—52页。

结论篇

第十章
《素问》《灵枢》成书及理论发展综考

一、医经之分"内外上下"

古书之分内、外篇,多出于刘向校书,余嘉锡先生《古书通例·古书之分内外篇》辨析甚精,指出"凡以内外分为二书者,必其同为一家之学,而体例不同者也"①。张舜徽先生《汉书艺文志通释》依此例推医经之分内、外:"医书之分《内经》《外经》,犹《春秋》《韩诗》有内、外传,《晏子春秋》《庄子》《淮南》有内、外篇也。《汉志·诸子略》杂家著录《淮南内》二十一篇,《淮南外》三十三篇。颜师古注:'内篇论道,外篇杂说。'《庄子》分内、外篇,成玄英曰:'内则谈于理本,外则语其事迹。'斯又二者之异也。大抵内篇为作者要旨所在,外篇其绪余耳。医书之《内经》《外经》亦同斯例。由于阐明理道者,辞旨精要,与夫杂说旁陈者不同,故《黄帝内经》十八卷,而《外经》为三十七卷。下文《扁鹊》《白氏》,亦分内外经。"②

值得注意的是,今本《管子》乃刘向所校定,其书收有"经言"九篇,"外言"八篇,"内言"七篇,"短语"十七篇,"区言"五篇,"杂篇"十篇,"管子解"四篇,"管子轻重"十六篇。今本《越绝书》有"内经"二篇,"内传"四篇,"外传"十三篇。《越绝书·外传本事》云:"问曰:'或经或传,或内或外,何谓?'曰:'经者,论其事;传者,道其意;外者,非一人所作,颇相覆载,或非其事,引类以托意……明说者不专,故删定复重,以为中外篇。'"③而该书中以"内经"名篇者有"计倪内经",其篇为越王勾践与计倪问对的体例,提到了炎帝传天下于黄帝,黄帝使少昊、玄冥、祝融、

---

① 余嘉锡《目录学发微 古书通例》,第 279 页。

② 张舜徽《汉书艺文志通释》,载《张舜徽集:广校雠略 汉书艺文志通释》,武汉:华中师范大学出版社,2004,第 419 页。

③ 张仲清校注《越绝书校注》,北京:北京图书馆出版社,2009,第 19 页。

太皞、后土治五方，天地四时阴阳、金木水火土五行更胜之理，以及太阴、刑德等术数。① 计倪即计然，相传为范蠡之师；而《国语·越语下》所载范蠡言论，不少亦见于马王堆帛书《黄帝书》，显示范蠡思想与战国至汉初盛行的黄老道家及阴阳数术有非常紧密的关系。② 《管子》亦为稷下黄老之书，与《越绝书》同经过汉代人之整理，其托名问对、篇分内外的体例，可能对《黄帝内经》《外经》的成书有影响。

业师柳长华先生认为医学的书本来就有理论的和实用的两个层次，无所谓杂说，也无学派之分；医经分内、外，其编次之义取决于医书本身的性质。并根据章学诚对任宏校兵书、李柱国校方技体例的总结，重新阐释了医经分内、外之义："章学诚把书籍分为阐述理论和方法的两大类，在每一大类中，讲理论的书籍放在前边，讲方法的书籍依次排类，这种排列方法，大致符合《方技略》著录之例。但医经一种之中，也可以此例类之。讲理论的放在前边，称为《内经》；讲方法的放在后边，称为《外经》。"由此推论《汉志》所著录之《黄帝外经》，很可能就是后世所传的《黄帝明堂经》，至少是其祖本。正如杨上善撰《黄帝内经明堂序》中所云"《太素》陈其宗旨，《明堂》表其形见"，视《太素》与《明堂》二书相为表里。③

黄龙祥先生通过对传世本《灵枢》《素问》编纂思想的发掘和梳理，发现二者是一部完整书的两个部分，二者的性质、关系是以《灵枢》为内篇，系理论创新之作，叙述方法以"撰"为主；以《素问》为外篇，为临床应用和资料整理性质，叙述方法以"编"为主。内、外篇皆成于西汉晚期至东汉之间，作者为曾长期在国家藏书机构任职的一流学者。《针灸甲乙经·序》以"黄帝内经"为《九卷》《素问》的总书名，实与《汉书·艺文志》著录刘向整理的《黄帝内经》非同一书。④

2012 年 7 月至 2013 年 8 月，成都市文物考古工作队等对位于金牛区天回镇的一处西汉墓地进行了发掘，其中 M3 北Ⅱ、南Ⅱ底室出土竹简 930 支（整理后），主要为医书。根据竹简的形制和内容，北Ⅱ底室出土的医书可分别定名为《脉书·上经》《脉书·下经》《治六十病和齐汤法》《刺数》《逆顺五色脉藏验精神》

① 张仲清校注《越绝书校注》，北京：北京图书馆出版社，2009，第 19 页。

② 李学勤《范蠡思想与帛书〈黄帝书〉》，载《简帛佚籍与学术史》，南昌：江西教育出版社，2001，第 332—341 页。

③ 柳长华《〈汉书·艺文志〉医经著录研究》，《山东中医药大学学报》1999 年第 3 期，第 137—141 页。

④ 黄龙祥《〈针经〉〈素问〉编撰与流传解谜》，《中华医史杂志》2020 年第 2 期，第 67—74 页。

等。天回医简的主体部分抄录于西汉吕后至文帝时期。《脉书·上经》所见残文中出现"敝昔曰"，医书主要内容与仓公所传古医经相类，可证明天回医简所载医书传自扁鹊、仓公；《脉书·下经》以经脉为基础类分疾病，内容、体例与张家山《脉书》类同。①

天回医简《脉书·上下经》的发现，揭示出完整的《脉书》是以经脉为核心，论述生命、疾病、诊法、治则及其相互关系的医经类文献。作为已知扁鹊、仓公所传经脉医学的主要文献，据《仓公传》及《素问》所引，《脉书》分为《上经》和《下经》，其内容主旨则据《素问·病能论》对古医经的解题可知"《上经》者，言气之通天也。《下经》者，言病之变化也"。由此可见，《上经》言道，讲的是医学理论；《下经》言术，讲的是疾病变化。西汉末年刘向、李柱国等校书时，分医经为"内""外"，道理相通。天回医简《脉书·上下经》之命名，虽未见题名简之有力凭证，然合于《史记·扁鹊仓公列传》与《素问》之著录。我们推测，这种"上""下"的称谓，极有可能便是《汉书·艺文志》医经家"内""外"名称的由来。

从天回医简的内容看，《上经》与《下经》的内容是一脉相承的，《上经》言人与天气相通，以"五色脉诊"为核心；《下经》言病之变化转归，则以"经脉"为纲进行疾病分类。《灵枢·经脉》所谓"经脉者，所以能决死生，处百病，调虚实，不可不通"，以及《汉书·艺文志》所谓"医经者，原人血脉经落骨髓阴阳表里，以起百病之本，死生之分"，现在看来都是对《脉书》这类文献内容的概括；甚至王叔和撰著《脉经》，亦是对"《脉书·上下经》"这一传统的传承和发扬。

"上下经"之分，亦可见其他出土古书之例证。如《老子》的出土简帛本，今有郭店楚简本（约战国中晚期）、马王堆帛书本（约汉高祖末年及文帝时）与北京大学藏汉简本（约汉武帝时期）。郭店楚简是迄今发现年代最早的《老子》抄本，有甲、乙、丙三组，所存总字数仅相当于《老子》全书的三分之一左右，未分"德经"与"道经"；马王堆帛书《老子》甲、乙本字数各皆约同于通行本，两本均如通行本分为"德"与"道"两篇，内容与通行本大致相同，但上、下篇的次序与通行本相反；而北大简《老子》亦分上、下篇，简背上端分别有自题"老子上经"与"老子下经"篇名，"上经"为"德经"，"下经"为"道经"，次序与马王堆帛书相同②。《史记·老子

---

①　柳长华，顾漫，周琦等《四川成都天回汉墓医简的命名与学术源流考》，《文物》2017 年第 12 期，第58—69 页。

②　韩巍《北大汉简〈老子〉简介》，《文物》2011 年第 6 期，第 67—70 页。

韩非列传》：“于是老子乃著书上下篇，言道德之意五千余言而去，莫知其所终。”①西汉竹简本《老子》的体例，合于史迁当时所见。正如余嘉锡先生所论："然今所传古书，往往与《史记》所言篇数合，与《汉志》不同。如《孟子》《孙子》《陆贾新语》皆是。盖犹是民间相传之旧，非向所校定之新书。"②天回所出西汉之《脉书》分上、下，亦合于《史记·扁鹊仓公列传》所载，可见未经李柱国校理之前的西汉古医经旧貌。

天回医简主体部分的抄录时间，与仓公行医及授学时间相当；而墓主人下葬年代在景、武之际，其年辈应与仓公弟子相当。可证扁鹊经脉医学经由仓公传至墓主人，而由齐入蜀，是汉代医学传承之一大关键环节。东汉时之所以能有"涪翁—程高—郭玉"师徒三代传承之脉学大师出于广汉，当是扁仓医学由齐入蜀之后发扬光大的结果。③ 涪翁传世之《诊脉法》与《针经》，恰恰分别对应《脉书》之《上经》与《下经》，同时又各自构成了今本《素问》与《灵枢》的核心内容——如《脉书·上经》"通天"、色脉诊等内容，今《素问》中有《生气通天论》《金匮真言论》《脉要精微论》《平人气象论》《玉机真藏论》等篇为之"传训诂"；而《脉书·下经》与《灵枢经》，皆以经脉学说为其纲领和骨干——由此推之，李柱国校方技，或依《脉书·上下经》之例，来区分医经之"内、外"，故《汉志》所著录之"外经"，卷数每较"内经"为多，合于今出土《脉书·上经》篇幅远小于《脉书·下经》之例。然李柱国所校定之书，恐未能传世，传世之涪翁《诊脉法》《针经》，仍不违"上下经"分别之例，后逐渐增益而成今本《素问》《灵枢》两部医经巨著。

二、《素问》与《灵枢》为首尾相衔之两部文集

（一）《素问》首二卷之"三部九候论"文献

《素问》中明确提及"三部九候"概念的篇章，除《三部九候论》外，尚有《八正神明论》和《离合真邪论》——

《素问·八正神明论》：

---

① 〔汉〕司马迁《史记·老子韩非列传》，第 2141 页。
② 余嘉锡《目录学发微 古书通例》，第 278 页。
③ 柳长华，顾漫，周琦等《四川成都天回汉墓医简的命名与学术源流考》，第 58—69 页。

上工救其萌芽,必先见三部九候之气,尽调不败而救之,故曰上工。下工救其已成,救其已败。救其已成者,言不知三部九候之相失,因病而败之也。知其所在者,知诊三部九候之病脉,处而治之,故曰守其门户焉,莫知其情而见邪形也。

三部九候为之原,九针之论不必存也。

《素问·离合真邪论》:

其行无常处,在阴与阳,不可为度,从而察之,三部九候,卒然逢之,早遏其路。

审扪循三部九候之盛虚而调之,……故曰:刺不知三部九候,病脉之处,虽有大过且至,工不能禁也。

不知三部九候,故不能久长。

单纯提及"九候"者,有——
《素问·调经论》:

夫阴与阳皆有俞会,阳注于阴,阴满之外,阴阳匀平,以充其形,九候若一,命曰平人。

身形有痛,九候莫病,则缪刺之。痛在于左而右脉病者,巨刺之。必谨察其九候,针道备矣。

《素问·四时刺逆从论》:

故刺不知四时之经,病之所生,以从为逆,正气内乱,与精相薄。必审九候,正气不乱,精气不转。

《素问·疏五过论》:

圣人之治病也,必知天地阴阳,四时经纪,五藏六府,雌雄表里,刺灸砭石,毒药所主,从容人事,以明经道,贵贱贫富,各异品理,问年少长,勇怯之理,审于分部,知病本始,八正九候,诊必副矣。

考察一下这些篇章在全元起本中的编次,就会惊奇地发现除《疏五过论》外,其余五篇(含《三部九候论》)均在第一、二卷中。其中除《四时刺逆从论》一篇主要论述四时刺法,内容比较杂乱之外,其余四篇论述完整,内容相通,因此可定为一家之学。

根据此四篇的内容,可概括其学术特点如下——

(1)诊法方面提倡"三部九候"脉法;

(2)生命观方面重视"神气血形志"概念:《素问·调经论》:"帝曰:……今夫子乃言有余有五,不足亦有五,何以生之乎? 岐伯曰:皆生于五藏也。夫心藏神,肺藏气,肝藏血,脾藏肉,肾藏志,而此成形。"下文则详论神、气、血、形、志的有余不足;而对这些概念的重视也体现于其他篇中,如:

《素问·三部九候论》:

帝曰:愿闻天地之至数,合于人形血气,通决死生,为之奈何?

三部者,各有天,各有地,各有人。三而成天,三而成地,三而成人。三而三之,合则为九,九分为九野,九野为九藏。故神藏五,形藏四,合为九藏。

帝曰:以候奈何? 岐伯曰:必先度其形之肥瘦,以调其气之虚实,实则泻之,虚则补之。必先去其血脉而后调之,无问其病,以平为期。

《素问·离合真邪论》:

故养神者,必知形之肥瘦,荣卫血气之盛衰。血气者,人之神,不可不谨养。

帝曰:妙乎哉论也! 合人形于阴阳四时,虚实之应,冥冥之期,其非夫子孰能通之。然夫子数言形与神,何谓形? 何谓神? 愿卒闻之。岐伯曰:请言形,形乎形,目冥冥,问其所病,索之于经,慧然在前,按之不得,不知其情,故曰形。帝曰:何谓神? 岐伯曰:请言神,神乎神,耳不闻,目明心开而志先,慧然独悟,口弗能言,俱视独见,适若昏,昭然独明,若风吹云,故曰神。

（3）病因方面重视"四时八风"的致病因素：如《素问·八正神明论》："八正者，所以候八风之虚邪以时至者也。四时者，所以分春秋冬夏之气所在，以时调之也，八正之虚邪，而避之勿犯也。"

（4）治疗方面采用"缪刺法"：《素问·调经论》："身形有痛，九候莫病，则缪刺之。"

以上述学术特征为标志，可以进一步发现全元起本第一、二卷中以下诸篇也应属于"三部九候论"者——

《素问·宣明五气篇》（含《血气形志篇》）：此篇述及形志苦乐及六经气血多少，当为提出"血气形志"概念之依据。

《素问·移精变气论》："上古使僦贷季，理色脉而通神明，合之金木水火土、四时、八风、六合……""岐伯曰：治之极于一。帝曰：何谓一？岐伯曰：一者因得之。帝曰：奈何？岐伯曰：闭户塞牖，系之病者，数问其情，以从其意，得神者昌，失神者亡。"提及"四时八风"，重视"得神失神"。

《素问·汤液醪醴论》（含《玉版论要篇》）："针石，道也。精神不进，志意不治，故病不可愈。今精坏神去，荣卫不可复收。""八风四时之胜，终而复始，逆行一过，不复可数，论要毕矣。"

《素问·缪刺论》：此篇专论《调经论》提到之"缪刺法"。

《素问·皮部论》（含《血络论》）：《素问·调经论》"病在血，调之络"，《素问·缪刺论》"有痛而经不病者缪刺之，因视其皮部有血络者尽取之，此缪刺之数也"，均提及皮部、血络，考虑到《皮部论》与《调经论》《缪刺论》的关系（可能为其提供了理论依据），故亦归于此。

（二）"三部九候论"与《灵枢》末卷的联系

按九卷本《灵枢》之编次，末卷（第九卷）包括如下诸篇：《官能》（第七十三）、《论疾诊尺》（第七十四）、《刺节真邪》（第七十五）、《卫气行》（第七十六）、《九宫八风》（第七十七）、《九针论》（第七十八）、《岁露论》（第七十九）、《大惑论》（第八十）、《痈疽》（第八十一）。其与《素问》首两卷篇章的联系如下：

（1）《九宫八风》与《岁露论》是"九宫八风"理论的渊薮，《刺节真邪论》中亦包含与《岁露论》相似的"虚邪"致病的内容,而以《素问·八正神明论》为代表的"三部九候论"文献则受到"八风虚邪"这一外因致病理论的影响。

(2)《官能》篇中有关刺法的内容,在《素问·八正神明论》中得到阐释和发挥。

(3)《九针论》中关于五脏配属与血气形志的内容与《素问·宣明五气篇》(含《血气形志篇》)重出,显示这两篇可能原先编次相近,分属于首尾相衔的两卷中,因拆分不当而致错简重出;且《九针论》中还有一段关于"身形应九野"的论述,而"身形应九野"正是《素问·三部九候论》立论的基础①。

(4)《九宫八风》与《岁露论》中的"九宫"术数体系,应是三部九候脉法的理论源头(参见图10-1,10-2,10-3,10-4)。

立夏 四 巽 阴洛 东南方	夏至 九 离 上天 南方	立秋 二 坤 玄委 西南方
春分 三 震 仓门 东方	招摇 中央	秋分 七 兑 仓果 西方
立春 八 艮 天留 东北方	冬至 一 坎 叶蛰 北方	立冬 六 乾 新洛 西北方

图10-1　九宫八风图(一)

综上可知,构成《黄帝内经》之《灵枢》与《素问》很可能本为首尾相衔的两部论文集,后者开始撰作时前者大体已成。这由《素问》中的一些文献内证亦可推知,如《素问·八正神明论》:"法往古者,先知《针经》也。"《素问·离合真邪论》:"黄帝问曰:余闻《九针》九篇,夫子乃因而九之,九九八十一篇,余尽通其意矣。"

---

① 《素问·三部九候论》:三部者,各有天,各有地,各有人。三而成天,三而成地,三而成人。三而三之,合则为九,九分为九野,九野为九藏。故神藏五,形藏四,合为九藏。

东南方 弱风 胃/肌肉 体重	南方 大弱风 心/脉 热	西南方 谋风 脾/肌 弱
东方 婴儿风 肝/筋纽 湿	太一	西方 刚风 肺/皮肤 燥
东北方 凶风 大肠/两胁腋骨下 及肢节	北方 大刚风 肾/骨、肩背膂筋 寒	西北方 折风 小肠/手太阳脉

图 10 - 2　九宫八风图(二)

左手 立夏 戊辰、己巳	膺、喉、首头 夏至 丙午	右手 立秋 戊申、己未
左胁 春分 乙卯	六腑及膈下三脏 中州 太一所在之日，及 诸戊、己	右胁 秋分 辛酉
左足 立春 戊寅、己丑	腰、尻、下窍 冬至 壬子	右足 立冬 戊戌、己亥

图 10 - 3　身形应九野图

上部天 两额之动脉 候头角之气 （形脏）	上部人 耳前之动脉 候耳目之气 （形脏）	上部地 两颊之动脉 候口齿之气 （形脏）
中部天 手太阴 候肺 （神脏）	中部人 手少阴 候心 （神脏）	中部地 手阳明 候胸中之气 （形脏）
下部天 足厥阴 候肝 （神脏）	下部人 足太阴 候脾胃之气 （神脏）	下部地 足少阴 候肾 （神脏）

图 10‐4　三部九候图

前代医家颇有以《灵枢》为经,《素问》为传者。如《灵枢》最早的注家明代马莳就曾指出:"岂知《素问》诸篇,随问而答,头绪颇多,入径颇少;《灵枢》大体浑全,细目毕具,如儒书之有《大学》也,三纲八目,总言互发,真医家之指南,其功当先于《素问》也。"①固先得吾心矣。

三、《素问》《灵枢》各篇之分组

(一)《素问》各篇之分组

前文已申论全元起本《素问》为更接近《素问》原貌的早期传本,并引错简、重出、引文之例以证之,兹不赘述。今据全元起本编次顺序,对《素问》各篇重作分组,并探讨其成编之文献基础及先后次第。

卷一包括《平人气象论》、《决死生篇》(今本《三部九候论》)、《藏气法时论》、《宣明五气篇》(含今本《血气形志篇》)、《经合论》(今本《离合真邪论》)、《调经

---

① 〔明〕马莳《黄帝内经灵枢注证发微·序》,第1页。

论》、《四时刺逆从论》,卷二为《移精变气论》、《玉版论要篇》(当与卷五《汤液醪醴论》合并而移置于此)、《诊要经终论》、《八正神明论》、《真邪论》(与《经合论》重出)、《标本病传论》、《皮部论》(含今本《经络论》)、《气穴论》、《气府论》、《骨空论》、《缪刺论》。其中《决死生篇》、《宣明五气篇》、《经合论》(《真邪论》)、《调经论》、《移精变气论》、《汤液醪醴论》、《八正神明论》、《皮部论》、《缪刺论》九篇皆为"三部九候论"文献,构成了此两卷的主体部分。按《素问·病能论》"《金匮》者,决死生也",此两卷当为对古医经《金匮》之敷陈发挥。

卷三包括《阴阳离合论》、《十二藏相使》、《六节藏象论》、《阳明脉解》、《五藏举痛》(今本《举痛论》)、《长刺节论》。其中《阴阳离合论》《阳明脉解》皆论三阴三阳,依前论当为对古医经《阴阳》之敷陈发挥;《十二藏相使》《六节藏象论》《五藏举痛》皆论五脏藏象,依前论当为对古医经《五中》之敷陈发挥。卷三《阴阳别论》《经脉别论》《太阴阳明表里篇》依所论内容可入"阴阳"之部,卷四《五藏别论》则可入"五中"之部。

卷四包括《生气通天论》、《金匮真言论》、《阴阳别论》、《经脉别论》、《通评虚实论》、《太阴阳明表里篇》(今本《太阴阳明论》)、《逆调论》、《痿论》。其中《生气通天论》《金匮真言论》两篇"言气之通天",当为对古医经《上经》之敷陈发挥;《逆调论》《痿论》均引及《下经》之文,与《通评虚实论》同为"言病之变化",此三篇当为对古医经《下经》之敷陈发挥。

卷五包括《五藏别论》、《汤液醪醴论》(当移入第一卷)、《热论》、《刺热篇》、《评热病论》、《疟论》、《腹中论》、《厥论》(与第九卷同题篇名同实异)、《病能论》、《奇病论》。其中《热论》《评热病论》所论之热病,《疟论》之疟病及《厥论》之厥病,皆依三阴三阳六经辨证分型,似即"得以四时死"之"恒病";而《腹中论》《病能论》《奇病论》三篇所论皆为"不得以四时死"之"奇病"。故此卷之主体内容,当为对古医经《奇恒》之敷陈发挥。

卷六包括《脉要精微论》、《玉机真藏论》、《刺疟篇》、《刺腰痛篇》、《刺齐论》、《刺禁论》(含今本《宝命全形论》)、《刺志论》、《针解篇》、《四时刺逆从论》(内容系卷八《痹论》错简于此,篇目重见于第一卷)。其中《刺疟篇》《刺腰痛篇》《刺齐论》《刺禁论》《刺志论》《针解篇》《四时刺逆从论》七篇皆论刺法,构成了此卷的主体部分,当为对古医经《刺法》之敷陈发挥。卷二《长刺节论》、卷四《刺热篇》,亦可入"刺法"之部。

卷六之《脉要精微论》《玉机真藏论》，与卷一《平人气象论》《藏气法时论》，均涉及四时脉法或四时五脏相应。按《素问·病能论》"《揆度》者，切度之也。……所谓揆者，方切求之也，言切求其脉理也；度者，得其病处，以四时度之也"，以上诸篇当为对古医经《揆度》之敷陈发挥。

卷七佚，内容稍后再议。

卷八包括《痹论》、《水热穴论》、《从容别白黑》（今本《示从容论》）、《论过失》（今本《疏五过论》）、《方论得失明著》（今本《征四失论》）、《阴阳类论》、《四时病类论》（含今本《阴阳类论》部分与《著至教论》部分）、《方盛衰论》（含今本《著至教论》部分）、《方论解》（今本《解精微论》）。其中《从容别白黑》《论过失》《方论得失明著》《阴阳类论》《四时病类论》《方盛衰论》《方论解》七篇依托雷公与黄帝问答，显系同一组文献，内容提及上述全部古医经（除《金匮》外），对其进行综述与总结。

卷九包括《上古天真论》《四气调神大论》《阴阳应象大论》《五藏生成篇》《异法方宜论》《咳论》《风论》《厥论》《大奇论》《脉解篇》。其中《上古天真论》《四气调神大论》《阴阳应象大论》《五藏生成篇》分别对养生、四时、阴阳五行、藏象理论进行总结；《咳论》、《风论》、《厥论》（与卷五《厥论》合并）及卷七之《痹论》，分别系统论述咳嗽、风病、厥证、痹证之病因病机、证候治法，并按脏腑、六经予以辨证分型。以上八篇为《素问》诸篇之中理论表述最为充实完善的篇章，当属最晚成之作。而《异法方宜论》论及四方医学之所从来——"砭石者，亦从东方来""毒药者，亦从西方来""灸焫者，亦从北方来""九针者，亦从南方来""导引按蹻者，亦从中央出也"，最终提出"故圣人杂合以治，各得其所宜。故治所以异而病皆愈者，得病之情，知治之大体也"，似为全书之总序，而置于书末者。至于《大奇论》系对"扁鹊脉法"之摘录，《脉解篇》系解《阴阳十一脉灸经》（或其后来之古"脉书"而早于《灵枢·经脉》者）之著作，疑为原编者或后人附录于此者。

余者尚有卷一之《诊要经终论》，卷二之《标本病传论》《气穴论》《气府论》《骨空论》及卷八之《水热穴论》六篇似无归属。前论已云《诊要经终论》《标本病传论》两篇均为与他篇重出之篇章，可置而勿论；而《气穴论》《气府论》《骨空论》《水热穴论》四篇皆为论腧穴之篇章，可归为一组。

将以上分组与《素问》所引之古医经名相对照，除《五色》《终始》别见于《灵枢》外，《金匮（决死生）》《阴阳》《五中》《上经》《下经》《揆度》《奇恒》《刺法》之分组恰与全元起本分卷情况大致相当(参见表 10‐1)。所余唯《大要》一种。考《素问》第七卷佚失久矣,王冰以"七篇大论"补之,仍缺之两篇王冰存其目曰《刺法论》《本病论》,后人遂据此以造出《素问遗篇》。然据以上分组,"刺法"之论实存于全元起本卷六,合计九篇,恐未有亡失。所亡失者则《大要》一卷也,而《大要》所论正含运气学说,故王冰所补,虽非原帙,然实有渊源也。新校正喻之为"《周官》亡'冬官',以《考工记》补之",不亦宜乎!

表 10‐1　全元起本《素问》与古医经对照表

古医经	全元起本《素问》篇目	篇　数
《金匮》(决死生)	《决死生篇》《宣明五气篇》《经合论》《(真邪论)》《调经论》《移精变气论》《汤液醪醴论》《八正神明论》《皮部论》《缪刺论》	合计九篇
《阴阳》	《阴阳离合论》《阳明脉解》《阴阳别论》《经脉别论》《太阴阳明表里篇》	合计九篇
《五中》	《十二藏相使》《六节藏象论》《五藏举痛》《五藏别论》	
《上经》	《生气通天论》《金匮真言论》	合计五篇
《下经》	《通评虚实论》《逆调论》《痿论》	
《揆度》	《脉要精微论》《玉机真藏论》《平人气象论》《藏气法时论》	合计十一篇
《奇恒》	《热论》《评热病论》《疟论》《厥论》《奇病论》《腹中论》《病能论》	
《刺法》	《长刺节论》《刺热篇》《刺疟篇》《刺腰痛篇》《刺齐论》《刺禁论》《刺志论》《针解篇》《四时刺逆从论》	合计九篇
《大要》	卷七(佚)?	
雷公—黄帝问答	《从容别白黑》《论过失》《方论得失明著》《阴阳类论》《四时病类论》《方盛衰论》《方论解》	合计七篇
晚出成熟篇章	《上古天真论》《四气调神大论》《阴阳应象大论》《五藏生成篇》《咳论》《风论》《厥论》《痹论》《异法方宜论》(后序)	合计九篇
腧穴类	《气穴论》《气府论》《骨空论》《水热穴论》	
重出	《诊要经终论》《标本病传论》	
附录	《大奇论》《脉解篇》	

至此,我们方可真正理解皇甫谧《甲乙经序》所云"比按仓公传,其学皆出于《素问》,论病精微"的意义所在——正是因为仓公所传"黄帝、扁鹊之脉书",同样是《素问》成书的基础,而这一事实在皇甫谧时代可由尚存于世的《别录》《七略》之著录得知。由此推之,笔者颇为怀疑"金匮(决死生)、阴阳、五中、上经、下经、揆度、奇恒、刺法、大要"等很可能即同于《汉书·艺文志》所载"《黄帝内经》十八卷"的卷目,为皇甫谧所见,因此他才会断言"今有《针经》九卷,《素问》九卷,二九十八卷,即《内经》也"。由上文所述扁鹊论"三阴三阳"与《素问·阴阳别论》之不同,似乎显示当时所传"扁鹊之书"与"黄帝之书"恐有名同而实异者,如《墨子》一篇分上、中、下而传。

由上可知,今本《素问》应为原本《黄帝内经》之九篇内容推衍、发挥而成(《灵枢》同例),即如《素问·离合真邪论》云"因而九之"。换言之,今本《素问》实则包含了原本《黄帝内经》之"经",以及后来附经之"传",于笔者所校《生气通天论》之例可证。其仍可称"黄帝内经",则如"周易"本为《易经》之名,后经、传并行,仍沿用其名是也。正如业师柳长华先生所指出的,今本《素问》增加了"传训诂"的内容:"古代医学的传承,也同'经学'的传承一样,是师徒相授的,经书要有经师来传授,医经也是由老师来讲解传授,一代传一代,学者们传训诂而已。所以,许多文献就以问答的形式记录下来了。如《汉书·儒林传》中说:'申公独以《诗经》为训故以教。'又《汉书·刘歆传》说:'初《左氏传》多古字古言,学者传训诂而已。'《史记·仓公传》中记载仓公受学,说仓公以阳庆为师,学习黄帝、扁鹊之脉书,'受读解验之,可一年所'。读解,即训诂之义。所以,如《素问》《灵枢》《难经》等,不可能是初时纂集的面貌。"①

《汉书·艺文志》说当时经师之学风:"后世经传既已乖离,博学者又不思多闻阙疑之义,而务碎义逃难,便辞巧说,破坏形体;说五字之文,至于二三万言。后进弥以驰逐,故幼童而守一艺,白首而后能言。"②经师讲解经书,五字之文能说至二三万言。比照之下,医经一篇衍为九篇,合九卷八十一篇,亦不足怪也。

---

① 柳长华《〈汉书·艺文志〉医经著录研究》,《山东中医药大学学报》1999 年第 3 期,第 137—141 页。

② 〔汉〕班固《汉书·艺文志》,第 1723 页。

(二)《灵枢》各篇之分组

再来重温一下皇甫谧《甲乙经序》中有关《灵枢》的论述:"黄帝咨访岐伯、伯高、少俞之徒,内考五脏六腑,外综经络血气色候,参之天地,验之人物,本性命,穷神极变,而针道生焉。其论至妙,雷公受业,传之于后。"岐伯、伯高、少俞、雷公(另外还有一位少师,皇甫谧略而未提),均是见于《灵枢》一书中的依托人物;其他人物皆以黄帝老师的身份出现,唯独雷公是以后学晚辈的面目,故皇甫谧云"雷公受业,传之于后",但是这种依托的关系并不能显示其成篇的真实先后次序。相反,依据上文的分析,托名岐伯的文献往往显示出晚成的痕迹,而且可以发现原本托名扁鹊、伯高者,后被易之以岐伯的情况。由此,我们可以依据《灵枢》依托人物的情况,对其进行分组研究(参第一章表 1-1)。

皇甫谧又云:"《九卷》是原本《经脉》,其义深奥,不易觉也。"皇甫谧既云"不易觉也",显示《灵枢》(即《九卷》)的篇卷内容不似《素问》清晰,不易把握其要领及内涵,这可能与《灵枢》成书较早、整理未竟全功有关。然皇甫谧仍指出其书实际上是"原本《经脉》",由马王堆、张家山出土的简帛古脉书,以及《经脉》对这些古经脉文献的整理加工可以看出,此类经脉文献确实如《汉书·艺文志》"医经家"小序所云,是古代医经类著作的核心内容。且如前所述,九卷本《灵枢》第二卷(今本之第十篇至第十八篇)包括《经脉》《经别》《经水》《经筋》《骨度》《五十营》《营气》《脉度》《营卫生会》等篇,围绕《经脉》进行全面阐发,构成了对中医经脉理论的完整阐述。

《灵枢》另一方面的核心内容,则是"九针"及其阐释类文献(详见附录四),其内容主要是论述针刺的器具与刺法。经脉与九针一言理,一言术,共同构成了《针经》(《灵枢》原名)的主体。

然《灵枢》一书历代失于校理,其篇卷分合至今存在很大问题。常见一篇中数个主题,不相联属;或一篇未尽之义,复出于他篇。即使是较早成篇的篇章,亦混入晚出之内容,如《九针十二原》合早期经典"九针"与后出的"十二原"内容为一;《根结》前言三阴三阳经脉,不提手足,而后文又掺入手足三阳经的内容。前后文义抵牾之处亦甚多,如《本输》前言"十二经络",而后文仅述及十一经脉,名为"手少阴经"者实为"手厥阴经"(心主之脉)。如此种种,皆说明《灵枢》之讹误甚多,不易整理。加之缺乏如《素问》全元起本这样真正的古传本作为版本依据,故本书对于《灵枢》之成篇研究,只得浅尝辄止,示其大略而已,留待日后详考。

四、《黄帝内经》成编之时代坐标

(一) 春秋至两汉医学学术年表

综观近年来关于《黄帝内经》(今传《素问》与《灵枢》)整体成书时代的种种意见,其上限未有早于战国以前者,下限则不会晚于东汉以后(不包括"七篇大论")。故将春秋以来至两汉八百四十年间有关医学的学术事件列成简表,以资研考《内经》成书之年代——

春秋鲁成公十年(前 581 年) 秦医医缓为晋景公诊病,认为病入膏肓,针药不治。①

春秋鲁昭公元年(前 541 年) 秦医医和为晋平公诊病,论"六气致病"。②

春秋晋定公十一年(前 501 年) 扁鹊诊赵简子疾。③

战国魏文侯时(前 445—前 396 年) 扁鹊答魏文侯。④

---

① 《左传·成公十年》:晋侯梦大厉……公觉,召桑田巫。巫言如梦。公曰:"何如?"曰:"不食新矣。"公疾病,求医于秦。秦伯使医缓为之。未至,公梦疾为二竖子,曰:"彼,良医也,惧伤我,焉逃之?"其一曰:"居肓之上、膏之下,若我何?"医至,曰:"疾不可为也,在肓之上、膏之下,攻之不可,达之不及,药不至焉,不可为也。"公曰:"良医也。"厚为之礼而归之。(杨伯峻《春秋左传注》(修订本),北京:中华书局,1990,第 849—850 页)

② 《左传·昭公元年》:晋侯求医于秦,秦伯使医和视之,曰:"疾不可为也,是谓近女室,疾如蛊。非鬼非食,惑以丧志。良臣将死,天命不佑。"公曰:"女不可近乎?"对曰:"节之。先王之乐,所以节百事也……天有六气,降生五味,发为五色,征为五声。淫生六疾。六气曰阴、阳、风、雨、晦、明也,分为四时,序为五节,过则为灾:阴淫寒疾,阳淫热疾,风淫末疾,雨淫腹疾,晦淫惑疾,明淫心疾。女,阳物而晦时,淫则生内热惑蛊之疾。今君不节、不时,能无及此乎?"(杨伯峻《春秋左传注》(修订本),第 1221—1222 页)

③ 《史记·赵世家》:赵简子疾,五日不知人,大夫皆惧。医扁鹊视之,出,董安于问。扁鹊曰:"血脉治也,而何怪!在昔秦缪公尝如此,七日而寤。……今主君之疾与之同,不出三日疾必间,间必有言也。"居二日半,简子寤。语大夫曰……董安于受言而书藏之。以扁鹊言告简子,简子赐扁鹊田四万亩。(〔汉〕司马迁《史记》,第 1786—1787 页)

④ 《鹖冠子·世贤》:(庞)煖曰:"王独不闻魏文王之问扁鹊耶?曰:'子昆弟三人,其孰最善为医?'扁鹊曰:'长兄最善,中兄次之,扁鹊最为下。'魏文侯曰:'可得闻邪?'扁鹊曰:'长兄于病视神,未有形而除之,故名不出于家。中兄治病,其在毫毛,故名不出于闾。若扁鹊者,镵血脉,投毒药,副肌肤,间而名出闻于诸侯。'魏文侯曰:'善。使管子行医术以扁鹊之道,曰桓公儿能成其霸乎!'……"(黄怀信《鹖冠子校注》,北京:中华书局,2014,第 322—323 页)

战国齐桓公午十八年(前 357 年)　扁鹊(秦越人)诊齐桓侯疾。①

战国赵武灵王时(前 326—前 299 年)　扁鹊(秦越人)过邯郸,②为带下医;救赵王太子。③

战国秦武王时(前 310—前 306 年)　扁鹊(秦越人)入咸阳,为小儿医;诊秦武王疾;④秦太医令李醯使人刺杀之。

战国齐宣王时(前 319—前 301 年)　立稷下学官,⑤位于齐国国都临淄的稷门附近。⑥

秦始皇八年(前 239 年)　秦相吕不韦及其门人纂成《吕氏春秋》。⑦

秦始皇二十六年(前 221 年)　秦王嬴政统一天下,号曰始皇帝,采用邹衍"五德终始"之说,以秦为水德,改正朔,易服色,民称"黔首",统一文字与

---

①　《史记·扁鹊仓公列传》【索隐】案:傅玄曰:"是时齐无桓侯。"裴骃云:"谓是齐侯田和之子桓公午也。"盖与赵简子颇亦相当。【考证】梁玉绳曰:"赵简子卒时至齐桓公午立,凡九十三年,何鹊之寿耶?《文选·养生论》李善注言'《史记》自为舛错'。《新序·二》仍《史》。《韩子·喻老》讹作'蔡'。"(〔汉〕司马迁《史记》,第 2793 页)

②　《史记·赵世家》:敬侯元年(前 386 年)……赵始都邯郸。(〔汉〕司马迁《史记》,第 1798 页)

③　《韩诗外传》卷十第九章:"扁鹊过虢侯,世子暴病而死。"校云:"《说苑·辨物篇》'虢'作'赵',下云'赵王太子暴疾而死'。案是时虢亡已久矣,作'赵'是也。"(《韩诗外传集释》,北京:中华书局,1980,第 345 页)按:既称"赵王",当在魏、韩、赵、燕、中山"五国相王"(前 323 年)之后,在赵国即赵武灵王三年之后。

④　《战国策·秦二》:医扁鹊见秦武王,武王示之病,扁鹊请除。左右曰:"君之病,在耳之前,目之下,除之未必已也,将使耳不聪,目不明。"君以告扁鹊。扁鹊怒而投其石:"君与知之者谋之,而与不知者败之,使此知秦国之政也,则君一举而亡国矣。"(范祥雍《战国策笺证》(上),上海古籍出版社,2006,第 250 页)

⑤　徐干《中论·亡国》:齐宣王立稷下之官(宫),设大夫之号,招致贤人而尊宠之。(见:孙启治《中论解诂》,北京:中华书局,2014,第 341-342 页);《史记·田敬仲完世家》:宣王喜文学游说之士,自邹衍、淳于髡、田骈、接舆、慎到、环渊之徒七十六人,皆赐列第,为上大夫,不治而议论。是以齐稷下学士复盛,且数百千人。(〔汉〕司马迁《史记》第 1895 页);《史记·孟子荀卿列传》:于是齐王嘉之,自如淳于髡以下,皆命曰列大夫,为开第康庄之衢,高门大屋,尊宠之。览天下诸侯宾客,言齐能致天下贤士也。(〔汉〕司马迁《史记》第 2346 页)

⑥　据央视新闻 2022 年 2 月 19 日报道,记者从 2 月 18 日召开的山东省 2021 年度田野考古工作汇报会上获悉,经过近五年考古发掘,稷下学宫遗址基本确定。位于山东省淄博市临淄区齐都镇小徐村西的齐故城小城西门外建筑基址群,被基本认定为稷下学宫遗址。

⑦　《吕氏春秋·序意》:维秦八年,岁在涒滩,秋,甲子朔,朔之日,良人请问《十二纪》。文信侯曰:尝得学黄帝之所以诲颛顼矣:"爰有大圜在上,大矩在下,汝能法之,为民父母。"盖闻古之清世,是法天地。凡《十二纪》者,所以纪治乱存亡也,所以知寿夭吉凶也。上揆之天,下验之地,中审之人,若此则是非可不可无所遁矣。(许维遹《吕氏春秋集释》,第 273—274 页)

度量衡。①

秦始皇二十八年(前 219 年)　秦始皇首次东巡郡县，南登琅琊，筑琅琊台，并刻石颂德。② 信方士徐福之言，遣其率童男、童女数千人入海求仙。③

秦始皇三十二年(前 215 年)　秦始皇登临碣石并刻石，并使方士求访仙药。④ 里耶秦简中即可见"都乡黔首毋良药芳草""琅邪献昆隃五杏药"等公文汇报。⑤

秦始皇三十四年(前 213 年)　采纳丞相李斯奏议，焚毁六国史记，禁绝民间之《诗》、《书》、百家语，所不禁者唯医药、卜筮、种树之书；规定以古非今者灭族，欲学法令者以吏为师。⑥

汉高祖七年(前 200 年)　叔孙通为汉朝作礼仪。⑦

汉惠帝四年(前 191 年)　除秦始皇《挟书律》。⑧

汉吕后二年(前 186 年)以后　张家山二四七号汉墓墓主人去世，随葬有《脉书》《引书》。⑨

汉吕后八年(前 180 年)　齐太仓长淳于意拜公乘阳庆为师。⑩

汉文帝三年(前 177 年)　淳于意师从阳庆三年，阳庆去世。⑪

---

① 《史记·秦始皇本纪》：始皇推终始五德之传，以为周得火德，秦代周德，从所不胜。今水德之始，改年始，朝贺皆自十月朔。衣服旄旌节旗皆上黑。数以六为纪，……更名河曰德水，以为水德之始。刚毅戾深，事皆决于法，刻削毋仁恩和义，然后合五德之数。……更名民曰"黔首"。……一法度衡石丈尺，车同轨，书同文。(〔汉〕司马迁《史记》，第 237—239 页)

② 《史记·秦始皇本纪》：南登琅邪，大乐之，留三月。乃徙黔首三万户琅邪台下，复十二岁。作琅邪台，立石刻，颂秦德，明得意。(〔汉〕司马迁《史记》，第 244 页)

③ 《史记·秦始皇本纪》：既已，齐人徐市等上书，言海中有三神山，名曰蓬莱、方丈、瀛洲，仙人居之。请得斋戒，与童男女求。于是遣徐市发童男女数千人，入海求仙人。(〔汉〕司马迁《史记》，第 247 页)

④ 《史记·秦始皇本纪》：三十二年，始皇之碣石，使燕人卢生求羡门、高誓。……因使韩终、侯公、石生求仙人不死之药。(〔汉〕司马迁《史记》，第 252 页)

⑤ 新华社长沙 2017 年 12 月 22 日《千年简牍透露秦始皇"求仙问药"之谜》。

⑥ 〔汉〕司马迁《史记·秦始皇本纪》，第 255 页。

⑦ 〔汉〕司马迁《史记·刘敬叔孙通列传》，第 2722—2723 页。

⑧ 〔汉〕司马迁《汉书·惠帝纪》，第 90 页。

⑨ 江陵张家山二四七号墓出土汉初十七年历谱，此谱起自汉高祖五年，至高后二年。(黄一农《江陵张家山出土汉初历谱考》，《考古》2002 年第 1 期，第 64—87 页)

⑩ 《史记·扁鹊仓公列传》：得见临菑元里公乘阳庆。庆年七十余，意年事之。【集解】徐广曰："意年三十六。"(〔汉〕司马迁《史记》，第 2796 页)

⑪ 《史记·扁鹊仓公列传》：师事阳庆三年所，即尝已为人治，诊病决死生，有验，精良。所受师方适成，师庆死。(〔汉〕司马迁《史记》，第 2796 页)

汉文帝十二年（前 168 年） 马王堆三号墓主轪侯利苍之子入葬，随葬有大量简帛古书，其中包括医书 14 种。①

汉文帝十二年至汉景帝中元六年（前 168—前 144 年） 梁孝王刘武建造东苑、清泠台（其名见于《灵枢·大惑论》），招延四方豪杰及游说之士。②时枚乘游梁，作《七发》以谏孝王。③

汉文帝十三年（前 167 年） 五月，淳于意有罪当刑，被捕后押送长安；其少女缇萦随父至长安，上书代父求情，文帝怜之，下诏废除肉刑。④

汉文帝后元三年（前 161 年） 齐孝王刘将闾入朝，⑤淳于意从之长安，为成开方、公乘项处等诊病。⑥

汉文帝时（前 180—前 157 年） 文帝闻济南伏生能治《尚书》，因伏生年老不能行，于是诏晁错前往受学。⑦

汉景帝末（后元元年至三年，前 143—前 141 年） 文翁为蜀郡守，修起学官于成都市中，由是蜀地学于京师者比于齐鲁。至武帝时天下郡国皆立学校官，自文翁为之始。⑧ 绵阳永兴双包山二号墓、成都天回镇老官山三号墓的墓葬年代大约为景、武时期，前者出土有经脉漆雕木俑，⑨后者出土有医简和髹漆经脉人像。⑩

---

① 长沙马王堆三号墓出土的一件木牍，有"十二年十二月乙巳朔戊辰"字样。（湖南省博物院，湖南省文物考古研究所《长沙马王堆二、三号汉墓》第一卷：田野考古发掘报告，北京：文物出版社，2004，第 43 页、第 237 页）

② 《史记·梁孝王世家》：于是孝王筑东苑，方三百余里。广睢阳城七十里。大治宫室，为复道，自宫连属于平台三十余里。……招延四方豪桀，自山以东游说之士。（〔汉〕司马迁《史记》，第 2083 页）《水经注》卷二十四"睢水"：池东又有一台，世谓之清泠台。……梁王与邹（阳）、枚（乘）、司马相如之徒，极游于其上（按：指平台）。（陈桥驿《水经注校证》，北京：中华书局，2007，第 568—569 页）

③ 《文选》卷二十四《七发》张铣注：孝王时，（枚乘）恐孝王反，故作《七发》以谏之。七者，少阳之数，欲发阳明于君也。（《日本足利学校藏宋刊明州本六臣注文选》，北京：人民文学出版社，2008，第 524 页）

④ 〔汉〕司马迁《史记·孝文本纪》，第 427 页；〔汉〕司马迁《史记·扁鹊仓公列传》，第 2795 页；何爱华《淳于意生平事迹辨证》，《文献》1988 年第 2 期，第 102—113 页。

⑤ 〔汉〕司马迁《史记·汉兴以来诸侯王年表》，第 837 页。

⑥ 〔汉〕司马迁《史记·扁鹊仓公列传》，第 2814 页。仓公所诊安阳武都里成开方、安陵阪里公乘项处，其里籍安阳属汉中郡，安陵属太常郡（右扶风），皆在长安周边。

⑦ 〔汉〕司马迁《史记·儒林列传》，第 3124 页。

⑧ 〔汉〕班固《汉书·循吏传》，第 3625—3626 页。

⑨ 四川省文物考古研究院，绵阳博物馆《绵阳双包山汉墓》，北京：文物出版社，2006，第 144—146 页。

⑩ 成都文物考古研究所，荆州文物保护中心《成都天回镇老官山汉墓发掘简报》，《南方民族考古》第十二辑，2016，第 215—246 页。

汉武帝建元元年(前140年)　武帝初即位,好儒术,招贤良,赵绾、王臧等以儒学为公卿,欲仿古制,立明堂,朝诸侯,行巡狩、封禅、改历、易服之事。事未成而引发窦太后涉政,窦太后崇黄老而不好儒术,结果赵绾、王臧等人被迫自杀,所兴皆废。①

汉武帝建元二年(前139年)　淮南王刘安(前179年—前122年)入朝,献所作《内篇》(《淮南子》)。②

汉武帝建元二年至元朔三年(前139—前126年)　张骞第一次出使西域;元朔六年(前123年),因功被封"博望侯"。③

汉武帝元光元年(前134年)　武帝征召天下儒生入长安策问,董仲舒(前179年—前104年)作《天人三策》,提议"罢黜百家,表章六经"。④

汉武帝元朔五年(前124年)　武帝应公孙弘之奏议,为博士官置弟子,文学通经者可授官职。⑤

汉武帝元狩元年(前122年)　十一月,淮南王安、衡山王赐谋反,诛。党与死者数万人。⑥淮南有《枕中鸿宝苑秘书》,书言神仙使鬼物为金之术,及邹衍重道延命方,世人莫见,而刘向之父刘德武帝时治淮南狱得其书。⑦

汉武帝元狩四年至元鼎二年(前119—前115年)　张骞第二次出使西域。⑧两次出使,凿空西域,开辟东西方交通的道路,促进彼此间物质、文化的交流。

汉武帝元狩五年(前118年)⑨　司马相如病消渴去世,⑩临终遗书劝天

①　〔汉〕司马迁《史记·武帝本纪》,第452页。

②　〔汉〕司马迁《史记·淮南衡山济北王传》,第3082页;〔汉〕班固《汉书·淮南衡山济北王传》,第2145页。

③　〔汉〕班固《汉书·张骞李广利传》,第2687—2691页;余太山《张骞西使新考》,《西域研究》1993年第1期,第40—46页。

④　〔汉〕班固《汉书·董仲舒传》,第2523页。

⑤　〔汉〕司马迁《史记·儒林列传》,第3118—3119页;〔汉〕班固《汉书·武帝纪》,第171—172页。

⑥　〔汉〕班固《汉书·武帝纪》,第174页。

⑦　〔汉〕班固《汉书·楚元王传》,第1928—1929页。

⑧　〔汉〕班固《汉书·张骞李广利传》,第2691—2693页;余太山《张骞西使新考》,《西域研究》1993年第1期,第40—46页。

⑨　〔汉〕司马迁《史记·司马相如列传》:司马相如既卒五岁,天子始祭后土。【集解】徐广曰:"元狩五年也(按:此指相如卒年)。"(第3072页)

⑩　《西京杂记》卷二《相如死渴》:长卿素有消渴疾,及还成都,悦文君之色,遂以发痼疾。……卒以此疾至死。(《燕丹子 西京杂记》,北京:中华书局,1985,第11页)

子封禅。

汉武帝元鼎四年(前 113 年)　二月,中山靖王刘胜去世,随葬品中有金、银医针和"医工"铜盆。①

汉武帝太初元年(前 104 年)　武帝应公孙卿、壶遂、司马迁等之奏议,召司马迁等人,用邓平、唐都、落下闳之法,共造《太初历》。②

汉武帝天汉三年(前 98 年)　司马迁(约前 145—约前 90)遭李陵之祸,撰《太史公自序》。③

汉武帝后元二年(前 87 年)　二月,武帝行幸盩厔(今陕西周至)五柞宫时病笃;乙丑,立皇子弗陵为皇太子;丁卯,崩。④ 享寿七十岁,在位五十四年。甘肃玉门花海汉代烽燧遗址中,出土一件西汉七棱木觚,抄录有一份皇帝临终给皇太子的遗诏,被认为是"汉武帝遗诏"。⑤

汉昭帝始元六年(前 81 年)　诏丞相、御史与所举贤良、文学共议盐铁专营等经济民生政策,后由桓宽辑成《盐铁论》。⑥

汉昭帝元平元年(前 74 年)　四月,昭帝崩,昌邑王刘贺在权臣霍光主使下被征召为帝,即位仅二十七日便遭废黜。⑦

汉宣帝本始三年(前 71 年)　女医淳于衍在霍光夫人霍显指使下,趁皇后许平君分娩后体弱,以附子合丸药中将其毒死。⑧

---

① 中国社会科学院考古研究所,河北省文物管理处《满城汉墓发掘报告》(上),北京:文物出版社,1980,第 336—343 页。

② 〔汉〕班固《汉书·律历志上》,第 974—976 页。

③ 〔汉〕司马迁《史记·太史公自序》,第 3300 页。

④ 〔汉〕班固《汉书·武帝纪》,第 211 页。

⑤ 董珊重释遗诏文字如下:"制诏皇大(太)子:朕〈朕〉臘〈体〉不安,今将绝矣!兴〈与〉地合同,众(终)不复起。谨视皇大〈天〉之笥〈祠〉,加曾(增)朕〈朕〉在,善禺(遇)百姓,赋敛以理;存贤近圣,必听諙(谏)士。尧舜奉死,自致天子。胡佟(亥)自次(恣),威(灭)名绝纪。审察朕〈朕〉言,众(终)身毋久(疚)。苍苍之天,不可得久视,堂堂之地,不可得久履。道此绝矣!吉〈告〉后世及其孙子:忽=(忽忽)锡=(锡锡—惕惕),恐见故主。毋责天地,更亡更在。太〈去〉如舒(舍)庐,下敦闾里。人固当死,慎毋敢娸(忌)。"并讨论了诏书的历史背景和年代,认为应是汉文帝给汉景帝的遗诏。(董珊《玉门花海七棱觚校释》,《出土文献》2020 年 4 月,第 101—122 页)

⑥ 王利器校注《盐铁论校注》卷一《本议》,北京:中华书局,1992,第 1 页。

⑦ 〔汉〕班固《汉书·宣帝纪》,第 238 页;〔汉〕班固《汉书·武五子传》,第 2764—2765 页。

⑧ 《汉书·外戚传上》:霍光夫人显欲贵其小女,道无从。明年,许皇后当娠,病。女医淳于衍者,霍氏所爱,尝入宫侍皇后疾。……皇后免身后,衍取附子并合大医大丸以饮皇后。有顷曰:"我头岑岑也,药中得无有毒?"对曰:"无有。"遂加烦懑,崩。(〔汉〕班固《汉书》,第 3966 页)

汉宣帝元康三年(前 63 年) 诏封刘贺为海昏侯。四月,刘贺前往豫章郡海昏县(今江西省南昌市新建区)就国。① 神爵三年(前 59 年),刘贺去世。② 其墓位于今南昌市新建区大塘坪乡观西村老裘村民小组东北约 500 米的墎墩山上,出土有车马、刘贺玉印、房中书、医工漆盘和中药辅料炮制品等。③

汉宣帝五凤二年(前 56 年) 刘向献《淮南枕中鸿宝苑秘》之方,试之不验,坐铸伪黄金当伏法,后得赦减罪。④

汉宣帝甘露三年(前 51 年) 宣帝诏诸儒于石渠阁讲议《五经》同异,辑成《石渠议奏》(《石渠论》)。⑤ 初立《穀梁春秋》,征刘向受《穀梁》,讲论《五经》於石渠。⑥

汉成帝建始二年(前 31 年) 纳丞相匡衡、御史大夫张谭之议,令供奉内廷之候神方士使者副佐、本草待诏七十余人皆归家。⑦

汉成帝河平三年(前 26 年) 成帝诏光禄大夫刘向(约前 77—前 6)校经传、诸子、诗赋,步兵校尉任宏校兵书,太史令尹咸校数术,侍医李柱国校方技。⑧

汉成帝时至哀、平之世(前 32—5 年) 外戚王氏宾客为盛,楼护为京兆吏,出入五侯之门,后官至广汉太守。楼护出身齐医世家,少时曾习医经、本草、方术。⑨

---

① 〔汉〕班固《汉书·宣帝纪》,第 257 页;〔汉〕班固《汉书·武五子传》,第 2769 页。

② 〔汉〕班固《汉书·王子侯表下》,第 493 页。

③ 杨军,徐长青《南昌市西汉海昏侯墓》,《考古》2016 年第 7 期,第 45—62 页;魏嘉臻,管理《海昏侯医工盘铭文小释》,《南方文物》2019 年第 6 期,第 170—171 页;彭华胜,徐长青,袁嫒等《最早的中药辅料炮制品:西汉海昏侯墓出土的木质漆盒内样品鉴定与分析》,《科学通报》2019 年第 9 期,第 935—947 页。

④ 《汉书·楚元王传》:上复兴神仙方术之事,而淮南有《枕中鸿宝苑秘书》……更生幼而读诵,以为奇,献之,言黄金可成。上令典尚方铸作事,费甚多,方不验。上乃下更生吏,吏劾更生铸伪黄金,系当死。更生兄阳城侯安民上书,入国户半,赎更生罪。上亦奇其材,得逾冬减死论。(〔汉〕班固《汉书》,第 1928—1929 页);钱穆《刘向、歆父子年谱》,《两汉经学今古文平议》,北京:商务印书馆,2001,第 21—22 页。

⑤ 《汉书·宣帝纪》:甘露三年……诏诸儒讲《五经》同异,太子太傅萧望之等平奏其议,上亲称制临决焉。乃立梁丘《易》、大小夏侯《尚书》、穀梁《春秋》博士。(〔汉〕班固《汉书》,第 272 页)

⑥ 〔汉〕班固《汉书·楚元王传》,第 1929 页;钱穆《刘向、歆父子年谱》,第 23—25 页。

⑦ 〔汉〕班固《汉书·郊祀志下》,第 1257—1258 页。

⑧ 〔汉〕班固《汉书·艺文志》,第 1701 页;钱穆《刘向、歆父子年谱》,第 43 页。

⑨ 《汉书·游侠传·楼护传》:楼护字君卿,齐人。父世医也,护少随父为医长安,出入贵戚家。护诵医经、本草、方术数十万言,长者咸爱重之,共谓曰:"以君卿之材,何不宦学乎?"由是辞其父,学经传,为京兆吏数年,甚得名誉。(〔汉〕班固《汉书》,第 3699 页、3706—3708 页)

汉哀帝建平元年(前 6 年)　刘歆(约前 50 年—23 年)请立古文经学于学官,移书责让太常博士。①

汉哀帝建平四年(前 3 年)　刘歆子承父业,撰成《七略》。②

汉平帝元始四年(4 年)　王莽(前 45 年—23 年)奏起明堂、辟雍、灵台,为学者筑舍万区,作市、常满仓,制度甚盛……网罗天下异能之士,至者前后千数,皆令记说廷中,将令正乖缪,一异说云。③

汉平帝元始五年(5 年)　羲和刘歆等四人使治明堂、辟雍;征天下通知方术、本草者诣京师。④

王莽始建国元年(9 年)　王莽下诏封黄帝、少昊、颛顼、帝喾、帝尧、帝舜、夏禹、皋陶、伊尹等古帝先圣之后皆为公侯。⑤ 征召天下通晓律历的学者百余人,在"羲和"刘歆主持下,系统整理前代的度量衡制度,形成与律、历之数合一的度量衡理论,规定度量衡的各级单位名称及进位关系⑥,并制造度量衡标准器颁行天下,实现统一度量衡的改革。⑦

王莽始建国二年(10 年)　王莽崇信神仙,大兴淫祀,依方士之言,于宫殿中起八风台,种五粱禾。⑧

王莽天凤三年(16 年)　翟义党王孙庆捕得,莽使太医、尚方与巧屠共刳剥之,量度五脏,以竹莛导其脉,知所终始,云可以治病。⑨

---

① 〔汉〕班固《汉书·楚元王传》附《刘歆传》,第 1967—1972 页;钱穆《刘向、歆父子年谱》,第 54 页。

② 曹之《中国古籍编撰史》,武汉:武汉大学出版社,1999,第 55 页。

③ 〔汉〕班固《汉书·王莽传上》,第 4069 页;钱穆《刘向、歆父子年谱》,第 101—105 页。

④ 《汉书·平帝纪》:征天下通知经、古记、天文、历算、钟律、小学、史篇、方术、本草及以《五经》《论语》《孝经》《尔雅》教授者,在所为驾一封轺传,遣诣京师。至者数千人。(〔汉〕班固《汉书》,第 359 页)

⑤ 〔汉〕班固《汉书·王莽传中》,第 4105 页;钱穆《刘向、歆父子年谱》,第 129 页。

⑥ 《汉书·律历志》:至元始中王莽秉政,欲耀名誉,征天下通知钟律者百余人,使羲和刘歆等典领条奏,言之最详。(〔汉〕班固《汉书》,第 955 页)

⑦ 如新莽铜嘉量,其器以斛量为主体,圈足为斗量,左耳为升,右耳上为合,下为龠量。外壁正面有81 字总铭,背面分别刻斛、斗、升、合、龠量之径、深和容积,今藏台北"故宫博物院"(丘光明《新莽铜嘉量》,《中国质量技术监督》2001 年第 7 期,第 51 页);又如新莽铜丈和权衡标准器,有铜丈一(长度标准器)和铜权五(分别为一石、九斤、六斤、三斤和二钧)、衡杆一、秤钩一,共八件,制作精良,出土于甘肃定西县秤钩驿,现分藏于"台北故宫博物院"和国家博物馆(丘光明《新莽铜丈》《新莽铜权衡》,《中国质量技术监督》2001 年第 9 期,第 59 页)。

⑧ 《汉书·郊祀志下》:莽篡位二年,兴神仙事,以方士苏乐言,起八风台于宫中。台成万金,作乐其上,顺风作液汤。又种五粱禾于殿中,各顺色置其方面,先煮鹤髓、毒冒、犀玉二十余物渍种,计粟斛成一金,言此黄帝谷仙之术也。以乐为黄门郎,令主之。(〔汉〕班固《汉书》,第 1270 页)

⑨ 〔汉〕班固《汉书·王莽传中》,第 4145—4146 页。

汉光武帝中元元年(56 年) 光武帝初起明堂、灵台、辟雍,及北郊兆域。宣布图谶于天下。①

汉章帝建初四年(79 年) 章帝诏诸儒于白虎观讲议《五经》同异,仿效宣帝甘露年间石渠故事,作《白虎议奏》。后由班固(32—92 年)辑成《白虎通德论》(《白虎通义》)。②

汉和帝时(89—105 年) 郭玉为太医丞。郭玉少时师从程高,学习"方诊六微之技,阴阳不测之术"。程高及其师涪翁皆隐士。涪翁亡姓氏,因常渔钓于涪水而得号,著《针经》《诊脉法》传于世,后授于弟子程高。③

汉和帝永元十二年(100 年) 许慎(约 85—147 年)始作《说文解字》,至汉安帝建光元年(121 年)书成,遣子冲献书于帝。④

汉顺帝阳嘉年间(132—135 年) 张衡(78—139 年)上书论图谶虚妄,应予禁绝。⑤

汉桓帝延熹九年(166 年) 襄楷上书言及上琅邪宫崇所受干吉《太平清领书》(即《太平经》)事,谏宫中立黄老、浮屠之祠。后张角利用《太平经》发动黄巾起义。⑥

汉灵帝建宁四年(171 年) 郑玄(127—200 年)因党锢之祸而绝仕进,于是专心著述,杂糅今、古,会通经、纬,遍注群经,集汉代经学之大成。⑦

汉献帝永汉元年至初平元年(189—190 年) 黄琬任太尉时辟举华佗为官,华佗未应征。⑧

汉献帝建安二年(197 年) 张机(仲景)在襄阳见王粲(仲宣),谓其四

① 〔宋〕范晔《后汉书·光武帝纪下》,第 84 页。
② 〔宋〕范晔《后汉书·肃宗孝章帝纪》,第 137—138 页。
③ 〔宋〕范晔《后汉书·方术列传下》,第 2735 页。
④ 〔东汉〕许慎《说文解字叙》;〔东汉〕许冲《上说文解字表》,载《说文解字》卷十五下,北京:中华书局,1963,第 319—320 页。
⑤ 〔宋〕范晔《后汉书·张衡列传》,第 1911—1912 页。
⑥ 《后汉书·郎𫗴襄楷列传》:初,顺帝时,琅邪宫崇诣阙,上其师干吉于曲阳泉水上所得神书百七十卷,皆缥白素朱介青首朱目,号《太平清领书》。其言以阴阳五行为家,而多巫觋杂语。有司奏崇所上妖妄不经,乃收藏之。后张角颇有其书焉。(〔宋〕范晔《后汉书》,第 1082 页)
⑦ 〔宋〕范晔《后汉书·张曹郑列传》,第 1207—1208 页;王利器《郑玄年谱》,济南:齐鲁书社,1983,第 71 页。
⑧ 《三国志·魏书·华佗传》:沛相陈珪举孝廉,太尉黄琬辟,皆不就。(第 799 页)《后汉书·左周黄列传》:及董卓秉政,以(黄)琬名臣,征为司徒,迁太尉,更封阳泉乡侯。卓议迁都长安,琬与司徒杨彪同谏不从。……琬竟坐免。(〔晋〕陈寿《三国志》,第 2041 页)

十当眉落,眉落半年而死,令服五石汤。①

汉献帝建安三年(198 年) 华佗为广陵太守陈登治愈虫病,三年后(201 年)陈登病复发而死,卒年三十九,如华佗所预言。②

汉献帝建安十年(205 年)以前 张机(仲景)任长沙太守时,撰用《素问》《九卷》《八十一难》《阴阳大论》《胎胪药录》,论广《汤液经法》,编著《伤寒杂病论》。③

汉献帝建安十三年(208 年) 曹操幼子曹冲(仓舒)病死,曹操悔杀华佗。④

魏文帝黄初至明帝青龙三年(220—235 年) 魏太医令王叔和整理张仲景遗论。⑤

吴大帝赤乌二年(239 年) 吕广(博)为吴太医令,注《八十一难经》。⑥

魏高贵乡公甘露年间(256—259 年) 皇甫谧撰集《素问》《针经》《明堂》三部,成《针灸甲乙经》十二卷。⑦

---

① 皇甫谧《针灸甲乙经序》:仲景见侍中王仲宣,时年二十余。谓曰:"君有病,四十当眉落,眉落半年而死。"令含服五石汤可免。仲宣嫌其言忤,受汤勿服。居三日,仲景见仲宣,谓曰:"服汤否?"仲宣曰:"已服。"仲景曰:"色候固非服汤之诊,君何轻命也!"仲宣犹不信。后二十年果眉落,后一百八十七日而死,终如其言。(钱超尘《伤寒论文献通考》,北京:学苑出版社,1993,第2—3页)

② 《三国志·魏书·华佗传》:广陵太守陈登得病,胸中烦懑,面赤不食。佗脉之曰:"府君胃中有虫数升,欲成内疽,食腥物所为也。"即作汤二升,先服一升,斯须尽服之。食顷,吐出三升许虫,赤头皆动,半身是生鱼脍也,所苦便愈。佗曰:"此病后三期当发,遇良医乃可济救。"依期果发动,时佗不在,如言而死。(〔晋〕陈寿《三国志》,第801页)按《三国志·吕布传》附陈登传及裴松之注引《先贤行状》,陈登奉使到许都,被曹操任用为广陵太守,时在建安二年;建安四年击败孙策军进攻后,迁为东城太守(〔晋〕陈寿《三国志》,第229—230页)。故华佗诊陈登病,当在此期间。

③ 《伤寒杂病论序》:余宗族素多,向余二百。建安纪年以来,犹未十稔,其死亡者三分有二,伤寒十居其七。感往昔之沦丧,伤横夭之莫救,乃勤求古训,博采众方,撰用《素问》《九卷》《八十一难》《阴阳大论》《胎胪药录》,并平脉辨证,为《伤寒杂病论》,合十六卷。皇甫谧《针灸甲乙经序》:仲景论广伊尹《汤液》为十数卷,用之多验。(钱超尘《伤寒论文献通考》,第5—6页)

④ 《三国志·魏书·邓哀王冲传》:年十三,建安十三年疾病,太祖亲为请命。及亡,哀甚。(〔晋〕陈寿《三国志》,第580页)《三国志·魏书·华佗传》:及后爱子仓舒病困,太祖叹曰:"吾悔杀华佗,令此儿强死也。"(〔晋〕陈寿《三国志》,第803页)

⑤ 皇甫谧《针灸甲乙经序》:近代太医令王叔和撰次仲景遗论甚精,皆可施用。(钱超尘《伤寒论文献通考》,第10—16页)

⑥ 《太平御览》卷七二四引《玉匮针经》序:吕博少以医术知名,善诊脉论疾,多所著述。吴赤乌二年为太医令,撰《玉匮针经》,及注《八十一难经》,大行于代。(〔宋〕李昉《太平御览》,第3208页下)

⑦ 皇甫谧《针灸甲乙经序》:甘露中,吾病风加苦聋,百日方治,要皆浅近,乃撰集三部,使事类相从,删其浮辞,除其重复,论其精要,至为十二卷。(钱超尘《伤寒论文献通考》,第10—16页)

据上表所列,归纳与《黄帝内经》成书可能有关的问题如下:

(1)黄老道家之学始于战国末年(以《管子》为代表),曾于西汉初年兴盛一时(以《淮南子》为代表),于汉武帝"罢黜百家,独尊儒术"后转衰,渐与神仙方术合流;两汉之际,当权者王莽与学术权威刘向等均对黄老、神仙之术颇有兴趣,复兴一时;东汉以后开始发展为道教的前驱"黄老道",东汉末年得到统治阶层的崇信。以"黄帝"为标榜的《内经》,很可能成于以上几个时间段内。

(2)谶纬虽起源甚早,然大盛于东汉光武之后,其与经学的合流集中体现于《白虎通义》一书中,自张衡首度发难之后,魏晋隋唐屡遭禁绝,风光不再。因此,与谶纬有一定关联的"七篇大论"最有可能成于东汉时期。

(3)马王堆古医书的时代与仓公相近而略早,很可能与仓公所传之"黄帝、扁鹊之脉书"内容有重合。据我们考察,《内经》的医学水平要高于马王堆古医书和仓公时代的医学,而且《内经》成书的基础也包括了仓公所传之古医经。

(4)王莽时代曾进行过人体解剖实验,史有明文,有学者主张其对《灵枢》中《骨度》《脉度》《肠胃》等涉及计量解剖的篇章写成大有影响;并征召天下通方术、本草、律历的学者,整齐异说,统一度量衡,大兴八风、五行数术,故王莽时代当作为确定《内经》成书时代的一个重要坐标。

(5)东汉太医丞郭玉师祖涪翁所著《针经》《诊脉法》两书"传于世"。今本《黄帝内经》屡引之《针经》《九针》或即涪翁之著作。今本《素问》《灵枢》很可能是在继承涪翁《诊脉法》《针经》的基础上增益而成,合于医经"内外""上下"之分。

确定《内经》成书上下限的另一个关键,是理清《内经》与马王堆《黄帝书》、《淮南子》和《白虎通》的先后关系问题,笔者将于下文展开讨论。

(二)马王堆《黄帝书》与《黄帝内经》

马王堆帛书《老子》乙本卷前佚书,与《老子》甲、乙本同时首先发表。唐兰先生最早参加了这部分帛书的整理注释,并提出这四篇佚书是《汉志》所著录"道家"类之《黄帝四经》。但学界对此命名仍有争议,为便于称引,本书采用《黄帝书》之名。《黄帝书》和《老子》同抄,体现出道家"黄老合流"的特色。文献中常见的"黄老"之语,或即源于此。

《黄帝书》中的"循道""审时""守度"思想,对《黄帝内经》思维方法的形成有着显著的影响。① 如前所述,《素问·著至教论》"道上知天文,下知地理,中知人事,可以长久"一语,正是对《十大经·前道》"治国固有前道,上知天时,下知地利,中知人事"这一主题句的引述,且体现了《上经》"通天"的思想;《黄帝书》"天道环周"的思想,为《黄帝内经》"营卫周行"以至"经脉连环"的理论构建提供了基础。而《十大经·称》:"奇从奇,正从正,奇与正,恒不同廷。"②《经法·道法》:"使民之恒度,去私而立公。变恒过度,以奇相御。正、奇有立(位),而名□弗去。"③讨论了正(恒)、奇两种方法的辩证关系,并特别提到了"度"的概念,很可能是《内经》所引古医书《揆度》《奇恒》的理论来源。此外,《黄帝书》托名黄帝君臣问答的体例(其中出现黄帝臣子之名,有力黑、阉冉、果童等),对《黄帝内经》的撰著体例恐怕也有启发。

马王堆《黄帝书》的学术渊源,有学者认为"最有可能是稷下学宫中佚名的早期黄老学者所作,它是稷下黄老学派的奠基之作"④;有学者进一步指出"历史上范蠡由越至齐,以后直接发展出了以《黄帝四经》为代表的齐国黄老之学。在短短的一百多年中,老子的思想经过了范蠡等而发展出了黄老之学"⑤。通过以上源流关系分析可以推论,《黄帝书》作为《黄帝内经》的理论渊源,构成了《黄帝内经》形成的上限。

(三)《淮南子》与《黄帝内经》

据《汉书》本传记载,淮南王刘安"招致宾客方术之士数千人,作为《内书》二十一篇,《外书》甚众,又有《中篇》八卷,言神仙黄白之术,亦二十余万言"⑥,今所传《淮南子》(又名《淮南鸿烈》)是其《内书》,曾被刘安进献于汉武帝。

《淮南子》中很多内容均体现出与《内经》的关联。如上文所述,《素问·阴阳应象大论》《宝命全形论》中关于"天人相应"的论述,与《淮南子·天文》《精神》等篇文义相类,颇可互参。而《淮南子·墬(地)形》与《内经》关系殊为密切,具体表

① 邢玉瑞《〈黄帝四经〉对〈黄帝内经〉思维方法形成的影响》,《山西中医学院学报》2011年第1期,第2—4页。
② 马王堆汉墓帛书整理小组编《马王堆汉墓帛书——经法》,第89页。
③ 同上,第3页。
④ 白奚《稷下学研究:中国古代的思想自由与百家争鸣》,北京:生活·读书·新知三联书店,1998,第97页。
⑤ 陈鼓应《黄帝四经今注今译》,北京:商务印书馆,2007,第46页。
⑥ 〔汉〕班固《汉书·淮南衡山济北王传》,第2145页。

现为：一是构成《内经》理论框架核心的"今文五行说"五脏配属，与《管子·水地》《吕氏春秋·十二纪》《周礼》《礼记·月令》《淮南子·时则》以及马王堆《胎产书》等文献中的"五行—五脏"配属皆不同（以上除《水地》外，皆为"古文五行说"，而《水地》疑有错讹，故难通其义），却同于《史记·仓公传》和《淮南子·墬（地）形》以五色分属五脏而配五行的方法；二是《灵枢·阴阳二十五人》中的体质划分与《素问·异法方宜论》中的"因地制宜"思想，皆似导源于《墬（地）形》中的"地人相应"观（参见表6-2）。

证之以学术年表，《淮南子》之进献上距仓公之免罪不过 28 年，这期间医学水平恐不会有突飞猛进的进展，因此《内经》之医学既较仓公有很大进步，自然亦应当晚于《淮南子》，并受到了《淮南子》思想的很大影响。

（四）《春秋繁露》与《黄帝内经》

《春秋繁露》乃西汉大儒董仲舒所作。董仲舒（前 179—前 104），广川（今河北景县广川镇）人。少治春秋，景帝时为博士。武帝即位，仲舒以贤良对策（元光元年，公元前 134 年），提出"推明孔氏，抑黜百家""立学校之官，州郡举茂材孝廉"等一系列政策建议，多为武帝所采纳并施行，对于两汉的政治、文教及学术影响深远。董氏曾任江都相、胶西相，辞归后以修学著书终老；其长年设帐讲学，弟子甚众，不乏成为名士、高官者，其子及孙皆以学至大官。史家司马迁、刘向刘歆父子、班固等对董仲舒其人其学皆称颂不已，赞其"明于《春秋》""王佐之材""为群儒首""为世纯儒"。可见，董仲舒为有汉一代儒宗，乃时人所共推。

关于董仲舒的著述，《汉书》本传云："仲舒所著，皆明经术之意，及上疏条教，凡百二十三篇。而说《春秋》事得失，《闻举》《玉杯》《蕃露》《清明》《竹林》之属，复数十篇，十余万言，皆传于后世。"《汉志》著录有"《董仲舒》百二十三篇"，即本传所言"凡百二十三篇"者；而本传所言"说《春秋》事得失……复数十篇"者，当是今所见《春秋繁露》之所本。然"《春秋繁露》十七卷"之名目，至《隋志》始见著录，在"经部"中。北宋欧阳修已叹其"流散而不全"，南宋楼钥于嘉定四年（1211 年）据所得四本合校，付梓印行，乃为定本，凡十七卷，八十二篇（阙文三篇，实为七十九篇）。①

---

① 曾亦《怎样读〈春秋繁露〉》，《中华读书报》2017 年 2 月 22 日第 8 版；苏舆《春秋繁露义证》，北京：中华书局，1992，第 494—506 页。

《春秋繁露》一书久不行世,后世学者论仲舒之思想学术,多依《汉书》本传所录之"贤良对策"(又称《天人三策》),乃至颇有疑其书之伪者。此书非出于著者手定,经后人辑录汇编,确有体例不纯、内容芜杂的问题。四库馆臣评曰:"其书发挥《春秋》之旨,多主《公羊》,而往往及阴阳、五行。"①并将其归入纬书之类。《四库全书总目提要·易类·附录》案语:"盖秦汉以来,去圣日远,儒者推阐论说,各自成书,与经原不相比附。如伏生《尚书大传》、董仲舒《春秋·阴阳》,核其文体,即是纬书。特以显有主名,不能托诸孔子。"②董仲舒喜言天人感应、阴阳灾异,《汉书·五行志》征引了很多他的言论,《繁露》中关于阴阳、五行的篇章亦复不少,且条理井然、颇具系统,体现了当时儒家与阴阳家思想的合流。

《春秋繁露》对于中医学的影响常为人所称道者,是首先提出了"元气"的概念。董仲舒秉承《春秋》"贵元"的理念,提出"谓一元者,大始也。……是以春秋变一谓之元,元犹原也,其义以随天地终始也。故人唯有终始也,而生不(死)必应四时之变,故元者为万物之本,而人之元在焉,安在乎?乃在乎天地之前"(《玉英第四》)。"元气""原气"之名,不见于今本《黄帝内经》;而《灵枢·刺节真邪》言"真气者,所受于天","真气"在本体论的层次上显然较"元气"为低,后者是在"天地之前"的。故《内经》"真气"与《繁露》"元气"并非同一概念,产生时代也可能有所不同。

《春秋繁露》与《内经》最大的相似处,是"天人相应"的思想,如《人副天数》与《灵枢·邪客》篇,从思想内容到文字表述皆高度一致;而《通国身》《天地之行》等篇中,将人的身体与国家的组织结构相类比,与《素问·灵兰秘典论》的思维方式同出一辙。其中以"心"来比拟君主的思想,在战国秦汉时期是普遍流行的,亦见于《管子》《荀子》《淮南子》等书中,不独为《繁露》所有。

《春秋繁露》篇题中涉及"阴阳"者有五篇,"五行"者有九篇,建立起了系统完备的四时阴阳和五行生克理论。关于阴阳,《繁露》特别重视阴阳"出入上下"的运动变化(《阴阳出入上下第五十》);在《官制象天》《天辨在人》等篇中,提出了少阳、太阳、少阴、太阴的"四分阴阳"与春、夏、秋、冬四时,以及人之喜、乐、怒、哀的对应,而《素问》的《金匮真言论》《六节藏象论》及《灵枢·阴阳系日月》等篇中同样运用了"太少阴阳"的划分方法,并与五脏相对应。关于五行,有细致讨论五行

---

① 四库全书研究所《钦定四库全书总目》(整理本),北京:中华书局,1997,第 383 页。

② 同上,第 72 页。

相生和五行相胜的专篇①；在《五行顺逆》篇中，以四时加"夏中"配五行，试图将君王施政之应时顺逆与民众的疾病流行联系起来；并且提出了"土为季夏""季夏主养""土者，五行最贵者也"（《五行对第三十八》），"土，五行之中也""土者，五行之主也"（《五行之义第四十二》）等一系列"重土"观点，可能是《内经》中类似理念的先驱②。

此外，《春秋繁露》中对于"神"的描述，亦可与《内经》相对照。《立元神第十九》："神者，不可得而视也，不可得而听也，是故视而不见其形，听而不闻其声……不见不闻，是谓冥昏，能冥则明，能昏则彰，能冥能昏，是谓神。"《素问·八正神明论》："请言形，形乎形，目冥冥……请言神，神乎神，耳不闻，目明心开而志先，慧然独悟，口弗能言，俱视独见，适若昏，昭然独明，若风吹云，故曰神。"值得玩味的是，两者不约而同地用"冥""昏"来形容"神"，既强调其"视而不见""听而不闻"的隐微特征，又显示了"冥"与"明"、"俱视"与"独见"之间的辩证关系。而《繁露》根据其对于形、神关系的认识——"神无离形，而气多内充"，"精神者，生之内充也"——提出了平意静神、顺应四时的养生法则："故养生之大者，乃在爱气。气从神而成，神从意而出，心之所之谓意……故君子闲欲止恶以平意，平意以静神，静神以养气"；"凡养生者，莫精于气。是故春袭葛，夏居密阴，秋避杀风，冬避重漯，就其和也"（《循天之道第七十七》）。这与《素问·上古天真论》"形与神俱""恬淡虚无""精神内守""志闲而少欲，心安而不惧"，以及《八正神明论》"分春秋冬夏之气所在，以时调之也；八正之虚邪，而避之勿犯也"的养生思想是完全契合的。

综上所述，《春秋繁露》体现了西汉武帝时期以后的思想发展和意识形态，与《黄帝内经》中许多篇章的思想内容或精神特征表现一致，提示其形成时代应相去不远。

（五）《黄帝内经》《难经》与《白虎通》

《白虎通》是《白虎通义》的省称，在著录中又可见《白虎议奏》《白虎通德论》

---

① 虽然既往学者曾将"五行相生说"的提出归于董仲舒《春秋繁露》的说法（如顾颉刚先生《五德终始下的政治和历史》），已经为新出土材料（如虎溪山汉墓竹简《阎昭》）所否证。但不可否认的是，《春秋繁露》仍是传世文献中论述五行生克理论最为完整系统的。

② 《春秋繁露》之《五行相生》《五行顺逆》两篇中，虽均认为土是"君官"，但又同时提到火对应"本朝"。按仲舒活动之武帝前期，仍奉"汉为土德"，"火德"之说迟至西汉晚期方兴，故此显系后人羼入者（黄朴民《〈春秋繁露〉的真伪与体例辨析》，《齐鲁学刊》1990 年第 2 期，第 25—28 页）。

等名,是东汉白虎观会议统一经义的结论,由史官班固撰集成书,作为官方钦定的经典刊布于世。东汉章帝建初四年(79 年)十一月,依校书郎杨终建议,仿效宣帝石渠阁会议的先例,诏令太常召集将、大夫、博士、议郎、郎官及诸生、诸儒会于白虎观,讲议《五经》之同异,指派五官中郎将魏应承皇帝旨意发问,侍中淳于恭代表诸儒奏答,章帝亲自作出裁决。当时名儒丁鸿、楼望、成封、桓郁、班固、贾逵及广平王刘羡等,都参加了此次会议。① 白虎观会议有整齐今、古文异说,糅合五经与谶纬,确立官方正统意识形态的意图。

《白虎通》中的五行学说采"今文说"的体系,与《内经》一致,然而这不能说明《内经》成书于《白虎通》之后。《白虎通》编撰之目的是整齐异说、弥合分歧,由于其正统地位,对后来的学术发展起到了规范作用,各种旧的异说就不再多见了。相反的是,《内经》中的五行配属却存在种种异说,且为《白虎通》所征引。如《白虎通·五行》中"土"与四时的配合,确定为土配四季各十八天②,而《内经》中除此种配属以外,更多保留了较早的"土配长夏"。而关于五脏与官窍的对应,《白虎通·性情》确定了《春秋·元命苞》"目者肝之使""鼻者肺之使""耳者心之候""阴者肾之写""口者脾之门户"的说法,并提及了部分异说:"或曰:舌者心之候,耳者肾之候。或曰:肝系于目,肺系于鼻,心系于口,脾系于舌,肾系于耳"③;而《内经》中既有"耳—心""阴—肾"的"标准"对应,如《素问·金匮真言论》;更常见所谓的"异说"即"心—舌""肾—耳"的对应,如《灵枢·五阅五使》等篇。

再如《白虎通·性情》还提及了三焦的功能:"三焦者,包络府也。水谷之道路,气之所终始也。故上焦若窍,中焦若编,下焦若渎。"④三焦与包络腑、脏相配,见于《灵枢·经脉》,属于较晚才建立起来的说法,而《灵枢·本藏》的配属是"肾合三焦、膀胱",《灵枢·本输》则云"三焦者,中渎之府也,水道出焉,属膀胱,是孤之府也",皆与《白虎通》之说不同;"上焦若窍,中焦若编,下焦若渎"中的"若窍""若编"令人费解,而《灵枢·营卫生会》作"上焦如雾,中焦如沤,下焦如渎",意思清楚得多。由此看来,似乎是《白虎通》在征引《内经》的相关内容,《内经》主体之成书应在《白虎通》之前。

---

① 〔宋〕司马光《资治通鉴·汉纪》,北京:中华书局,1956,第 1486 页。
② 陈立撰;吴则虞点校《白虎通疏证》,第 190 页。
③ 同上,第 386 页。
④ 同上,第 387 页。

《白虎通·五行》中还讨论"肝所以沉，肺所以浮何"的问题①，并提出了两种解释，一种从五行相生角度解释，取"有知者尊其母"之义；另一种则从五行合化角度解释，取"妻从夫"之义。这样的讨论不见于《内经》，却见于《难经·三十三难》，而《难经》只取了后一种解释，并增加了"肺熟而复沉，肝熟而复浮"的讨论②。两相比照，看起来很像是《白虎通》的讨论启发了《难经》的思考。由此看来，《难经》很可能出于《白虎通》之后。这与《难经》晚于《内经》、成于东汉的传统说法亦不矛盾。

表 10‑2　《淮南子·墬(地)形》与《灵枢》《素问》内容对照表

四方差异		《淮南子·墬(地)形》	《灵枢·阴阳二十五人》	《素问·异法方宜论》
东方	地理/物产	川谷之所注，日月之所出。……其地宜麦，多虎豹。		天地之所始生也，鱼盐之地，海滨傍水。
	人形/民风	其人兑形小头，隆鼻大口，鸢肩企行，窍通于目，筋气属焉，苍色主肝，长大早知而不寿。	木形之人，比于上角，似于苍帝。其为人苍色，小头，长面，大肩背，直身，小手足，好有才，劳心，少力，多忧劳于事。能春夏不能秋冬，感而病生，足厥阴佗佗然。	其民食鱼而嗜咸，皆安其处，美其食，鱼者使人热中，盐者胜血，故其民皆黑色疏理，其病皆为痈疡，其治宜砭石。
南方	地理/物产	阳气之所积，暑湿居之。……其地宜稻，多兕象。		天地所长养，阳之所盛处也，其地下，水土弱，雾露之所聚也。
	人形/民风	其人修形兑上，大口决眦，窍通于耳，血脉属焉，赤色主心，早壮而夭。	火形之人，比于上徵，似于赤帝。其为人赤色，广𦟎，锐面小头，好肩背髀腹，小手足，行安地，疾心，行摇，肩背肉满，有气轻财，少信，多虑，见事明，好颜，急心，不寿暴死。能春夏不能秋冬，秋冬感而病生，手少阴核核然。	其民嗜酸而食胕。故其民皆致理而赤色，其病挛痹，其治宜微针。

----

① 陈立撰；吴则虞点校《白虎通疏证》，第 193 页。按：肝属木，肺属金，所以肝沉、肺浮与其五行属性是矛盾的，故引起讨论。

② 〔明〕王九思等辑《难经集注》卷三，第 93—94 页。

续　表

四方差异		《淮南子·墬(地)形》	《灵枢·阴阳二十五人》	《素问·异法方宜论》
西方	地理/物产	高土,川谷出焉,日月入焉。……其地宜黍,多旄犀。		金玉之域,沙石之处,天地之所收引也。
	人形/民风	其人面末偻,修颈卬行,窍通于鼻,皮革属焉,**白色主肺**,**勇敢不仁**。	金形之人,比于上商,似于白帝。其**为人方面**,**白色**,小头,小肩背,小腹,小手足,如骨发踵外,骨轻,身清廉,**急心**,**静悍**,**善为吏**。能秋冬不能春夏,春夏感而病生,**手太阴敦敦然**。	其民陵居而多风,水土刚强,其民不衣而褐荐,其民华食而脂肥,故邪不能伤其形体,其病生于内,其治宜毒药。
北方	地理/物产	幽晦不明,天之所闭也,寒冰之所积也,蛰虫之所伏也。……其地宜菽,多犬马。		天地所闭藏之域也,其地高陵居,风寒冰冽。
	人形/民风	其人**翕形短颈**,大肩下尻,窍通于阴,骨干属焉,**黑色主肾**,其人**蠢愚**,**禽兽**而寿。	水形之人,比于上羽,似于黑帝。其**为人黑色**,面不平,**大头**,廉①颐,小肩,大腹,动②手足,发行摇身,**下尻长**,背延延然,**不敬畏**,**善欺绐人**,戮死。能秋冬不能春夏,春夏感而病生。**足少阴汗汗③然**。	其民乐野处而乳食,藏寒生满病,其治宜灸焫。
中央	地理/物产	四达,风气之所通,雨露之所会也。……其地宜禾,多牛羊及六畜。		其地平以湿,天地所以生万物也众。
	人形/民风	其人**大面短颐**,美须恶肥,窍通于口,肤肉属焉,**黄色主胃**,**慧圣而好治**。	土形之人,比于上宫,似于上古黄帝。其**为人黄色**,圆面,大头,美肩背,大腹,美股胫,小手足④,多肉,上下相称,行安地,举足浮,**安心**,**好利人**,**不喜权势**,**善附人也**。能秋冬不能春夏,春夏感而病生,**足太阴敦敦然**。	其民食杂而不劳,故其病多痿厥寒热,其治宜导引按蹻。

---

① 廉:《甲乙经》卷一第十六作"广"。

② 动:《甲乙经》卷一第十六作"小"。校语"小,一作大"。

③ 汗汗:周本、四库本并作"汗汗"。《甲乙经》卷一第十六作"污污"。"汗""污"古今字。

④ 小手足:"小"疑应作"大"。上文曰"圆面,大头,美肩背,大腹",下文曰"多肉,上下相称",故手足小则不相称,应作"大"。

五、总结

综上所述,本章结合《灵枢》《素问》古传本的面貌及其编连关系,全面系统地考证了《黄帝内经》由成篇至成编的完整过程。兹将前文所叙脉络,梳理于下——

(1)《黄帝内经》成书之前,流传着不少单篇别行的古医经,见于《内经》与《史记·仓公传》所引者,有《上经》《下经》《揆度》《奇恒》《阴阳》等。这些古医经及其阐释发挥之作,构成了《内经》成篇的基础。

(2)《灵枢》之成,当先于《素问》,两书曾首尾相衔合编在一起。其证据有两个方面:一是全元起本《素问》首二卷与九卷本《灵枢》末卷之间的关系,此为文献学证据;二是《九宫八风》《岁露论》中的“九宫”术数体系,经由“身形应九野”的过渡,运用于三部九候脉法之中,此为学术史证据。两方面的证据可以充分互证。

(3)原本《黄帝内经》之成编,当在于两汉之际,与刘向父子、李柱国之校书大有关系。由脏腑理论观之,早期“五脏”似包括胃在内(如《淮南子·墬(地)形》《史记·仓公传》),“六腑”有咽喉而无三焦(如《太平御览》引《韩诗外传》佚文);由经脉理论观之,早期为十一脉,不与脏腑络属,且循行为直线而非环周;由五行配属视之,《内经》中占主流地位的“今文五行说”同于西汉的《淮南子·墬(地)形》与《史记·仓公传》等,而不同于此前的《周礼》《管子·水地》《吕氏春秋·十二纪》《礼记·月令》)和马王堆《胎产书》等。综合以上几方面,可证《内经》晚于马王堆古脉书、淳于意、《淮南子》,而早于《白虎通》。其成编当在于两汉之际,即使晚至新莽时代以后,也必然是以李柱国校方技书的工作为基础的。

(4)今本《素问》《灵枢》很可能是袭取了涪翁《诊脉法》《针经》之体例,以原本《黄帝内经》为纲领和骨干,收入了大量对原篇予以阐释发挥的新篇,并重加类编而成的。其中亦涉及“医经七家”中其他各家的内容,如今本《内经》中与《脉经》所引“扁鹊脉法”重复的部分。其编集方式或亦如皇甫谧《甲乙经序》所云:“《易》曰:观其所聚,而天地之情事见矣。况物理乎?事类相从,聚之义也。”

总之,今本《黄帝内经》应是一部有纲领与主线的融合之作,其纲领与主线则是“黄帝”对于生命与疾病的认知。相当于全书后序的《异法方宜论》云:“故圣人杂合以治,各得其所宜,故治所以异而病皆愈者,得病之情,知治之大体也。"继承了"黄帝之学"的古代医家,充分吸收了当时来自"天下四方"(各地域各民族不同文化)的医疗技术,在此基础上通过理论创新来加以贯通,因此能杂取众长,各得所宜。同时也继承了前代不同的学术传统,通过求同存异来加以融会,并能发扬光大,垂之典籍且传之千载,从而创造了后世称为"岐黄之术"的医学传统。

参考文献

文史古籍

〔清〕阮元校刻. 十三经注疏[M]. 北京：中华书局，1980.

李学勤主编. 十三经注疏（简体标点本）[M]. 北京：北京大学出版社，1999.

杨伯峻. 春秋左传注（修订本）[M]. 北京：中华书局，1990.

〔汉〕司马迁撰；〔宋〕裴骃集解；〔唐〕司马贞索隐；〔唐〕张守节正义. 史记[M].
　　北京：中华书局，1982.

〔汉〕班固撰. 汉书[M]. 北京：中华书局，1962.

〔宋〕范晔撰；〔唐〕李贤等注. 后汉书[M]. 北京：中华书局，1965.

〔晋〕陈寿撰. 三国志[M]. 北京：中华书局，1971.

〔晋〕常璩撰；刘琳校注. 华阳国志校注[M]. 成都：巴蜀书社，1984.

〔唐〕李延寿. 南史[M]. 北京：中华书局，1975.

〔宋〕李昉等撰. 太平御览[M]. 北京：中华书局，1960.

〔元〕脱脱. 宋史[M]. 北京：中华书局，1977.

〔明〕宋濂等. 元史[M]. 北京：中华书局，2000.

〔汉〕许慎撰；〔清〕段玉裁注. 说文解字注[M]. 上海：上海古籍出版社，1981.

〔唐〕释慧琳，〔辽〕释希麟撰. 正续一切经音义[M]. 上海：上海古籍出版社，
　　1986.

〔明〕郎瑛著. 七修类稿[M]. 上海：中华书局上海编辑所，1959.

〔清〕王念孙撰. 广雅疏证[M]. 北京：中华书局，2004.

〔清〕于鬯著；张华民点校. 香草续校书[M]. 北京：中华书局，1963.

〔清〕王聘珍撰；王文锦点校. 大戴礼记解诂[M]. 北京：中华书局，1983.

〔汉〕韩婴撰；许维遹校释. 韩诗外传集释[M]. 北京：中华书局，1980.

〔汉〕贾谊撰；阎振益、钟夏校注. 新书校注[M]. 北京：中华书局，2000.

〔魏〕王弼著;楼宇烈校释.王弼集校释[M].北京:中华书局,1980.

〔魏〕徐干撰.孙启治解诂.中论解诂[M].北京:中华书局,2014.

〔晋〕郭象注;〔唐〕成玄英疏;曹础基,黄兰发点校.南华真经注疏[M].北京:中华书局,1998.

〔清〕郭庆藩辑;王孝鱼整理.庄子集释[M].北京:中华书局,1978.

〔清〕王先谦撰;沈孝寰,王星贤整理.荀子集解[M].北京:中华书局,1988.

〔清〕王先慎撰;钟哲点校.韩非子集解[M].北京:中华书局,1998.

〔清〕陈立撰;吴则虞整理.白虎通疏证[M].北京:中华书局,1994.

〔春秋〕孙武撰;〔三国〕曹操等注;杨丙安校理.十一家注孙子校理[M].北京:中华书局,1999.

高明撰.帛书老子校注[M].北京:中华书局,1996.

王卡点校.老子道德经河上公章句[M].北京:中华书局,1993.

岑仲勉撰.墨子城守各篇简注[M].北京:中华书局,1987.

黎翔凤撰;梁运华整理.管子校注[M].北京:中华书局,2004.

许维遹撰;梁运华整理.吕氏春秋集释[M].北京:中华书局,2009.

刘文典撰;冯逸,乔华点校.淮南鸿烈集解[M].北京:中华书局,1989.

苏舆撰;钟哲点校.春秋繁露义证[M].北京:中华书局,1992.

王利器校注.盐铁论校注[M].北京:中华书局,1992.

王利器撰.文子疏义[M].北京:中华书局,2000.

黄怀信撰.鹖冠子校注[M].北京:中华书局,2014.

杨伯峻撰.列子集释[M].北京:中华书局,1979.

邱鹤亭.列仙传今译·神仙传今译[M].北京:中国社会科学出版社,1996.

无名氏,〔晋〕葛洪撰.燕丹子 西京杂记[M].北京:中华书局,1985.

徐宗元.帝王世纪辑存[M].北京:中华书局,1964.

徐元诰撰;王树民,沈长云点校.国语集解[M].北京:中华书局,2002.

黄怀信,张懋镕,田旭东撰.逸周书汇校集注(修订本)[M].上海:上海古籍出版社,2007.

范祥雍笺证;范邦瑾协校.战国策笺证[M].上海:上海古籍出版社,2006.

张仲清校注.越绝书校注[M].北京:北京图书馆出版社,2009.

袁珂校注.山海经校注[M].成都:巴蜀书社,1992.

陈桥驿校证. 水经注校证[M]. 北京：中华书局，2007.

周振鹤.《汉书·地理志》汇释[M]. 合肥：安徽教育出版社，2006.

四库全书研究所. 钦定四库全书总目（整理本）[M]. 北京：中华书局，1997.

〔清〕戴震著；褚斌杰，吴贤哲校点. 屈原赋注[M]. 北京：中华书局，1999.

〔清〕王念孙撰；徐炜君，樊波成，虞思徵，张靖伟等点校. 读书杂志[M]. 上海：上海古籍出版社，2015.

〔清〕杭世骏著；蔡锦芳，唐宸点校. 杭世骏集[M]. 杭州：浙江古籍出版社，2015.

〔清〕黄以周著；詹亚园，韩伟表主编. 黄以周全集[M]. 上海：上海古籍出版社，2014.

〔梁〕萧统选编；〔唐〕吕延济等注. 日本足利学校藏宋刊明州本六臣注文选[M]. 北京：人民文学出版社，2008.

〔宋〕王应麟撰. 玉海（合璧本）[M]. 京都：中文出版社，1977.

［日］安居香山，中村璋八辑. 纬书集成[M]. 石家庄：河北人民出版社，1994.

上海博物馆商周青铜器铭文选编写组. 商周青铜器铭文选[M]. 北京：文物出版社，1990.

清华大学出土文献研究与保护中心编；李学勤主编. 清华大学藏战国竹简（五）[M]. 上海：中西书局，2015.

湖南省博物馆，复旦大学出土文献与古文字研究中心编纂；裘锡圭主编. 长沙马王堆汉墓简帛集成[M]. 北京：中华书局，2014.

湖南省博物院，湖南省文物考古研究所. 长沙马王堆二、三号汉墓（第一卷）：田野考古发掘报告[M]. 北京：文物出版社，2004.

马王堆汉墓帛书整理小组编. 马王堆汉墓帛书——经法[M]. 北京：文物出版社，1976.

马王堆汉墓帛书整理小组编. 马王堆汉墓帛书——五十二病方[M]. 北京：文物出版社，1979.

张家山二四七号汉墓整理小组编著. 张家山汉墓竹简〔二四七号墓〕：释文修订本[M]. 北京：文物出版社，2006.

湖北省荆州市周梁玉桥遗址博物馆编. 关沮秦汉墓简牍[M]. 北京：中华书局，2001.

荆门市博物馆编. 郭店楚墓竹简[M]. 北京：文物出版社，1998.

刘钊. 郭店楚简校释[M]. 福州：福建人民出版社，2005.

银雀山汉墓竹简整理小组编.银雀山汉墓竹简[M].北京:文物出版社,2010.

李零.楚帛书研究(十一种)[M].中西书局,2013.

中国社会科学院考古研究所,河北省文物管理处.满城汉墓发掘报告[M].北京:
　　文物出版社,1980.

四川省文物考古研究院,绵阳博物馆.绵阳双包山汉墓[M].北京:文物出版社,
　　2006.

湖南文物考古研究所.沅陵虎溪山一号汉墓[M].北京:文物出版社,2020.

中医古籍

黄帝内经素问(影印明代顾从德翻刻宋本)[M].北京:人民卫生出版社,1956
　　(1982重印).

灵枢经(影印明代赵府居敬堂刊本)[M].北京:人民卫生出版社,1956(1982
　　重印).

〔晋〕皇甫谧编.针灸甲乙经(影印明刻医统正脉本)[M].北京:人民卫生出版
　　社,1956.

〔隋〕杨上善撰注.黄帝内经太素(萧延平本校点本)[M].北京:人民卫生出版
　　社,1965.

〔明〕马莳撰;田代华主校.黄帝内经素问注证发微[M].北京:人民卫生出版社,
　　1998.

〔明〕马莳撰;田代华,刘更生主校.黄帝内经灵枢注证发微[M].北京:人民卫生
　　出版社,1994.

〔清〕高士宗著;于天星按.黄帝内经直解[M].北京:科学技术文献出版社,
　　1982.

〔清〕田晋藩撰;黄作阵,张戬,杨东方,祝世峰校注.内经素问校证[M].北京:中
　　国中医药出版社,2015.

郭霭春主编.黄帝内经素问校注[M].北京:人民卫生出版社,1992.

河北医学院校释.灵枢经校释[M].北京:人民卫生出版社,1982.

程士德主编.素问注释汇粹[M].北京:人民卫生出版社,1982.

龙伯坚编著;龙式昭整理.黄帝内经集解[M].天津:天津科学技术出版社,
　　2004.

李克光,郑孝昌主编.黄帝内经太素校注[M].北京:人民卫生出版社,2005.

〔晋〕皇甫谧编;黄龙祥校注.黄帝针灸甲乙经[M].北京:中国医药科技出版社,
　　1990.

[日]丹波元简.素问识　素问绍识　灵枢识　难经疏证(合订本)[M].北京:人
　　民卫生出版社,1984.

〔旧题〕〔战国〕秦越人撰;〔吴〕吕广等注;〔明〕王九思等辑.难经集注[M].北
　　京:商务印书馆,1955.

难经集注(旧钞本)[M].东京:北里大学东洋医学综合研究所医史学研究部,
　　2010.

刘渡舟主编.伤寒论校注[M].北京:人民卫生出版社,1991.

沈炎南主编.脉经校注[M].北京:人民卫生出版社,1991.

〔唐〕孙思邈著;李景荣等校释.备急千金要方校释[M].北京:人民卫生出版社,
　　2014.

〔宋〕赵佶编.圣济总录[M].北京:人民卫生出版社,1982.

〔明〕李时珍编纂;刘衡如,刘山永校注.本草纲目(新校注本)[M].北京:华夏出
　　版社,1998.

〔明〕李时珍著;程宝书,王其芳译注.濒湖脉学译注[M].北京:中医古籍出版
　　社,1988.

〔明〕张介宾.类经[M].北京:人民卫生出版社,1965.

〔明〕张介宾.景岳全书(据上海图书馆藏岳峙楼本影印)[M].上海:上海科学技
　　术出版社,1959.

〔清〕陆以湉原著;朱伟常考注.冷庐医话考注[M].上海:上海中医学院出版社,
　　1993.

马继兴等.敦煌医药文献辑校[M].南京:江苏古籍出版社,1998.

时光校注.伊利汗中国科技珍宝书校注[M].北京:北京大学出版社,2016.

[日]丹波康赖撰;高文柱校注.医心方[M].北京:华夏出版社,2011.

[日]小曾户洋监修.东洋医学善本丛书[M].东洋医学研究会,1981.

现代论著(医学相关)

杜正胜.从眉寿到长生——医疗文化与中国古代生命观[M].台北:三民书局,

2005.

段逸山.《素问》全元起本研究与辑复[M].上海：上海科学技术出版社,2001.

范行准.中国医学史略[M].北京：中医古籍出版社,1986.

高大伦.张家山汉简《脉书》校释[M].成都：巴蜀书社,1992.

高大伦.张家山汉简《引书》研究[M].成都：巴蜀书社,1995.

韩健平.马王堆古脉书研究[M].北京：中国社会科学出版社,1999.

何炳棣.何炳棣思想制度史论[M].北京：中华书局,2017.

黄龙祥.针灸名著集成[M].北京：华夏出版社,1996.

黄龙祥.中国针灸学术史大纲[M].北京：华夏出版社,2001.

李伯聪.扁鹊和扁鹊学派研究.西安：陕西科学技术出版社,1990.

李鼎.针灸学释难(重修本)[M].上海：上海中医药大学出版社,2006.

李建民.发现古脉——中国古典医学与数术身体观[M].北京：社会科学文献出
    版社,2007.

李建民.生命史学——从医疗史看中国历史[M].上海：复旦大学出版社,2008.

李建民主编.台湾学者中国史研究论丛——生命与医疗[M].北京：中国大百科
    全书出版社,2005.

李今庸.古医书研究[M].北京：中国中医药出版社,2003.

廖育群.岐黄医道[M].沈阳：辽宁教育出版社,1991.

廖育群.中国传统医学[M].北京：五洲传播出版社,2006.

龙伯坚.黄帝内经概论[M].上海：上海科学技术出版社,1980.

马伯英.中国医学文化史[M].上海：上海人民出版社,1994.

马继兴.出土亡佚古医籍研究[M].北京：中医古籍出版社,2005.

马继兴.马继兴医学文集[M].北京：中医古籍出版社,2009.

马继兴.针灸学通史[M].长沙：湖南科学技术出版社,2011.

马继兴.中医文献学[M].上海：上海科学技术出版社,1990.

钱超尘.《黄帝内经》文献新考[M].北京：北京科学技术出版社,2023.

钱超尘.《黄帝内经太素》研究[M].北京：人民卫生出版社,1998.

钱超尘.《内经》语言研究[M].北京：人民卫生出版社,1990.

钱超尘.《伤寒论》文献通考[M].北京：学苑出版社,1993.

任应秋,刘长林.《内经》研究论丛.武汉：湖北人民出版社,1982.

史常永. 本味集[M]. 北京：中国中医药出版社,2007.

王洪图主编. 黄帝内经研究大成[M]. 北京：北京出版社,1995.

王洪图主编. 中医药学高级丛书——内经[M]. 北京：人民卫生出版社,2000.

谢观. 中国医学源流论[M]. 福州：福建科学技术出版社,2004.

徐平主编；李鼎主审. 卫生部"十二五"规划教材　全国高等中医药院校教材——
　　针灸医籍选读[M]. 北京：人民卫生出版社,2012.

余自汉等. 内经灵素考[M]. 北京：中国中医药出版社,1992.

恽铁樵著；张家玮点校. 群经见智录[M]. 福州：福建科学技术出版社,2006.

翟双庆,禄颖,陈子杰主编. 王玉川医学全集[M]. 北京：北京科学技术出版社,
　　2022.

张灿玾.《黄帝内经》文献研究[M]. 上海：上海中医药大学出版社,2005.

张灿玾. 中医古籍文献学[M]. 北京：人民卫生出版社,1998.

赵洪钧. 内经时代[M]. 北京：学苑出版社,2012.

周一谋,萧佐桃主编. 马王堆医书考注[M]. 天津：天津科学技术出版社,1988.

[日] 丹波元胤著；郭秀梅,冈田研吉整理. 医籍考[M]. 北京：学苑出版社,2007.

[日] 冈西为人编. 宋以前医籍考[M]. 北京：人民卫生出版社,1956.

[日] 森立之著；日本内经医学会,北里研究所东洋医学综合研究所医史学研究
　　部共编；郭秀梅,冈田研吉校点；崔仲平审订. 素问考注（附四时经考注）
　　[M]. 北京：学苑出版社,2002.

[日] 山田庆儿著；廖育群,李建民编译. 中国古代医学的形成[M]. 台北：东大图
　　书股份有限公司,2003.

[日] 山田庆儿著；廖育群编译. 古代东亚哲学与科技文化[M]. 沈阳：辽宁教育
　　出版社,1996.

现代论著(非医学类)

白奚. 稷下学研究：中国古代的思想自由与百家争鸣[M]. 北京：生活·读书·
　　新知三联书店,1998.

曹之. 中国古籍编撰史[M]. 武汉：武汉大学出版社,1999.

常金仓. 二十世纪古史研究反思录[M]. 北京：中国社会出版社,2005.

陈鼓应著. 黄帝四经今注今译[M]. 北京：商务印书馆,2007.

陈久金,卢央,刘尧汉.彝族天文学史[M].昆明：云南人民出版社,1984.

陈寅恪集——金明馆丛稿初编[M].北京：三联书店,2001.

陈正宏,谈蓓芳.中国禁书简史[M].上海：学林出版社,2004.

陈直.文史考古论丛[M].天津：天津古籍出版社,1988.

迟文杰主编.西王母文化集成：论文卷[M],桂林：广西师范大学出版社,2008.

傅斯年.民族与古代中国史[M].石家庄：河北教育出版社,2002.

顾颉刚.顾颉刚古史论文集(第三册)[M].北京：中华书局,1996.

韩建业.走近五帝时代[M].北京：文物出版社,2019.

侯仁之.中国古代地理名著选读(第1辑)[M].北京：学苑出版社,2005.

胡适.中国中古思想史长编(附《中国中古思想小史》)[M].上海：华东师范大学
    出版社,1996.

黄云眉.古今伪书考补证[M].济南：齐鲁书社,1982.

蒋礼鸿.义府续貂(增订本)[M].北京：中华书局,2020.

金景芳.金景芳晚年自选集[M].长春：吉林大学出版社,2000.

李更.宋代馆阁校勘研究[M].南京：凤凰出版社,2006.

李零.兰台万卷——读《汉书·艺文志》[M].北京：生活·读书·新知三联书
    店,2011.

李零.中国方术考[M].北京：东方出版社,2000.

李零.中国方术续考[M].北京：东方出版社,2001.

李学勤.古文献丛论[M].上海：上海远东出版社,1996.

李学勤.简帛佚籍与学术史[M].南昌：江西教育出版社,2001.

李学勤.中国古代文明十讲[M].上海：复旦大学出版社,2005.

林忠军著.易纬导读[M].济南：齐鲁书社,2002.

刘国忠.五行大义研究[M].沈阳：辽宁教育出版社,1999.

刘起釪.古史续辨[M].北京：中国社会科学出版社,1991.

陆宗达,王宁.训诂与训诂学[M].太原：山西教育出版社,1994.

马昌仪.中国神话学文论选萃[M],北京：中国广播电视出版社,1994.

蒙文通.蒙文通文集(第五卷)[M].成都：巴蜀书社,1999.

钱穆.两汉经学今古文平议[M].北京：商务印书馆,2001.

裘锡圭.文史丛稿：上古思想、民俗与古文字学史[M].上海：上海远东出版社,

1996.

饶宗颐. 饶宗颐二十世纪学术文集[M]. 台北：新文丰出版股份有限公司,2003.

[日] 山田庆儿. 中国古代医学的形成[M]. 台北：东大图书股份有限公司,2003.

孙机. 中国圣火——中国古文物与东西文化交流中的若干问题[M]. 沈阳：辽宁教育出版社,1996.

陶磊.《淮南子·天文》研究：从数术史的角度[M]. 济南：齐鲁书社,2003.

谭其骧. 长水粹编[M]. 石家庄：河北教育出版社,2000.

王利器. 晓传书斋集[M]. 上海：华东师范大学出版社,1997.

王利器. 郑康成年谱[M]. 济南：齐鲁书社,1983.

王树民. 曙庵文史杂著[M]. 北京：中华书局,1997.

吴晗. 吴晗全集(第一卷)[M]. 北京：中国人民大学出版社,2009.

徐旭生. 中国古史的传说时代[M]. 桂林：广西师范大学出版社,2003.

许倬云. 万古江河——中国历史文化的转折与开展[M]. 上海：上海文艺出版社,2006.

杨儒宾主编. 中国古代思想中的气论及身体观[M]. 台北：巨流图书公司,1994.

余嘉锡. 目录学发微　古书通例[M]. 北京：中华书局,2007.

余嘉锡. 四库提要辨证[M]. 昆明：云南人民出版社,2004.

余英时著；侯旭东等译. 东汉生死观[M]. 上海：上海古籍出版社,2005.

张舜徽. 广校雠略　汉书艺文志通释[M]. 武汉：华中师范大学出版社,2004.

张道一. 汉画故事[M]. 北京：中华书局,2020.

章培恒. 献疑集[M]. 长沙：岳麓书社,1993.

章培恒,骆玉明主编. 中国文学史新著[M]. 上海：复旦大学出版社,上海文艺出版总社,2007.

[美] 艾兰,汪涛,范毓周主编. 中国古代思维模式与阴阳五行说探源[M]. 南京：江苏古籍出版社,1998.

[美] 艾兰著,张海晏译. 水之道与德之维——中国早期哲学的本喻[M]. 上海：上海人民出版社,2002.

[英] 李约瑟原著；[英] 柯林·罗南改编. 上海交通大学科学史系译. 中华科学文明史(第一卷)[M]. 上海：上海人民出版社,2001.

[英] 李约瑟著；李彦译. 中国古代科学[M]. 上海：上海书店出版社,2001.

[日] 大庭脩著；徐世虹等译. 秦汉法制史研究[M]. 上海：中西书局，2017.

赵洪钧，武鹏译. 希波克拉底文集[M]. 合肥：安徽科学技术出版社，1990.

[德] 恩格斯. 路德维希·费尔巴哈和德国古典哲学的终结[M]. 北京：人民出版社，2014.

期刊、报纸、博硕士论文

安正发. 皇甫谧史学成就探微——以《帝王世纪》为例[J]. 宁夏师范学院学报，2009，30(4)：57—61.

包寿南. 藏族族源考略[J]. 西北民族大学学报（哲学社会科学版），1979(1)：30—47.

蔡永敏，李玉华：宋代文化与中医古籍整理研究[J]. 中华医史杂志，1999，29(4)：223—226.

董珊. 玉门花海七棱觚校释[J]. 出土文献，2020(4)：101—122.

成都文物考古研究所，荆州文物保护中心. 成都天回镇老官山汉墓发掘简报[J]. 南方民族考古，2016，12：215—246.

成建军.《难经》与《黄帝内经》关系简考[J]. 山东中医药大学学报，2008(3)：223—225.

崔锡章.《脉经》引用古佚医书考[J]. 中国中医基础医学杂志，1999，5(7)：48—51.

段逸山.《素问》王冰注引用书目条数考[J]. 上海中医药杂志，1991(11)：34—36.

冯时. 晋侯稣钟与西周历法[J]. 考古学报，1997(4)：407—442.

顾恪波，孙桂芝."卫气"与免疫相关性研究进展[J]. 江苏中医药，2012，44(10)：75—77.

顾漫，周琦，柳长华. 天回汉墓医简中的刺法[J]. 中国针灸，2018，38(10)：1073—1079.

郭振华. 传统信仰中的灵魂载体[J]. 世界宗教研究，1996(2)：111—119.

韩健平. 经脉学说的早期历史：气、阴阳与数字[J]. 自然科学史研究，2004(4)：326—333.

韩巍. 北大汉简《老子》简介[J]. 文物，2011(6)：67—70.

何光岳. 神农氏与原始农业——古代以农作物为氏族、国家的名称考释之一[J].

农业考古,1985(2):12—24.

贺璐璐. 马王堆帛书《刑德》"奇正"探析[J]//出土文献综合研究集刊(第十七辑). 成都:巴蜀书社,2023:132—141.

黄怀信. 仰韶文化与原始华夏族炎、黄部族[J]. 考古与文物,1997(4):33—37.

黄龙祥.《针经》《素问》编撰与流传解谜[J]. 中华医史杂志,2020,50(2):67—74.

黄龙祥. 经络学说的由来[J]. 中国针灸,1993(5):49—50.

黄朴民.《春秋繁露》的真伪与体例辨析[J]. 齐鲁学刊,1990(2):25—28.

黄一农. 江陵张家山出土汉初历谱考[J]. 考古,2002(1):64—87.

匡达人. 炎帝神农氏的兴农与湖南古稻作文化[J]. 农业考古,2000(1):129—141.

蓝日勇. 广西贵县汉墓出土银针的研究[J]. 南方文物,1993(3):64—66.

李建民. 艾火与天火——灸疗法诞生之谜[J]. 自然科学史研究,2002(4):320—331.

李今庸. 正确解读《黄帝内经》的学术内容[J]. 中医药通报,2009(1):23—24.

李经纬,林昭庚. 春秋战国时期初具体系的医学理论[J]. 医疗保健器具,2007(12):35—38.

李书田.《黄帝内经》中的"百姓"义考[J]. 中华医史杂志,2005(7):177—178.

刘鹏. 黄老之学天道环周与《黄帝内经》营卫运行理论的建构[J]. 医学与哲学(人文社会医学版),2006(9):64—65.

刘乐贤. 从周家台秦简看古代的孤虚术[J]//出土文献研究(第七辑). 上海:上海古籍出版社,2005:50—56.

柳长华.《汉书·艺文志》医经著录研究[J]. 山东中医药大学学报,1999(3):137—141.

柳长华.《黄帝八十一难经》的编纂[J]. 中国典籍与文化,第38期:38—42.

柳长华,顾漫,周琦,等. 四川成都天回汉墓医简的命名与学术源流考[J]. 文物,2017(12):58—69.

龙永芳. 古代孤虚术小议——兼论周家台秦简中的孤虚法[J]. 荆门职业技术学院学报,2007(2):85—89.

马继兴,周世荣. 考古发掘中所见砭石的初步探讨[J]. 文物,1978(11):80—82.

马继兴.台西村商墓中出土的医疗器具砭镰[J].文物,1979(6):54—56.

马燕冬,肖红艳,刘力力.从"气主之"到"气主煦之"——中医理论建构史案例研究[J].北京中医药大学学报,2012,35(9):581—587.

马怡.西汉末"行西王母诏筹"事件考——兼论早期的西王母形象及其演变[M].形象史学研究,2016(1):29—62.

穆俊霞.从影响卫气运行的因素谈失眠的病机[J].山西中医学院学报,2009,10(3):2—4.

彭华胜,徐长青,袁媛,等.最早的中药辅料炮制品:西汉海昏侯墓出土的木质漆盒内样品鉴定与分析[J].科学通报,2019,64(9):935—947.

钱超尘."豆子"与内经[J].北京中医学院学报.1983(3):16—17.

钱超尘.内经汉历考略[J].北京中医学院学报.1986(1):10—12.

丘光明.精美的度量衡标准器——新莽铜嘉量[J].中国计量,2012(7):62—64.

丘光明.新莽铜嘉量[J].中国质量技术监督,2001(7):51.

丘光明.新莽铜丈 新莽铜权衡[J].中国质量技术监督,2001(9):59.

饶尚宽.释"霸"[J].新疆师范大学学报(社会科学版),1983(1):84—88.

任秀玲.稷下争鸣与黄帝内经[J].北京中医药大学学报,2004(4):243—245.

史念海.释史记货殖列传所说的"陶为天下之中"兼论战国时代的经济都会[J].人文杂志,1958(2):77—87.

孙非,张其成.论寅正与《黄帝内经》成书年代[J].中华医史杂志,2008(4):204—206.

田树仁,王建中.《灵枢》《素问》并非《黄帝内经》——兼论《灵枢》《素问》成书于东汉[J].中华医史杂志,1991(3):145—148.

王鸿谟.营气流注分析评价[J].中国针灸,2005(1):53—56.

王焕林.里耶秦简九九表初探[J].吉首大学学报(社会科学版),2006(1):46—51.

王普霞,孙桐.卫气防御作用研究概览[J].南京中医药大学学报,2003(5):316—317.

王兴伊."麻黄"药用及文化遗存考辨[J].中医药文化,2018,13(1):28—37.

魏嘉臻,管理.海昏侯医工盘铭文小释[J].南方文物,2019(6):170—171.

魏启鹏.帛书黄帝五正考释[J]//饶宗颐.华学(第三辑).北京:紫禁城出版社,1998:177—180.

魏尧西.《灵枢》成书时代[J].中华医史杂志,1983(2):88—92.

吴弥漫.从《史记》"仓公传"考证《黄帝内经》的成书年代和作者[J].广州中医药大学学报,1996(2):46—53.

邢玉瑞.《黄帝四经》对《黄帝内经》思维方法形成的影响[J].山西中医学院学报,2011,12(1):2—4.

徐培平,老膺荣,符林春.《伤寒论》六经病营卫实质[J].陕西中医函授,2000(2):1—2.

杨军,徐长青.南昌市西汉海昏侯墓[J].考古,2016(7):45—62.

杨勇.汉代西王母的医学形象[J].中国社会历史评论,2021,26(1):87—95;247—248.

姚宝瑄.中国古代神话——"中原文学"与"西域文学"的共同土壤[J].新疆社会科学,1985(3):110—118.

叶浓新.马头古墓出土铜针为医具论试证——兼论壮族先民的针灸疗法[J].广西民族研究,1986(3):102—107.

叶又新.端午节物艾虎[J].民俗研究,1986(1):35—40.

叶又新.早期锥形砭石——砭石形制试探之二[J].山东中医学院学报,1986(1):48—55.

叶又新.锥形砭石[J].中华医史杂志,1980(2):105—111.

叶正渤.月相和西周金文月相词语研究[J].考古与文物,2002(3):77—84.

余太山.张骞西使新考[J].西域研究,1993(1):40—46.

曾亦.怎样读《春秋繁露》[N].中华读书报,2017-2-22(8).

张闻玉.王国维《生霸死霸考》志误[J].贵州大学学报(社会科学版),1992(4):58—66.

张增敏,吕霞霞.古《明堂经》考析[J].山东中医药大学学报,2002(1):56—58.

章培恒.从《诗经》《楚辞》看我国南北文学的差别[J].中国文化,1989(1):60—65.

赵京生.经脉与诊脉之早期联系[J].南京中医药大学学报(自然科学版),2000(3):168—171.

赵宗福.西王母的神格功能[J].寻根,1999(5):32—34.

朱鹏,古继红.探讨经水配伍经脉的医学价值[J].光明中医,2009(2):

251—252.

艾贵金.从汉语史的角度论证《素问》成书年代的下限[D].武汉大学硕士学位论
　　文,2004.

孙非.《黄帝内经》年代学研究[D].北京中医药大学博士论文,2007.

张勤.西王母神话传说研究[D].苏州大学博士学位论文,2005.

附录

附录一
《素问》全元起本与通行本卷目内容对照表①

说明：本表按全元起本序次排列，对照通行本的卷目与内容。凡全元起本含有通行本两篇或两篇以上内容者，通行本的卷目按照其在全元起本该篇中的先后排列，如全元起本《太阴阳明表里篇》先后含有通行本《太阴阳明论》与《玉机真藏论》两篇内容，通行本《太阴阳明论》便排列在前，《玉机真藏论》就排列于后。"备注"栏主要说明全元起本与通行本在内容编排上的差异。

全元起本		通 行 本			备　注
卷	篇名与篇序	卷	篇名与篇序	内　容	
一	平人气象论第一	五	平人气象论第十八	篇首至"绝不至曰死"与"欲知寸口太过与不及"至篇末	通行本多"乳之下其动应衣宗气泄也"11字(此为王冰注文误入正文者)
	决死生篇第二	六	三部九候论第二十	全文	"上部天"至"足太阴也"66字,全本在篇末,林亿等认为"义不相接",移入篇中(林校所移为妥,全本恐误)
	藏气法时论第三	七	藏气法时论第二十二	篇首至"取其经少阴太阳血者"	"肝色青宜食甘"至"病随五味所宜也"146字。全本在卷六《脉要精微论第四十三》篇末(王冰所移与前文"五藏所苦"呼应,全本恐误)

① 本表参照段逸山《〈素问〉全元起本研究与辑复》附录四,第213—221页。"备注"一栏中加括号者为笔者所作按语。

灵素探源——《黄帝内经》的成书与中医生命观的构建

全元起本		通 行 本			备 注
卷	篇名与篇序	卷	篇名与篇序	内 容	
一	宣明五气篇第四	七	宣明五气篇第二十三	全文	
		七	血气形志篇第二十四	全文	
	经合论第五	八	离合真邪论第二十七	全文	全本卷二《真邪论第十二》重出全文
	调经论第六	十七	调经论第六十二	全文	
	四时刺逆从论第七	十八	四时刺逆从论第六十四	"春气在经脉"至篇末	"厥阴有余"至"时筋急目痛"165字,全本为卷六《四时刺逆从论第五十一》全文(此疑为卷九《痹论》析出之文)
二	移精变气论第八	四	移精变气论第十三	全文	
	玉版论要篇第九	四	玉版论要篇第十五	全文	(此篇应为卷五《汤液醪醴论》中析出)
	诊要经终论第十	四	诊要经终论第十六	全文	
	八正神明论第十一	八	八正神明论第二十六	全文	
	真邪论第十二	八	离合真邪论第二十七	全文	全本重出
	标本病传论第十三	十八	标本病传论第六十五	全文	新校正云"按全元起本在第二卷《皮部论》篇前"
	皮部论第十四	十五	皮部论第五十六	全文	
		十五	经络论第五十七	全文	

续 表

全元起本		通 行 本			备 注
卷	篇名与篇序	卷	篇名与篇序	内 容	
二	气穴论第十五	十五	气穴论第五十八	全文	
	气府论第十六	十五	气府论第五十九	全文	
	骨空论第十七	十六	骨空论第六十	篇首至"易髓无空"	"灸寒热之法"至"数刺其俞而药之"185字,全本在卷六《刺齐论第四十七》篇末(此疑为卷八《水热穴论》之错简)
	缪刺论第十八	十八	缪刺论第六十三	全文	"嗌中肿不能内唾"至"左刺右右刺左"28字,全本在"邪客于手足少阴太阴足阳明之络"前,王冰认为错简,移至"邪客于足太阴之络"前(此文中提及"然骨",系足少阴经循行所过,王冰所移合理)
三	阴阳离合论第十九	一	阴阳离合论第六	全文	
	十二藏相使第二十	三	灵兰秘典论第八	全文	
	六节藏象论第二十一	三	六节藏象论第九	篇首至"不知其所谓也"与"岐伯曰悉哉问也"至篇末	通行本多"岐伯对曰昭乎哉问也"至"孰少孰多可得闻乎"715字,林亿等疑王冰所补(此论运气,且袭用《生气通天论》《三部九候论》诸篇之文,林校所疑是)
	阳明脉解第二十二	八	阳明脉解第三十	全文	
	五藏举痛第二十三	十一	举痛论第三十九	全文	
	长刺节论第二十四	十四	长刺节论第五十五	全文	

灵素探源——《黄帝内经》的成书与中医生命观的构建

续 表

全元起本		通 行 本			备 注
卷	篇名与篇序	卷	篇名与篇序	内 容	
	生气通天论第二十五	一	生气通天论第三	全文	
	金匮真言论第二十六	一	金匮真言论第四	全文	
	阴阳别论第二十七	二	阴阳别论第七	全文	
		十二	痹论第四十三	"凡痹之客五藏者"至"痹聚在脾"	其余为全本卷八《痹论第五十二》全文(此疑为同卷《生气通天论》之错简)
	经脉别论第二十八	七	经脉别论第二十一	全文	
四	通评虚实论第二十九	八	通评虚实论第二十八	全文	"脉浮而涩涩而身有热者死"11字,全本在"何以知其度"下,林亿等认为"对问义不相类",遂据《甲乙经》移于"冬夏则死"后(此确系错简,然已难定其原属何处) "披痈大热"至"大骨之会各三"32字与"暴痈筋緛"至"治在经俞"20字,原散在篇中,林亿等移于"刺手太阴傍三痏与缨脉各二"下,今据《太素》分别置于"上踝五寸刺三针"后与篇末(林校所移为妥,全本恐误)
		十	刺疟篇第三十六	"疟脉满大急"至"过之则失时也"	其余为全本卷六《刺疟篇第四十五》全文(王冰所移合理,全本恐误)
	太阴阳明表里篇第三十	八	太阴阳明论第二十九	全文	
		六	玉机真藏论第十九	"黄帝曰见真藏曰死何也"至"帝曰善"	其余为全本卷六《玉机真藏论第四十四》全文(此文于此亦通,不必移易)

续　表

全元起本		通 行 本			备　　注
卷	篇名与篇序	卷	篇名与篇序	内　　容	
四	逆调论第三十一	九	逆调论第三十四	全文	
	痿论第三十二	十二	痿论第四十四	全文	
五	五藏别论第三十三	三	五藏别论第十一	全文	
	汤液醪醴论第三十四	四	汤液醪醴论第十四	全文	
		五	脉要精微论第十七	"诊得心脉而急"至"以其胜治之愈也"	其余在全本卷六《脉要精微论第四十三》篇首(此应为本篇之文,王冰所移非是)
	热论第三十五	九	热论第三十一	篇首至"三日其气乃尽故死矣"	"凡病伤寒而成温者"至"暑当与汗皆出勿止"32字,全本在卷五《奇病论第四十二》篇末(王冰所移合理,全本恐误)
	刺热篇第三十六	五	脉要精微论第十七	篇首至"刺项太阳而汗出止"与"热病先身重骨痛"至篇末	林亿等据《甲乙经》增补"热病始于足胫者刺足阳明而汗出止"15字(林校所补合理)
	评热病论第三十七	九	评热病论第三十三	全文	
	疟论第三十八	十	疟论第三十五	篇首至"其日作者奈何岐伯曰"与"风无常府"至篇末	通行本多"此邪气客于头项"至"则病作故"88字(此疑为王冰据《灵枢·岁露论》重文所补)
	腹中论第三十九	十一	腹中论第四十	篇首至"论在刺法中"与"此风根也"至篇末	通行本多"帝曰人有身体髀股䯒皆肿环齐而痛是为何病岐伯曰病名伏梁"26字("此风根也"上已言"论在刺法中",恐其下至"动之为水溺之病"38字皆为《奇病论》之文重出于此,不当补而当删)

灵素探源——《黄帝内经》的成书与中医生命观的构建

续　表

全元起本		通　行　本			备　注
卷	篇名与篇序	卷	篇名与篇序	内　容	
五	厥论第四十	十二	厥论第四十五	篇首至"不盛不虚以经取之"	其余196字在全本卷九《厥论第六十八》篇首（全本《厥论》分为两篇，恐误，王冰所移为妥）
	病能论第四十一	十三	病能论第四十六	全文	
	奇病论第四十二	十三	奇病论第四十七	全文	
		九	热论第三十一	"凡病伤寒而成温者"至篇末	其余为全本卷五《热论第三十五》全文
六	脉要精微论第四十三	五	脉要精微论第十七	篇首至"至今不复也"与"帝曰有故病五藏发动"至篇末	"诊得心脉而急"至"以其胜治之愈也"165字，全本在卷五《汤液醪醴论第三十四》篇末（全本不误，王冰移于此非是）
		七	藏气法时论第二十二	"肝色青宜食甘"至篇末	其余为全本卷一《藏气法时论第三》全文（王冰所移为妥，参前）
	玉机真藏论第四十四	六	玉机真藏论第十九	篇首至"诸真藏脉见者皆死不治也"与"黄帝曰凡治病"至篇末	"黄帝曰见真藏曰死何也"至"帝曰善"112字，全本在卷四《太阴阳明表里篇第三十》篇中（全本恐不误，参前）
	刺疟篇第四十五	十	刺疟篇第三十六	篇首至"刺手阳明太阴与阳明太阴"与"诸疟而脉不见"至篇末	"疟脉满大急"至"过之则失时也"89字，全本在卷四《通评虚实论第二十九》篇中（王冰所移为是，参前）
	刺腰痛篇第四十六	十一	刺腰痛篇第四十一	篇首至"刺郄中出血"与"腰痛引少腹控胁"至篇末	通行本多"腰痛上寒不可顾"至"引脊内廉刺足少阴"61字（林校指为王冰所添）
	刺齐论第四十七	十四	刺齐论第五十一	全文	

续 表

全元起本		通 行 本			备　注
卷	篇名与篇序	卷	篇名与篇序	内　容	
六	刺齐论第四十七	十四	刺要论第五十	全文	
		十六	骨空论第六十	"灸寒热之法"至篇末	其余为全本卷二《骨空论第十七》全文
	刺禁论第四十八	八	宝命全形论第二十五	全文	
		十四	刺禁论第五十二	全文	
	刺志论第四十九	十四	刺志论第五十三	全文	
	针解篇第五十	十四	针解篇第五十四	全文	
	四时刺逆从论第五十一	十八	四时刺逆从论第六十四	篇首至"时筋急目痛"	"春气在经脉"至"知其死也",全本为卷一《四时刺逆从论第七》全文(此篇不应另出,参前)
七					阙
八	痹论第五十二	十二	痹论第四十三	篇首至"重感于风寒湿之气也"与"诸痹不已亦益内也"至篇末	"凡痹之客五藏者"至"痹聚在脾"184 字,全本在卷四《阴阳别论第二十七》篇中(全本及王冰并误,参前)
	水热穴论第五十三	十六	水热穴论第六十一	全文	
	从容别白黑第五十四	二十三	示从容论第七十六	全文	
	论过失第五十五	二十三	疏五过论第七十七	全文	
	方论得失明著第五十六	二十三	徵四失论第七十八	全文	

灵素探源——《黄帝内经》的成书与中医生命观的构建

续　表

全元起本		通　行　本			备　注
卷	篇名与篇序	卷	篇名与篇序	内　容	
八	阴阳类论第五十七	二十四	阴阳类论第七十九	篇首至"诊死生之期遂合岁首"	"雷公曰请问短期黄帝不应"至"期在盛水"154字,全本在卷八《四时病类论第五十八》篇首
	四时病类论第五十八	二十四	阴阳类论第七十九	"雷公曰请问短期黄帝不应"至篇末	其余为全本卷八《阴阳类论第五十七》全文
		二十三	著至教论第七十五	篇首至"合之五行"	"雷公曰阳言不别"至"人事不殷"75字,全本在卷八《方盛衰论第五十九》篇首
	方盛衰论第五十九	二十三	著至教论第七十五	"雷公曰阳言不别"至篇末	其余在全本卷八《四时病类论第五十八》篇末
		二十四	方盛衰论第八十	全文	
	方论解第六十	二十四	解精微论第八十一	全文	
九	上古天真论第六十一	一	上古天真论第一	全文	
		一	阴阳应象大论第五	"帝曰余闻上古圣人"至"其信然乎岐伯对曰"	其余为全本卷九《阴阳应象大论第六十三》全文
	四气调神大论第六十二	一	四气调神大论第二	全文	
	阴阳应象大论第六十三	一	阴阳应象大论第五	篇首至"冬生咳嗽"与"东方生风"至篇末	"帝曰余闻上古圣人"至"其信然乎岐伯对曰"76字,全本在卷九《上古天真论第六十一》篇中(全本不误,王冰所移非是)
	五藏生成篇第六十四	三	五藏生成篇第十	全文	

全元起本		通 行 本			备 注
卷	篇名与篇序	卷	篇名与篇序	内 容	
九	异法方宜论第六十五	四	异法方宜论第十二	全文	
	咳论第六十六	十	咳论第三十八	全文	
	风论第六十七	十二	风论第四十二	全文	
	厥论第六十八	十二	厥论第四十五	"太阴厥逆"至篇末	其余为全本卷五《厥论第四十》全文
		十三	大奇论四十八	"肾肝并沈"至"并小弦欲惊"与"三阳急为瘕"至"二阳急为惊"	其余为全本卷九《大奇论第六十九》全文
		十	气厥论第三十七	全文	
	大奇论第六十九	十三	大奇论第四十八	篇首至"不鼓皆为瘕"、"肾脉大急沈"至"肺脉沈搏为肺疝"与"脾脉外鼓沈为肠澼"至篇末	"肾肝并沈"至"并小弦欲惊"21字,全本在卷九《厥论第六十八》篇中(此文亦见于《脉经》卷五第五,王冰所移是) "三阳急为瘕"至"二阳急为惊"各21字,全本分别在卷九《厥论第六十八》篇末(此文不见于《脉经》卷五第五,王冰所移非)
	脉解篇第七十	十三	脉解篇第四十九	全文	

附录二
《灵枢》九卷本与通行本篇卷对照表①

古本卷次	古本篇次	今本卷次	篇 目	《东垣试效方》引《黄帝针经》	
				《黄帝针经》篇目	出 处
卷一	一	卷一	九针十二原第一		
	二		本输第二		
	三		小针解第三		
	四		邪气藏府病形第四		
	五		根结第五		
	六	卷二	寿夭刚柔第六		
	七		官针第七		
	八		本神第八		
	九		终始第九		
卷二	一	卷三	经脉第十	经脉第一	卷二《心胃及腹中诸痛论》
				第二经脉第一	卷三《呕吐哕论》
	二		经别第十一		
	三		经水第十二		
	四	卷四	经筋第十三		
	五		骨度第十四		

① 本表参照张灿玾《黄帝内经文献研究》，第 66 页。

续 表

古本卷次	古本篇次	今本卷次	篇 目	《东垣试效方》引《黄帝针经》	
				《黄帝针经》篇目	出 处
卷二	六	卷四	五十营第十五		
	七		营气第十六		
	八		脉度第十七		
	九		营卫生会第十八		
卷三	一	卷五	四时气第十九		
	二		五邪第二十		
	三		寒热病第二十一	三卷寒热病第三	卷三《衄吐血唾血论》
				寒热病第三	卷九《身体麻木》
				三卷寒热①第三	卷九《暴挛痉眩》
	四		癫狂第二十二		
	五		热病第二十三		
	六		厥病第二十四		
	七		病本第二十五		
	八		杂病第二十六	三卷杂病第八	卷二《中满腹胀论》
				卷第三杂病第八	卷六《腰痛论》
	九		周痹第二十七		
卷四	一	卷六	口问第二十八	四卷口问第一	卷九《燃香病热》
	二		师传第二十九		
	三		决气第三十		
	四		肠胃第三十一		

① 热：此下疑脱一"病"字。

376

灵素探源——《黄帝内经》的成书与中医生命观的构建

古本卷次	古本篇次	今本卷次	篇　目	《东垣试效方》引《黄帝针经》	
				《黄帝针经》篇目	出　处
卷四	五	卷六	平人绝谷第三十二		
	六		海论第三十三		
	七		五乱第三十四	五乱①	卷二《烦热发热论》
	八		胀论第三十五		
	九		五癃津液别第三十六		
卷五	一	卷七	五阅五使第三十七		
	二		逆顺肥瘦第三十八		
	三		血络论第三十九		
	四		阴阳清浊第四十		
	五		阴阳系日月第四十一		
	六		病传第四十二		
	七		淫邪发梦第四十三		
	八		顺气一日分为四时第四十四		
	九		外揣第四十五		
卷六	一	卷八	五变第四十六		
	二		本藏第四十七		
	三		禁服第四十八		
	四		五色第四十九	六卷五色第四	卷四《半产妄用寒药有误论》
	五		论勇第五十		

① 引文未标卷、篇次。

续　表

古本卷次	古本篇次	今本卷次	篇　目	《东垣试效方》引《黄帝针经》	
				《黄帝针经》篇目	出　处
卷六	六	卷八	背腧第五十一		
	七		卫气第五十二		
	八		论痛第五十三		
	九		天年第五十四		
卷七	一	卷九	逆顺第五十五		
	二		五味第五十六		
	三		水胀第五十七		
	四		贼风第五十八		
	五		卫气失常第五十九		
	六		玉版第六十		
	七		五禁第六十一		
	八		动输第六十二		
	九		五味论第六十三		
卷八	一	卷十	阴阳二十五人第六十四		
	二		五音五味第六十五		
	三		百病始生第六十六	百病始生第二①	卷二《五积论》
	四		行针第六十七		
	五		上膈第六十八		
	六		忧恚无言第六十九		

————————

① 二：疑为"三"之误。

续　表

古本卷次	古本篇次	今本卷次	篇　目	《东垣试效方》引《黄帝针经》	
				《黄帝针经》篇目	出　处
卷八	七	卷十	寒热第七十		
	八		邪客第七十一		
	九		通天第七十二		
卷九	一	卷十一	官能第七十三		
	二		论疾诊尺第七十四		
	三		刺节真邪第七十五		
	四		卫气行第七十六		
	五		九宫八风第七十七		
	六	卷十二	九针论第七十八		
	七		岁露论第七十九		
	八		大惑论第八十	九卷大惑论第八	卷五《诸脉属于目论》
	九		痈疽第八十一		

379

附录三
《素问》《灵枢》所引医书名称、条数及主要内容表①

《素问》所引医书名称、条数及主要内容表

序号	医书名称	见于《素问》之篇数	引用该书条数之合订	内　容	备　考
1	揆度	15(3);19;46;77	6	论述切求脉象、脉理,度病之浅深及四时病处等类	
2	奇恒	15(3);19;46(2);47;77	8	论以四时死之"恒病"及不以四时死之"奇病"	
3	五色	15;19	2	五色诊病之书	
4	脉变(外变?)	15;19	2	依脉象变化诊病之书	
5	玉机	19	1	以上诸书之要	
6	针经	26	1	论针刺之道,以"经"名之,似即《灵枢》	
7	九针（之论）	26	1	针刺专著。原有九篇,后衍化出六十篇、八十一篇传本。今《灵枢·九针十二原》,当是其内容之核心	
8	热论	33	1	论热病之专著,似即今《灵枢·热病》	

---

① 以下二表参照：马继兴《中医文献学》,第63—65页；张灿玾《黄帝内经文献研究》,第85—103页。

续 表

序号	医书名称	见于《素问》之篇数	引用该书条数之合订	内 容	备 考
9	刺法	33;40;47;62	4	论针刺法及诸病治疗	
10	下经	34;44(3);46;77	6	论病之变化	
11	本病	44	1	论病之本	
12	阴阳	46;77;79(3);80(2);81	8	论阴阳脉法	
13	上经	46;69;77	3	论天人相应	
14	金匮	46	1	论诊病决死生	
15	阴阳十二官相使	47	1	论脏腑十二官为病之治法	素问8林亿注全本名"十二藏相使"似即指此
16	太始天元册(天元册)	66;67;68	3	论天文气象与医学,可能为运气学说的滥觞之作	
17	脉法	67	1	论以脉诊察病因之书(屡见于《仓公传》)	
18	大要	70;71;74(5)	7	医学理论综合性著作,对"七篇大论"的形成很有影响	
19	脉要	74	1	论脉诊之要	
20	阴阳传	75	1	似为阐释发挥《阴阳》之著作	
21	比类	76(3);77(2);78	6	论脉象与病候之比类相从	
22	脉经上下篇(上下篇)	76	2	论脉学之专著	似同于《脉书·上下经》

续 表

序号	医书名称	见于《素问》之篇数	引用该书条数之合订	内 容	备 考
23	从容	76(2);77;78;79(3);81	8	论病候动容,而不为常人所知者	
24	诊轻(经)	76	1	似为诊法类著作之泛称	"轻"当作"经"。素16名"诊要经终论"
25	五中	77;79;80	3	论五脏之有关内容	
26	明堂	77	1	五色诊	
27	终始	77	1	论人迎寸口诊	
28	上下经	79	1	即上经与下经之合称	
29	阴阳之论	79	1	同《阴阳》	
30	经脉	79(2);80	3	同《脉经》上下篇	
31	五诊	80	1	同《五色》或《五中》	
32	奇恒之势六十首	80	1	同"奇恒",或为其发挥之作	难经第16难亦记有"六十首"
33	形法	81	1	论以形态相人之法	
34	九针九篇	27	1	同《九针》	
35	九针八十一篇	27	1	《九针》的发挥之作,似即《针经》(《灵枢》)	
36	形名	77	1	似同《形法》	
计			92		

《灵枢》所引医书名称、条数及大致内容表

序号	医书名称	见于《灵枢》之篇数	引用该书条数之合订	内 容	备 考
1	针经	1	1	系自指	《素问》也引此书
2	大要	1;76	2		《素问》也引此书

续 表

序号	医书名称	见于《灵枢》之篇数	引用该书条数之合订	内 容	备 考
3	终始	2?;3?;5;9?	4		《素问》也引此书
4	刺法	7;33?;55	3		《素问》也引此书
5	禁脉	10	1	即《灵枢·禁服》	
6	脉度	14	1	即《灵枢·脉度》	
7	本藏	29	1	即《灵枢·本藏》	
8	(古)胀论	35	1	本篇之先驱	
9	九针九篇	45	1		《素问》也引此书
10	九针六十篇	48	1	《九针》之发展,介于九篇与八十一篇之间者	
11	针论	73	1	似与《九针》《针经》同,或仅指其中阐释性之作	
12	逆顺五体	5	1	言人骨节之小大,肉之坚脆,皮之厚薄,血之清浊,气之滑涩,脉之长短,血之多少,经络之数	似即今《灵枢》中《逆顺肥瘦》《本藏》《脉度》等篇,或其综合之作
13	大数	48	1		疑为"大要"之误
附	兵法	55	1	所引内容见于今《孙子兵法》	此非医书,附记于此
计			20		

附录四
古《九针》辑录

九　针

九针者，天地之大数也，始于一而终于九。

〖灵枢·九针论〗故曰：一以法天，二以法地，三以法人，四以法时，五以法音，六以法律，七以法星，八以法风，九以法野。［黄帝曰：以针应九之数奈何？岐伯曰：］夫圣人之起天地之数也，一而九之，故以立九野，九而九之，九九八十一，以起黄钟数焉，以针应数也。

〖素问·针解篇〗［帝曰：余闻九针，上应天地四时阴阳，愿闻其方，令可传于后世以为常也。岐伯曰：］夫一天、二地、三人、四时、五音、六律、七星、八风、九野，身形亦应之，针各有所宜，故曰九针。人皮应天，人肉应地，人脉应人，人筋应时，人声应音，人阴阳合气应律，人齿面目应星，人出入气应风，人九窍三百六十五络应野。故一针皮，二针肉，三针脉，四针筋，五针骨，六针调阴阳，七针益精，八针除风，九针通九窍，除三百六十五节气，此之谓各有所主也。人心意应八风，人气应天，人发齿耳目五声应五音六律，人阴阳脉血气应地，人肝目应之九。

——以上正文出自《灵枢·九针论》

小针之要，易陈而难入。

〖灵枢·小针解〗所谓"易陈"者，易言也。"难入"者，难著于人也。

粗守形，上守神。

〖灵枢·小针解〗"粗守形"者，守刺法也。"上守神"者，守人之血气有余不足，可补泻也。

〖**素问·八正神明论**〗［帝曰：……然夫子数言形与神，何谓形？何谓神？愿卒闻之。岐伯曰：］请言形，形乎形，目冥冥，问其所病，索之于经，慧然在前，按之不得，不知其情，故曰形。［帝曰：何谓神？岐伯曰：］请言神，神乎神，耳不闻，目明心开而志先，慧然独悟，口弗能言，俱视独见，适若昏，昭然独明，若风吹云，故曰神。

神乎神，客在门，

〖**灵枢·小针解**〗"神客"者，正邪共会也。"神"者，正气也。"客"者，邪气也。"在门"者，邪循正气之所出入也。

未睹其疾，恶知其原？

〖**灵枢·小针解**〗"未睹其疾"者，先知邪正何经之疾也。"恶知其原"者，先知何经之病，所取之处也。

刺之微，在速迟，

〖**灵枢·小针解**〗"刺之微在数①迟"者，徐疾之意也。

粗守关，上守机，

〖**灵枢·小针解**〗"粗守关"者，守四肢而不知血气正邪之往来也；"上守机"者，知守气也。

机之动，不离其空，

〖**灵枢·小针解**〗"机之动不离其空中②"者，知气之虚实，用针之徐疾也。

空中之机，清静而微。

〖**灵枢·小针解**〗"空中之机清净以③微"者，针以得气，密意守气勿失也。

---

① 数：《九针十二原》作"速"。
② 中：《九针十二原》无。
③ 以：《九针十二原》作"而"。

其来不可逢，其往不可追。

〖灵枢·小针解〗"其来不可逢"者，气盛不可补也。"其往不可追"者，气虚不可泻也。

〖素问·离合真邪论〗［帝曰：候气奈何？岐伯曰：］夫邪去络入于经也，舍于血脉之中，其寒温未相得，如涌波之起也，时来时去，故不常在。故曰方其来也，必按而止之，止而取之，无逢其冲而泻之。真气者，经气也，经气太虚，故曰"其来不可逢"，此之谓也。故曰候邪不审，大气已过，泻之则真气脱，脱则不复，邪气复至，而病益蓄，故曰"其往不可追"，此之谓也。

知机之道者，不可挂以发，不知机道，叩之不发。

〖灵枢·小针解〗"不可挂以发"者，言气易失也。"扣之不发"言者①不知补泻之意也，血气已尽而气不下也。

〖素问·离合真邪论〗"不可挂以发"者，待邪之至时而发针泻矣，若先若后者，血气已尽②，其病不可下，故曰知其可取如发机，不知其取如扣椎，故曰"知机道者不可挂以发，不知机者扣之不发"，此之谓也。

知其往来，要与之期，

〖灵枢·小针解〗"知其往来"者，知气之逆顺盛虚也。"要与之期"者，知气之可取之时也。

粗之暗乎，妙哉工独有之。

〖灵枢·小针解〗"粗之暗"者，冥冥不知气之微密也。"妙哉工独有之"者，尽知针意也。

往者为逆，来者为顺，

〖灵枢·小针解〗"往者为逆"者，言气之虚而小，小者逆也。"来者为顺"者，言形气之平，平者顺也。

---

① 言者：《九针十二原》并作"者言"，应据改。
② 尽：《甲乙经》卷十第二上作"虚"。

明知逆顺,正行无问。

〖灵枢·小针解〗"明知逆顺,正行无问"者,言知所取之处也。

逆①而夺之,恶得无虚,追而济之,恶得无实。迎之随之,以意和之,针道毕矣。

〖灵枢·小针解〗"迎而夺之"者,泻也。"追而济之"者,补也。

凡用针者,虚则实之,满则泄之,宛陈则除之,邪胜则虚之。

〖灵枢·小针解〗所谓"虚则实之"者,气口虚而当补之也。"满则泄之"者,气口盛而当泻之也。"宛陈则除之"者,去血脉也。"邪胜则虚之"者,言诸经有盛者,皆泻其邪也。

〖素问·针解篇〗〔黄帝问曰:愿闻九针之解,虚实之道。岐伯对曰:〕刺"虚则实之"者,针下热也,气实乃热也。"满而泄之"者,针下寒也,气虚乃寒也。"菀陈则除之"者,出恶血也。"邪胜则虚之"者,出针勿按。

〖灵枢·阴阳二十五人〗故曰:气有余于上者,导而下之;气不足于上者,推而休之;其稽留不至者,因而迎之。必明于经隧,乃能持之。寒与热争者,导而行之;其宛陈血不结者,则而予之②。必先明知二十五人,则③血气之所在,左右上下,刺约毕也。

《大要》曰:徐而疾则实,疾而徐则虚。

〖灵枢·小针解〗"徐而疾则实"者,言徐内而疾出也。"疾而徐则虚"者,言疾内而徐出也。

〖素问·针解篇〗"徐而疾则实"者,徐出针而疾按之。"疾而徐则虚"者,疾出针而徐按之。

言实与虚,若有若无;察后与先,若存若亡;

〖灵枢·小针解〗"言实与虚,若有若无"者,言实者有气,虚者无气也。"察

① 逆:《小针解篇》作"迎",《甲乙经》卷五第四亦同。
② 则而予之:《甲乙经》卷一第十六作"即而取之"。
③ 则:《甲乙经》卷一第十六作"别"。

后与先,若亡若存"者,言气之虚实,补泻之先后也,察其气之已下与常存也。

〖素问·针解篇〗"言实与虚"者,寒温气多少也。"若无若有"者,疾不可知也。"察后与先"者,知病先后也。

为虚与实,若得若失。

〖灵枢·小针解〗"为虚与实,若得若失"者,言补者佖然若有得也,泻则怳然若有失也。

〖素问·针解篇〗"为虚与实"者①,工勿失其法。"若得若失"者,离其法也。

虚实之要,九针最妙,补泻之时,以针为之。

〖素问·针解篇〗"虚实之要,九针最妙"者,为其各有所宜也。"补泻之时"者,与气开阖相合也。

〖素问·刺志篇〗黄帝问曰:愿闻虚实之要。岐伯对曰:气实形实,气虚形虚,此其常也,反此者病。谷盛气盛,谷虚气虚,此其常也,反此者病。脉实血实,脉虚血虚,此其常也,反此者病。

泻曰必持内之,放而出之,排阳得针,邪气得泄,按而引针,是谓内温,血不得散,气不得出也。补曰随之,随之意,若妄之,若行若按,如蚊虻止,如留如还,去如弦绝,令左属右,其气故止,外门已闭,中气乃实,必无留血,急取诛之。

〖灵枢·终始〗补泻②须一方实,深取之,稀按其痏,以极出其邪气。一方虚,浅刺之,以养其脉,疾按其痏,无使邪气得入。邪气来也紧而疾,谷③气来也徐而和。脉实者,深刺之,以泄其气;脉虚者,浅刺之,使精气无得出,以养其脉,独出其邪气。刺诸痛者,其脉皆实。

〖素问·离合真邪论〗[帝曰:补泻奈何?岐伯曰:]此攻邪也,疾出以去盛血,而复其真气。此邪新客,溶溶未有定处也,推之则前,引之则止,逆而刺之(温血也,刺出其血),其病立已。

吸则内针,无令气忤,静以久留,无令邪布,吸则转针,以得气为故,候呼引

---

① 为虚与实者:《新校正》云:按《甲乙经》云:若存若亡,为虚与实。

② 泻:原脱,《太素》卷二十二《三刺》杨注谓"补"下脱一"泻"字,据补。

③ 谷:原作"邪",据《太素》卷二十二《三刺》、《甲乙经》卷五第五改。

针,呼尽乃去,大气皆出,故命曰泻。

[帝曰:不足者补之奈何? 岐伯曰:]必先扪而循之,切而散之,推而按之,弹而怒之,抓而下之,通而取之,外引其门,以闭其神。呼尽内针,静以久留,以气至为故,如待所贵,不知日暮,其气以至,适而自护,候吸引针,气不得出,各在其处,推阖其门,令神气存,大气留止,故命曰补。

持针之道,坚者为宝。正指直刺,无针左右,神在秋毫,属意病者,审视血脉者,刺之无殆。方刺之时,必在悬阳,及与两卫①。神属勿去,知病存亡。血脉者,在腧横居,视之独澄②,切之独坚。

九针之名,各不同形:一曰镵针,长一寸六分;

〖灵枢·九针论〗[黄帝曰:针之长短有数乎? 岐伯曰:]一曰镵针者,取法于巾针③,去末寸半④,卒锐之,长一寸六分,主热在头身也。

〖素问·针解篇〗"九针之名,各不同形"者,针穷其所当补泻也。

二曰员针,长一寸六分;

〖灵枢·九针论〗二曰员针,取法于絮针,筒其身而卵其锋,长一寸六分,主治分间气。

三曰鍉针,长三寸半;

〖灵枢·九针论〗三曰鍉针,取法于黍粟之锐,长三寸半,主按脉取气,令邪出。

四曰锋针,长一寸六分;

〖灵枢·九针论〗四曰锋针,取法于絮针,筒其身,锋其末,长一寸六分,主痈⑤热出血。

---

① 卫:《甲乙经》卷五第四作"衡"。
② 澄:《甲乙经》卷五第四作"满"。
③ 巾针:《甲乙经》卷五第二作"布针"。史崧《音释》"一本作布针"。
④ 寸半:《甲乙经》卷五第二作"半寸"。应据改。
⑤ 痈:《甲乙经》卷五第二作"泻"。应据改,以与上文"令可以泻热出血"相合。

五曰铍针,长四寸,广二分半;

〖灵枢·九针论〗五曰铍针,取法于剑锋,广二分半,长四寸,主大痈脓,两热争者也。

六曰员利针,长一寸六分;

〖灵枢·九针论〗六曰员利针,取法于氂针,微大其末,反小其身,令可深内也,长一寸六分,主取痈痹者也。

七曰毫针,长三寸①六分;

〖灵枢·九针论〗七曰毫针,取法于毫毛,长一寸六分,主寒热痛痹在络者也。

八曰长针,长七寸;

〖灵枢·九针论〗八曰长针,取法于綦针,长七寸,主取深邪远痹者也。

九曰大针,长四寸。

〖灵枢·九针论〗九曰大针,取法于锋针,其锋微员,长四寸,主取大气不出关节者也。针形毕矣。此九针大小长短法也。

镵针者,头大末锐,去泻阳气;

〖灵枢·九针论〗一者天也,天者阳也,五藏之应天者肺,肺者五藏六府之盖也,皮者肺之合也,人之阳也。故为之治针,必以大其头而锐其末,令无得深入而阳气出。

〖灵枢·官针〗病在皮肤无常处者,取以镵针于病所,肤白勿取。

员针者,针如卵形,揩摩分间,不得伤肌肉,以泻分气;

〖灵枢·九针论〗二者地也②,人之所以应土者肉也。故为之治针,必筒其

---

① 三寸:《九针论》作"一寸"。
② 地也:《甲乙经》卷五第二其下有"地者土也"四字。

身而员其末,令无得伤肉分,伤则气得竭。

〖灵枢·官针〗病在分肉间,取以员针于病所。

鍉针者,锋如黍粟之锐,主按脉勿陷,以致其气;

〖灵枢·九针论〗三者人也,人之所以成生者血脉也。故为之治针,必大其身而员其末,令可以按脉勿陷,以致其气,令邪气独出。

〖灵枢·官针〗病在脉,气少当补之者,取以鍉针于井荥分输。

锋针者,刃三隅,以发痼疾;

〖灵枢·九针论〗四者时也,时者四时八风之客于经络之中,为瘤①病者也。故为之治针,必筒其身而锋其末,令可以泻热出血,而痼病竭。

〖灵枢·官针〗病在经络痼痹者,取以锋针②。

〖灵枢·官针〗病在五藏固居者,取以锋针,泻于井荥分输,取以四时③。

铍针者,末如剑峰,以取大脓;

〖灵枢·九针论〗五者音也,音者冬夏之分,分于子午,阴与阳别,寒与热争,两气相抟,合为痈脓者也。故为之治针,必令其末如剑锋,可以取大脓。

〖灵枢·官针〗病为大脓者,取以铍针。

员利针者,大④如氂,且员且锐,中身微大,以取暴气⑤;

〖灵枢·九针论〗六者律也,律者调阴阳四时而合十二经脉,虚邪客于经络而为暴痹者也。故为之治针,必令尖如氂,且员且锐,中身微大,以取暴气。

〖灵枢·官针〗病痹气暴发者,取以员利针。

---

① 瘤:《甲乙经》卷五第二作"痼"。应据改,以与下文"而痼疾竭"呼应。

② 病在经络痼痹者,取以锋针:《太素》卷二十二《九针所主》、《甲乙经》卷五第二并无此句,疑脱。

③ 病在五藏固居者,取以锋针,泻于井荥分输,取以四时:《灵枢·官针》篇中"取以锋针"两出,此句在篇文"取以大针"之下,其言"病在五藏固居者,取以锋针",与《九针十二原》言锋针"以发痼疾"者不合,恐"取以锋针"四字为错简于此。然此处又云"取以四时",似又与《九针论》言锋针之制以应四时相合,是非难定,故两存之。

④ 大:《九针论》及《甲乙经》卷五第二并作"尖"。《太素》卷二十二《九针所主》作"状"。

⑤ 气:《太素》卷二十二《九针所主》杨注作"痹",似是。

毫针者,尖如蚊虻喙,静以徐往,微以久留之而养,以取痛痹;

〖灵枢·九针论〗七者星也,星者人之七窍,邪之所客于经,而为痛痹,舍于经络者也。故为之治针,令尖如蚊虻喙,静以徐往,微以久留,正气因之,真邪俱往,出针而养者也。

〖灵枢·官针〗病痹气痛而不去者,取以毫针。

长针者,锋利身薄,可以取远痹;

〖灵枢·九针论〗八者风也,风者人之股肱八节也。八正之虚风,八风①伤人,内舍于骨解腰脊节腠理之间,为深痹也。故为之治针,必长②其身,锋其末,可以取深邪远痹。

〖灵枢·官针〗病在中者,取以长针。

大针者,尖如梃③,其锋微员,以泻机关之水也。九针毕矣。

〖灵枢·九针论〗九者野也,野者人之节解皮肤之间也。淫邪流溢于身,如风水之状,而溜不能过于机关大节者也。故为之治针,令尖如挺④,其锋微员,以取大气之不能过于关节者也。

〖灵枢·官针〗病水肿不能通关节者,取以大针。

夫气之在脉也,邪气在上,浊气在中,清气在下。

〖灵枢·小针解〗"夫气之在脉也,邪气在上"者,言邪气之中人也高,故邪气在上也。"浊气在中"者,言水谷皆入于胃,其精气上注于肺,浊溜于肠胃,言寒温不适,饮食不节,而病生于肠胃,故命曰浊气在中也。"清气在下"者,言清湿地气之中人也,必从足始,故曰清气在下也。

故针陷脉则邪气出,针中脉则浊气出,针太深则邪气反沉,病益。

〖灵枢·小针解〗"针陷脉则邪气出"者,取之上。"针中脉则浊气出"者,取

---

① 八风:《甲乙经》卷五第二无。
② 长:《甲乙经》卷五第二作"薄"。
③ 梃:《九针论》作"挺"。《太素》卷二十二《九针所主》杨注作"筳"。
④ 挺:《九针十二原》作"梃"。

之阳明合也。"针太深则邪气反沉"者,言浅浮之病,不欲深刺也,深则邪气从之入,故曰反沉也。

故曰:皮肉筋脉各有所处,病各有所宜,各不同形,各以任其所宜。无实无虚①,损不足而益有余,是谓甚病,病益甚。

〖灵枢·小针解〗"皮肉筋脉各有所处"者,言经络各有所主也。

取五脉者死,取三脉者恇;夺阴者死,夺阳者狂,针害毕矣。

〖灵枢·小针解〗"取五脉者死",言病在中,气不足,但用针尽大泻其诸阴之脉也。"取三阳之脉者",唯②言尽泻三阳之气,令病人恇然不复也。"夺阴者死",言取尺之五里,五往者也。"夺阳者狂",正言也。

刺之而气不至,无问其数;刺之而气至,乃去之,勿复针。针各有所宜,各不同形,各任其所为。刺之要,气至而有效,效之信,若风之吹云,明乎若见苍天,刺之道毕矣③。

〖灵枢·终始〗凡刺之道,气调而止,补阴泻阳,音气益彰,耳目聪明,反此者血气不行。所谓"气至而有效"者,泻则益虚,虚者脉大如其故而不坚也,坚如其故者,适虽言故④,病未去也。补则益实,实者脉大如其故而益坚也,夫⑤如其故而不坚者,适虽言快,病未去也。故补则实,泻则虚,痛虽不随针⑥,病必衰去。

睹其色,察其目,知其散复。一其形,听其动静,知其邪正。

〖灵枢·小针解〗"睹其色,察其目,知其散复,一其形,听其动静"者,言上工知相五色于目,有知调尺寸小大缓急滑涩,以言所病也。"知其邪正"者,知论虚邪与正邪之风也。

---

① 无实无虚:《素问·针解篇》王注引《针经》、《甲乙经》卷五第四并作"无实实,无虚虚",可从。

② "取三阳之脉者"唯:《九针十二原》作"取三脉者恇",与文义相合,应据改。

③ 刺之道毕矣:此以下《九针十二原》篇有"黄帝曰愿闻五脏六腑所出之处"至"皆在五腧也"计83字,所述为经络腧穴之内容,《小针解》篇亦未予注解,疑为后人所补入,故略去。

④ 故:《太素》卷十四《人迎脉口诊》作"快"。

⑤ 夫:《太素》卷十四《人迎脉口诊》、《甲乙经》卷五第五并作"大"。应据改。

⑥ 针:《甲乙经》卷五第五其下有"减"字,应据补。

〖灵枢·四时气〗"睹其色,察其以①,知其散复"者,视其目色,以知病之存亡也。"一其形,听其动静"者,持气口人迎以视其脉,坚且盛且滑者病日进,脉软者病将下,诸经实者病三日已。气口候阴,人迎候阳也。

右主推之,左持而御之,气至而去之。

〖灵枢·小针解〗"右主推之,左持而御之"者,言持针而出入也。"气至而去之"者,言补泻气调而去之也。

(阙文)

〖灵枢·小针解〗"调气在于终始一②"者,持心也。

节之交,三百六十五会,知其要者,一言而终,不知其要,流散无穷。(所言节者,神气之所游行出入也,非皮肉筋骨也。)③

〖灵枢·小针解〗"节之交三百六十五会"者,络脉之渗灌诸节者也④。

〖素问·六元正纪大论〗凡此定期之纪,胜复正化,皆有常数,不可不察。故"知其要者,一言而终,不知其要,流散无穷",此之谓也。

凡将用针,必先诊脉,视气之剧易,乃可以治也。五藏之气已绝于内,而用针者反实其外,是谓重竭,重竭必死,其死也静,治之者,辄反其气,取腋与膺;

〖灵枢·小针解〗所谓"五藏之气已绝于内"者,脉口气内绝不至,反取其外之病处与阳经之合,有留针以致阳气,阳气至则内重竭,重竭则死矣,其死也,无气以动,故静。

五藏之气已绝于外,而用针者反实其内,是谓逆厥,逆厥则必死,其死也躁,治之者,反取四末。刺之害,中而不去,则精泄;害中而去,则致气。精泄则病益

---

① 察其以:《太素》卷二十三《杂刺》"以"作"目",与《九针十二原》及《小针解》合,当从。

② 调气在于终始一:《九针十二原》无此文,疑为其脱文。

③ "节之交"至"非皮肉筋骨也"计44字,《九针十二原》在前文"睹其色,察其目"以上,今依《小针解》引文次序移于此。"所言节者"至"非皮肉筋骨也"计19字,疑注文混入正文者,故加括号以别之。

④ "节之交三百六十五会"者,络脉之渗灌诸节者也:以《九针十二原》原文之次序,此段当在"睹其色,察其目"文前。

甚而恇。致气则生为痈疡。

〖灵枢·小针解〗所谓"五藏之气已绝于外"者，脉口气外绝不至，反取其四末之腧，有留针以致其阴气，阴气至则阳气反入，入则逆，逆则死矣，其死也，阴气有余，故躁。所以察其目者，五藏使五色循明，循明则声彰，声彰者，则言声与平生异也①。

〖灵枢·寒热病〗凡刺之害，中而不去则精泄，不中而去则致气；精泄则病甚而恇，致气则生为痈疡（疽）也。

今夫五藏之有疾也，譬犹刺也，犹污也，犹结也，犹闭也。刺虽久，犹可拔也；污虽久，犹可雪也；结虽久，犹可解也；闭虽久，犹可决也。或言久疾之不可取者，非其说也。夫善用针者，取其疾也，犹拔刺也，犹雪污也，犹解结也，犹决闭也。疾虽久，犹可毕也。言不可治者，未得其术也。

刺诸热者，如以手探汤；刺寒清者，如人不欲行。阴有阳疾者，取之下陵三里，正往无殆，气下乃止，不下复始也。疾高而内者，取之阴之陵泉；疾高而外者，取之阳之陵泉也。

〖灵枢·官能〗大热在上，推而下之；从下上者，引而去之；视前痛②者，常先取之。大寒在外，留而补之；入于中者，从合泻之；针所不为，灸之所宜。上气不足，推而扬之；下气不足，积而从之；阴阳皆虚，火自当之。厥而寒甚，骨廉陷下；寒过于膝，下陵三里。阴络所过，得之留止；寒入于中，推而行之；经陷下者，火则当之；结络坚紧，火所治之。不知所苦，两蹻之下，男阴女阳③。良工所禁，针论毕矣。

〖素问·针解篇〗所谓三里者，下膝三寸也。所谓跗之④者，举膝分易见也。巨虚者，蹻足䯒独陷者。下廉者，陷下者也。

——以上正文出自《灵枢·九针十二原》

---

① 所以察其目者……则言声与平生异也：此似释前"察其目"之义，如系释前文，则应移至前"以言所病也"之后。但其内容与《素问·六节藏象论》"五气入鼻，藏于心肺，上使五色修明，音声能彰"相近，且非本篇"察其目"之解，或系后人之旁注误入正文。

② 痛：《太素》卷十九《知官能》作"病"。

③ 男阴女阳：《太素》卷十九《知官能》、《甲乙经》卷五第四并作"男阳女阴"。

④ 跗之：《新校正》云：按全元起本"跗之"作"低胻"，《太素》作"付之"。按《骨空论》"跗之"疑作"跗上"。

刺上关者,呿不能欠①;刺下关者,欠不能呿;刺犊鼻者,屈不能伸;刺内(两)关者,伸不能屈。

转筋者,立而取之,可令遂已。痿厥者,张而刺之,可令立快也。

——以上正文出自《灵枢·本输》

黄帝问于岐伯曰:余闻九针于夫子众多矣,不可胜数。余推而论之,以为一纪,余司诵之,子听其理,非则语余,请正其道②,令可久传,后世无患,得其人乃传,非其人勿言。岐伯稽首再拜曰:请听圣王之道。

〖杨上善注〗言道之博大,不可胜数,余学之于子,推寻穷问其理,十有二载。余今司而诵之,以示于子,其言有不当不可,余必当合理,余望传乎所授之人,传之后代,使久而利物也。道在岐伯,授之与帝,帝得之于神,故是圣王之道也。(《太素》卷十九《知官能》)

黄帝曰:用针之理,必知形气之所在,左右上下,阴阳表里,血气多少,行之逆顺,出入之合,谋③伐有过。知解结,知补虚泻实,上下气门,明通于四海,审其所在,寒热淋露,以④输异处,审于调气,明于经隧,左右肢络⑤,尽知其会。寒与热争,能合而调之;虚与实邻,知决而通之;左右不调,把⑥而行之。明于逆顺,乃知可治。阴阳不奇,故知起时。审于本末,察其寒热,得邪所在,万刺不殆。知官九针,刺道毕矣。

〖灵枢·刺节真邪〗请言解论,与天地相应,与四时相副,人参天地,故可为解。下有渐洳,上生苇蒲,此所以知形气之多少也。阴阳者,寒暑也,热则滋雨而在上,根菱少汁。人气在外,皮肤缓,腠理开,血气减,汁⑦大泄,皮淖泽。寒则地冻水冰,人气在中,皮肤致,腠理闭,汗不出,血气强,肉坚涩。当是之时,善行水者,不能往冰;善穿地者,不能凿冻;善用针者,亦不能取四厥。血脉凝结,坚搏不

---

① 呿不能欠:《素问·气穴论》王注引《针经》及《甲乙经》卷五第四“呿”作“欨”。

② 请正其道:原作“请其正道”,据文义乙正。

③ 谋:《太素》卷十九《知官能》作“诛”。

④ 以:《太素》卷十九《知官能》作“荥”。

⑤ 肢络:《太素》卷十九《知官能》“肢”作“支”。

⑥ 把:史崧《音释》云“一本作犯”。

⑦ 汁:《太素》卷二十二《五节刺》、《甲乙经》卷七第三作“汗”,当从。

往来者,亦未可即柔。故行水者,必待天温冰释冻解,而水可行,地可穿也。人脉犹是也。治厥者,必先熨调和其经,掌与腋、肘与脚、项与脊以调之,火气已通,血脉乃行,然后视其病,脉淖泽者,刺而平之,坚紧者,破而散之,气下乃止,此所谓以"解结"者也。

用针之类,在于"调气"。气积于胃,以通营卫,各行其道。宗气留于海,其下者注于气街,其上者走于息道。故厥在于足,宗气不下,脉中之血,凝而留止,弗之火调,弗能取之。用针者,必先察其经络之实虚,切而循之,按而弹之,视其应动者,乃后取之而下之。六经调者,谓之不病,虽病,谓之自已也。一经上实下虚而不通者,此必有横络盛加于大经,令之不通,视而泻之,此所谓"解结"也。

明于五腧,徐疾所在,屈伸出入,皆有条理。言阴与五[1],合于五行,五藏六府,亦有所藏,四时八风,尽有阴阳。各得其位,合于明堂,各处色部,五藏六府。察其所痛,左右上下。知其寒温,何经所在。审皮肤[2]之寒温滑涩,知其所苦,膈有上下,知其气所在,先得其道,稀而疏之,稍深以留,故能徐入之。

大热在上,推而下之;从下上者,引而去之;视前痛[3]者,常先取之。大寒在外,留而补之;入于中者,从合泻之;针所不为,灸之所宜。上气不足,推而扬之;下气不足,积而从之;阴阳皆虚,火自当之。厥而寒甚,骨廉陷下;寒过于膝,下陵三里。阴络所过,得之留止;寒入于中,推而行之;经陷下者,火则当之;结络坚紧,火所治之。不知所苦,两跷之下,男阴女阳[4]。良工所禁,针论毕矣。

〖灵枢·刺节真邪〗上寒下热,先刺其项太阳,久留之,已刺则熨项与肩胛,令热下合乃止,此所谓"推而上之"者也。上热下寒,视其虚脉而陷之于经络者取之,气下乃止,此所谓"引而下之"者也。大热遍身,狂而妄见、妄闻、妄言,视足阳明及大络取之,虚者补之,血而实者泻之。因其偃卧,居其头前,以两手四指挟按颈动脉,久持之,卷而切推,下至缺盆中,而复止如前,热去乃止,此所谓"推而散之"者也。

---

① 五:《太素》卷十九《知官能》作"阳"。应据改。
② 皮肤:《太素》卷十九《知官能》作"尺"。
③ 痛:《太素》卷十九《知官能》作"病"。
④ 男阴女阳:《太素》卷十九《知官能》、《甲乙经》卷五第四并作"男阳女阴"。

用针之服，必有法则，上视天光，下司八正，以辟奇邪，而观百姓，审于虚实，无犯其邪。是得天之露，遇岁之虚，救而不胜，反受其殃。故曰：必知天忌，乃言针意。

〔素问·八正神明论〕黄帝问曰："用针之服，必有法则"焉，今何法何则？岐伯对曰：法天则地，合以天光。帝曰：愿卒闻之。岐伯曰：凡刺之法，必候日月星辰，四时八正之气，气定乃刺之。是故天温日明，则人血淖液而卫气浮，故血易泻，气易行；天寒日阴，则人血凝泣而卫气沉。月始生，则血气始精，卫气始行；月郭满，则血气实，肌肉坚；月郭空，则肌肉减，经络虚，卫气去，形独居。是以"因天时而调血气"也。是以天寒无刺，天温无疑①。月生无泻，月满无补，月郭空无治，是谓"得时而调之"。因天之序，盛虚之时，移光定位，正立而待之。故曰月生而泻，是谓藏虚，月满而补，血气扬溢，络有留血，命曰重实；月郭空而治，是谓乱经。阴阳相错，真邪不别，沉以留止，外虚内乱，淫邪乃起。帝曰：星辰八正何候？岐伯曰：星辰者，所以制日月之行也。八正者，所以候八风之虚邪以时至者也。四时者，所以分春秋冬夏之气所在，以时调之也，八正之虚邪，而避之勿犯也。以身之虚，而逢天之虚，两虚相感，其气至骨，入则伤五脏，工候救之，弗能伤也，故曰"天忌不可不知"也。

法于往古，验于来今，观于窈冥，通于无穷，粗之所不见，良工之所贵，莫知其形，若神仿佛。

〔素问·八正神明论〕"法往古"者，先知针经也。"验于来今"者，先知日之寒温，月之虚盛，以候气之浮沉，而调之于身，观其立有验也。"观其冥冥"者，言形气荣卫之不形于外，而工独知之，以日之寒温，月之虚盛，四时气之浮沉，参伍相合而调之，工常先见之，然而不形于外，故曰观于冥冥焉。"通于无穷"者，可以传于后世也，是故工之所以异也，然而不形见于外，故俱不能见也。视之无形，尝之无味，故谓冥冥，"若神仿佛"。

邪气之中人也，洒淅动形。正邪之中人也微，先见于色，不知于其身，若在若无，若亡若存，有形无形，莫知其情。是故上工之取气，乃救其萌芽，下工守其已

---

① 疑：《甲乙经》卷五第一上作"凝"。

成,因败其形。是故工之用针也,知气之所在,而守其门户,明于调气,补泻所在,徐疾之意,所取之处。

〖素问·八正神明论〗"虚邪"者,八正之虚邪气也。"正邪"者,身形若用力汗出,腠理开,逢虚风,其中人也微,故"莫知其情""莫见其形"。"上工救其萌牙",必先见①三部九候之气,尽调不败而救之,故曰上工。"下工救其已成",救其已败。救其已成②者,言不知三部九候之相失,因病而败之也。"知其所在"者,知诊三部九候之病脉处而治之,故曰"守其门户"焉,莫知其情而见邪形也。

泻必用员,切而转之,其气乃行,疾而徐出,邪气乃出,伸而迎之,遥③大其穴,气出乃疾。补必用方,外引其皮,令当其门,左引其枢,右推其肤,微旋而徐推之,必端以正,安以静,坚心无解,欲微以留,气下而疾出之,推其皮,盖其外门,真气乃存。用针之要,无忘其神。

〖素问·八正神明论〗[帝曰:余闻补泻,未得其意。岐伯曰:]"泻必用方",方者,以气方盛也,以月方满也,以日方温也,以身方定也,以息方吸而内针,乃复候其方吸而转针,乃复候其方呼而徐引针,故曰泻必用方,其气而行焉。"补必用员",员者行也,行者移也,刺必中其荣,复以吸排针也。故员与方,非④针也。故"养神"者,必知形之肥瘦,荣卫血气之盛衰。血气者,人之神,不可不谨养。

——以上正文出自《灵枢·官能》

终　始

凡刺之道,毕于终始,明知终始,五藏为纪,阴阳定矣。阴者主藏,阳者主府,阳受气于四末,阴受气于五藏。故泻者迎之,补者随之,知迎知随,气可令和。和气之方,必通阴阳,五藏为阴,六府为阳。传之后世,以血为盟,敬之者昌,慢之者亡,无道行私,必得夭殃。谨奉天道,请言终始。

---

① 见:《太素》卷二十四《本神论》作"知"。
② 救其已败。救其已成:《太素》卷二十四《本神论》无此八字。
③ 遥:《太素》卷十九《知官能》、《甲乙经》卷五第四并作"摇"。
④ 非:《太素》卷二十四《本神论》作"排",可从。

〖灵枢·根结〗［岐伯曰：］天地相感，寒暖相移，阴阳之道，孰少孰多？阴道偶，阳道奇。发于春夏，阴气少，阳气多，阴阳不调，何补何泻？发于秋冬，阳气少，阴气多，阴气盛而阳气衰，故茎叶枯槁，湿雨下归，阴阳相移，何泻何补？奇邪离经，不可胜数，不知根结，五藏六府，折关败枢，开阖而走，阴阳大失，不可复取。九针之玄，要在终始。故能知终始，一言而毕，不知终始，针道咸绝。

〖灵枢·禁服〗凡刺之理，经脉为始，营其所行，知其度量，内刺五藏，外刺六府①，审察卫气，为百病母，调其虚实，虚实乃止，泻其血络，血尽不殆矣。

终始者，经脉为纪。持其脉口人迎，以知阴阳有余不足，平与不平，天道毕矣。所谓平人者不病，不病者，脉口人迎应四时也，上下相应而俱往来也，六经之脉不结动也，本末之寒温之相守司也，形肉血气必相称也，是谓平人。

少气者，脉口人迎俱少而不称尺寸也。如是者，则阴阳俱不足，补阳则阴竭，泻阴则阳脱。如是者，可将以甘药，不②可饮以至剂。如此者，弗灸，不已者因而泻之，则五藏气坏矣。

〖灵枢·禁服〗［雷公曰：愿闻为工。黄帝曰：］寸口主中，人迎主外，两者相应，俱往俱来，若引绳大小齐等。春夏人迎微大，秋冬寸口微大，如是者名曰平人。

〖灵枢·五色〗［雷公曰：病之益甚，与其方衰如何？黄帝曰：外内皆在焉。］切其脉口，滑小紧以沉者，病益甚，在中；人迎气大紧以浮者，其病益甚，在外。其脉口浮滑者，病日进③；人迎沉而滑者，病日损。其脉口滑以沉者，病日进，在内；其人迎脉滑盛以浮者，其病日进，在外。脉之浮沉及人迎与寸口气小大等者，病难已。病之在藏，沉而大者，易已，小为逆；病在府，浮而大者，其病易已。人迎盛坚者，伤于寒；气口盛坚者，伤于食。

人迎一盛，病在足少阳；一盛而躁，病在手少阳。人迎二盛，病在足太阳；二盛而躁，病在手太阳。人迎三盛，病在足阳明；三盛而躁，病在手阳明。人迎四盛，且大且数，名曰溢阳，溢阳为外格。

---

① 内刺五藏，外刺六府：《太素》卷十四《人迎脉口诊》作"内次五藏，别其六府"。

② 不：《太素》卷十四《人迎脉口诊》及杨注其下有"愈"字。

③ 进：《太素》卷十四《人迎脉口诊》作"损"。

【灵枢·禁服】人迎大一倍于寸口,病在足少阳,一倍而躁,在手少阳。人迎二倍,病在足太阳,二倍而躁,病在手太阳。人迎三倍,病在足阳明,三倍而躁,病在手阳明。盛则为热,虚则为寒,紧则为痛痹,代则乍甚乍间。盛则泻之,虚则补之,紧痛则取之分肉,代则取血络且饮药,陷下则灸之,不盛不虚,以经取之,名曰经刺。人迎四倍者,且大且数,名曰溢阳,溢阳为外格,死不治。必审按其本末,察其寒热,以验其藏府之病。

【素问·六节藏象论】故人迎一盛,病在少阳;二盛,病在太阳;三盛,病在阳明;四盛以上为格阳。

脉口一盛,病在足厥阴;厥阴①一盛而躁,在手心主。脉口二盛,病在足少阴;二盛而躁,在手少阴。脉口三盛,病在足太阴;三盛而躁,在手太阴。脉口四盛,且大且数者,名曰溢阴,溢阴为内关,内关不通死不治。人迎与太阴②脉口俱盛四倍以上,命曰关格,关格者与之短期。

【灵枢·禁服】寸口大于人迎一倍,病在足厥阴,一倍而躁,在手心主。寸口二倍,病在足少阴,二倍而躁,在手少阴。寸口三倍,病在足太阴,三倍而躁,在手太阴。盛则胀满,寒中食不化,虚则热中,出糜③,少气,溺色变,紧则痛痹,代则乍痛乍止。盛则泻之,虚则补之,紧则先刺而后灸之,代则取血络而后调之,陷下则徒灸之。陷下者,脉血结于中,中有著血,血寒,故宜灸之,不盛不虚,以经取之。寸口四倍者,名曰内关,内关者,且大且数,死不治。必审察其本末之寒温,以验其藏府之病。

【素问·六节藏象论】寸口一盛,病在厥阴;二盛,病在少阴;三盛,病在太阴;四盛以上为关阴。人迎与寸口俱盛四倍以上为关格,关格之脉羸,不能极于天地之精气,则死矣。

人迎一盛,泻足少阳而补足厥阴,二泻一补,日一取之,必切而验之,疏取之上,气和乃止。人迎二盛,泻足太阳补足少阴,二泻一补,二日一取之,必切而验之,疏取之上,气和乃止。人迎三盛,泻足阳明而补足太阴,二泻一补,日二取之,

---

① 厥阴:《太素》卷十四《人迎脉口诊》、《甲乙经》卷五第五并无。应据删。
② 太阴:此二字是衍文,应据《素问·六节藏象论》王注引《灵枢》删。
③ 出糜:原作"糜",据《太素》卷十四《人迎脉口诊》、《甲乙经》卷四第一上改。

必切而验之,疏取之上,气和乃止。脉口一盛,泻足厥阴而补足少阳,二补一泻,日一取之,必切而验之,疏①而取②上,气和乃止。脉口二盛,泻足少阴而补足太阳,二补一泻,二日一取之,必切而验之,疏取之上,气和乃止。脉口三盛,泻足太阴而补足阳明,二补一泻,日二取之,必切而验之,疏而取之上,气和乃止。所以日二取之者,太阳③主胃,大富于谷气,故可日二取之也。人迎与脉口俱盛三倍以上,命曰阴阳俱溢,如是者不开,则血脉闭塞,气无所行,流淫于中,五藏内伤。如此者,因而灸之,则变易而为他病矣。

凡刺之道,气调而止,补阴泻阳,音气益彰,耳目聪明,反此者血气不行。所谓气至而有效者,泻则益虚,虚者脉大如其故而不坚也,坚如其故者,适虽言故④,病未去也。补则益实,实者脉大如其故而益坚也,夫⑤如其故而不坚者,适虽言快,病未去也。故补则实,泻则虚,痛虽不随针⑥,病必衰去。必先通十二经脉之所生病,而后可得传于终始矣。故阴阳不相移,虚实不相倾,取之其经。

〔灵枢·根结〕黄帝曰:形气之逆顺奈何?岐伯曰:形气不足,病气有余,是邪胜也,急泻之。形气有余,病气不足,急补之。形气不足,病气不足,此阴阳气俱不足也,不可刺之,刺之则重不足,重不足则阴阳俱竭,血气皆尽,五藏空虚,筋骨髓枯,老者绝灭,壮者不复矣。形气有余,病气有余,此谓阴阳俱有余也,急泻其邪,调其虚实。故曰:有余者泻之,不足者补之,此之谓也。故曰刺不知逆顺,真邪相搏。满而补之,则阴阳四溢,肠胃充郭,肝肺内膜,阴阳相错。虚而泻之,则经脉空虚,血气竭枯,肠胃偏辟,皮肤薄著,毛腠夭膲,子⑦之死期。故曰:用针之要,在于知调⑧,调阴与阳,精气乃光,合形与气,使神内藏。故曰上工平气,中工乱脉,下工绝气危生。故曰下工不可不慎也。必审五藏变化之病,五脉之应,经络之实虚,皮之柔粗,而后取之也。

〔灵枢·禁服〕通其营输,乃可传于《大数》。《大数》曰:盛则徒泻之,虚则

---

① 疏:《太素》卷十四《人迎脉口诊》作"躁"。应据改。下同。
② 取:其下脱"之"字,应据《太素》卷十四《人迎脉口诊》补,以与上下文例合。
③ 太阳:《太素》卷十四《人迎脉口诊》、《甲乙经》卷五第五并作"太阴"。
④ 故:《太素》卷十四《人迎脉口诊》作"快"。
⑤ 夫:《太素》卷十四《人迎脉口诊》、《甲乙经》卷五第五并作"大"。应据改。
⑥ 针:《甲乙经》卷五第五其下有"减"字,应据补。
⑦ 子:《太素》卷二十二《刺法》、《甲乙经》卷五第六并作"予",当从。
⑧ 调:原涉下衍"阴与阳"三字,据《甲乙经》《太素》删。

徒补之,紧则灸刺且饮药,陷下则徒灸之,不盛不虚,以经取之。所谓经治者,饮药,亦曰①灸刺。脉急则引,脉大以弱,则欲安静,用力无劳也。

凡刺之属,三刺至谷气。邪僻妄合,阴阳易居,逆顺相反,沉浮异处,四时不得,稽留淫泆,须针而去。故一刺则阳邪出,再刺则阴邪出,三刺则谷气至,谷气至而止。所谓谷气至者,已补而实,已泻而虚,故以知谷气至也。邪气独去者,阴与阳未能调,而病知愈也。故曰补则实,泻则虚,痛虽不随针②,病必衰去矣。

〖灵枢·官针〗脉之所居深不见者,刺之微内针而久留之,以致其空脉气也。脉浅者勿刺,按绝其脉乃刺之,无令精出,独出其邪气耳。所谓三刺则谷气出者,先浅刺绝皮,以出阳邪;再刺则阴邪出者,少益深,绝皮致肌肉,未入分肉间也;已入分肉之间,则谷气出。故《刺法》曰:始刺浅之,以逐邪气而来血气;后刺深之,以致阴气之邪;最后刺极深之,以下谷气。此之谓也。故用针者,不知年之所加,气之盛衰,虚实之所起,不可以为工也。

阴盛而阳虚,先补其阳,后泻其阴而和之。阴虚而阳盛,先补其阴,后泻其阳而和之。三脉动于足大指之间,必审其实虚。虚而泻之,是谓重虚,重虚病益甚。凡刺此者,以指按之,脉动而实且疾者疾泻之,虚而徐者则补之。反此者病益甚。其动也,阳明在上,厥阴在中,少阴在下。膺腧中膺,背腧中背,肩膊③虚者,取之上。重舌,刺舌柱以铍针也。手屈而不伸者,其病在筋。伸而不屈者,其病在骨。在骨守骨,在筋守筋。

补④须一方实,深取之,稀按其痏,以极出其邪气。一方虚,浅刺之,以养其脉,疾按其痏,无使邪气得入。邪气来也紧而疾,谷⑤气来也徐而和。脉实者,深刺之,以泄其气;脉虚者,浅刺之,使精气无得出,以养其脉,独出其邪气。刺诸痛者,其脉皆实。

---

① 曰:《甲乙经》卷四第一上作"用"。
② 针:《太素》卷二十二《三刺》、《甲乙经》卷五第五其下并有"减"字,应据补。
③ 膊:《太素》卷二十二《三刺》、《甲乙经》卷五第五并作"髆"。《说文·骨部》:"髆,肩甲也"。
④ 补:《太素》卷二十二《三刺》杨注谓其下脱一"泻"字,似是。
⑤ 谷:原作"邪",据《太素》卷二十二《三刺》、《甲乙经》卷五第五改。

故曰：从腰以上者，手太阴阳明皆主之；从腰以下者，足太阴阳明皆主之。病在上者下取之，病在下者高取之，病在头者取之足，病在腰①者取之腘。病生于头者头重，生于手者臂重，生于足者足重。治病者，先刺其病所从生者也。

〖灵枢·阴阳系日月〗［黄帝曰：余闻天为阳，地为阴，日为阳，月为阴，其合之于人，奈何？岐伯曰：］腰以上为天，腰以下为地，故天为阳，地为阴。故足之十二经脉，以应十二月，月生于水，故在下者为阴。手之十指，以应十日，日主②火，故在上者为阳。

春气在毛，夏气在皮肤，秋气在分肉，冬气在筋骨，刺此病者各以其时为齐。故刺肥人者，以③秋冬之齐；刺瘦人者，以春夏之齐。病痛者阴也，痛而以手按之不得者阴也，深刺之。病在上者阳也，病在下者阴也。痒者阳也，浅刺之④。

〖灵枢·本输〗春取络脉诸荥大经分肉之间，甚者深取之，间者浅取之；夏取诸腧孙络肌肉皮肤之上；秋取诸合，余如春法。冬取诸井诸腧之分，欲深而留之。此四时之序，气之所处，病之所舍，藏之所宜。转筋者，立而取之，可令遂已。痿厥者，张而刺之，可令立快也。

病先起阴者，先治其阴而后治其阳；病先起阳者，先治其阳而后治其阴。刺热厥者，留针反为寒；刺寒厥者，留针反为热。刺热厥者，二阴一阳；刺寒厥者，二阳一阴。所谓二阴者，二刺阴也；一阳者，一刺阳也。久病者，邪气入深。刺此病者，深内而久留之，间日而复刺之，必先调其左右，去其血脉，刺道毕矣。

〖灵枢·寒热病〗热厥取足太阴、少阳，皆留之；寒厥取足阳明、少阴于足，皆留之。

凡刺之法，必察其形气。形肉未脱，少气而脉又躁，躁厥⑤者，必为缪刺之，散气可收，聚气可布。深居静处，占神往来，闭户塞牖，魂魄不散，专意一神，精气

① 腰：原作"足"，据《太素》卷二十二《三刺》、《甲乙经》卷五第五改。

② 主：《太素》卷五《阴阳合》作"生于"。

③ 以：原脱，据《太素》卷二十二《三刺》、《甲乙经》卷五第五补。

④ 痒者阳也，浅刺之：《甲乙经》卷五第五其在前句"病在上者"之前，据应乙正。

⑤ 厥：《甲乙经》卷五第五校注云"厥一作'疾'字"，义长。

之分,毋闻人声,以收其精,必一其神,令志在针,浅而留之,微而浮之,以移其神,气至乃休。男内女外①,坚拒勿出,谨守勿内,是谓得气。

〖素问·移精变气论〗帝曰:余闻其要于夫子矣,夫子言不离色脉,此余之所知也。岐伯曰:治之极于一。帝曰:何谓一? 岐伯曰:一者因得之。帝曰:奈何? 岐伯曰:闭户塞牖,系之病者,数问其情,以从其意,得神者昌,失神者亡。帝曰:善。

凡刺之禁:新内勿刺,新刺勿内。已醉勿刺,已刺勿醉。新怒勿刺,已刺勿怒。新劳勿刺,已刺勿劳。已饱勿刺,已刺勿饱。已饥勿刺,已刺勿饥。已渴勿刺,已刺勿渴。大惊大恐,必定其气,乃刺之。乘车来者,卧而休之,如食顷乃刺之。出②行来者,坐而休之,如行十里顷乃刺之。凡此十二禁者,其脉乱气散,逆其营卫,经气不次,因而刺之,则阳病入于阴,阴病出为阳,则邪气复生。粗工勿察,是谓伐身,形体淫泆③,乃消脑髓,津液不化,脱其五味,是谓失气也。

〖素问·刺禁〗无刺大醉,令人气乱④。无刺大怒,令人气逆。无刺大劳人,无刺新饱人,无刺大饥人,无刺大渴人,无刺大惊人。

太阳之脉,其终也,戴眼反折瘛疭,其色白,绝皮乃绝汗,绝汗则终矣。少阳终者,耳聋,百节尽纵,目系绝,目系绝一日半则死矣,其死也,色青白乃死。阳明终者,口目动作,喜惊妄言,色黄,其上下之经盛而不行则终矣。少阴终者,面黑齿长而垢,腹胀闭塞,上下不通而终矣。厥阴终者,中热嗌干,喜溺心烦,甚则舌卷卵上缩而终矣。太阴终者,腹胀闭,不得息,气噫善呕,呕则逆,逆则面赤,不逆则上下不通,上下不通则面黑皮毛燋而终矣。

〖素问·诊要经终论〗[帝曰:愿闻十二经脉之终奈何? 岐伯曰:]太阳之脉,其终也戴眼反折瘛疭,其色白,绝汗乃出,出则死矣。少阳终者,耳聋百节皆纵,目睘绝系,绝系一日半死,其死也色先青白,乃死矣。阳明终者,口目动作,善惊妄言,色黄,其上下经盛,不仁,则终矣。少阴终者,面黑齿长而垢,腹胀闭,上

---

① 男内女外:《甲乙经》卷五第五作"男女内外";篇后史崧《音释》云"《难经》作男外女内"。
② 出:《甲乙经》卷五第一上作"步"。
③ 泆:《甲乙经》卷五第一上作"泺";篇后史崧《音释》出"淫泺"二字,与《甲乙》合,应据改。
④ 气乱:《新校正》云:按《灵枢经》气乱当作脉乱。

下不通而终矣。太阴终者，腹胀闭不得息，善噫善呕，呕则逆，逆则面赤，不逆则上下不通，不通则面黑皮毛焦而终矣。厥阴终者，中热嗌干，善溺心烦，甚则舌卷卵上缩而终矣。此十二经之所败也。

——以上正文出自《灵枢·终始》

刺　禁

黄帝曰：余以小针为细物也，夫子乃言上合之于天，下合之于地，中合之于人，余以为过针之意矣，愿闻其故。岐伯曰：何物大于天①乎？夫大于针者，唯五兵者焉。五兵者，死之备也，非生之具。且夫人者，天地之镇也，其不②可不参乎！夫治民者，亦唯针焉。夫针之与五兵，其孰小乎？

黄帝曰：病之生时，有喜怒不测，饮食不节，阴气不足，阳气有余，营气不行，乃发为痈疽。阴阳不通，两热相搏，乃化为脓，小针能取之乎？岐伯曰：圣人不能使化者，为之邪不可留也。故两军相当，旗帜相望，白刃陈于中野者，此非一日之谋也，能使其民，令行禁止，士卒无白刃之难者，非一日之教也，须臾之得也。夫至使身被痈疽之病，脓血之聚者，不亦离道远乎？夫痈疽之生，脓血之成也，不从天下，不从地出，积微之所生也。故圣人自治于未有形也，愚者遭其已成也。

黄帝曰：其已形，不予遭，脓已成，不予见，为之奈何？岐伯曰：脓已成，十死一生，故圣人弗使已成，而明为良方，著之竹帛，使能者踵而传之后世，无有终时者，为其不予遭也。

黄帝曰：其已有脓血而后遭乎？不导之以小针治乎？岐伯曰：以小治小者其功小，以大治大者多害③，故其已成脓血者，其唯砭石铍锋之所取也。

黄帝曰：多害者其不可全乎？岐伯曰：其在逆顺焉。黄帝曰：愿闻逆顺。岐伯曰：以为伤者，其白眼青黑，眼小，是一逆也；内药而呕者，是二逆也；腹痛渴甚，是三逆也；肩项中不便，是四逆也；音嘶色脱，是五逆也。除此五者为顺矣。

---

① 天：《太素》卷二十三《痈疽逆顺刺》作"针者"二字。

② 不：《太素》卷二十三《痈疽逆顺刺》无，当删。

③ 多害：《甲乙经》卷十一第九作"其功大，以小治大者多害大"。

黄帝曰：诸病皆有逆顺，可得闻乎？岐伯曰：腹胀，身热，脉大①，是一逆也；腹鸣而满，四肢清，泄，其脉大，是二逆也；衄而不止，脉大，是三逆也；咳且溲血脱形，其脉小劲，是四逆也；咳，脱形身热，脉小以疾，是谓五逆也。如是者，不过十五日而死矣。其腹大胀，四末清，脱形，泄甚，是一逆也；腹胀便血，其脉大，时绝，是二逆也；咳，溲血，形肉脱，脉搏，是三逆也；呕血，胸满引背，脉小而疾，是四逆也；咳呕腹胀，且飧泄，其脉绝，是五逆也。如是者，不及一时而死矣。工不察此者而刺之，是谓逆治。

黄帝曰：夫子之言针甚骏，以配天地，上数天文，下度地纪，内别五藏，外次六府，经脉二十八会，尽有周纪，能杀生人，不能起死者，子能返之乎？岐伯曰：能杀生人，不能起死者也。黄帝曰：余闻之则为不仁，然愿闻其道，弗行于人。岐伯曰：是明道也，其必然也，其如刀剑之可以杀人，如饮酒使人醉也，虽勿诊，犹可知矣。黄帝曰：愿卒闻之。岐伯曰：人之所受气者，谷也。谷之所注者，胃也。胃者，水谷气血之海也。海之所行云气者，天下也。胃之所出气血者，经隧也。经隧者，五藏六府之大络也，迎而夺之而已矣。

黄帝曰：上下有数乎？岐伯曰：迎之五里，中道而止，五至而已，五往而藏之气尽矣，故五五二十五，而竭其输矣。此所谓夺其天气者也，非能绝其命而倾其寿者也。黄帝曰：愿卒闻之。岐伯曰：窥门而刺之者，死于家中，入门而刺之者，死于堂上。黄帝曰：善乎方，明哉道，请著之玉版，以为重宝，传之后世，以为刺禁，令民勿敢犯也。

——以上正文出自《灵枢·玉版》

黄帝问于岐伯曰：余闻刺有五禁，何谓五禁？岐伯曰：禁其不可刺也。黄帝曰：余闻刺有五夺。岐伯曰：无泻其不可夺者也。黄帝曰：余闻刺有五过②。岐伯曰：补泻无过其度。黄帝曰：余闻刺有五逆。岐伯曰：病与脉相逆，命曰五逆。黄帝曰：余闻刺有九宜③。岐伯曰：明知九针之论，是谓九宜。

---

① 大：《甲乙经》卷四第一下校云"大，一作小"。应据改。腹胀、身热、脉大为顺，脉小则脉证不合，故云为逆。

② 五过：后未列举，疑脱。

③ 九宜：后未列举，疑脱。

黄帝曰：何谓五禁？愿闻其不可刺之时。岐伯曰：甲乙日自乘，无刺头，无发朦于耳内。丙丁日自乘，无振埃于肩喉廉泉。戊己日自乘四季，无刺腹去爪泻水。庚辛日自乘，无刺关节于股膝。壬癸日自乘，无刺足胫。是谓五禁。

黄帝曰：何谓五夺？岐伯曰：形肉已夺，是一夺也；大夺血之后，是二夺也；大汗出之后，是三夺也；大泄之后，是四夺也；新产及大血之后，是五夺也。此皆不可泻。

黄帝曰：何谓五逆？岐伯曰：热病脉静，汗已出，脉盛躁，是一逆也；病泄，脉洪大，是二逆也；著痹不移，䐃肉破，身热，脉偏绝，是三逆也；淫而夺形身热，色夭然白，及后下血衃，血衃笃重，是谓四逆也；寒热夺形，脉坚搏，是谓五逆也。

——以上正文出自《灵枢·五禁》

黄帝问曰：天覆地载，万物悉备，莫贵于人，人以天地之气生，四时之法成，君王众庶，尽欲全形，形之疾病，莫知其情，留淫日深，著于骨髓，心私虑之。余欲针除其疾病，为之奈何？岐伯对曰：夫盐之味咸者，其气令器津泄；弦绝者，其音嘶败；木敷者，其叶发；病深者，其声哕。人有此三者，是谓坏府，毒药无治，短针无取，此皆绝皮伤肉，血气争黑。

帝曰：余念其痛，心为之乱惑，反甚其病，不可更代，百姓闻之，以为残贼，为之奈何？岐伯曰：夫人生于地，悬命于天，天地合气，命之曰人。人能应四时者，天地为之父母；知万物者，谓之天子。天有阴阳，人有十二节；天有寒暑，人有虚实。能经天地阴阳之化者，不失四时；知十二节之理者，圣智不能欺也；能存八动之变，五胜更立；能达虚实之数者，独出独入，呿吟至微，秋毫在目。

帝曰：人生有形，不离阴阳，天地合气，别为九野，分为四时，月有小大，日有短长，万物并至，不可胜量，虚实呿吟，敢问其方？岐伯曰：木得金而伐，火得水而灭，土得木而达，金得火而缺，水得土而绝，万物尽然，不可胜竭。故针有悬布天下者五，黔首共余食，莫知之也。一曰治神，二曰知养身，三曰知毒药为真，四曰制砭石小大，五曰知府藏血气之诊。五法俱立，各有所先。今末世之刺也，虚者实之，满者泄之，此皆众工所共知也。若夫法天则地，随应而动，和之者若响，随之者若影，道无鬼神，独来独往。

帝曰：愿闻其道。岐伯曰：凡刺之真，必先治神，五藏已定，九候已备，后乃存针，众脉不见，众凶弗闻，外内相得，无以形先，可玩往来，乃施于人。人有虚实，五虚勿近，五实勿远，至其当发，间不容瞚。手动若务，针耀而匀，静意视义，观适之变，是谓冥冥，莫知其形，见其乌乌，见其稷稷，从见其飞，不知其谁，伏如横弩，起如发机。

帝曰：何如而虚？何如而实？岐伯曰：刺虚者须其实，刺实者须其虚，经气已至，慎守勿失，深浅在志，远近若一，如临深渊，手如握虎，神无营于众物。（《宝命全形论》）

〖**素问·针解篇**〗"刺实须其虚"者，留针阴气隆至，乃去针也。"刺虚须其实"者，阳气隆至，针下热乃去针也。经气已至，慎守勿失者，勿变更也。"深浅在志"者，知病之内外也。近远如一者，深浅其候等也。"如临深渊"者，不敢惰也。"手如握虎"者，欲其壮也。"神无营于众物"者，静志观病人，无左右视也。"义无邪下"者，欲端以正也。"必正其神"者，欲瞻病人目制其神，令气易行也。

黄帝问曰：愿闻禁数。岐伯对曰；藏有要害，不可不察，肝生于左，肺藏于右，心部于表，肾治于里，脾为之使，胃为之市。膈肓之上，中有父母，七节之旁，中有小心①，从之有福，逆之有咎。刺中心，一日死，其动为噫。刺中肝，五日死，其动为语②。刺中肾，六日③死，其动为嚏。刺中肺，三日死，其动为咳。刺中脾，十日④死，其动为吞。刺中胆，一日半死，其动为呕。刺跗上中大脉，血出不止死。刺面中溜脉，不幸为盲。刺头中脑户，入脑立死。刺舌下中脉太过，血出不止为喑。刺足下布络中脉，血不出为肿。刺郄中大脉，令人仆脱色。刺气街中脉，血不出，为肿鼠仆。刺脊间中髓，为伛。刺乳上，中乳房，为肿根蚀。刺缺盆中内陷，气泄，令人喘咳逆。刺手鱼腹内陷，为肿。无刺大醉，令人气乱⑤。无刺大怒，令人气逆。无刺大劳人，无刺新饱人，无刺大饥人，无刺大渴人，无刺大惊

---

① 小心：《新校正》云：按《太素》小心作志心，杨上善云：脊有三七二十一节，肾在下七节之傍，肾神曰志，五藏之灵皆名为神，神之所以任，得名为志者，心之神也。

② 语：《新校正》云：按全元起本并《甲乙经》语作欠，元起云：肾伤则欠，子母相感也。王氏改欠作语。

③ 六日：《新校正》云：按全元起本及《甲乙经》六日作三日。

④ 十日：《新校正》云：按全元起本及《甲乙经》十日做十五日。刺中五藏，与《诊要经终论》并《四时刺逆从论》相重。此叙五藏相次之法，以所生为次。《甲乙经》以心肺肝脾肾为次，是以所克为次。全元起本旧文，则错乱无次矣。

⑤ 气乱：《新校正》云：按《灵枢经》气乱当作脉乱。

人。刺阴股中大脉,血出不止死。刺客主人内陷中脉,为内漏为聋。刺膝髌出液,为跛。刺臂太阴脉,出血多立死。刺足少阴脉,重虚出血,为舌难以言。刺膺中陷中肺,为喘逆仰息。刺肘中内陷,气归之,为不屈伸。刺阴股下三寸内陷,令人遗溺。刺掖下胁间内陷,令人咳。刺少腹中膀胱溺出,令人少腹满。刺踹肠内陷,为肿。刺匡上陷骨中脉,为漏为盲。刺关节中液出,不得屈伸。(《刺禁论》)

〖素问·诊要经终论〗凡刺胸腹者,必避五藏。中心者环①死,中脾者五日死,中肾者七日死,中肺者五日死。中膈者,皆为伤中,其病虽愈,不过一岁必死。刺避五藏者,知逆从也。

〖素问·四时刺逆从论〗刺五藏,中心一日死,其动为噫。中肝五日死,其动为语。中肺三日死,其动为咳。中肾六日死,其动为嚏欠②。中脾十日死,其动为吞。

〖灵枢·终始〗凡刺之禁:新内勿刺,新刺勿内。已醉勿刺,已刺勿醉。新怒勿刺,已刺勿怒。新劳勿刺,已刺勿劳。已饱勿刺,已刺勿饱。已饥勿刺,已刺勿饥。已渴勿刺,已刺勿渴。大惊大恐,必定其气,乃刺之。乘车来者,卧而休之,如食顷乃刺之。出行来者,坐而休之,如行十里顷乃刺之。凡此十二禁者,其脉乱气散,逆其营卫,经气不次,因而刺之,则阳病入于阴,阴病出为阳,则邪气复生。粗工勿察,是谓伐身,形体淫泆,乃消脑髓,津液不化,脱其五味,是谓失气也。

——以上正文出自《素问·刺禁》(依全元起本)

黄帝问曰:愿闻虚实之要。岐伯对曰:气实形实,气虚形虚,此其常也,反此者病。谷盛气盛,谷虚气虚,此其常也,反此者病。脉实血实,脉虚血虚,此其常也,反此者病。帝曰:如何而反?岐伯曰:气虚身热,此谓反也③。谷入多而气少,此谓反也。谷不入而气多,此谓反也。脉盛血少,此谓反也。脉小血多,此谓反也。气盛身寒,得之伤寒。气虚身热,得之伤暑。谷入多而气少者,得之有所脱血,湿居下也。谷入少而气多者,邪在胃及与肺也。脉小血多者,饮中热也。

---

① 环:《甲乙经》卷五第一作"一日",当从。
② 欠:《甲乙经》无。
③ 气虚身热,此谓反也:《新校正》云:按《甲乙经》云:气盛身寒,气虚身热,此谓反也。当补此四字。

脉大血少者,脉有风气,水浆不入,此之谓也。夫实者,气入也。虚者,气出也。气实者,热也。气虚者,寒也。入实者,左手开针空也。入虚者,左手闭针空也。

〖灵枢·根结〗黄帝曰:形气之逆顺奈何?岐伯曰:形气不足,病气有余,是邪胜也,急泻之。形气有余,病气不足,急补之。形气不足,病气不足,此阴阳气俱不足也,不可刺之,刺之则重不足,重不足则阴阳俱竭,血气皆尽,五脏空虚,筋骨髓枯,老者绝灭,壮者不复矣。形气有余,病气有余,此谓阴阳俱有余也,急泻其邪,调其虚实。故曰:有余者泻之,不足者补之,此之谓也。故曰刺不知逆顺,真邪相搏。满而补之,则阴阳四溢,肠胃充郭,肝肺内䐜,阴阳相错。虚而泻之,则经脉空虚,血气竭枯,肠胃㒪辟,皮肤薄著,毛腠夭膲,子①之死期。故曰:用针之要,在于知调,调阴与阳,精气乃光,合形与气,使神内藏。故曰上工平气,中工乱脉,下工绝气危生。故曰下工不可不慎也。必审五藏变化之病,五脉之应,经络之实虚,皮之柔粗,而后取之也。

——以上正文出自《素问·刺志论》

---

① 子:《太素》卷二十二《刺法》、《甲乙经》卷五第六并作"予",当从。

附录五
《黄帝内经》文句与文史古籍对照举隅

《素问·上古天真论》：不知持满，不时御神。

《老子·九章》：持而盈之，不如其已。

《素问·上古天真论》：恬淡虚无，真气从之；精神内守，病安从来。

《老子·三十一章》：恬淡为上，胜而不美。

《庄子·刻意》：夫恬淡寂寞，虚无无为，此天地之平而道德之质也……平易恬淡，则忧患不能入，邪气不能袭，故其德全而神不亏。

《素问·上古天真论》：故美其食，任其服，乐其俗，高下不相慕，其民故曰朴。

《老子·八十章》：甘其食，美其服，安其居，乐其俗。

《老子·五十七章》：我无欲而民自朴。

《素问·上古天真论》：黄帝曰：余闻上古有真人者，提挈天地，把握阴阳，呼吸精气，独立守神，肌肉若一，故能寿敝天地，无有终时，此其道生。中古之时，有至人者，淳德全道，和于阴阳，调于四时，去世离俗，积精全神，游行天地之间，视听八达之外，此盖益其寿命而强者也，亦归于真人。其次有圣人者，处天地之和，从八风之理，适嗜欲于世俗之间，无恚嗔之心，行不欲离于世，被服章，举不欲观于俗，外不劳形于事，内无思想之患，以恬愉为务，以自得为功，形体不敝，精神不散，亦可以百数。其次有贤人者，法则天地，象似日月，辩列星辰，逆从阴阳，分别四时，将从上古合同于道，亦可使益寿而有极时。

《庄子·天下》：不离于宗，谓之天人。不离于精，谓之神人。不离于真，谓之至人。以天为宗,以德为本,以道为门,兆于变化,谓之圣人。以仁为恩,以义为理,以礼为行,以乐为和,熏然慈仁,谓之君子。

《淮南子·俶真》:及世之衰也,至伏羲氏,其道昧昧芒芒然,吟德怀和,被施颇烈,而知乃始,昧昧咻咻,皆欲离其童蒙之心,而觉视于天地之间。是故其德烦而不能一。乃至神农、黄帝,剖判大宗,窃领天地,袭九窾,重九𤺍,提挈阴阳,嫥捖刚柔,枝解叶贯,万物百族,使各有经纪条贯。

《素问·四气调神大论》:夫四时阴阳者,万物之根本也。所以圣人春夏养阳,秋冬养阴,以从其根。

《素问·阴阳应象大论》:阴阳者,天地之道也,万物之纲纪,变化之父母,生杀之本始,神明之府也。

《管子·四时第四十》:阴阳者,天地之大理也;四时者,阴阳之大经也。

马王堆黄帝书《道原》:恒无之初,迥同太虚。虚同为一,恒一而止。

马王堆黄帝书《十大经·观》:今始判为两,分为阴阳,离为四时。

马王堆黄帝书《经法·论约》:四时有度,天地之李(理)也。

《素问·四气调神大论》:夫病已成而后药之,乱已成而后治之,譬犹渴而穿井,斗而铸锥,不亦晚乎!

《晏子春秋·内篇杂上》:晏子对曰:"不然。夫愚者多悔,不肖者自贤,溺者不问坠(遂),迷者不问路。溺而后问坠(遂),迷而后问路,譬之犹临难而遽铸兵,噎而遽掘井,虽速亦无及已。"

《说苑·杂言》:越石父曰:"不肖人,自贤也;愚者,自多也;佞人者,皆莫能相其心口以出之,又谓人勿言也。譬之犹渴而穿井,临难而后铸兵,虽疾从而不及也。"

《素问·阴阳应象大论》:能知七损八益,则二者可调,不知用此,则早衰之节也。年四十,而阴气自半也,起居衰矣。年五十,体重,耳目不聪明矣。年六十,阴痿,气大衰,九窍不利,下虚上实,涕泣俱出矣。故曰:知之则强,不知则老,故同出而名异耳。智者察同,愚者察异,愚者不足,智者有余,有余则耳目聪明,身体轻强,老者复壮,壮者益治。是以圣人为无为之事,乐恬憺之能,从欲快志于虚无之守,故寿命无穷,与天地终,此圣人之治身也。

马王堆《天下至道谈》:气有八益,又有七损。不能用八益、去七损,则行年
卅而阴气自半也,五十而起居衰,六十而耳目不聪明,七十下枯上脱,阴气不用,
溧泣留(流)出。令之复壮有道,去七损以振其病,用八益以贰其气,是故老者复
壮,壮者不衰。

《老子·三十章》:物壮则老,是谓不道,不道早已。

《老子·一章》:此两者同出而异名,同谓之玄,玄之又玄,众妙之门。

《老子·二章》:是以圣人处无为之事,行不言之教。

《素问·阴阳应象大论》:观权衡规矩,而知病所主。

《素问·脉要精微论》:万物之外,六合之内,天地之变,阴阳之应,彼春之
暖,为夏之暑,彼秋之忿,为冬之怒,四变之动,脉与之上下,以春应中规,夏应中
矩,秋应中衡,冬应中权。

《淮南子·时则》:阴阳,大制有六度,天为绳,地为准,春为规,夏为衡,秋为
矩,冬为权。绳者,所以绳万物也;准者,所以准万物也;规者,所以员万物也;衡
者,所以平万物也;矩者,所以方万物也;权者,所以权万物也。

《素问·阴阳应象大论》:故因其轻而扬之,因其重而减之,因其衰而彰之。

《吕氏春秋·尽数》:精气之来也,因轻而扬之,因走而行之,因美而良之,因
长而养之,因智而明之。

《素问·八正神明论》:请言形,形乎形,目冥冥,问其所病,索之于经,慧然
在前,按之不得,不知其情,故曰形……请言神,神乎神,耳不闻,目明心开而志
先,慧然独悟,口弗能言,俱视独见,适若昏,昭然独明,若风吹云,故曰神。

《孙子兵法·虚实》:微乎微乎!至于无形;神乎神乎!至于无声。

《春秋繁露·立元神》:为人君者,其要贵神。神者,不可得而视也,不可得
而听也,是故视而不见其形,听而不闻其声。声之不闻,故莫得其响;不见其形,
故莫得其影……不见不闻,是谓冥昏,能冥则明,能昏则彰,能冥能昏,是谓神。

《素问·阴阳别论》:一阴一阳结谓之喉痹。

《春秋繁露·人副天数》：阳，天气也；阴，地气也。故阴阳之动，使人足病喉痹起；则地气上为云雨，而象亦应之也。

《素问·六节藏象论》：草生五色，五色之变，不可胜视，草生五味，五味之美，不可胜极，嗜欲不同，各有所通。

《孙子兵法·兵势》：声不过五，五声之变，不可胜听也；色不过五，五色之变，不可胜观也；味不过五，五味之变，不可胜尝也。

《素问·灵兰秘典论》：心者，君主之官也，神明出焉。

《管子·君臣下》：君之在国都也，若心之在身体也。

《管子·心术上》：心之在体，君之位也。

《荀子·天论》：心居中虚，以治五官，夫是之谓天君。

《荀子·解蔽》：心者，形之君也，而神明之主也。

《春秋繁露·通国身》：身以心为本，国以君为主。

《春秋繁露·天地之行》：一国之君，其犹一体之心也。

《素问·灵兰秘典论》：恍惚之数，生于毫厘，毫厘之数，起于度量。

《老子·二十一章》：道之为物，惟恍惟惚。

《老子·六十四章》：合抱之木，生于毫末；九层之台，起于累土；千里之行，始于足下。

《素问·六节藏象论》：立端于始，表正于中，推余于终，而天度毕矣。

《左传·文公元年》：先王之正时也，履端于始，举正于中，归余于终。

《史记·历书》：先王之正时也，履端于始，举正于中，归邪于终。

《素问·汤液醪醴论》：开鬼门，洁净府，精以时服，五阳已布，疏涤五藏，故精自生，形自盛，骨肉相保，巨气乃平。

张家山《引书》：闭玄府，启缪门，阖五藏，达九窍，利启阖奏（腠）理，此利身之道也。

《管子·心术上》：洁其宫，开其门，去私毋言，神明若存。

《素问·脉要精微论》：是知阴盛则梦涉大水恐惧，阳盛则梦大火燔灼，阴阳俱盛则梦相杀毁伤；上盛则梦飞，下盛则梦堕；甚饱则梦予，甚饥则梦取；肝气盛则梦怒，肺气盛则梦哭；短虫多则梦聚众，长虫多则梦相击毁伤。

《灵枢·淫邪发梦》：阴气盛，则梦涉大水而恐惧；阳气盛，则梦大火而燔焫；阴阳俱盛，则梦相杀。上盛则梦飞，下盛则梦堕。甚饥则梦取，甚饱则梦予。肝气盛，则梦怒；肺气盛，则梦恐惧、哭泣、飞扬；心气盛，则梦善笑、恐畏；脾气盛，则梦歌乐，身体重不举；肾气盛，则梦腰脊两解不属。

《列子·周穆王》：故阴气壮，则梦涉大水而恐惧；阳气壮，则梦涉大火而燔焫；阴阳俱壮，则梦生杀。甚饱则梦与，甚饥则梦取。是以浮虚为疾者，则梦扬；以沉实为疾者，则梦溺。藉带而寝则梦蛇，飞鸟衔发则梦飞。将阴梦火，将疾梦食。饮酒者忧，歌舞者哭。

《素问·三部九候论》：余愿闻要道，以属子孙，传之后世，著之骨髓，藏之肝肺，歃血而受，不敢妄泄。

《墨子·贵义》：古之圣王，欲传其道于后世，是故书之竹帛，镂之金石，传遗后世子孙，欲后世子孙法之也。

《汉书·董仲舒传》：故声发于和而本于情，接于肌肤，臧于骨髓。

《素问·宝命全形论》：人生于地，悬命于天，天地合气，命之曰人。

《素问·阴阳应象大论》：故天有精，地有形，天有八纪，地有五里，故能为万物之父母。

《管子·内业》：凡人之生也，天出其精，地出其形，合此以为人。

《十大经·立命》：吾受命于天，定位于地，成名于人。

《素问·宝命全形论》：若夫法天则地，随应而动，和之者若响，随之者若影，道无鬼神，独往独来。

《老子·六十章》：以道莅天下，其鬼不神。

《老子·二十五章》：有物混成，先天地生，寂兮寥兮，独立不改，周行而不殆，可以为天地母。吾不知其名，强字之曰道。

《素问·移精变气论》：治之极于一。

《素问·玉机真藏论》：揆度奇恒，道在于一。

《灵枢·病传》：此乃所谓守一勿失，万物毕者也。

《老子·二十二章》：是以圣人抱一为天下式。

《老子·三十九章》：昔之得一者，天得一以清，地得一以宁，神得一以灵，谷得一以盈，万物得一以生，侯王得一以为天下正。

《庄子·在宥》：我守其一，以处其和。

《庄子·天地》：《记》曰：通于一而万事毕，无心得而鬼神服。

《十大经·成法》：一者，道其本也……凡有所失，莫能守一。一之解，察于天地；一之理，施于四海。

《素问·移精变气论》：一者因得之。

《管子·心术上》：去智与故。其应也，非所设也；其动也，非所取也。过在自用，罪在变化。是故有道之君，其处也若无知，其应物也若偶之。静因之道也。

"其应非所设也，其动非所取也"，此言因也。因也者，舍己而以物为法者也。感而后应，非所设也；缘理而动，非所取也，"过在自用，罪在变化"：自用则不虚，不虚则仵于物矣；变化则为生，为生则乱矣。故道贵因。因者，因其能者，言所用也。

《素问·藏气法时论》：黄帝问曰：合人形以法四时五行而治，何如而从？何如而逆？得失之意，愿闻其事。岐伯对曰：五行者，金木水火土也，更贵更贱，以知死生，以决成败，而定五藏之气，间甚之时，死生之期也。

《越绝书·计倪内经》：阴阳万物，各有纪纲。日月、星辰、刑德，变为吉凶，金木水火土更胜，月朔更建，莫主其常。顺之有德，逆之有殃。是故圣人能明其刑而处其乡，从其德而避其衡。凡举百事，必顺天地四时，参以阴阳。用之不审，举事有殃。

《素问·举痛论》：黄帝问曰：余闻善言天者，必有验于人；善言古者，必有合于今；善言人者，必有厌于己。如此，则道不惑而要数极，所谓明也。

《素问·天元纪大论》：善言始者，必会于终；善言近者，必知其远。是则至

数极而道不惑,所谓明矣。

《素问·气交变大论》:余闻之,善言天者,必应于人;善言古者,必验于今;善言气者,必彰于物;善言应者,同天地之化;善言化言变者,通神明之理。非夫子孰能言至道欤!

《荀子·性恶》:故善言古者,必有节于今;善言天者,必有征于人。

《汉书·董仲舒传》:制曰:盖闻"善言天者必有征于人,善言古者必有验于今"。

《素问·举痛论》:今余问于夫子,令言而可知,视而可见,扪而可得,令验于己,而发蒙解惑,可得而闻乎?

《素问·气穴论》:帝曰:余非圣人之易语也,世言真数开人意,今余所访问者真数,发蒙解惑,未足以论也。

《灵枢·刺节真邪》:黄帝问于岐伯曰:余闻刺有五节,奈何?岐伯曰:固有五节:一曰振埃,二曰发矇①,三曰去爪,四曰彻衣,五曰解惑。

枚乘《七发》:当是之时,虽有淹病滞疾,犹将伸伛起躄,发瞽披聋而观望之也。况直眇小烦懑,酲醲病酒之徒哉!故曰发蒙解惑,不足以言也。

《素问·举痛论》:帝曰:善。余知百病生于气也,怒则气上,喜则气缓,悲则气消,恐则气下,寒则气收,炅则气泄,惊则气乱,劳则气耗,思则气结。九气不同,何病之生?

《春秋繁露·循天之道》:公孙之《养气》曰:里藏泰实则气不通,泰虚则气不足,热胜则气□,寒胜则气□,泰劳则气不入,泰佚则气宛至,怒则气高,喜则气散,忧则气狂,惧则气慑。凡此十者,气之害也,而皆生于不中和。

《素问·病能论》:《揆度》者,切度之也。《奇恒》者,言奇病也。所谓奇者,使奇病不得以四时死也;恒者,得以四时死也。所谓揆者,方切求之也,言切求其脉理也;度者,得其病处,以四时度之也。

《吕氏春秋·序意》:上揆之天,下验之地,中审之人,若此则是非可不可无

①　矇:《太素》卷二十二《五节刺》、《甲乙经》卷十二第五并作"蒙"。

所遁矣。

《淮南子·要略》：夫作为书论者，所以纪纲道德，经纬人事，上考之天，下揆之地，中通诸理……观天地之象，通古今之事，权事而立制，度形而施宜……以统天下，理万物，应变化，通殊类，非循一迹之路，守一隅之指。

马王堆黄帝书《称》：奇从奇，正从正，奇与正，恒不同廷。

马王堆黄帝书《十大经·成法》：罢（彼）必正人也，乃能操正以正奇，握一以知多。

马王堆黄帝书《十大经·前道》：【名】正者治，名奇者乱。正名不奇，奇名不立。正道不台（殆），可后可始。

《老子·五十七章》：以正治国，以奇用兵，以无事取天下。

《孙子兵法·势篇》：凡战者，以正合，以奇胜……战势不过奇正，奇正之变，不可胜穷也。奇正相生，如循环之无端，孰能穷之哉！

《素问·刺禁》：肝生于左，肺藏于右，心部于表，肾治于里，脾为之使，胃为之市。

《盖庐》：东方为左，西方为右，南方为表，北方为里，此谓顺天之道。

《素问·气穴论》：肉之大会为谷，肉之小会为溪，肉分之间，溪谷之会，以行荣卫，以会大气。

《老子·二十八章》：知其雄，守其雌，为天下溪。

……知其荣，守其辱，为天下谷。

《素问·天元纪大论》：鬼臾区曰：臣积考《太始天元册》文曰：太虚寥廓，肇基化元，万物资始，五运终天，布气真灵，摠统坤元，九星悬朗，七曜周旋，曰阴曰阳，曰柔曰刚，幽显既位，寒暑弛张，生生化化，品物咸章。

《周易·乾卦》：《彖》曰：大哉乾元，万物资始，乃统天。云行雨施，品物流形，大明终始，六位时成，时乘六龙，以御天。乾道变化，各正性命。保合太和，乃利贞。首出庶物，万国咸宁。

《周易·说卦传》：昔者圣人之作《易》也，将以顺性命之理，是以立天之道曰阴与阳，立地之道曰柔与刚。

《周易·姤卦》：《象》曰：……天地相遇，品物咸章也。

《淮南子·天文》：天墬未形，冯冯翼翼，洞洞灟灟，故曰太昭。道始于虚霩，虚霩生宇宙，宇宙生气。

《素问·天元纪大论》：帝曰：光乎哉道！明乎哉论！请著之玉版，藏之金匮，署曰《天元纪》。

《大戴礼记·保傅》：胎教之道，书之玉板，藏之金匮，置之宗庙，以为后世戒。

《素问·五运行大论》：夫变化之用，天垂象，地成形，七曜纬虚，五行丽地。地者，所以载生成之形类也。虚者，所以列应天之精气也。形精之动，犹根本之与枝叶也，仰观其象，虽远可知也。

《管子·内业》：凡道，无根无茎，无叶无荣，万物以生，万物以成，命之曰道。天主正，地主平，人主安静。

凡人之生也，天出其精，地出其形，合此以为人。

《素问·气交变大论》引《上经》：夫道者，上知天文，下知地理，中知人事，可以长久。

《十大经·前道》：治国固有前道：上知天时，下知地利，中知人事。

《吕氏春秋·序意》：上揆之天，下验之地，中审之人，若此则是非可不可无所遁矣。

《素问·气交变大论》：夫五运之政，犹权衡也，高者抑之，下者举之，化者应之，变者复之，此生长化成收藏之理，气之常也。

《老子·七十七章》：天之道，其犹张弓欤？高者抑之，下者举之；有余者损之，不足者补之。

《素问·五常政大论》：不恒其德，则所胜来复，政恒其理，则所胜同化。

《周易·恒卦》：九三，不恒其德，或承之羞，贞吝。

《周易·复卦》：反复其道，七日来复，利有攸往。

《素问·方盛衰论》：是以诊有大方，坐起有常，出入有行，以转神明，必清必净，上观下观，司八正邪，别五中部……

《庄子·在宥》：必静必清，无劳女形，无摇女精，乃可以长生……我为女遂于大明之上矣，至彼至阳之原也；为女入于窈冥之门矣，至彼至阴之原也。

《灵枢·本神》：黄帝问于岐伯曰：……何谓德气生精神魂魄心意志思智虑？请问其故。岐伯答曰：天之在我者德也，地之在我者气也，德流气薄而生者也，故生之来谓之精，两精相搏谓之神，随神往来者谓之魂，并精而出入者谓之魄，所以任物者谓之心，心有所忆谓之意，意之所存谓之志，因志而存变谓之思，因思而远慕谓之虑，因虑而处物谓之智。

《管子·内业》：精也者，气之精者也。气道乃生，生乃思，思乃知，知乃止矣。凡心之形，过知失生。一物能化谓之神，一事能变谓之智。

《荀子·正名》：生之所以然者谓之性；性之和所生，精合感应，不事而自然谓之性。性之好、恶、喜、怒、哀、乐谓之情。情然而心为之择谓之虑。心虑而能为之动谓之伪；虑积焉，能习焉，而后成谓之伪。正利而为谓之事。正义而为谓之行。所以知之在人者谓之知；知有所合谓之智。

《子华子·北宫意问》：是故五藏六腑各有神主，精禀于金火，气谐于水木，精气之合，是生十物，精神魂魄心意志思智虑是也。生之所自谓之精，两精相薄谓之神，随神往反谓之魂，并精出入谓之魄，所以格物谓之心，心有所忆谓之意，意之所存谓之志，志之所造谓之思，思而有所顾慕谓之虑，虑而有所决释谓之智。

《春秋繁露·循天之道》：气从神而成，神从意而出，心之所之谓意。

《灵枢·天年》：血气已和，营卫已通，五藏已成，神气舍心，魂魄毕具，乃为成人。

《子华子·北宫意问》：血气和合，荣卫流畅，五藏成就，神气舍心，魂气毕具，然后成人。

《灵枢·本神》：故智者之养生也，必顺四时而适寒暑，和喜怒而安居处，节阴阳而调刚柔，如是则僻邪不至，长生久视。

《老子·五十九章》：治人事天，莫若啬。夫唯啬，是谓早服。早服谓之重积德,重积德则无不克,无不克则莫知其极。莫知其极,可以有国。有国之母,可以长久。是谓深根固柢、长生久视之道。

《灵枢·师传》:入国问俗,入家问讳,上堂问礼,临病人问所便。

《礼记·曲礼上》:入竟而问禁,入国而问俗,入门而问讳。

《灵枢·外揣》:夫九针者,小之则无内,大之则无外,深不可为下,高不可为盖,恍惚无穷,流溢无极。

《管子·心术上》:道在天地之间也,其大无外,其小无内,故曰不远而难极也。

《管子·内业》:灵气在心,一来一逝,其细无内,其大无外。

《庄子·天下》:(惠子)曰:至大无外,谓之大一;至小无内,谓之小一。

《淮南子·俶真》:深闳广大,不可为外;析豪剖芒,不可为内。

《淮南子·精神》:无外之外,至大也;无内之内,至贵也。能知大贵,何往而不遂。

《灵枢·外揣》:日与月焉,水与镜焉,鼓与响焉。夫日月之明,不失其影;水镜之察,不失其形;鼓响之应,不后其声。动摇则应和,尽得其情。

《灵枢·五音五味》:圣人之通万物也,若日月之光影,音声鼓响,闻其声而知其形,其非夫子,孰能明万物之精?

《庄子·天下》(引《关尹子》遗说):关尹曰:在己无居,形物自著。其动若水,其静若镜,其应若响。芴乎若亡,寂乎若清,同焉者和,得焉者失。未尝先人而常随人。

《管子·心术上》:"其应物也若偶之",言时适也,若影之象形,响之应声也。故物至则应,过则舍矣。舍矣者,言复所于虚也。

《史记·乐书》:凡音由于人心,天之与人有以相通,如景之象形,响之应声。

《灵枢·卫气》:阴阳相随,外内相贯,如环之无端,亭亭淳淳乎,孰能穷之。

《孙子兵法·势篇》:战势不过奇正,奇正之变,不可胜穷也。奇正相生,如〔循〕环之无端,孰能穷之哉!

《灵枢·逆顺》：《兵法》曰：无迎逢逢之气，无击堂堂之阵。

《孙子兵法·军争》：无邀正正之旗，勿击堂堂之阵。

《灵枢·贼风》：其所从来者微，视之不见，听而不闻，故似鬼神。

《老子·十四章》：视之不见名曰夷，听之不闻名曰希，搏之不得名曰微。此三者，不可致诘，故混而为一。

《灵枢·九针论》：九针者，天地之大数也，始于一而终于九。故曰：一以法天，二以法地，三以法人，四以法时，五以法音，六以法律，七以法星，八以法风，九以法野。

《大戴礼记·易本命》：天一，地二，人三，三三而九。九九八十一，一主日，日数十，故人十月而生。八九七十二，偶以承奇，奇主辰，辰主月，月主马，故马十二月而生。七九六十三，三主斗，斗主狗，故狗三月而生。六九五十四，四主时，时主豕，故豕四月而生。五九四十五，五主音，音主猨，故猨五月而生。四九三十六，六主律，律主禽鹿，故禽鹿六月而生也。三九二十七，七主星，星主虎，故虎七月而生。二九十八，八主风，风主虫，故虫八月化也。其余各以其类也。

评　语

　　顾漫博士的出站报告《〈黄帝内经〉的成书与中医生命观的构建》是一篇优秀的论文。他汇集了中国古代的大量有关医书,结合其历史时代,与《内经》中的有关内容相印证,同时对《内经》中各篇的相关内容的关系加以考索,探寻这些内容在《内经》中出现的先后,并参照上述的古代医书及各时期典籍中有关医术的言论,以探寻《内经》中这些内容形成的大致时间。由此说明《内经》的内容是在先秦至汉代陆续形成,并至迟在两汉之间成书的,其后又经过后人的增补、修改而成。其间引据丰富、考察缜密,对研究《内经》的形成甚具贡献。

　　结合《内经》形成过程的考索,顾漫也探讨了中医生命观的构建过程。他认为中医生命观是从先秦以来,经过长期的演进才成为体现于《内经》中的这种样子的,它本身并不是凝固不变的。同时,他也指出了中医生命观并不会都源自中国古代哲学思想,其中也存在着以中医的成功实践丰富中国古代哲学思想的情况。这也是言之成理,具有依据的见解。

　　所以我认为这是一篇卓越的科研论文,可以优异的成绩出站。

章培恒

2016.7.5

灵素探源——《黄帝内经》的成书与中医生命观的构建

復旦大學 古籍整理研究所

中國上海邯鄲路220號，200433
Chinese Classics Research Institute, Fudan University
220 Handan Road, Shanghai, 200433, P.R.C.
Tel: (8621)6564–2303, 6564–2304, Fax: (8621) 6510–3041, 6510–8397
Email: gjs@fudan.edu.cn

评　语

顾漫博士的出站报告《〈黄帝内经〉的成书过程与中医生命观的构建》是一篇优秀的论文。他汇集了中国古代的大量有关医书，结合其历史时代，与《内经》中的有关内容相印证，同时对《内经》中各篇的相关内容的关系，加以考索，探寻这些内容在《内经》中出现的先后。并参照上述的古代医书及各时期典籍中有关医术的言论，以探寻《内经》中这些内容形成的大致时间。由此证明《内经》的内容是在先秦至汉代陆续形成，并且医在两汉之间成书的，其后又经过后人的增补修改而成。其间引据丰富，考证缜密，对研究《内经》的形成甚具贡献。

结合《内经》形成过程的考索，顾漫也讨探了中医生命观的构建过程。他认为中医生命观是从先秦以来，经过长期的演进才成为体现于《内经》中的这种样子的，它本身并不是毫用不变的。同时，他也指出了中医生命观虽不容辩源自中国古代哲学思想，其中也存在着以中医的成功实践丰富中国古代哲学思想的情况。这也是言之成理、具有依据的见解。

復旦大學 古籍整理研究所

中國上海邯鄲路220號，200433
Chinese Classics Research Institute, Fudan University
220 Handan Road, Shanghai, 200433, P.R.C.
Tel: (8621)6564-2303, 6564-2304, Fax: (8621) 6510-3041, 6510-8397
Email: gjs@fudan.edu.cn

所以，我认为这是一篇卓越的科研论文，可以优异的成绩出站。

章培恒

2010. 7. 5.

后 记

> 心融灵素，默契岐黄。
>
> ——元·谢应芳《八声甘州 为友人赠医士》

"日月光华，旦复旦兮。"一纪的光阴，弹指间已过。忆及在复旦负笈求学的两年生活，光影闪现，历历如昨。

本书的前身是笔者在复旦大学中国语言文学博士后流动站完成的出站报告，在其基础上修改、扩充而成。故本书之成，首先要感激导师章培恒先生的悉心指导。回忆当年初次走进章先生办公室时惴惴不安的心情，经过十余年的学术淬炼，如今交上的这份作业能否不辱师教，我依然心怀忐忑。

章师是我久已仰慕的学者，能有幸向他请益问学，令我倍感殊荣。章师为我指示的两个方向，奠定了拙作的基础，一是做坚实的文献研究，二是实现《黄帝内经》成书与中医生命观构建研究的互证。章师的指导要言不烦，为我指明了一条通衢大道，不仅使我找到了研究思路，更从中学到了治学方法，令末学食髓知味，受益终生，从此坚定了自己在学术道路上继续求索的信心。先生的启悟之恩，实难答报万一。二〇一〇年七月报告完成之日，章师已卧病在床，仍不顾辛劳在病榻上读完了全稿，并亲笔撰写了评阅意见。出站后未满一年，章师遽归道山，笔墨遂成遗泽。拙作付梓恨晚，定稿之日已不能就正于先生，深以为憾。笔者虽知章师给予的肯定多是鼓励之辞，拙作不及远甚；然思忖再三，仍决定将章师当日的评阅意见置于卷末，以作代跋，借此聊寄对恩师的感念。

自报告完成之日始，笔者即动手修订此书稿。但由于诸事烦扰，时作时辍，进展甚缓。二〇一四年，投入成都出土天回医简的整理研究工作之后，新材料的发现使我耳目一新，对《黄帝内经》成书与中医生命观构建的关键环节有了新的认识，由此更迫切地感到原稿有作全面修改的必要。二〇一八年，申报的"四川成都天回镇汉墓出土医简与《黄帝内经》比较研究"项目获得国家社会科学基金资助，使我有机会定下心来深入思考，加快了修改的进度。二〇二三年，《天回医简》一书正式出版，国家社科基金项目也提交了结题，全稿的修订才终于告竣。

在此，需对所作的主要修订作一简要说明：一是增加了第五章"四方医学知识之辐辏与中医学起源"和第九章"营卫理论的构建"两章内容，并将原先"中医生命观与脏腑、经脉理论的构建"一章扩写为第六、七、八三章。增加第五章，是探索借鉴文化考古的视角和材料，从文明的时—空格局去俯瞰中医学的起源发生，并彰显《异法方宜论》作为《黄帝内经》"后序"的特殊地位；增加第九章，则是考虑到营卫学说是沟通脏腑与经脉理论构建的枢纽，其作为《黄帝内经》标志性成果的历史意义已被世人淡忘，有必要重新表而出之。二是重写了部分章节，如第一章第三节重写了关于《史记》《后汉书》的部分，第三章加入了"分篇误例"一节，第四章几乎全部重新写过，第七章重写了"五脏与五行相配的今、古文说"一节，结论篇则将原先的"秦汉学术年表"大幅扩充为"春秋至两汉医学学术年表"，并增写了"医经之分'内外上下'""马王堆《黄帝书》与《黄帝内经》""《春秋繁露》与《黄帝内经》"等内容。最后是将全书各章重新编排为"上篇""下篇"和"结论篇"三大部分，使整体结构更显清晰。其他诸如理顺文义、核对引文、订正讹误等零星改动，散在各篇之中，不胜枚举。最终改定稿较之原报告，多出七万余字，修改幅度超过原作的百分之四十。尽管如此，全书框架仍是基于十余年前之旧作，对于近年来相关领域的学术进展，虽已勉力跟进，但恐难爬罗剔抉殆尽。挂一漏万之诮，吾自当之。

即将搁笔之日，回看修改书稿的历程，倍觉艰辛；深悟古人云"行百里者半九十"，所言极是。修稿所耗费之时日，已十倍于原稿的撰写；而且整个过程之中，始终没有出站报告写作时那种一气呵成的畅快之感。往往数月穷思，方有跬步之积；终日苦吟，尽是弥缝之痕。孜孜矻矻于是十余载，跟文字缠斗不休，与古人辩难未已，忽忽岁月已晚，不知时不我与。所求唯愿无愧我心，不负先生的期许；若能于学术有涓滴之益，则幸甚矣。

博士后工作期间，得到的各方帮助与支持实在难以胜数。在此特别感谢博士后工作站专家组的朱立元、张德兴、戴耀晶、龚群虎、陈思和、陈正宏、陈广宏、黄霖、刘钊诸位先生，他们在中期和出站考核会上提出的批评和建议，指导我修正、完善了报告；感谢在站期间给予我多方帮助的谈蓓芳教授，给我创造进站学习机会、时任流动站秘书的张业松老师，以及跟我有较多交流并帮我处理了不少日常琐事的吴冠文师姐、杨光辉师兄和王京芳同学。同时也要感谢复旦大学为我提供了良好的科研资源与生活环境。

此外，还要感谢我所在工作单位中国医史文献研究所时任所长柳长华教授、中医古籍数字化研究室王凤兰主任,他们对我去复旦脱产从事博士后研究的大力支持,使我解决了后顾之忧。柳长华教授是我的博士导师,我在撰写出站报告的过程中才真正理解了老师以前对我的许多教诲;此后又跟随柳师进行《中华传统文化百部经典——黄帝内经》的解读,以及《天回医简》的整理工作,得以反复含咀《内经》文义,增进了对秦汉时期学术流变的理解,推动了拙作的修改进程。本书初稿撰写过程中,太老师张灿玾先生的《黄帝内经文献研究》和日本学者山田庆儿先生的《中国古代医学的形成》等著作是我时时翻阅的参考书,几乎到了"居则在席,行则在橐"的地步。前贤的启迪对于本书之成,功莫大焉,因此要向本书所有参考文献的作者致谢。最后必须提及的是,国家社会科学基金结项时五位鉴定专家对于作为成果提交的本书稿给予了总体的肯定,并提出了具体而精当的修改意见,本书均已认真吸纳;中西书局秦志华社长的接纳使拙作终能付之梨枣,霍丽丽主任、王莹编辑对于书稿认真细致的编辑,不惮劳烦的反复校改,以及闫敏敏、李文飞、杨舒婷、宋昌梅、云咏恩诸生协助校对,消减了书中的错讹,保证了出版质量;平素敬仰的学界前辈刘绍刚先生欣然为本书题签;内子意达承担了本书的装帧设计,使形式与内容协调统一,为其增色不少。在此一并致谢。

《淮南子·说山》云:"通于学者若车轴,转毂之中,不运于己,与之致千里,终而复始,转无穷之源。"一事之终了,便是下一事之开端。经历了本书的撰写,笔者对《黄帝内经》的篇章卷次有了不同的认识,下一阶段准备将本书的研究成果运用于今本《黄帝内经》的编次整理。目前已有两部书稿在进展之中,一部是对于《素问》全元起本的重辑和校注,另一部是《灵枢经》的影校对照和新编。倘能顺利完成,可补本书之未备,使读者能更接近《灵》《素》之原貌。因此,热切期待本书读者及学界同行不吝赐教,指摘错谬,交流新知,助力我在中医探源之路上笃行致远。

是为记。

顾　漫

初稿写于癸卯岁末,定稿于甲辰岁末